临床医师问答丛书

新编妇产科
住院医师问答

主　编 吴素慧

副主编 牛战琴　于　冰　张月莲　王赞宏
　　　　刘小春　贺　静　王丽萍

编　委（按姓氏笔画排序）
　　　　田俊华　史　蓉　吕慧敏　刘　康
　　　　杨　胖　杨彦林　李　丽　李　颖
　　　　李晋红　张冬梅　尚海霞　周博慧
　　　　郑伊芳　贺素娟　曹　涛　崔献梅
　　　　韩文莉　程　莉　薛　艳　魏凌云

华中科技大学出版社
http://www.hustp.com
中国·武汉

内 容 提 要

　　本书在总结临床工作经验的基础上，紧扣基本理论、基本知识、基本技能，将妇产科住院医师在平时临床工作中遇到的常见问题进行了归纳和总结，以问题的形式将每种疾病必须掌握的知识点、要点、关键点、考点及容易混淆的概念等一一列出，便于读者快速查阅疑问之处，瞬间了解相关疾病的情况。

图书在版编目(CIP)数据

新编妇产科住院医师问答/吴素慧主编.—武汉:华中科技大学出版社,2015.4
ISBN 978-7-5680-0798-6

Ⅰ.①新…　Ⅱ.①吴…　Ⅲ.①妇产科病-诊疗-问题-解答　Ⅳ.①R71-44

中国版本图书馆 CIP 数据核字(2015)第 079537 号

新编妇产科住院医师问答　　　　　　　　　　　　　　　吴素慧　主编

策划编辑：居　颖
责任编辑：孙基寿
封面设计：范翠璇
责任校对：李　琴
责任监印：周治超
出版发行：华中科技大学出版社（中国·武汉）
　　　　　武昌喻家山　邮编：430074　电话：(027)81321913
录　　排：华中科技大学惠友文印中心
印　　刷：武汉鑫昶文化有限公司
开　　本：787mm×1092mm　1/16
印　　张：21.75
字　　数：583 千字
版　　次：2015 年 6 月第 1 版第 1 次印刷
定　　价：56.00 元

前　言

对住院医师进行规范化培训是毕业后医学教育的重要内容,也是从医者工作能力提高的关键。卫生部于 1993 年颁发了《临床住院医师规范化培训试行办法》后,我国住院医师培训工作逐步走上正轨。培养住院医师是医学事业和医疗单位保证医疗行为质量的首要战略性任务。为了更好地适应我国医学教育改革制度、培养高素质的临床住院医学工作者和满足广大基层临床医师的需求,特编写了此书。本书主要适用于住院医师、进修医师、主治医师和各级广大的妇产科临床医师,其主要内容包括疾病的概述、临床特征性症状及体征、辅助检查、治疗措施、健康指导和预防措施,在编写过程中加入了最新诊治指南及疾病治疗进展,将医学理论与临床实际工作相结合,做到了编排合理、内容精选、涵盖面广、适于临床应用。

妇产科学是临床医学的重要组成部分,是一门实践性很强的学科,必须经过扎实的基础理论学习和专业的临床技能培训,而基础理论和基础知识是临床实践的基石,所以本书在总结临床工作经验的基础上,紧扣基本理论、基本知识、基本技能,将妇产科住院医师在平时临床工作中遇到的常见问题进行了归纳和总结,以问题的形式将每种疾病必须掌握的知识点、要点、关键点、考点及容易混淆的概念等一一列出,便于读者快速查阅疑问之处,瞬间了解相关疾病的情况。

本书共 22 章,内容按照妇产科亚学科的分类即妇产科基础(女性解剖及生理)、产科(生理产科及病理产科)、妇科(普通妇科、生殖内分泌及妇科肿瘤)、计划生育等顺序排列。为了提高本书的实用性,还创新地增加了"新生儿常见疾病"、"妇产科常用特殊检查及常用药物"及"妇产科护理"等内容。另外,还增加了妇产科临床工作中常遇到的教科书不常提及的以及一些临床不常见的疾病,如"血栓性疾病"、"原发性腹膜癌"等,对于开阔临床视野、扩展临床思维大有裨益。

本书在编写过程中得到了各位参编专家、领导的大力配合,非常感谢他们在百忙之中支持并配合本书的编写,同时也非常感谢华中科技大学出版社的大力支持。希望本书能更好地服务于临床住院医师,也可为其他临床医师提供必要的临床参考。

本书编写过程中,限于知识和专业背景局限,在内容及编排上难免存在错漏和不妥之处,恳请广大读者及同行不吝批评指正,以便使本书可以不断完善,真正服务于临床一线工作者。

编　者

目 录

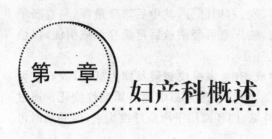

第一章 妇产科概述

第一节 女性生殖系统解剖

1. 女性外生殖器包括什么？其解剖特点是什么？

外生殖器指两股内侧间生殖器官外露的部分，前为耻骨联合，后为阴阜、大阴唇、小阴唇、阴蒂和阴道前庭。

1）阴阜（mons pubis）：为耻骨联合前方的皮肤隆起，皮下富含脂肪。青春期该部开始生长阴毛，呈倒三角形分布。阴毛为第二性征之一。

2）大阴唇（labium majus）：为一对纵长隆起的位于两股之间的皮肤皱襞，起自阴阜，止于会阴。大阴唇外侧面为皮肤，皮质富有色素并长有阴毛，皮层内有皮脂腺、汗腺和毛囊，并有很厚的皮下脂肪层，内含丰富的血管、淋巴管和神经。如此处受伤易形成血肿。

3）小阴唇（labium minus）：为位于大阴唇内侧的一对较薄的皮肤皱襞。表面湿润、色褐、无毛，神经末梢丰富，感觉极敏感。两侧小阴唇前端分叉，外侧的包绕阴蒂，形成阴蒂包皮；内侧的连于阴蒂下面形成阴蒂系带。小阴唇后端与大阴唇后端互相会合，形成阴唇系带。

4）阴蒂（clitoris）：位于两小阴唇顶端下方，由两个阴蒂海绵体组成。阴蒂富含神经末梢和血管，易勃起，极敏感。

5）阴道前庭（vaginal vestibule）：为位于两侧小阴唇间的裂隙，前为阴蒂，后为阴唇系带。在此区域内，前方有尿道外口，后方有阴道口，阴道口与阴唇系带之间有一浅窝，称舟状窝（又称阴道前庭窝）。

（1）阴道口及处女膜：阴道口位于尿道口后方的前庭后部。在阴道口覆有一层较薄的半月状或环状有孔黏膜，称处女膜。处女膜多在初次性交时破裂，受分娩影响产后仅留有处女膜痕。

（2）尿道外口：位于阴蒂及阴道口之间。其两侧后方有尿道旁腺，分泌物可润滑尿道，因开口极小，容易有细菌潜伏。

（3）前庭大腺：又称巴氏腺，位于前庭球后端，阴道括约肌的深面。以细小的导管开口于阴道口与处女膜之间的沟内，相当于小阴唇中下 1/3 交界处。性兴奋时分泌黏液起润滑阴道口的作用。

（4）前庭球：又称球海绵体，位于阴道前庭的两侧、大阴唇的深部，由具有勃起功能的组织构成。其前部与阴蒂相接，后部与同侧前庭大腺相邻，表面由球海绵体肌覆盖。

2. 女性内生殖器包括什么？其解剖特点及组织结构是什么？

内生殖器位于真骨盆内，包括阴道、子宫、输卵管和卵巢。

1）阴道（vagina）：为性交器官，也是导入精液、排出月经及娩出胎儿的通道。

（1）大体解剖：阴道为上宽下窄形肌性管道，位于真骨盆下部中央，上端连于子宫，下端以阴道口开口于阴道前庭。前壁长 7～9 cm，与膀胱和尿道相邻；后壁长 10～12 cm，与直肠贴近。包绕宫颈周围的阴道部分称阴道穹隆，可分为前、后、左、右四部分，其中后穹隆最深，与直肠子宫陷凹（为盆腔最低部位）紧密相邻。如有盆腔积液，临床上可经阴道后穹隆穿刺或引流，以协助诊断和治疗。

（2）组织结构：阴道壁由黏膜、肌层和纤维层构成，有很多横纹皱襞及弹力纤维，故有较大伸展性。阴道黏膜无腺体，由复层鳞状上皮细胞覆盖，因受性激素影响而有周期性变化。通过检查阴道脱落细胞，可了解卵巢功能。阴道肌层由外纵、内环两层平滑肌纤维构成，性冲动时可收缩产生张力。

2）子宫（uterus）：为一壁厚、腔小、以肌肉为主的器官，是受精卵发育成胎儿和产生月经的场所。

（1）大体解剖：位于盆腔中央，膀胱与直肠之间。成人的子宫为前后略扁，似倒置的梨形，重约 50 g，长 7～8 cm，宽 4～5 cm，厚 2～3 cm，容量约 5 mL。子宫分底、体、颈三部分。子宫体与宫颈的比例因年龄而异，婴儿期为 1：2，成年妇女为 2：1，老人为 1：1。宫体与宫颈间最狭窄处为峡部。未产妇的宫颈外口呈圆形，已产妇的宫颈外口受分娩影响而形成横裂，将宫颈分为前唇和后唇。子宫与输卵管相结合的部分称子宫角。

（2）组织结构：①子宫体：宫体壁从外向内由子宫浆膜层、肌层、内膜层构成。子宫浆膜层为覆盖宫底部及其前后面的薄层腹膜。在子宫前面近子宫峡部处，腹膜向前反折覆盖膀胱，形成膀胱子宫陷凹。在子宫后面，腹膜沿子宫壁向下，至宫颈后方及阴道后壁折向直肠，形成直肠子宫陷凹（亦称为道格拉斯陷凹）。子宫肌层最厚，非孕时厚约 0.8 cm，由平滑肌束及弹力纤维组成。大致可分为三层：内层环形，外层纵行，中层交叉。肌层中含血管，子宫收缩时能压迫血管，有效制止子宫出血。子宫内膜为粉红色黏膜组织，从青春期开始受卵巢激素影响，其内面 2/3 能发生周期性变化，称为功能层；余下靠近子宫肌层的 1/3 内膜无周期性变化，称为基底层。②子宫颈：主要由结缔组织构成，含少量平滑肌纤维、血管及弹力纤维。宫颈管黏膜上皮细胞呈单层高柱状，分泌碱性黏液形成黏液栓堵塞宫颈管。宫颈阴道部被复层鳞状上皮覆盖，表面光滑。宫颈外口柱状上皮与鳞状上皮交界处是宫颈癌的好发部位。

（3）子宫的固定装置：子宫的正常位置呈轻度前倾前屈位，主要靠子宫韧带和骨盆底肌及筋膜的支托作用。子宫韧带共有 4 对。①阔韧带：由覆盖在子宫前后壁的腹膜向两侧延伸达骨盆壁而形成的双层腹膜皱襞组成，能限制子宫向两侧倾斜。阔韧带有前后两叶，其上缘游离，内 2/3 部包围输卵管，外 1/3 部移行为骨盆漏斗韧带（或称卵巢悬韧带），卵巢动静脉由此穿过。卵巢内侧与宫角之间的阔韧带稍增厚，称为卵巢固有韧带（或卵巢韧带）。在输卵管以下、卵巢附着处以上的阔韧带，称为输卵管系膜。卵巢与阔韧带后叶相接处，称为卵巢系膜。位于宫体两侧的阔韧带中含有丰富的血管、神经、淋巴管及大量疏松结缔组织，称为宫旁组织。输尿管和子宫动静脉均从阔韧带基底部穿过。②圆韧带：由平滑肌和结缔组织组成，长 12～14 cm，起于子宫角的前面、输卵管近端的下方，在阔韧带两层间循骨盆壁前行，穿腹股沟管止于大阴唇的皮下。有使子宫保持前倾位置的作用。③主韧带：又称为宫颈横韧带，位于阔韧带的基底部，由平滑肌和结缔组织构成。连于子宫颈阴道上部的两侧和骨盆侧壁之间，起固定宫颈及阴道上部的作用。④宫骶韧带：起于宫颈内口水平后面的上侧方，弓形绕过直肠的两侧，呈扇形伸开，止于第 2、3 骶椎前面的筋膜。此韧带向后向上牵引宫颈，与子宫圆韧带协同维持子宫呈前倾位置。

若承托子宫位置的盆底肌和上述韧带薄弱或损伤，可导致子宫不同程度地下垂入阴道内，称为子宫脱垂。

3）输卵管（oviduct）：

（1）大体解剖：输卵管为一对细长且弯曲的喇叭状肌性管道，位于子宫阔韧带上缘内，内侧与子宫角相连通,开口于子宫腔;外端游离呈伞状,开口于腹腔。全长 8~14 cm,是卵子与精子相遇的场所,也是将受精卵向宫腔运送的管道。根据输卵管的形态由外向内可分为四部分。①伞部:为输卵管外侧端的扩大部分,呈漏斗状,游离端有许多指状组织,长 1~1.5 cm,有"拾卵"作用,手术时常以此作为识别输卵管的标志。②壶腹部:在伞部内侧,长5~8 cm,管腔较宽大,占输卵管的外 2/3 段,是卵细胞受精的场所。③峡部:在壶腹部内侧,细而直,管腔较窄,长 2~3 cm,约占输卵管内侧 1/3 段,临床上在此处进行输卵管结扎术,阻断精子与卵子的结合,以达到绝育目的。④间质部:为通入子宫壁内的部分,狭窄而短,长 1 cm。

(2)组织结构:输卵管壁外层为浆膜层,中层为平滑肌层,内层为黏膜层。输卵管的蠕动和黏膜上皮细胞的形态、分泌及纤毛摆动均受性激素影响而发生周期性变化。

4)卵巢(ovary):

(1)大体解剖:卵巢为一对卵圆形的性腺,除产生卵细胞外,还分泌女性激素。卵巢大小随年龄而不同,幼女卵巢较小,表面光滑,性成熟期最大,以后由于每次排卵,表面留有斑痕,故凹凸不平。卵巢位于输卵管的后下方,与卵巢系膜连接于阔韧带后叶的部位,称为卵巢门,卵巢血管与神经均经此处出入卵巢。卵巢外侧以骨盆漏斗韧带连于骨盆壁,内侧以卵巢固有韧带与子宫相连。

(2)组织结构:卵巢表面无腹膜,最外层为由单层立方上皮构成的生发上皮,其内为由纤维组织构成的卵巢白膜,再往内为由外层皮质与内层髓质组成的卵巢实质。皮质为卵巢的功能部分,含有大小不等的各级发育卵泡、黄体、致密结缔组织等;髓质内有丰富的血管、神经、淋巴管、疏松结缔组织及少量平滑肌纤维。

3. 盆腔主要血管的解剖特点是什么?

1)动脉:女性内外生殖器官的血液供应主要来自卵巢动脉、子宫动脉、阴道动脉及阴部内动脉。

(1)卵巢动脉:自腹主动脉的前壁肾动脉的稍下方分出(左侧可来自左肾动脉)。在腹膜后沿腰大肌的前面斜向外下行至骨盆腔,至第 4 腰椎下缘水平与输尿管交叉后继续下行,再跨过髂总动脉下段,在真骨盆上缘侧面进入骨盆漏斗韧带并向内横行,穿过卵巢系膜进入卵巢门。

(2)子宫动脉:为髂内动脉较大的分支。发出后,在腹膜后沿骨盆侧壁向下向前行,在阔韧带两层之间从外侧向内侧横行,在子宫颈外侧约 2 cm 处横跨输尿管前面与之交叉,到达子宫颈侧缘分为上、下两支:上支较粗,沿子宫体外侧缘蜿蜒上行达子宫角,沿途发出子宫支分布于子宫体,至宫角处又分为宫底支、卵巢支及输卵管支。下支较细,分布于宫颈及阴道上段,称为宫颈-阴道支。在子宫切除术结扎子宫动脉时,必须注意输尿管与子宫动脉的交叉关系,以免损伤。

(3)阴道动脉:为髂内动脉前干分支,在盆腔侧壁腹膜向后下走行,至阔韧带基底部向后内穿越阴道旁组织,分布于阴道中下段前后壁及膀胱顶、膀胱颈。阴道动脉向上与子宫动脉阴道支相吻合;向下和阴部内动脉分支相吻合。因此,阴道上段由子宫动脉宫颈-阴道支供应,而中段由阴道动脉供应,下段主要由阴部内动脉和痔中动脉供应。

(4)阴部内动脉:为髂内动脉前干终支,从梨状肌下缘穿出坐骨大孔,再绕过坐骨棘背面,经坐骨小孔入坐骨直肠窝,沿坐骨下支内侧面向前到尿生殖三角后缘处分为会阴动脉、阴蒂动脉两终支。其分支呈扇状分布,主要有以下几种:①痔下动脉:供应直肠下段及肛门部。②会阴动脉:分布于会阴肌肉、皮肤以及大阴唇。③阴唇动脉:分布于大、小阴唇。④阴蒂动脉:穿入尿生殖隔斜向前内,分布于尿道、阴蒂及前庭球。

2)静脉:盆腔静脉与同名动脉伴行,在相应器官及其周围形成静脉丛,且互相吻合,故盆腔静脉感染容易蔓延。子宫静脉起自子宫两侧的静脉丛,汇入髂内静脉。卵巢静脉右侧入下腔静脉,左侧入左肾静脉,故左侧盆腔静脉曲张多见。

4. 盆腔淋巴系统的解剖特点是什么?

女性盆腔具有丰富的淋巴系统,一般伴随相应血管而排列。盆腔淋巴首先汇集进入髂动脉周围的淋巴管,然后注入沿腹主动脉周围的腰淋巴管,最后在第2腰椎处汇入胸导管的乳糜池。当生殖器官发生肿瘤或炎症时,沿着回流的淋巴管传播,引起相应的淋巴结肿大。女性盆腔淋巴系统分为内生殖器淋巴与外生殖器淋巴两组。

1) 内生殖器淋巴:

(1) 骶前淋巴组位于骶骨前面与直肠之间,收集阴道、子宫和直肠的淋巴,其输出管注入腰淋巴组和髂淋巴组。

(2) 腰淋巴组位于腹主动脉旁,收集子宫体、子宫底、输卵管及卵巢等脏器的淋巴,以及髂淋巴组、骶前淋巴组。

(3) 髂淋巴组由髂内、髂外及髂总淋巴结组成。髂内淋巴结收集会阴及全部内生殖器的淋巴,汇入髂总淋巴结;髂外淋巴结主要收集腹股沟深、浅淋巴结的淋巴,汇入髂总淋巴结;髂总淋巴结收集髂内外及骶前淋巴结的淋巴,汇入腰淋巴结。

2) 外生殖器淋巴:

(1) 腹股沟浅淋巴结:分上、下两组。①上组沿腹股沟韧带排列,收集外生殖器、阴道下段、会阴及肛门部的淋巴;②下组位于大隐静脉末端周围,收集会阴及下肢的淋巴。其输出管大部分注入腹股沟深淋巴结,少部分注入髂外淋巴结。

(2) 腹股沟深淋巴结:位于股静脉内侧的股管内,收集阴蒂、股静脉区及腹股沟浅淋巴,汇入髂外、闭孔等淋巴结。

5. 盆腔神经的解剖特点是什么?

(1) 外生殖器的神经支配:主要由阴部神经支配,源于第Ⅱ、Ⅲ、Ⅳ骶神经分支,与阴部内动脉伴行。在坐骨结节内侧下方分成会阴神经、阴蒂背神经及肛门神经,分别分布于会阴、阴唇、阴蒂及肛门。临床上行阴部手术时,常作阴部神经阻滞麻醉,以达到止痛目的。

(2) 内生殖器的神经支配:主要由交感神经与副交感神经支配。交感神经自腹主动脉前神经丛分出,下行入盆腔,分为分布于卵巢和输卵管的卵巢神经丛和分布于宫体、宫颈和膀胱等部的骶前神经丛两部分。副交感神经由起自第Ⅱ、Ⅲ、Ⅳ骶神经的副交感节前纤维组成,参与骨盆神经丛的形成,并通过骶神经丛抵达盆腔各脏器,在器官壁中交换神经元,其节后纤维支配盆腔内脏器的活动。子宫平滑肌有自律活动,完全切除其神经后仍能有节律地收缩,临床上可见低位截瘫产妇仍能自然分娩。

6. 构成骨盆的骨骼有哪些?

骨盆(pelvis)由髋骨(左、右两块)、骶骨及尾骨组成。①髋骨又由髂骨、坐骨和耻骨融合而成。②骶骨由5~6块骶椎合成,其前面凹陷形成骶窝,上缘明显向前方突出,形成骶岬,后者是骨盆内测量对角径的重要标志。③尾骨由4~5块尾椎合成。

7. 构成骨盆的关节有哪些?

骨盆的关节包括耻骨联合、骶髂关节和骶尾关节。两耻骨之间由纤维软骨连接形成耻骨联合;在骨盆后方由髂、骶两骨的耳状面相接构成骶髂关节;骶骨与尾骨的联合处为有一定活动度的骶尾关节。

8. 骨盆的韧带有哪些作用?

骨盆各部之间的韧带,以连于骶骨、尾骨与坐骨结节之间强韧宽阔、略呈扇形的骶结节韧带和连于骶骨、尾骨与坐骨棘之间呈三角形扁状的骶棘韧带较为重要。骶棘韧带宽度表示坐骨切迹的宽度，是判断中骨盆是否狭窄的重要指标。妊娠期受激素影响，韧带松弛，各关节活动性略有增加，利于分娩。

9. 骨盆的分界是什么？有什么临床意义？

骨盆以耻骨联合上缘、髂耻缘及骶岬上缘的连线为界分为上方的假骨盆和下方的真骨盆两部分。假骨盆（又称大骨盆）较宽大，由两侧的髂骨翼和后方的第 5 腰椎构成，向前开放。假骨盆与产道无直接关系，但其某些径线的长短可作为了解真骨盆大小的参考。真骨盆（又称小骨盆），是胎儿娩出的骨产道。一般称骨盆是指真骨盆而言的，真骨盆有上、下两口，上口为骨盆入口，由上述界线围成，下口为骨盆出口，由尾骨、骶结节韧带、坐骨结节和耻骨弓围成，耻骨弓由耻骨两降支的前部相连构成。两口之间为前浅后深的骨盆腔。骨盆腔前壁是耻骨联合和耻骨支，后壁是骶骨和尾骨，两侧是坐骨、坐骨棘和骶棘韧带。坐骨棘处于真骨盆中部，可自直肠或阴道触及，是分娩过程中衡量胎先露部下降程度的重要标志，其连线的长短是衡量中骨盆大小的重要径线。骨盆腔中轴为骨盆轴，分娩时胎儿沿此轴娩出。

10. 骨盆的类型有哪些？

根据骨盆形态，分为四种类型。

（1）女型：最常见，为女性正常骨盆，我国妇女占 52% ～ 58.9%。骨盆较浅，入口呈椭平状圆形，入口横径较前后径略长，出口较宽，耻骨弓角度大于 90°，坐骨棘间径大于 10 cm，胎头容易通过。

（2）扁平型：较常见，我国妇女占 23.2% ～ 29%。入口呈扁平状椭圆形，前后径缩短，横径相对较长，耻骨弓宽，骶骨短而直，骨盆浅。

（3）类人猿型：我国妇女占 14.2% ～ 18%。入口呈长椭圆形，骨盆两侧壁稍内聚，坐骨棘较突出，坐骨切迹较宽，耻骨弓较窄，骶骨向后倾斜，故骨盆前部较窄而后部较宽，较其他类型骨盆深。

（4）男型：少见，我国妇女仅占 1% ～ 3.7%。骨盆较深呈漏斗形，入口略呈三角形，两侧壁向内倾斜，坐骨棘突出，耻骨弓较窄，骶骨较直而前倾。

上述四种基本类型只是理论上的归类，临床所见多是混合型骨盆。骨盆的形态、大小除有种族差异外，其生长发育还受遗传、营养与性激素的影响。

11. 什么是骨盆底？

骨盆底为封闭骨盆出口、盆腔脏器赖以承载并保持正常位置的重要结构。由多层肌肉和筋膜组成，其前面为耻骨联合，后面为尾骨尖，两侧为耻骨降支、坐骨升支及坐骨结节。两侧坐骨结节前缘的连线将骨盆底分为尿生殖三角（又称为尿生殖区，有尿道和阴道通过）和肛门三角（又称为肛区，有肛管通过）。

12. 尿生殖三角肌群的解剖特点是什么？

生殖三角肌群封闭尿生殖三角区，分为深浅两层。

（1）浅层：即浅层筋膜与肌肉。由会阴浅筋膜及其深面的 3 对肌肉及括约肌组成：①会阴浅横肌：自两侧坐骨结节内侧面中线向中心腱会合。②坐骨海绵体肌：起自坐骨结节，止于阴蒂脚处的阴蒂海绵体。③球海绵体肌：位于阴道两侧，覆盖前庭球、前庭大腺及阴蒂海绵表面，向后与肛门外括约肌相互交叉混合。④肛门外括约肌：围绕肛门的环行肌束，前端会合于中心腱，后端止于骶骨。此层肌肉的肌腱会合于阴道外口与肛门之间，形成中心腱。

（2）深层：即泌尿生殖隔。在浅肌肉层的深面，由上、下两层坚韧筋膜及会阴深横肌和尿道括约肌组成，为封闭尿生殖三角的主要结构。覆盖于由耻骨弓与两坐骨结节形成的骨盆出口前部的三角形平面上,又称为三角韧带,其上有尿道与阴道穿过。

13. 盆膈的解剖特点是什么?

盆膈为骨盆底最坚韧层,由肛提肌及其内、外面两层筋膜所组成,尿道、阴道及直肠依次穿过。

肛提肌是位于骨盆底的成对扁肌,在骨盆底肌肉中起最重要的支持作用。每侧肛提肌自前内向后外由耻尾肌、髂尾肌、坐尾肌三部分组成。

14. 会阴的解剖特点是什么?

会阴有广义与狭义之分。广义的会阴是指封闭骨盆出口的所有软组织,前起自耻骨联合下缘,后至尾骨尖,两侧为耻骨降支、坐骨升支、坐骨结节和骶结节韧带。狭义的会阴是指位于阴道口和肛门之间的楔形软组织,厚 3～4 cm,又称为会阴体,由表及里为皮肤、皮下脂肪、筋膜、部分肛提肌和会阴中心腱(又称为会阴体)。妊娠期会阴组织变软有利于分娩。分娩时会阴承受的压力最大,若不注意保护此区,可发生不同程度的撕裂伤。

15. 女性生殖器官的邻近器官有哪些? 其解剖特点是什么?

女性生殖器官与输尿管、尿道、膀胱、直肠及阑尾相邻。当生殖器官出现病变时可累及邻近器官。

1) 输尿管:为一对细长略扁的肌性管道,长约 30 cm,粗细不一,内径平均 0.4～0.7 cm。上端起自肾盂,下端终于膀胱。根据输尿管所在部位分为腹部、盆部和壁内部。在腹膜后,从肾盂开始出肾门后沿腰大肌前面偏中线侧下降,在骶髂关节处向前方跨越髂外动脉起点进入骨盆腔并继续下行,于阔韧带基底部向前内方走行,在子宫峡部外侧约 2 cm 处,从子宫动脉的下方穿过并与之交叉,在位于阴道侧穹隆顶端斜向前内方穿越输尿管隧道进入膀胱。妇科手术时,应避免损伤输尿管。

2) 尿道和膀胱:

(1) 尿道为一肌性器官,长 4～5 cm,直径约 0.6 cm,从膀胱三角尖端开始,穿过泌尿生殖隔,终于尿道外口。位于阴道前面,耻骨联合后面。由于女性尿道短而直,又接近阴道,易引起泌尿系统感染。

(2) 膀胱为一囊状肌性器官,位于耻骨联合之后,子宫和阴道上部之前,平均容量为 400 mL。其大小、形状、位置均随其盈虚及邻近器官情况而变化。膀胱充盈时可突向骨盆腔甚至腹腔。由于膀胱充盈可影响子宫及阴道,故妇科检查及手术前必须排空膀胱。

3) 直肠和肛门:直肠长 15～20 cm,上接乙状结肠,下连肛管,肛管长 2～3 cm。直肠前为子宫及阴道,后为骶骨。直肠上中段被覆腹膜,于中断处折向前上方覆盖宫颈及子宫后壁,形成直肠子宫陷凹。该陷凹最低点位于阴道后穹隆稍下水平,为腹腔最低点,距肛门约 5 cm。妇科手术及分娩处理时应注意以免损伤肛管、直肠。

4) 阑尾:通常位于右髂窝内。阑尾炎时容易穿孔使炎症扩散到腹膜腔。因个体差异,阑尾位置、粗细、长短变化较大,下端有时可达右侧输卵管及卵巢部位,而妊娠期阑尾位置又可随妊娠月份增加而逐渐向外上方移位。因此,妇女患阑尾炎时有可能累及子宫附件,应注意鉴别诊断。

第二节　女性生殖系统生理

1. 女性一生可划分为几个阶段? 各阶段的生理特点是什么?

女性一生根据年龄和生殖内分泌变化,划分为 6 个阶段,即新生儿期、儿童期、青春期、性成熟期、绝经过渡期和绝经后期,但各阶段并无截然界限。

（1）新生儿期（neonatal period）：出生后 4 周内为新生儿期。女性胎儿在母体内受到胎盘及母体卵巢内分泌激素影响，子宫和乳房均有一定程度的发育。出生后和母体分离，血中性激素水平迅速下降，可出现少量阴道血性分泌物，乳房也略增大并有少许乳汁分泌，这属生理现象，短期内能自然消退。

（2）儿童期（childhood）：指出生后 4 周至 12 岁左右。约 8 岁之前性腺和生殖器官呈幼稚型。阴道狭长，上皮薄，无皱襞，细胞内缺乏糖原，阴道酸度低，抗感染力弱，易发生炎症；宫体小，宫颈长，约占子宫全长的 2/3；输卵管细而弯曲，卵巢狭长，子宫、输卵管及卵巢均位于腹腔内。约 8 岁之后性腺开始发育，但达不到成熟阶段。卵巢有少量卵泡发育；乳房开始发育；子宫、输卵管及卵巢逐渐向骨盆腔内下降；皮下脂肪开始在胸、髋、肩及外阴部堆积。

（3）青春期（puberty or adolescence）：指从月经初潮至生殖器官逐渐发育成熟的时期。世界卫生组织（WHO）规定青春期为 10～19 岁。此期身高迅速增长，体型逐渐达成人型。生殖器官从幼稚型变为成人型，月经来潮，是青春期开始的一个重要标志。此时由于中枢系统对雌激素的正反馈机制尚未成熟，月经周期常不规则，易发生无排卵性功能失调性子宫出血。生殖器官的发育为第一性征的发育。此外，还出现了第二性征的发育：音调变高，出现阴毛及腋毛，乳房丰满而隆起，胸、肩部皮下脂肪增多，形成女性特有体态。

（4）性成熟期（sexual maturity period）：又称生育期，一般自 18 岁开始历经 30 年，是卵巢生殖功能与内分泌功能最旺盛的时期。此期卵巢功能成熟，周期性排卵。生殖器官各部和乳房在卵巢分泌的性激素作用下发生周期性变化。

（5）绝经过渡期（menopausal transition period）：指卵巢功能开始衰退直至最后一次月经的时期。始于 40 岁左右，短则 1～2 年，长则 10 余年。妇女一生中最后一次月经称为绝经。此期雌激素水平降低，出现血管舒缩障碍和神经精神症状，表现为潮热、出汗、情绪不稳定、不安、抑郁或烦躁，失眠等，称为绝经综合征。世界卫生组织（WHO）将卵巢功能开始衰退直至绝经后1 年内的时期称为围绝经期。

（6）绝经后期（postmenopausal period）：指绝经后的生命时期。绝经后期卵巢分泌雌激素功能停止，但能分泌少量雄激素，雄激素转化为雌酮，成为绝经后期血液循环中的主要雌激素。60 岁以后称为老年期，全身发生衰老现象。生殖器官进一步萎缩，骨代谢失常引起骨质疏松，易发生骨折。

2. 卵巢的功能及其周期性变化如何？

1）卵巢是女性的性腺，主要功能如下：①产生卵子并排卵；②合成并分泌性激素。

2）卵巢的周期性变化：从青春期开始到绝经前，卵巢在形态和功能上发生周期性变化，称为卵巢周期。

（1）卵泡的发育及成熟：人类卵巢中卵泡的发育和闭锁始于胚胎时期，新生儿出生时卵巢约有 200 万个卵泡，儿童期多数退化，至青春期，只剩下 30 万个。妇女一生一般只有400～500 个卵泡发育成熟并排卵，其余的卵泡在发育不同阶段通过细胞凋亡机制而自行退化，称为卵泡闭锁。根据卵泡的形态、大小、生长速度和组织学特征，其生长过程可分为以下几个阶段：①始基卵泡（primordial follicle）；②窦前卵泡（preantral follicle）；③窦状卵泡（antral follicle）；④排卵前卵泡（preovulatory follicle），即成熟卵泡，其结构自外向内依次为卵泡外膜、卵泡内膜、颗粒细胞、卵泡腔、卵丘、放射冠、透明带。

（2）排卵（ovulation）：卵细胞及包绕它的卵丘颗粒细胞一起被排出的过程称为排卵。多发生在下次月经来潮前 14 日左右。

（3）黄体形成及退化：排卵后卵泡液流出，卵泡壁塌陷，卵泡颗粒细胞和卵泡内膜细胞向内侵入,周围有卵泡外膜包围,共同形成黄体。在 LH 排卵峰作用下,卵泡颗粒细胞和卵泡内膜细胞进一步黄素化,形成颗粒黄体细胞及卵泡膜黄体细胞。两种黄体细胞内都含有胡萝卜素,该色素含量多少决定黄体颜色的深浅。排卵后 7～8 日黄体发育达高峰,直径1～2 cm,外观色黄。若排出的卵子受精,则黄体转变为妊娠黄体,达妊娠三月末退化。若卵子未受精,黄体在排卵后9～10 日开始退化,细胞逐渐萎缩变小,黄体逐渐被结缔组织取代(因外观颜色为白色,称为白体)。黄体衰退后月经来潮,开始新的周期。

3. 卵巢分泌的甾体激素有哪些?

卵巢合成及分泌的甾体激素主要有雌激素、孕激素和少量雄激素。卵泡膜细胞为排卵前雌激素的主要来源,黄体细胞在排卵后分泌大量孕激素及雌激素,雄激素主要由卵巢门细胞产生。

4. 卵巢分泌的甾体激素周期性变化是什么?

(1)雌激素的周期性变化:在卵泡早期,只分泌少量雌激素。随着卵泡的发育,分泌量逐渐增多,排卵前达高峰。排卵后暂时下降,随着黄体的发育,血液循环中雌激素又逐渐增加。当黄体成熟时(排卵后 7～8 日),循环中的雌激素形成低于且平坦于第一高峰的第二高峰。之后,随着黄体萎缩,雌激素水平急剧下降,在月经期达最低水平。

(2)孕激素的周期性变化:在卵泡早期血中孕激素含量甚微;至排卵前,卵泡开始黄素化,孕激素含量略有升高;排卵后黄体开始分泌孕酮并逐渐增加,到黄体成熟时(排卵后 7～8 日)达高峰,以后逐渐下降,月经来潮前达卵泡期水平。

(3)雄激素的周期性变化:女性的雄激素大部分来自肾上腺,小部分来自卵巢。排卵前在 LH 峰作用下,卵巢合成雄激素增多,可促进非优势卵泡闭锁并提高性欲。

5. 卵巢分泌的甾体激素的生理作用是什么?

1)雌激素的生理作用:

(1)子宫:促进子宫发育,肌层增厚;增加子宫平滑肌对缩宫素的敏感性;增生及修复子宫内膜的腺体和间质;宫颈变软,宫口松弛;宫颈黏液分泌增加,质变稀薄,富有弹性,易拉成丝状,以利于精子通过。

(2)输卵管:促进输卵管发育,增强输卵管蠕动,加强输卵管节律性收缩的振幅。

(3)阴道上皮:使阴道上皮细胞增生、角化,黏膜变厚;增加细胞内糖原含量,维持阴道酸性环境,增强局部抵抗力。

(4)外生殖器:使阴唇发育、丰满,色素加深。

(5)卵巢:与卵泡刺激素协同促进卵泡发育。

(6)第二性征:促使乳腺管增生,乳头、乳晕着色,抑制泌乳。

(7)下丘脑、垂体:通过对下丘脑和垂体的反馈调节,调节促性腺激素的释放。

(8)代谢作用:促进水钠潴留;降低血中胆固醇水平,促进肝脏合成高密度脂蛋白,抑制合成低密度脂蛋白;促进骨中钙的沉积,加速骨骺闭合。

2)孕激素的生理作用:孕激素通常在雌激素作用的基础上发挥作用。

(1)子宫:抑制子宫收缩,降低子宫平滑肌对缩宫素的敏感性,以利于孕卵着床和胚胎发育;在雌激素作用的基础上使子宫内膜从增殖期转化为分泌期;使宫颈口闭合,黏液分泌减少变稠,不利于精子通过。

(2)输卵管:抑制输卵管平滑肌节律性收缩的频率和振幅。

(3)阴道上皮:使阴道上皮细胞加快脱落,角化消失。

(4)第二性征:在雌激素作用的基础上促进乳腺小叶及腺泡发育,抑制泌乳。

(5)下丘脑、垂体:对下丘脑、垂体有负反馈作用,抑制促性腺激素分泌。

（6）体温：兴奋下丘脑体温调节中枢，使体温轻度升高。排卵后基础体温可升高 0.3～0.5 ℃。这种基础体温的改变，可作为排卵的重要指标。

（7）代谢作用：促进水钠排泄和蛋白质分解的作用。

3）孕激素与雌激素的协同和拮抗作用：雌激素、孕激素可协同促使女性生殖器和乳房发育，为妊娠准备条件；同时，在子宫内膜增殖、子宫收缩、输卵管蠕动、宫颈黏液变化、阴道上皮细胞角化脱落以及水钠代谢等方面又相互拮抗。

4）雄激素的生理作用：雄激素（睾酮）不仅是合成雌激素的前体，而且是维持女性生殖功能的重要激素。可促进阴毛、腋毛的生长，促进蛋白质合成、肌肉生长和骨骼发育，刺激骨髓红细胞增生。此外，雄激素还与性欲有关，但雄激素过多会对雌激素产生拮抗作用。

6. 什么是月经？月经期症状及月经血的特点有哪些？

月经是指在卵巢周期性内分泌调节下，子宫内膜发生周期性脱落及出血，是生殖功能成熟的一项标志。第一次月经来潮称为月经初潮，月经初潮多在 13～15 岁。正常月经具有周期性，相邻两次月经第 1 日的间隔时间为一个月经周期。一般为 21～35 日，平均为 28 日。出血的第 1 日为月经周期的开始，每次月经持续的天数称为经期，一般为 2～7 日，多为 3～5 日。一次月经的总失血量为经量，正常经量为 30～50 mL，80 mL 以上称为月经过多。

月经期的症状：一般月经期无特殊症状。少数可有下腹及腰骶部下坠感，主要由经期盆腔充血及前列腺素所致。个别可有膀胱刺激征、胃肠功能紊乱、轻度神经系统不稳定等症状，多不影响日常工作和学习。

月经血的特征：月经血主要是动脉血，静脉血只有 25%，呈暗红色，除血液外，还有子宫内膜碎片、宫颈黏液及阴道上皮细胞。此外，还含有前列腺素及来自子宫内膜的大量纤溶酶。而纤溶酶对纤维蛋白具有溶解作用，故月经血不凝固。

7. 月经周期是如何调节的？

月经周期的调节是个复杂过程，主要涉及下丘脑、垂体和卵巢，它们之间相互调节、相互影响，形成完整而又协调的神经内分泌系统，称为下丘脑-垂体-卵巢轴（hypothalamic-pituitary-ovarian axis，HPOA）。

1）下丘脑促性腺激素释放激素（gonadotropin-releasing hormone，GnRH）：由下丘脑弓状核神经细胞呈脉冲式分泌，既受来自血流的激素信号（特别是垂体促性腺激素和卵巢性激素）的反馈调节，也受神经递质（如去甲肾上腺素、多巴胺、内啡肽、5-羟色胺等）的调节。

2）垂体促性腺激素：在 GnRH 作用下，腺垂体分泌 FSH 和 LH，两者可直接作用于卵巢。FSH 促使卵泡生长发育及成熟，并协同 LH 使卵泡分泌雌激素；排卵前 LH 峰的形成，刺激成熟卵泡排卵，使排卵后的卵泡变成黄体，产生雌激素、孕激素。

3）卵巢性激素：青春期后，在垂体促性腺激素的影响下，原始卵泡发育成熟并排卵。期间卵巢分泌雌、孕激素并作用于子宫内膜，使其发生周期性变化，形成月经。

4）HPOA 对月经周期的调控机制：HPOA 是完整而协调的神经内分泌系统。卵巢性激素对下丘脑 GnRH 和垂体 FSH、LH 的合成和分泌具有反馈作用。小剂量雌激素会抑制下丘脑、垂体的 GnRH 和 FSH、LH 分泌（负反馈）。卵泡期随着卵泡发育，雌激素水平逐渐升高，负反馈作用加强，使 FSH 分泌减少；在排卵前，卵泡发育接近成熟，出现雌激素高峰，通过下丘脑的正反馈作用，垂体大量释放 LH 和 FSH，形成排卵前 FSH、LH 峰，促使成熟卵泡排卵；排卵后，血中雌激素和孕激素明显升高，两者协同作用，通过下丘脑的负反馈作用，血中 LH、FSH 急速下降，致使黄体萎缩，血中雌、孕激素下降，子宫内膜失去卵巢性激素的支持而坏死、脱落，形成月经。同时，下丘脑、垂体的抑制被解除，开始新的卵巢周期。如此循环反复，形成月经周期。

此外,月经周期还受其他内分泌腺的影响。

(1) 甲状腺:甲状腺分泌的甲状腺素(T_4)和三碘甲状腺原氨酸(T_3)既有促进生长发育和物质代谢的功能,还对性腺的发育成熟、维持正常月经和生殖功能具有重要影响。功能减退引起月经过少、闭经或卵巢萎缩,功能轻度亢进时则月经过多;功能亢进进一步加重时月经稀发,甚至闭经。

(2) 肾上腺:能分泌糖皮质激素、盐皮质激素及少量雄激素和微量雌、孕激素。肾上腺皮质是女性雄激素的主要来源。少量雄激素为正常妇女所必需。若雄激素过多,则对抗雌激素出现闭经,甚至男性化表现。多囊卵巢综合征病因之一即为肾上腺源性的雄激素过多。

(3) 胰腺:胰岛分泌的胰岛素对维持正常的卵巢功能有重要影响。

8. 子宫内膜的周期性变化是什么?

卵巢周期性变化时分泌的雌、孕激素,影响着生殖系统的变化,尤以子宫内膜的周期性变化最显著。

1) 子宫内膜的组织学变化:子宫内膜分为基底层和功能层。基底层靠近子宫肌层,不随卵巢激素的变化而变化,月经期不发生脱落;功能层靠近宫腔,受卵巢激素的影响发生周期性变化,若未受孕在月经期坏死脱落形成月经。以 28 日的一个正常月经周期为例,就组织形态的变化分为三期。

(1) 增生期:相当于卵泡发育成熟阶段。在雌激素作用下,子宫内膜腺体和间质细胞呈增殖状态。增生期又分早、中、晚三期。

增生期早期:月经周期第 5~7 日。此期内膜较薄,仅 1~2 mm,腺上皮细胞呈立方形或低柱状,间质较致密,细胞呈星形,微血管较直、壁薄。

增生期中期:月经周期第 8~10 日。此期内膜较之前厚,腺体数目增多、伸长稍呈弯曲形,腺上皮增生活跃,细胞呈柱状,且有分裂象,间质明显水肿,螺旋小动脉增生。

增生期晚期:月经周期第 11~14 日。此期内膜可达 3~5 mm,表面不平,呈波浪形,上皮细胞呈高柱状,核分裂象增多,腺体更长,呈弯曲状,间质细胞呈星形,相互结合成网状,组织明显水肿,小动脉管腔增大,呈弯曲状。

(2) 分泌期:黄体形成后,子宫内膜在孕激素作用下呈分泌反应,称为分泌期。分早、中、晚三期。

分泌期早期:月经周期第 15~19 日。此期内膜腺体更长更弯曲,腺上皮细胞核下开始出现含糖原小泡,间质水肿,螺旋小动脉继续增生弯曲。

分泌期中期:月经周期第 20~23 日。内膜较前更厚并呈锯齿状,腺体内的分泌上皮细胞顶端胞膜破碎,细胞内糖原溢入腺腔,称为顶浆分泌。间质高度水肿、疏松,螺旋小动脉进一步增生、卷曲。

分泌期晚期:月经周期第 24~28 日。内膜增厚达 10 mm,呈海绵状。内膜腺体面向宫腔开口,溢出糖原等分泌物,间质更疏松、水肿,表面上皮细胞下的间质细胞分化为肥大的蜕膜样细胞。螺旋小动脉进一步弯曲,管腔扩张且增长。

(3) 月经期:月经周期第 1~4 日。此时体内雌、孕激素水平下降,引起子宫肌层收缩导致内膜血液循环障碍,组织变性、坏死,血管壁通透性增加,使血管破裂导致内膜底部形成血肿,使内膜组织坏死剥脱,与血液相混排出,形成月经。

2) 子宫内膜的生物化学变化:子宫内膜间质细胞在雌激素作用下能产生和蛋白质结合的糖类——酸性黏多糖(AMPS)。AMPS 为内膜间质的基础物质,对增殖期子宫内膜的生长起支架作用。排卵后,孕激素可阻止 AMPS 的合成,使其降解,致使子宫内膜黏稠的基质减少,血管壁的通透性增加,有利于营养及代谢产物的交换。这样,内膜更能获得充足营养,为受精卵着床、发育做好准备。

　　子宫内膜溶酶体中含有多种水解酶,雌激素和孕激素能促进这些水解酶的合成,由于孕酮有稳定溶酶体膜的作用,这些水解酶平时不具活性。排卵后若卵子未受精,黄体萎缩,雌、孕激素浓度下降,溶酶体膜的通透性增加,水解酶进入组织,影响子宫内膜的代谢,造成内膜坏死,剥脱和出血,形成月经。

(薛 艳)

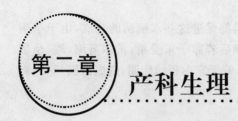

第二章 产科生理

第一节 妊娠生理

1. 何为受精？受精时间及过程如何？

精子穿入卵子形成受精卵的过程称为受精。

精子与卵子相遇后，精子头部顶体外膜与精细胞膜顶端破裂，释放出顶体酶，溶解卵子外围的卵丘、放射冠和透明带，此过程称为顶体反应，是不可逆的。借助于顶体酶的作用，获能的精子穿过次级卵母细胞透明带为受精过程的开始，卵原核与精原核融合标志着受精过程的完成。

受精发生在排卵后 12 h 内，整个过程约需 24 h。形成受精卵，标志着新生命诞生。

2. 何为精子获能？

精子外形似蝌蚪，分为头部和尾部，借助尾部摆动，精子向前运动。在精液中精子没有使卵子受精的能力，当精子经宫颈管进入子宫腔后，精子顶体表面的糖蛋白被生殖道分泌物中的 α、β 淀粉酶降解，顶体膜稳定性降低，从而使精子获得受精能力，这一过程称为获能。精子获能的主要部位是子宫腔，其次是输卵管腔。每次进入阴道内的精子数亿，但最终到达输卵管的只有 300～500 个。

3. 正常输卵管有何功能？

卵子来自卵巢中的卵泡，卵泡逐渐发育成熟，破裂排出卵子，借助输卵管伞端上皮细胞纤毛的作用，卵子进入输卵管内，并被运送至输卵管壶腹部与峡部连接处等待受精。所以，正常输卵管具有拾卵及使卵子迁移的功能。

4. 受精卵的发育过程是怎样的？如何输送？

受精卵向宫腔方向移动的同时开始细胞分裂，此时受精卵称为卵裂，卵裂形成的细胞称为卵裂球。在受精后 72 h 受精卵分裂成为一个有 12～16 个卵裂球的实心细胞团，称为桑葚胚。桑葚胚进入宫腔后细胞间隙间聚集，形成一个大腔，这时受精卵称为胚泡或囊胚。胚泡内一侧为实体细胞球，又称内细胞群（以后形成胚胎），这一端称为胚极，构成囊胚壁的单层细胞称为滋养层。受精后第 5～6 日透明带消失，形成晚期胚泡。

受精卵一旦形成，便开始向宫腔方向移动，动力来自输卵管的蠕动和上皮细胞纤毛的推动。在受精后第 3 日末，受精卵运行到宫腔，在宫腔内继续发育 2～3 日，受精后第 5～6 日透明带消失后准备植入子宫内膜。

5. 什么是受精卵着床？受精卵着床必备的条件是什么？

晚期胚泡逐渐埋入并被子宫内膜所覆盖的过程，称为受精卵着床。着床于受精后第5～6日开始，第11～12日完成。受精卵着床必须同时具备以下条件：①透明带变薄、消失，囊胚孵出；②胚泡细胞滋养细胞分化出合体滋养细胞；③受精卵与胚泡同步发育，接受胚泡种植的子宫内膜;④孕妇体内有充足的孕酮。

6. 受精卵着床的过程是什么?

着床需经过定位、黏附和穿透三个过程。起始步骤为囊胚孵出,随后囊胚黏附于子宫内膜表面,与子宫内膜接触后,胚泡滋养层迅速分化成为两层细胞,内层为细胞滋养层,外层为合体滋养层。合体滋养细胞分泌蛋白酶,破坏胚泡附着处的子宫内膜,胚泡由此进入,受精后第11～12日,胚泡完全埋入,子宫内膜缺口修复。子宫内膜只在很短一段时间内允许胚泡着床,着床的部位大多位于宫腔上半部分内膜,后壁多于前壁。

7. 受精卵着床后子宫内膜如何变化?

子宫内膜是囊胚着床、胚胎和胎盘发育的最适宜部位,受精卵着床后,在雌激素、孕酮及囊胚植入所带来的刺激下,子宫内膜迅速发生蜕膜变,腺上皮细胞增殖、分泌旺盛,间质水肿,致密层中出现大量血管,同时轻度扩张充血,蜕膜样细胞增大变成蜕膜细胞,依据蜕膜与胚泡的部位关系,将蜕膜分为三部分:①底蜕膜:与胚泡及滋养层接触的子宫内膜蜕膜为底蜕膜,它将发育成胎盘的母体部分。②包蜕膜:覆盖在增大胚泡表面的蜕膜称为包蜕膜。③真蜕膜:除底蜕膜及包蜕膜外,覆盖子宫腔其他部分的蜕膜称为真蜕膜。包蜕膜随妊娠进展逐渐与真蜕膜融合,至分娩时这两层已无法分开。

8. 什么是胚胎? 什么是胎儿?

在胚胎学中,将胚胎期定义为末次月经后10周或受精后8周内,此时是主要器官结构完成分化的时期。从妊娠第11周(即受精后9周)起称为胎儿,各器官将进一步生长发育和成熟。

9. 胚胎的发育特征是什么?

(1) 妊娠第5周(受精后3周):胚盘形成,体蒂已分化。

(2) 妊娠第6周(受精后4周):胚芽出现,心外形形成。

(3) 妊娠第8周(受精后6周):具有胎儿形状,头大占顶臀高的近一半。手指、足趾开始出现。由于胎儿腿的长度变异大,也不易伸展,测量顶臀径更为精确。

(4) 12周末:胎儿顶臀长6～7 cm,体重约14 g。外生殖器开始出现性别分化,出现指(趾)甲。

(5) 16周末:胎儿顶臀长约12 cm,体重约110 g。仔细检查外生殖器可以确认胎儿性别,头皮长出毛发,出现呼吸运动,皮肤菲薄无皮下脂肪,部分产妇已能自觉胎动。

(6) 20周末:胎儿顶臀长16 cm,体重约320 g,出现胎脂,全身覆盖毳毛,开始出现吞咽和排尿功能,用听诊器经孕妇腹壁可闻及胎心音。

(7) 24周末:胎儿顶臀长21 cm,体重约630 g。各脏器均已发育,皮肤出现特征性皱褶,皮下脂肪开始沉积,出现眉毛、睫毛,可辨认。

(8) 28周末:胎儿顶臀长25 cm,体重约1000 g。皮肤红色并形成胎儿皮脂,皮下脂肪不多,由于肺泡Ⅱ型细胞产生的表面活性物质含量较少,此时出生后易患肺透明膜病,加强护理,有存活可能。

(9) 32周末:胎儿顶臀长28 cm,体重约1700 g。皮肤深红,面部毳毛脱落,出现脚趾甲,皮肤角化,睾丸下降,生命力尚可,此时出生后注意护理,能存活。

(10) 36周末:胎儿顶臀长约32 cm,体重约2500 g。皮下脂肪较多,皮肤有弹性,面部皱褶消失,指(趾)甲已达到指(趾)端,此时出生基本能存活。

(11) 40周末:胎儿顶臀长约36 cm,体重约3400 g。发育成熟,皮肤粉红色,皮下脂肪多,体形丰满,男性胎儿睾丸降至阴囊内,女性胎儿大、小阴唇发育良好,出生后哭声响亮,吸吮能力强,能很好地存活。

10. 胎儿各系统生理特点是什么?

1) 循环系统:胎儿生长所需的营养物质以及代谢产物的排出均需经过胎盘、脐血管由母体完成。胎儿循环系统与母体循环不同,胎儿体内无纯粹的动脉血,是动静脉混合血。脐静脉携带富含氧和营养物质的血液运送至胎儿,进入胎儿体内与下腔静脉血混合,再到达心脏,此时血液氧含量低于脐静脉,高于上腔静脉。下腔静脉入右心房,开口正对卵圆孔,因而大部分血液直接经卵圆孔进入左心房,避免了与上腔静脉血在右心房充分混合,把含氧量高的血供给心和大脑这两个重要的器官,卵圆孔在胎儿循环中起到分流作用。来自上腔静脉的典型静脉血自右心室到达肺动脉主干,大部分再经动脉导管进入降主动脉,最后血液经腹下动脉到脐动脉返回胎盘。进入肝、心、头部及上肢的血液含氧量较高,营养较丰富,注入肺及身体下半部的血液则含氧量及营养较少。出生后脐血管、卵圆孔、动脉导管及静脉导管先后关闭。

2) 血液系统:胎儿血液循环约在受精后 3 周末建立,胚胎早期首先在卵黄囊出现造血功能,妊娠 10 周后红细胞的主要生成部位是肝脏,以后骨髓、脾逐渐具有造血功能,妊娠晚期红细胞主要由骨髓产生。胎儿红细胞生命周期短,需不断生成。胎儿最初形成的是有核红细胞和巨红细胞,随胎儿发育,大多数红细胞变为无核红细胞。在妊娠前半期均为胎儿血红蛋白,至妊娠最后 32~34 周,成人血红蛋白增多,临产时胎儿血红蛋白仅占 25%。妊娠 8 周以后,粒细胞出现于胎儿血液循环中,于妊娠 12 周后,胸腺、脾产生淋巴细胞,成为体内抗体的主要来源。

3) 呼吸系统:胎儿出生前需具备呼吸道(包括气管直至肺泡)、肺循环及呼吸肌的发育,妊娠第 11 周 B 超检查可监测到胎儿胸壁运动,妊娠 16 周时出现能使羊水进出呼吸道的呼吸运动。

4) 消化系统:

(1) 胃肠道:妊娠 11 周时小肠有蠕动,并能转运葡萄糖,至妊娠 16 周胃肠功能基本建立,可吸收水分、氨基酸、葡萄糖及其他可溶性营养物质,对脂肪的吸收功能较差。妊娠 24 周或更晚出现吸吮能力。

(2) 肝:胎儿肝功能与成人不同,由于缺乏许多酶,肝脏将游离胆红素转化为胆红素的能力有限。胎儿红细胞寿命短,因此会产生较多胆红素,大部分经胎盘排出,只有一小部分在肝脏变为结合胆红素,进入肠道,氧化为胆绿素导致胎粪呈黑绿色。

(3) 泌尿系统:妊娠 11~14 周时胎儿肾有排尿功能,妊娠 14 周时胎儿膀胱内有尿液,此后胎儿尿液成为羊水的主要来源。在妊娠期肾对于胎儿生长并非必需,但对羊水的组成和量至关重要。

(4) 内分泌系统:胎儿甲状腺是胎儿最早发育的内分泌腺,于妊娠第 6 周开始发育。胎儿肾上腺发育良好,与胎儿肝、胎盘、母体共同完成雌三醇的合成。

(5) 生殖系统及性腺分化发育:卵子受精时决定了遗传性别,性腺性别主要由 Y 染色体所包含的基因决定,男性胎儿睾丸约在受精第 8 周末开始分化。有睾丸后刺激间质细胞分泌睾酮,雄激素对生殖管道和外生殖器的分化起着重要的控制作用。女性胎儿卵巢于妊娠 11~12 周开始分化发育,由于缺乏副中肾管抑制物质,副中肾管系统发育,形成阴道、子宫、输卵管,由于缺乏 5α-还原酶,外生殖器向女性分化发育。

(6) 神经系统和感官:神经突触功能在妊娠 8 周时开始充分发展,脑的成熟开始于胚胎发育的第 6~7 个月。妊娠 10 周时局部刺激引起眯眼、张口等,妊娠 28 周时眼有感光能力,妊娠 24~26 周胎儿可听到某些声音。

11. 胎儿附属物包括哪些?

胎儿附属物包括胎盘、胎膜、脐带和羊水。

12. 什么是胎盘？它的构成有哪些？

母体与胎儿间的物质交换通过胎盘实现。胎盘由羊膜、叶状绒毛膜和底蜕膜构成。换一个角度讲，胎盘又分为胎儿部分（羊膜和叶状绒毛膜）和母体部分（底蜕膜）。

（1）羊膜：羊膜为光滑并具有一定弹性的半透明薄膜，无血管、神经及淋巴。羊膜位于胎盘最内层，在维持妊娠，尤其是维持胎儿良好状态方面非常重要。

（2）叶状绒毛膜：构成胎盘的胎儿部分，是胎盘的主要部分。晚期胚泡植入后，胚泡外层的滋养层细胞迅速分裂增殖，分化为两层：内层为细胞滋养细胞；外层为合体滋养细胞，由细胞滋养细胞转化而来。滋养层内面为胚外中胚层，二者共同组成绒毛膜，在受精后第13～21日，胎盘的主要结构——绒毛逐渐形成。妊娠初期，整个滋养层表面均有绒毛膜覆盖，随妊娠进展，靠近包蜕膜的绒毛血运受限制，迅速退化成为光滑的无血管的胎膜，即平滑绒毛膜。邻近底蜕膜那部分绒毛营养丰富，发育良好，称为叶状绒毛膜。随着胎盘的成熟，从绒毛膜板伸出的绒毛干，逐渐分支，形成了更细的分支和更多的小绒毛，绒毛之间的间隙称为绒毛间隙，其内充满母体血液。叶状绒毛膜的一部分绒毛从绒毛膜板延伸到蜕膜，成为固定绒毛，但多数绒毛呈树状末端游离，漂浮于绒毛间隙内，称为游离绒毛。

（3）底蜕膜：胎盘的母体部分是被滋养层附着的底蜕膜部分，占妊娠足月胎盘很小的部分，滋养层细胞与底蜕膜共同形成绒毛间隙的底，称为蜕膜板。从蜕膜板向绒毛膜方向伸出一些不超过胎盘厚度2/3的蜕膜间隔，将胎盘母体面分成肉眼可见的20个左右的母体叶。

13. 妊娠足月胎盘的结构是什么？

足月胎盘直径16～20 cm，厚1～3 cm，呈圆形或椭圆形的盘状，中间厚，边缘薄，重450～650 g。胎盘分为胎儿面和母体面，胎儿面表面有羊膜覆盖，呈灰蓝色。脐带动静脉从附着处分支，向四周放射状走行达胎盘边缘，分支穿过绒毛膜板，进入绒毛干及其分支。胎盘母体面呈暗红色，粗糙，被底蜕膜分成小叶状。

14. 胎盘的血液循环如何？

母儿间的物质交换在绒毛处进行。胎儿血液经脐动脉进入各个绒毛，最终至终末绒毛毛细血管，与绒毛间隙中的母血进行物质交换，再经脐静脉由胎盘返回胎儿。母血则经底蜕膜螺旋动脉开口进入绒毛间隙内，与胎儿血交换后再经螺旋静脉返回母体内。母亲与胎儿血液并不直接相通，隔着绒毛毛细血管壁、绒毛间质及绒毛表面细胞层。

15. 胎盘功能有哪些？

胎盘功能极为复杂，是维持胎儿在子宫内营养发育的重要器官。胎盘功能包括气体交换、营养物质供应、排除胎儿代谢产物、防御功能以及合成功能等。胎盘内通过简单扩散、易化扩散、主动转运或细胞膜内陷吞噬等方式进行物质交换。

（1）气体交换：母儿间氧气及二氧化碳（CO_2）的交换以简单扩散方式进行，利用胎血与母血间氧气和二氧化碳分压的差异，在胎盘中进行气体交换。

（2）营养物质供应：葡萄糖以易化扩散方式通过胎盘，胎儿体内的葡萄糖均来自母体，是胎儿代谢的主要能源；氨基酸以主动运输方式通过胎盘；脂肪酸以简单扩散的方式较快通过胎盘；钠、钾、镁及脂溶性维生素以简单扩散方式通过胎盘；钙、铁、碘、磷及维生素B、维生素C以主动运输方式通过胎盘；IgG相对分子质量较大却能通过胎盘，可能与血管合体膜表面有专一受体有关。

（3）排除胎儿代谢产物：尿素、尿酸、肌酐、肌酸等胎儿代谢产物，经胎盘送入母血，由母体排出体外。

（4）防御功能：胎盘阻止母血中有害物质进入胎儿血中的屏障作用极有限。各种病毒（如风疹病毒、巨细胞病毒等）、相对分子质量小但对胎儿有害的药物,均可通过胎盘影响胎儿,可致畸形甚至死亡;细菌、衣原体、弓形虫、螺旋体不能通过胎盘,但可在胎盘部位形成病灶,破坏绒毛结构,感染胎儿;母血中的免疫抗体如IgG能通过胎盘,胎儿在生后短时间内可获得被动免疫力。

（5）合成功能:胎盘能合成多种物质,主要合成激素和酶。

16. 胎盘可以合成哪些物质? 其作用是什么?

胎盘合成的激素有蛋白激素和甾体激素两大类:蛋白激素有人绒毛膜促性腺激素（HCG）、人胎盘生乳素（HPL）、生长激素、妊娠特异性 β_1 糖蛋白等;甾体激素有雌激素、孕激素等。合成的酶有缩宫素酶、耐热性碱性磷酸酶等。

（1）人绒毛膜促性腺激素（HCG）:一种与黄体生成素（LH）活性相似的糖蛋白激素,由合体滋养细胞分泌。HCG 分子由 α 和 β 亚基组成,β 亚基羧基端 28～32 个氨基酸为其独有,应用 β 亚基的特异抗体可用于诊断。在受精后第 6 日开始有极少量的 HCG 分泌,此后血 HCG 水平快速增加,妊娠 8～10 周达到最高峰,持续 1～2 周后迅速下降,在妊娠 20 周后,血清浓度降至最低值,仅为峰值的 10%,并持续至足月。若无胎盘残留,产后 2 周内消失。HCG 最主要功能是维持妊娠黄体寿命,增加甾体激素的分泌以维持妊娠。

（2）人胎盘生乳素（HPL）:由合体滋养细胞合成的非糖基化的单链多肽激素。HPL 在妊娠第 5 周时可在母血中测出,随妊娠进展,分泌量持续增加,妊娠 34～36 周达最高峰,维持至分娩。母血中 HPL 浓度与胎盘大小成正比,产后迅速下降,约在产后 7 h 即测不出。HPL 的主要功能是促进蛋白质合成、刺激脂肪分解,促进乳腺腺泡发育,为产后泌乳做好准备。

（3）雌激素:包括雌酮、雌二醇、雌三醇。妊娠期间雌激素明显增多,孕妇血和尿中主要的雌激素是雌三醇,妊娠早期主要由卵巢黄体产生,于妊娠 10 周后,主要由胎儿-胎盘单位合成。

（4）孕激素:妊娠早期孕激素由卵巢妊娠黄体产生,妊娠 8～10 周后主要由胎盘合体滋养细胞产生,随妊娠进展,母血中孕酮逐渐增高。孕激素在雌激素协同作用下,对子宫内膜、子宫肌层、乳腺的变化起重要作用。

（5）缩宫素酶:由合体滋养细胞产生的一种糖蛋白。随妊娠进展逐渐增多,其生物学意义尚不十分明了,主要起灭活缩宫素,维持妊娠的作用。

17. 什么是胎膜? 其作用是什么?

胎膜由平滑绒毛膜和羊膜组成。外层为平滑绒毛膜,内层为羊膜,与覆盖胎盘、脐带的羊膜层相连,至妊娠晚期两层能分开。保持胎膜完整,能防止细菌进入,避免感染。胎膜中含有甾体激素代谢所需的多种酶活性,可能在分娩发动上有一定作用。

18. 足月胎儿的脐带特征是什么?

脐带是连接胎儿与胎盘的条索状组织。脐带一端连于胎儿脐轮,另一端自胎盘胎儿面的中央或偏于一侧伸入胎盘。脐带表面被覆羊膜,呈灰白色,内有一条脐静脉和两条脐动脉,血管周围为华通胶填充,保护脐带血管。妊娠足月胎儿的脐带长 30～70 cm,平均约 55 cm,直径 0.8～2.0 cm。因脐血管的长度超过脐带本身,脐带常呈螺旋状扭曲。脐带是母体及胎儿间各种物质交换的重要通道,受压可致使血流受阻,造成胎儿缺氧致胎儿窘迫,甚至死亡。

19. 什么是羊水? 由哪些物质组成?

充满在羊膜腔内的液体称为羊水。妊娠早期的羊水为无色澄清液体,妊娠足月时羊水呈弱碱性、略混浊,其内常悬有小片状物(胎脂、胎儿脱落上皮细胞、毳毛、毛发、少量白细胞等)。羊水中含大量激素(包括雌三醇、孕酮、HPL、HCG、皮质醇、前列腺素等)和酶(如溶菌酶、乳酸脱氢酶等数十种)。

20. 羊水的来源与吸收过程如何？

在妊娠的不同时期,羊水来源不同。妊娠早期,羊水主要是母体血清经胎膜进入羊膜腔的透析液;妊娠中期以后,羊水的主要来源是胎儿尿液。羊水的吸收约50％由胎膜完成,胎儿每日吞咽羊水也是一条重要途径,胎肺、脐带和胎儿角化前皮肤也能吸收少量羊水。羊水在羊膜腔内并非静止不动,通过与胎膜、胎儿消化道、呼吸道、泌尿道以及胎儿角化前皮肤间不断进行的液体交换,保持羊水量的动态平衡。随妊娠的进展,羊水量逐渐增加,到妊娠38周时约1000 mL,此后羊水量逐渐减少,足月妊娠羊水量平均约800 mL。过期妊娠时,羊水量明显减少。

21. 羊水有哪些功能？

(1)保护胎儿:羊水为胎儿提供一定的活动空间,有利于胎儿发育,防止胎体畸形及胎肢粘连;适量羊水可避免子宫壁或胎儿对脐带的直接压迫;保持羊膜腔内恒温;临产宫缩时,羊水能使宫缩压力均匀分布,避免胎儿局部受压;通过羊水检查判断胎儿有无某些先天性遗传病,还可以了解胎儿成熟度。

(2)保护母体:妊娠期减少因胎动所致的不适感;临产后,前羊水囊可扩张子宫颈口及阴道;破膜后羊水润滑和冲洗阴道,减少感染机会。

22. 妊娠期妇女子宫有哪些变化？

(1)子宫大小及宫腔容量:妊娠后子宫体逐渐增大变软,非孕时为(7～8) cm×(4～5)cm×(2～3) cm,至妊娠足月时约为35 cm×25 cm×22 cm;子宫容量由非孕时的5 mL,至妊娠足月时增加至约5000 mL;重量由非孕时约70 g,至妊娠足月时约1100 g。妊娠早期,子宫略呈球形或椭球形,不对称。妊娠12周以后,增大的子宫超出盆腔,可在腹部触及。妊娠早期,子宫的增大主要是雌激素和孕激素的作用,妊娠12周以后,主要是宫腔内压力所致的肌细胞延长。子宫各部的增长速度不一,宫底部于妊娠后期增长最快。由于乙状结肠占据在盆腔左后方,妊娠晚期的子宫呈不同程度的右旋。

(2)子宫收缩:妊娠后子宫增大主要是子宫肌细胞肥大,胞质内充满具有收缩活性的肌动蛋白和肌球蛋白,是临产后子宫阵缩的物质基础。宫体部含肌纤维最多,子宫下段次之,宫颈最少,目的是适应临产后子宫阵缩由宫底部向下逐渐递减,促使胎儿娩出。自妊娠12～14周起,子宫就出现稀发、不规则、无痛性收缩,其幅度及频率随妊娠进展而逐渐增加,宫缩时宫腔内压力不超过25 mmHg,称为Braxton Hicks收缩。

(3)子宫血流量:子宫血流量包括供应子宫肌层、蜕膜和胎盘的总血流量。妊娠晚期子宫血流量为450～650 mL/min。子宫动脉非孕时屈曲,妊娠足月时变直,适应子宫血流量增加的需要。妊娠足月时子宫血流量80％～85％供应胎盘,10％～15％供应子宫蜕膜层,5％供应肌层。

(4)子宫峡部:位于宫体与宫颈之间的最狭窄部位,非孕时长约1 cm,妊娠10周开始明显变软,妊娠12周起随子宫增大逐渐伸展、拉长、变薄,形成子宫下段,临产后可达7～10 cm,成为软产道的一部分。

(5)宫颈:妊娠后宫颈变软、充血、组织水肿、外观肥大呈紫蓝色,宫颈腺体显著增多,黏液生成增多,形成黏液栓,防止感染。接近临产时,宫颈管缩短并出现轻度扩张。

23. 妊娠期妇女卵巢如何变化？

妊娠期略增大,排卵和新卵泡发育均停止。一侧卵巢可见妊娠黄体,妊娠6～7周前主要由妊娠黄体产生雌激素及孕激素,维持妊娠继续,于妊娠10周后黄体功能由胎盘取代,黄体开始萎缩。

24. 妊娠期妇女输卵管、阴道及外阴有何变化？

（1）输卵管：妊娠期输卵管伸长，黏膜上皮细胞稍扁平，在基质中可见蜕膜细胞，但不形成连续的蜕膜层。输卵管肌层不增厚。

（2）阴道与外阴：妊娠期间，阴道及外阴的皮肤和肌肉血管增生、充血、结缔组织变松软，阴道黏膜亦变软呈紫蓝色，皱襞增多，伸展性增加。阴道的脱落细胞及分泌物增多，常呈白色糊状。阴道内 pH 值降低，不利于病菌生长，有利于防止感染。

25. 妊娠期妇女乳房的有哪些变化？

妊娠期间，在雌激素、孕激素、垂体催乳素、人胎盘生乳素、胰岛素等多种激素的参与下，乳腺腺管和腺泡发育，乳房增大、充血，乳头、乳晕颜色加深，乳头周围皮脂腺肥大形成散在的结节状小隆起，称为蒙氏结节。由于大量雌、孕激素抑制乳汁生成，故妊娠期间并无乳汁分泌，妊娠晚期挤压乳房，可有少量淡黄色稀薄液体溢出，称为初乳。

26. 妊娠期母体血液系统有何变化？

（1）血容量：妊娠期母体血容量明显增加，自妊娠 6～8 周时开始，妊娠 32～34 周达高峰，至妊娠足月增加 40%～45%，并维持此水平直至分娩。血容量的增加是由于血浆和红细胞同时增加，但血浆增加多于红细胞增加，血浆约增加 1000 mL，红细胞约增加 500 mL，故血液稀释。

（2）血液成分：妊娠后，尽管红细胞生成增加，由于血液稀释，红细胞比容、红细胞计数及血红蛋白稍有下降。为适应红细胞增加、胎儿生长及孕妇各器官生理变化的需要，妊娠期间孕妇容易缺铁，当红细胞计数低于 $3.6×10^{12}/L$，血红蛋白低于 110 g/L 时考虑真性贫血。白细胞主要是中性粒细胞，从妊娠 7～8 周时开始轻度增加，妊娠 30 周达高峰，为 $(5～12)×10^9/L$，在分娩期和产褥早期可能升高更明显，有时可达 $25×10^9/L$ 或更高。凝血因子 Ⅱ、Ⅴ、Ⅶ、Ⅷ、Ⅸ、Ⅹ 增加，血小板计数无明显改变，血浆纤维蛋白原含量至妊娠末期平均达 4.5 g/L，比非孕妇女增加 50%，同时纤溶活性降低，血液处于高凝状态，为产后止血做准备。血浆蛋白从妊娠早期开始降低，主要是白蛋白减少，约为 35 g/L，以后持续此水平直至分娩。

27. 妊娠期母体循环系统有哪些变化？

（1）心脏：妊娠后期随膈肌升高，心脏向左、向上、向前移位，使心尖搏动左移约 1 cm。由于心脏移位、大血管轻度扭曲，血流量增加及流速加快，在多数孕妇的心尖区可听及 Ⅰ～Ⅱ 级吹风样柔和的收缩期杂音，产后逐渐消失。心脏容量从妊娠早期至妊娠末期约增加 10%，妊娠晚期休息时，每分钟心率增加 10～15 次。心电图可出现电轴左偏。

（2）心排出量：自妊娠 10 周起心排出量逐渐增加，妊娠 32～34 周达高峰，相比未孕妇而言，孕妇心排出量对活动的反应更明显。心排出量增加对维持胎儿生长发育极其重要。临产后，第二产程心排出量显著增加。

（3）血压：由于外周血管扩张、血液稀释及胎盘形成动静脉短路，舒张压轻度降低，脉压稍增大。孕妇体位影响血压，坐位稍高于仰卧位。妊娠后期盆腔血液回流至下腔静脉的血量增加，增大的子宫压迫下腔静脉使血液回流受阻，孕妇容易发生下肢、外阴静脉曲张和痔。如孕妇长时间处于仰卧位姿势，能引起回心血量减少，心排出量减少，血压下降，称为仰卧位低血压综合征。

28. 妊娠期母体泌尿系统有何变化？

由于孕妇及胎儿代谢产物增多，肾负担加重。妊娠期肾略增大，肾血浆流量及肾小球滤过率于妊娠早期即增加，整个妊娠期间维持高水平，由于两者均受体位影响，故孕妇仰卧位尿量增加，夜尿量多于日尿量。孕妇代谢产物如尿素、尿酸、肌酸、肌酐等排泄增多，故血中浓度低于非孕妇女。肾小球滤过率增加,肾小管对葡萄糖再吸收的能力不能相应增加,少部分孕妇饭后可出现糖尿,应注意与真性糖尿病相鉴别。受孕激素影响,泌尿系统平滑肌张力降低,输尿管增粗及蠕动减弱,尿流缓慢,故孕妇易患急性肾盂肾炎,由于右侧输尿管受右旋妊娠子宫压迫,故以右侧多见。

29. 妊娠期妇女的皮肤有何变化?

因腹壁皮肤张力加大,使皮肤的弹力纤维断裂,出现紫色或淡红色略凹陷的条纹,称为妊娠纹,见于初产妇,经产妇妊娠纹呈银白色。部分孕妇腹壁肌肉不能承受张力时,出现不同范围的腹直肌分离。孕妇乳头、乳晕、腹白线、外阴等处常出现色素沉着,面颊部呈蝶状褐色斑,称为妊娠黄褐斑,于产后逐渐消退。

30. 妊娠期妇女的内分泌系统变化情况如何?

(1) 垂体:妊娠期垂体增生肥大 $1\sim2$ 倍,血流丰富,促性腺激素(FSH 和 LH)分泌减少,故妊娠期间卵巢内的卵泡不再发育成熟,也无排卵。催乳素(PRL)从妊娠 7 周开始增多,随妊娠进展逐渐增量,催乳素有促进乳腺发育的作用,为产后泌乳做准备。

(2) 肾上腺:肾上腺皮质肥大,皮质醇及醛固酮分泌增多,两者进入血液循环后大部分与蛋白质结合,起活性作用的游离部分增加不多,因此孕妇无肾上腺皮质功能亢进表现。妊娠后睾酮略有增加,表现为孕妇阴毛及腋毛增多、增粗。

(3) 甲状腺:妊娠期甲状腺呈中度增大。血液循环中的甲状腺激素虽增多,但游离甲状腺激素并未增多,故孕妇通常无甲状腺功能亢进表现。孕妇与胎儿体内的促甲状腺激素(TSH)均不能通过胎盘,而是各自负责自身甲状腺功能的调节。

31. 妊娠期妇女的新陈代谢有何变化?

(1) 基础代谢率:基础代谢率于妊娠早期稍下降,于妊娠中期逐渐增高,至妊娠晚期可增高 $15\%\sim20\%$。

(2) 体重:妊娠早期体重无明显变化,妊娠 13 周起平均每周增加 350 g,至妊娠足月时体重平均约增加 12.5 kg,包括胎儿及其附属物、子宫、乳房、血液、组织间液及脂肪沉积等。

(3) 糖类代谢:正常妊娠的特点是空腹血糖略低,饭后高血糖和高胰岛素血症。妊娠期胰腺功能旺盛,胰岛素分泌增多,孕妇空腹血糖稍低于非孕妇女,糖耐量试验时血糖增高幅度大且恢复延迟。

(4) 脂肪代谢:妊娠期肠道吸收脂肪能力增强,血脂增高,脂肪积存较多。遇能量消耗过多时,体内动用大量脂肪使血中酮体增加,发生酮血症,如妊娠剧吐等。

(5) 蛋白质代谢:孕妇对蛋白质的需要量增加,体内呈正氮平衡,孕妇体内储备的氮,除供给胎儿生长发育及子宫、乳房增大的需要外,还为分娩期消耗做准备。

(6) 水分代谢:液体潴留是妊娠期正常生理改变,妊娠期机体水分平均增加约 7 L,水钠潴留与排泄比例适当,不引起水肿,但至妊娠末期组织间液可增加 $1\sim2$ L,可致水肿。

(7) 矿物质代谢:胎儿生长发育需要大量钙、磷、铁,故妊娠期间应补充大量的钙、铁和维生素 D 以满足需要。

32. 妊娠期妇女的骨骼、关节及韧带变化情况如何?

脊柱前凸是正常妊娠的特征。妊娠后,在激素作用下骨盆韧带及椎骨间的关节、韧带松弛,可造成孕妇自觉腰骶部及肢体疼痛不适,严重时可发生耻骨联合分离,骶尾关节的松弛有利于分娩。

第二节 妊娠诊断

1. 早期妊娠有哪些症状？

（1）停经：有正常性生活的育龄妇女，有自然规律的月经周期，突然出现的月经过期应高度怀疑妊娠。超过 10 日，则妊娠的可能性更大。需注意的是，停经是妊娠最早也是最重要的症状，但停经不一定就是妊娠，应予以鉴别。

（2）早孕反应：约 60% 的妇女在停经后出现恶心、晨起呕吐、流涎、食欲下降、喜食酸物或厌恶油腻、畏寒、头晕、乏力、嗜睡等一系列症状，称为早孕反应。一般多在妊娠 6 周左右出现，12 周左右自然消失。

（3）尿频：在妊娠早期，增大的子宫对其前方膀胱压迫造成尿频。约在妊娠 12 周以后，子宫进入腹腔，尿频症状即消失。

2. 早期妊娠有哪些体征？

（1）乳房的变化：早孕时受体内增多的雌、孕激素影响，乳房体积增大，乳头及乳晕着色加深，乳晕周围出现深褐色的蒙氏结节。妇女可自觉乳房乳头胀痛，以初孕妇更为明显。

（2）生殖器官的变化：阴道黏膜及宫颈阴道部由于充血而呈紫蓝色，宫颈变软，尤其子宫峡部，双合诊时感觉宫颈与宫体似不相连，称之为黑加征（hegar sign）。随着妊娠进展，宫体逐渐增大变软，妊娠 8 周时子宫为非孕时的 2 倍，妊娠 12 周时为非孕时的 3 倍，此时在耻骨联合上方可触及宫底。

3. 诊断早期妊娠可做哪些辅助检查？

（1）妊娠试验：受精卵着床后，滋养细胞分泌的人绒毛膜促性腺激素（HCG）进入孕妇血液并经尿排出。妊娠试验是利用 HCG 的生物学及免疫学特性测定受检者尿和血中是否含有 HCG 及 HCG 含量，即血 HCG 定量和尿 HCG 定性的检查。而尿 HCG 是临床最常用的早孕诊断方法。

（2）超声检查：B 超检查是识别早期妊娠快速准确的方法。与腹部超声相比，阴道超声可提前一周诊断早孕，即约 5 周时可诊断早孕，更为便捷。超声最早确定妊娠的依据是宫内探及圆形或椭圆形妊娠囊光环，边界清楚，其内为无回声区。若见到有节律的胎心搏动和胎动，或彩色多普勒超声检查见到胎儿心脏区彩色血流，即可确诊为早期妊娠、活胎。

（3）宫颈黏液检查：黄体期由于大量孕酮分泌，当宫颈黏液涂片中见到排列成行的珠豆状椭圆体，无羊齿植物叶状结晶，早期妊娠可能性大。若涂片中出现了羊齿植物叶状结晶，则基本上能排除早期妊娠。

（4）基础体温测定：双相型体温的妇女，高温相持续约 18 日不下降，早期妊娠的可能性大。若高温相持续 3 周以上，应考虑早孕。需注意的是，基础体温曲线能反映黄体功能，但不能反映胚胎发育情况。

注意：妊娠早期 B 超检查的主要目的是确定宫内早孕，排除异位妊娠，确定妊娠囊数目，估计孕龄。B 超检查提示宫内可见妊娠囊，可探及胎心搏动，多普勒听到胎心音是确诊早孕的最可靠方法，其他方法只能作为参考。对临床表现不典型者，应注意与其他原因引起的闭经相鉴别。

4. 中、晚期妊娠有哪些症状与体征？

（1）有早期妊娠的经过，如停经、早孕反应等。

（2）子宫增大：妊娠 12 周以后，子宫超出盆腔，随妊娠进展逐渐增大，直至妊娠末期。腹部检查时,根据子宫底高度,可以估计妊娠周数及胎儿大小。需注意的是,子宫底高度因孕妇脐耻间距离、胎儿发育情况、羊水量、胎儿个数等因素而有差异(表2-1)。

表 2-1 不同妊娠周数的子宫底高度、子宫长度、胎儿顶臀径及双顶径

妊娠周数	妊娠月数	手测子宫底高度	尺测子宫长度/cm	顶臀径/cm	双顶径/mm
12 周末	3 个月末	耻骨联合上 2~3 横指	—	6~7	23.0±5.4
16 周末	4 个月末	耻脐之间	—	12	36.2±5.8
20 周末	5 个月末	脐下 1 横指	18(15.3~21.4)	16	48.8±5.6
24 周末	6 个月末	脐上 1 横指	24(22.0~25.1)	21	60.5±5.0
28 周末	7 个月末	脐上 3 横指	26(22.4~29.0)	25	72.4±6.7
32 周末	8 个月末	脐与剑突之间	29(25.3~32.0)	28	81.7±6.5
36 周末	9 个月末	剑突下 2 横指	32(29.8~34.5)	32	88.1±5.7
40 周末	10 个月末	脐与剑突之间或略高	33(30.0~35.3)	36	92.8±5.0

(3) 胎动:胎儿在子宫内的躯体活动,是诊断妊娠的依据,也是提示胎儿在宫内安危的重要指标。大约妊娠 20 周孕妇才感觉到胎动,妊娠 32~34 周达高峰,妊娠 38 周后又略减少。临床上常采用胎动自测法:孕妇早、中、晚各数 1 h 胎动(时间相对固定),相加乘以 4 即为 12 h 胎动数。12 h 胎动数大于等于 30 次为正常;若连续 2 日每小时胎动小于等于 3 次,则为异常。

(4) 胎心音:听到胎心音即能确诊妊娠且活胎。正常胎心率为 110~160 次/分,呈双音,如钟表的"滴答"声。小于 110 次/分或大于 160 次/分表示胎心率异常。听诊时应与子宫杂音、腹主动脉音、胎动音及脐带杂音相鉴别。

(5) 胎体:妊娠 20 周后,经腹壁可触摸到胎儿身体轮廓,越靠近妊娠足月,胎儿轮廓越清楚。胎头圆而硬、呈浮球感;胎背宽而平;胎臀宽而软、形状不规则;胎儿肢体小且有不规则运动,应注意检查、区别。通过对胎儿各部位的检查,可了解它在宫内的位置。

5. 中、晚期妊娠有哪些辅助检查?

(1) 超声检查:B 超检查可以了解到胎儿数目、胎先露、胎方位、胎心率、胎盘位置及成熟度、羊水量、胎儿有无畸形,同时通过测量胎头双顶径、股骨长、头围、腹围等多条经线,了解胎儿生长发育情况,估算胎儿体重。在妊娠 18~24 周,利用 B 超进行胎儿系统检查,筛查胎儿有无结构方面的畸形。

(2) 胎儿心电图:对诊断胎心异常有一定价值。常采用间接法检测胎儿心电图。妊娠 12 周以后即能显示较规律的胎儿心电图,妊娠 20 周后成功率更高。该法为非侵入性检查,操作简便,可反复使用。

6. 什么是胎姿势?

胎儿在子宫内取一定的位置和姿势称为胎姿势。为适应妊娠晚期椭圆形宫腔的形状,胎头俯屈,颏部贴近胸壁,脊柱略前曲,四肢屈曲交叉于胸腹前,体积及体表面积均明显缩小,整个胎体成为头端小、臀端大的椭圆形。

7. 什么是胎产式?

胎产式(fetal lie)是指胎体纵轴与母体纵轴的关系。两纵轴平行者,为纵产式,最多见,约为 99.75%;两纵轴垂直者,为横产式,仅占 0.25%;两纵轴交叉者,为斜产式,是暂时性胎产式,最终大部分转变为纵产式,偶有转为横产式。

8. 什么是胎先露?

胎先露(fetal presentation)是指最先进入骨盆入口的胎儿部分。纵产式有头先露

（95.75%～97.75%）和臀先露（2%～4%）；横产式为肩先露（0.25%），偶尔胎手或胎足与胎头或胎臀同时入盆称为复合先露。根据胎头屈伸程度，头先露又分为枕先露、前囟先露、额先露及面先露，其中以枕先露最多见（占 95.55%～97.55%）。臀先露分为混合臀先露、单臀先露、单足先露、双足先露。横产式时最先进入骨盆的是胎儿肩部，为肩先露。

9. 什么是胎方位？

胎方位（fetal position）是指胎儿先露部指示点与母体骨盆的关系，简称胎位。枕先露以枕骨、面先露以颏骨、臀先露以骶骨、肩先露以肩胛骨为指示点。依据每个指示点与母体骨盆入口左、右、前、后、横的关系构成不同胎位。头先露和臀先露各有 6 种胎方位，肩先露有 4 种胎方位（图 2-1）。

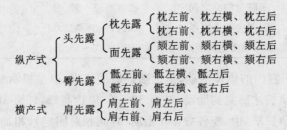

图 2-1 胎产式、胎先露及胎方位的种类

第三节　孕期监护与孕期保健

1. 何谓围生期？国际上对围生期的规定有几种？分别是什么？我国采用哪一种？

围生期（perinatal period）是指产前、产时、产后的一段时期。这段时期孕产妇要经历妊娠期、分娩期、产褥期三个阶段，胎儿要经历受精、细胞分裂、繁殖、发育，从不成熟到成熟和出生后开始独立生活的复杂变化。

国际上对围生期的规定有四种。①围生期Ⅰ：从妊娠满 28 周（胎儿体重达到或超过 1000 g或身长达到或超过 35 cm）至产后 1 周。②围生期Ⅱ：从妊娠满 20 周（胎儿体重达到或超过 500 g 或身长达到或超过 25 cm）至产后 4 周。③围生期Ⅲ：从妊娠满 28 周至产后 4 周。④围生期Ⅳ：从胚胎形成至产后 1 周。我国现阶段围产期采用围生期Ⅰ。

2. 首次产前检查应注意哪些问题？

（1）首先确定孕周，推算预产期（expected date of confinement，EDC）。若孕妇记不清末次月经或月经不规律可根据早孕反应时间、胎动出现时间、B 超检查结果推算预产期。实际分娩时间与推算的预产期有可能相差 1～2 周。

（2）询问年龄、职业、本次妊娠经过、既往史、手术史、月经史、婚育史、家族史评估高危因素。

（3）测量血压、体重、身高、胎心率。计算体质指数（BMI）。$BMI=体重(kg)/[身高(m)]^2$。2001 年陈春明等人提出了中国成人体质指数分类的推荐意见：体质指数小于 18.5 为体重过低，介于 18.5～23.9 为体重正常，介于 24～27.9 为超重，大于 28 为肥胖。分别于孕期可以增重 13～15 kg、11.5～12.5 kg、10～12 kg、8～11 kg。

（4）实验室检查除血细胞分析、尿液分析、血型（ABO 血型和 Rh 血型）、空腹血糖、肝肾功能、乙型肝炎病毒、梅毒螺旋体、HIV、心电图这些必查项目外，有条件的医院还应行宫颈细胞学筛查、地中海贫血和甲状腺功能筛查（FT_4、TSH、TPOAb）、甲型肝炎病毒抗体检查、丙型肝炎病毒抗体检查。妊娠早期 B 超检查确定是否宫内妊娠、孕周、胎儿数目、胎儿是否存活或双胎、子宫附件等。妊娠 11～13^{+6} 周超声测量胎儿 NT 值。

(5) 营养和生活方式指导，避免接触有毒有害（放射线、高温、铅、汞、苯、砷、农药）物质和宠物。慎用药物和疫苗。改变不良生活方式，如吸毒、吸烟、酗酒。避免高强度工作、高噪音环境和家庭暴力。

(6) 继续补充叶酸（0.4～0.8 mg/d）至 3 个月，有条件者可继续服用经循证医学验证的含叶酸的复合维生素。对分娩过神经管畸形的孕妇，则需每日补充叶酸 4 mg。补充维生素和微量元素应适量，补充过多也易导致胎儿畸形，尤其在妊娠前 12 周。如孕妇大量服用维生素 C 可以导致流产；大量服用维生素 A 可以导致骨骼畸形、泌尿生殖系统缺损及硬腭裂；大量服用维生素 E 可以导致大脑发育异常；过量服用维生素 D 可以导致胎儿大动脉及牙齿发育不正常等。

(7) 建立孕期保健手册。

3. 骨盆入口平面应测量哪些径线？应注意哪些问题？

骨盆入口平面应测量髂棘间径（interspinal diameter，IS）、髂嵴间径（intercrestal diameter，IC）、骶耻外径（external conjugate，EC）、对角径（diagonal conjugate，DC）。

髂棘间径是测量两侧髂前上棘外缘的距离，正常值为 23～26 cm。

髂嵴间径是测量两侧髂嵴外缘最宽的距离，正常值为 25～28 cm。

骶耻外径是测量耻骨联合上缘中点至第 5 腰椎棘突下的距离，正常值为 18～20 cm。第 5 腰椎棘突下相当于米氏菱形窝（Michaelis rhomboid）的上角。此径线是骨盆外测量中最重要的径线，它可以间接推测骨盆入口前后径长度。

对角径为骶岬上缘中点至耻骨联合下缘的距离，检查方法：检查者将一手示指、中指放入阴道，中指尖触及骶岬上缘中点，示指上缘紧贴耻骨联合下缘，用另一手示指标记该接触点，抽出阴道内的手指，测量中指尖至此接触点的长度即为对角径。正常值为 12.5～13 cm，该值减去 1.5～2 cm 即为骨盆入口前后径长度，又称为真结合径（true conjugate），正常值为 11 cm。测量时中指尖触不到骶岬上缘表示对角径值大于 12.5 cm。

骨盆入口平面狭窄，产妇可表现为临产后胎头仍未入盆，呈尖腹或悬垂腹、跨耻征阳性。此时，要注意与骨盆倾斜度异常鉴别。可嘱产妇双腿屈曲呈半卧位，再次查跨耻征，如转为阴性，则为骨盆倾斜度异常，而不是头盆不称。

4. 中骨盆平面应测量哪些径线？应注意什么？

中骨盆平面应测量坐骨棘间径（biischial diameter）和坐骨切迹（incisura ischiadica）宽度。

坐骨棘间径检查时一手示指、中指放入阴道内，触及两侧坐骨棘，估计其间的距离或用中骨盆测量器测量，所得数值较准确。正常值为 10 cm。

坐骨切迹（incisura ischiadica）宽度即骶棘韧带宽度，代表中骨盆后矢状径。检查方法：将阴道内的示指置于韧带上移动，平均值为 3 横指（5.5～6 cm）。

中骨盆平面狭窄与出口平面狭窄往往同时存在。因此，通过测定坐骨结节间径、后矢状径、耻骨弓角度、坐骨棘内突程度及坐骨切迹宽度，间接判断中骨盆狭窄程度。如果坐骨结节间径小于 8 cm，坐骨结节间径与出口后矢状径小于 15 cm，耻骨弓角度小于 90°，坐骨切迹宽度小于 2 横指时，为中骨盆平面和出口平面狭窄，属漏斗型骨盆。

5. 骨盆出口平面应测量哪些径线？有什么意义？

骨盆出口平面的大小以坐骨结节间径（intertuberous diameter，IT）或出口横径（transverse outlet，TO）、出口后矢状径（posterior sagittal diameter of outlet）、耻骨弓角度（angle of pubic arch）来衡量。其中，以前二者在临床上意义更大。

坐骨结节间径检查时嘱孕妇行仰卧位，两腿向腹侧弯曲，双手抱双膝。坐骨结节内侧缘的距离，正常值为8.5～9.5 cm。也可用检查者的拳头测量，能容纳成人横置一拳即属正常。此径线为骨盆出口横径长度。

出口后矢状径为坐骨结节间径中点至骶骨尖端的长度。检查者的右手示指伸入孕妇肛门向骶骨方向，拇指置于孕妇体外骶尾部，两指共同找到骶骨尖端，将尺放于坐骨结节径线上。再将汤姆斯骨盆出口测量器一端放于坐骨结节间径中点，另一端放于骶骨尖端处，即可测得出口后矢状径，正常值为8～9 cm。

耻骨弓角度检查时两手拇指指尖斜着对拢放置在耻骨联合下缘，两拇指平放在耻骨降支上，测量两拇指间角度，即为耻骨弓角度，此角度反映骨盆出口横径的宽度，正常值为90°，小于80°为异常。

如坐骨结节间径小于8 cm，耻骨弓角度呈锐角，出口平面可利用的面积减少，此时应测量出口后矢状径。如出口后矢状径有足够的长度，即出口后矢状径与坐骨结节间径之和大于15 cm，则可以补偿坐骨结节间径的不足，胎儿仍有可能娩出。如两值之和小于15 cm，则表明骨盆出口狭窄。如坐骨结节间径不足6 cm，即使出口后矢状径再大也无法补偿。

6. 高危儿包括哪些？

高危儿包括：①孕龄小于37周或大于等于42周小儿；②出生体重小于2500 g小儿；③巨大胎儿（大于等于4000 g）；④出生后1 min Apgar评分小于等于4分小儿；⑤产时感染小儿；⑥高危产妇的新生儿；⑦手术产儿；⑧新生儿的兄、姐在新生儿期死亡者；⑨双胎或多胎儿。

7. 如何计数胎动？

计数方法可于早、中、晚各计数1 h胎动次数，3 h的胎动次数相加乘以4即为12 h的胎动次数。妊娠近足月时，2 h胎动大于等于6次为正常，小于6次提示胎儿缺氧。或者胎动减少50%者提示胎儿缺氧。胎儿胎动过频往往是胎动消失的前驱表现。胎动消失后，胎心在24 h内也会消失，应予以重视，以免延误抢救时机。

8. 如何评价胎心率基线？

胎心率（FHR）基线是指在无胎动、无宫缩影响时，10 min以上的胎心率平均值。在任何一个10 min内，必须存在至少2 min的可辨认基线段（并非连续）。可从每分钟心搏次数及胎心率变异两方面对胎心率基线加以评价。正常FHR为110～160次/分；FHR＞160次/分历时10 min，为心动过速（tachycardia）；FHR＜110次/分历时10 min为心动过缓（bradycardia）。胎心率如在110～120次/分，缺乏变异和加速应怀疑胎儿窘迫。胎心率基线变异是指胎心率在振幅和频率上的不规则波动。这种波动由FHR曲线的波峰至波谷的测定来表示，具体分为如下几种。变异消失（absent FHR variability）：振幅不可测量。轻度变异（minimal FHR variability）：振幅小于等于5次/分。中度变异（moderate FHR variability）：振幅6～25次/分。显著变异（marked FHR variability）：振幅大于25次/分。轻度变异反映胎儿中枢神经系统活动下降，见于胎儿睡眠或用镇静药，如果持续变异降低，外部刺激无改善，且伴有FHR其他指标异常，则考虑为胎儿酸中毒的信号。

9. 常见的胎心率一过性变化有哪些？

胎心率受胎动、宫缩、触诊及声响等刺激，发生暂时性加快或减慢，随后又能恢复到基线水平，称为胎心率一过性变化，它是判断胎儿安危的重要指标。

1）加速（acceleration）：子宫收缩后FHR暂时增加，范围大于15次/分，持续时间大于15 s，这是胎儿良好的表现。可能是胎儿躯干局部或脐静脉暂时受压引起，散发、短暂的胎心率加速是无害的，但脐静脉持续受压则可发展为减速。

2）减速（deceleration）：随宫缩出现的暂时性胎心率减慢。

（1）早期减速（early deceleration，ED）：它的发生与子宫收缩几乎同时开始，FHR曲线最低点与宫缩高峰相一致，子宫收缩过后迅速恢复正常，下降幅度不超过50次/分，持续时间短，少于15 s，恢复快。早期减速一般认为宫缩时胎头受压，脑血流量一时性减少的表现，不受孕妇体位或吸氧而改变。

（2）变异减速（variable deceleration，VD）：减速与宫缩的关系不恒定的减速。下降迅速，幅度大于70次/分，持续时间长短不一，恢复也迅速。减速前后一般伴有加速。一般认为是子宫收缩时脐带受压兴奋迷走神经所致。

（3）晚期减速（late deceleration，LD）：子宫收缩开始后一段时间（多在高峰后）出现胎心率减慢，时间差多在30～60 s，但下降缓慢，下降幅度小于50次/分，持续时间长，为30～60 s，恢复亦缓慢，一般认为是胎儿缺氧的表现，应予以高度重视。

（4）延长减速（prolonged deceleration，PD）：胎心率减慢大于30次/分，持续2 min以上，接着出现心动过速及基线变异消失。原因：脐带显性或隐性脱垂；宫缩剂应用不当或胎盘早剥诱发的不协调宫缩；孕妇仰卧位或麻醉引起的低血压；严重的胎盘功能减退；子痫抽搐期过量的麻醉镇静药或硫酸镁引起的呼吸抑制；阴道检查、头皮采血、胎头下降迅速等，是胎儿缺氧的表现，应予以重视。

10. 如何预测胎儿宫内储备能力？

（1）无应激试验（non-stress test，NST）：此试验是以胎动时伴有一过性胎心率加速为基础，此试验又称为心率加速试验（fetal acceleration test，FAT）。

（2）缩宫素激惹试验（oxytocin challenge test，OCT）：又称为宫缩应激试验（contraction stress test，CST），原理为诱导宫缩并用胎儿监护仪记录胎心率的变化。

（3）胎儿生物物理监测：1980年Manning利用胎儿电子监护仪和B超联合检测胎儿宫内缺氧和胎儿酸中毒情况。

11. 如何评估NST？

2007年SOGC指南根据胎心率基线、胎动时胎心率变化（变异、减速和加速）等分为反应型NST、可疑型NST和无反应型NST。

（1）反应型NST：胎心基线为110～160次/分，变异6～25次/分；无减速或偶发变异减速持续短于30 s；足月胎儿20 min内至少有2次超过15次/分，持续15 s后加速。可以继续观察或进一步评估。

（2）可疑型NST：胎心基线为100～110次/分或大于160次/分，小于30 min；变异未超过5次/分，包括无变异及最小变异。变异减速持续30～60 s；20 min内小于2次超过15次/分，持续15 s的加速。需要复查NST。

（3）无反应型NST：胎心过缓小于100次/分或胎心过速大于160次/分超过30 min，基线不确定。变异未超过5次/分或大于等于25次/分超过10 min或正弦曲线。变异减速持续时间超过60 s或晚期减速；20 min内少于1次超过15次/分，持续15 s后加速。全面评估胎儿状况，行胎儿生物物理评分并及时终止妊娠。

12. 如何评估CST/OCT？

2009年美国妇产科医师学会将CST/OCT图形分为如下三类。

Ⅰ类：胎心率基线为110～160次/分，基线变异为中度变异，没有晚期减速及变异减速，存在或缺乏早期减速、加速。提示观察时胎儿酸碱平衡正常，可常规监护，不需采取特殊措施。

Ⅱ类：除了第Ⅰ类和第Ⅲ类胎心监护外，其他情况均划为第二类。尚不能说明存在胎儿酸碱平衡紊乱,但是应该综合考虑临床情况、持续胎儿监护,采取其他方法来判断胎儿有无缺氧,可能需要宫内复苏来改善胎儿状况。

Ⅲ类:①胎心率基线无变异且存在复发性晚期减速或复发性变异减速或胎心过缓。②正弦波形提示观察时胎儿存在酸碱平衡紊乱即胎儿缺氧,应立即采取措施纠正胎儿缺氧。包括改变孕妇体位、吸氧、停用缩宫素、抑制宫缩、纠正孕妇低血压等,如无效果,应紧急终止妊娠。

13. 测定胎盘功能的方法有哪些?

胎盘功能可以间接反映胎儿在宫内的健康状况,常用的有以下几种。

(1)胎动:判断胎儿宫内安危的主要指标,若 2 h 内少于 6 次或逐日下降 50％ 而不能恢复,提示胎盘功能低下。

(2)测定雌三醇:24 h 尿雌三醇正常值应大于 15 mg,10～15 mg/24 h 尿为警戒值,小于 10 mg/24 h 尿为危险值。血清中雌三醇,正常足月妊娠时临界值为 40 nmol/L,低于此值,提示胎盘功能低下。

(3)测定孕妇血清人胎盘生乳素(HPL):足月妊娠 HPL 参考值为 4～11 mg/L,若小于 4 mg/L,或突然降低 50％,提示胎盘功能低下。

14. 根据美国食品和药品管理局颁布的药物分级,按药物不同的危害性分为几级? 分别是什么?

根据美国食品和药品管理局(Food and Drug Administration,FDA)颁布的药物分级,按药物对胎儿的危害性不同分为 A、B、C、D、X 五个等级。

A 级:对照研究显示无害。已证实此类药物对胎儿的伤害可能性极小,是最安全的药物。例如:适量维生素、左甲状腺素。

B 级:在动物实验中未显示对胎儿的危害,但缺乏人类研究;或动物实验证明对胎儿中曾显示有不利影响,但在人类对照组中没有得到有害的证据。有几种常用的药物属于此种,如青霉素、红霉素等。

C 级:仅在动物实验研究时证明对胎儿不利,未在人类研究证实或缺乏动物及人体的足够研究。本类药物只有在权衡对孕妇的好处大于对胎儿的危害之后,才能谨慎使用,例如氧氟沙星、环丙沙星、异烟肼等。

D 级:对胎儿的危险性有肯定的依据,只有在孕妇有生命威胁或患某种疾病时,其他药物无效的情况下才可使用,例如四环素、硫酸链霉素等。

X 级:各种实验证实会导致胎儿异常,妊娠期禁止使用,例如甲氨蝶呤、己烯雌酚等。

15. 如何应对门诊患者对孕期用药咨询?

妊娠期用药是否对胎儿造成不良影响,一方面取决于药物本身,另一方面取决于用药的时间。

人类宫内发育的过程分为三个阶段。

(1)胚胎前期:从受精到受精后 17 日,这一阶段为受精卵运行、着床和胚泡形成期,药物对胚胎的影响表现为"全"或"无"现象,即发生胚胎的死亡、流产或再吸收,或通过全能细胞的增殖作用完全修复不出现异常。临床上可于 7 周后行 B 超检查,如果可见胚芽和心管搏动即可排除药物影响。

(2)胚胎期:受精后 18～55 日,是胚胎分化发育最重要的时期。在这段时间,组织分化迅速,对药物最为敏感。受到有害药物影响后,可出现形态异常而导致畸形。而且任何异常都不能修复,是致畸的高度敏感期。受到影响的时间越早,出现异常的可能性越大,如无脑儿发生在受孕的第 24 日,肢体短缺发生在受孕 12～40 日等。

（3）胎儿期：受精后 8 周到足月分娩，这一时期是胎儿生长、器官发育、功能完善的时期。神经系统、生殖系统、牙齿仍在分化。这一时期药物可以通过胎盘影响胎儿的生长发育，造成神经系统的损害、胎儿生长受限、远期行为功能异常而不造成严重的结构畸形。

另外，药物与胎儿畸形不一定是对应关系，没有药物的影响，仍有一部分人可以出现胎儿畸形。

16. 孕妇可以照 X 线吗？

胎儿接受的 X 线照射量低于 50 mGy（Gy 是一种放射剂量单位，1 Gy＝100 rad，50 mGy＝5 rad）不会造成胎儿损伤，也不会造成胎儿畸形。胎儿只有受到高于 100 mGy 的照射才可能出现损伤。而 100 mGy 的剂量在通常的诊断性 X 线照射根本不会用到。除了钡灌肠、小肠连续成像，或者放射性治疗时才有可能达到这样的剂量，所以孕妇单次 X 线检查是无害的，孕期如果需要诊断性 X 线检查，对于高剂量射线的担心不应该成为阻止或者放弃检查的原因。但如有可能，可以考虑其他替代性检查，如超声或者磁共振检查。如必须多次 X 线检查，应该咨询放射科专家，计算胎儿受到的总照射剂量。

17. 妊娠常见症状有哪些？

（1）消化系统症状：妊娠早期出现烧灼感、恶心、晨起呕吐等。

（2）贫血：缺铁性贫血最为常见。

（3）腰背痛：妊娠期间由于关节韧带松弛，子宫增大脊柱代偿性前突，可使背伸肌处于持续紧张状态，常出现轻微腰背痛。

（4）下肢及外阴静脉曲张：妊娠期由于股静脉压力增高，可发生下肢及外阴静脉曲张，该症状往往随妊娠次数增多逐渐加重。

（5）下肢肌肉痉挛：常常是孕妇缺钙表现，发生于小腿腓肠肌，于妊娠后期多见，常在夜间发作。已出现下肢肌肉痉挛的孕妇，应补充钙剂、维生素 A、维生素 D 及维生素 E。

（6）下肢水肿：孕妇于妊娠后期常有踝部及小腿下半部轻度水肿。若经休息后消退，属正常现象。若下肢水肿明显，经休息后未消退，应考虑到妊娠高血压疾病、合并肾疾病等，查明病因后及时治疗。

（7）痔疮：由于增大的子宫压迫和（或）妊娠期便秘腹压增高，痔静脉回流受阻和压力增高所致。痔疮可在妊娠期首次出现或妊娠期使已有的痔疮复发或加重。

（8）便秘：妊娠期孕妇肠蠕动及肠张力减弱，排空时间延长，水分被肠壁吸收，加之孕妇运动量减少及巨大子宫及胎先露部的压迫，常会感到排便困难，出现便秘。

（9）仰卧位低血压：于妊娠末期，若孕妇较长时间取仰卧位，由于增大的子宫压迫下腔静脉，使回心血量和心排出量减少，出现低血压。此时如改为侧卧，使下腔静脉血流通畅，血压可恢复正常。

（10）假丝酵母菌性阴道炎：多数无症状，部分有分泌物增多、外阴瘙痒等。

第四节 遗传咨询、产前筛查与产前诊断

1. 什么是遗传咨询？

遗传咨询（genetic counselling）是指从事医学遗传的专业人员或咨询医生，对咨询者提出的家庭中遗传性疾病的发病原因、遗传方式、诊断、预防、复发率、风险率及防治等问题予以解答，并就咨询者提出的婚育问题提出建议和具体指导。

2．哪些情况下应该进行遗传咨询？

遗传咨询的主要对象(咨询者)，包括以下几种情况。

(1) 本人或家系成员患有某种遗传病或先天畸形。

(2) 确定为染色体平衡易位携带者的个体。

(3) 生过遗传病患儿或先天畸形儿、先天智力低下儿的父母。

(4) 反复流产、死胎、死产的夫妇。

(5) 未婚青年的相恋对方或家系成员中有某种遗传病或先天畸形。

(6) 有过致畸因素接触史的个体。

(7) 近亲结婚的夫妇及后代。

(8) 血清学筛查为唐氏高危的孕妇或无创 DNA 筛查为高危的孕妇。

3．何为出生缺陷？

出生缺陷(birth defect)或先天异常(congenital anomalies)是指胚胎或胎儿在发育过程中发生解剖学或功能上的异常，包括先天畸形、代谢、行为等异常。我国出生缺陷的发生率高达 4%～6%，是婴幼儿死亡的主要原因，也是成年后严重致残的主要原因，为此出生缺陷逐渐成为我国的主要公共卫生问题。

4．出生缺陷的干预分为几级？其内容是什么？

根据干预措施采取的时间不同，分为三级。一级干预是指妊娠前干预，目的是预防出生缺陷胚胎、胎儿的形成；二级干预主要是指在妊娠期采取干预措施，阻止严重缺陷儿出生；三级干预是指对出生后的缺陷儿进行干预，以预防发病。

5．预防免疫的方式有几种？分别是什么？妊娠期接种疫苗应注意什么？

预防免疫的方式有两种，分别为主动免疫及被动免疫，主动免疫是指将免疫抗原注射到人体内，利用抗原刺激，刺激机体产生抗体的方法，免疫须经几日或更长时间才出现。临床上常用的疫苗有减毒的活菌疫苗(麻疹、风疹、脊髓灰质炎、腮腺炎水痘)、灭活的细菌和病毒(脑膜炎双球菌、乙型肝炎病毒、狂犬病毒、肺炎球菌)、类毒素(破伤风类毒素)。被动免疫是指将含有丰富抗体的物质注射入体内获得的特异性免疫能力，其特点是不需经过潜伏期，注入后立即可获得免疫力，如乙肝免疫球蛋白、丙种球蛋白。

美国妇产科学会曾强调，预防接种应在孕前(间隔 3 个月)或分娩后进行，孕期禁止使用活疫苗。妊娠期使用了类毒素、灭活细菌或灭活病毒疫苗对胎儿无明显损害，不要劝其终止妊娠；不推荐给孕妇使用减毒活疫苗，但如果接种后意外怀孕，也不要劝其终止妊娠。

6．对准备怀孕的妇女使用药物时应注意什么？

对准备怀孕的妇女在使用药物时既要注意药物的效果，也要注意药物的安全性，一般应掌握以下原则。

(1) 能单独用药，就避免联合用药。

(2) 能用小剂量用药就避免用大剂量用药。

(3) 应选择安全性好的药物，避免试验性用药。

(4) 对有受孕可能的妇女用药时必须注意月经是否过期，应考虑药物的致畸影响。

7．何为产前筛查？目前产前筛查的主要方法有哪些？

产前筛查(prenatal screen)是通过母血清学及影像学检查对普通妊娠妇女进行筛查，从中筛出高危孕妇进行产前诊断，以提高产前诊断的阳性率。产前筛查是出生缺陷二级预防的主要内容。

目前产前筛查的主要方法有如下几种。

（1）母亲血清学筛查：通过对早期孕妇、中期孕妇血清中某些生化标记物进行检测，筛出胎儿 21-三体综合征、18-三体综合征、开放性神经管畸形的高风险人群。

（2）胎儿颈项后透明带厚度（nuchal translucency，NT）：颈部透明带是指胎儿颈后皮下组织内液体积聚的厚度，染色体非整倍体胎儿的颈部常有液体积聚。NT 的测量常在妊娠 $11\sim13^{+6}$ 周进行。

（3）妊娠中期超声筛查：主要是检查外表有没有畸形，如唇腭裂、四肢畸形、无脑儿、严重脑膨出、严重开放性脊柱裂、严重腹壁缺损、内脏外翻及致命性软骨发育不良等。

（4）无创 DNA 筛查：指在妊娠 12～26 周期间，采取孕妇静脉血，利用 DNA 测序技术对孕妇血浆中的游离 DNA 片段（包含胎儿游离 DNA）进行测序，从而得到胎儿的遗传信息，能较准确地检测到胎儿唐氏综合征（T21）、爱德华综合征（T18）、帕套综合征（T13）三大染色体疾病。适用于：高龄产妇；唐氏筛查高危的孕妇；传染病携带者孕妇（如乙型肝炎病毒携带者）；胎盘低置状态、前置胎盘、羊水过少而不宜行侵入性产前诊断的孕妇；RH 血型阴性孕妇的产期筛查。鉴于该项筛查开展的时间不长、技术含量高，目前尚未广泛开展。

8. 何为产前诊断？目前能进行产前诊断的疾病有哪些？

产前诊断（prenatal diagnosis）又称为宫内诊断，是指在妊娠期的一定阶段，利用直接或间接方法对胎儿进行有针对性的特异性检查，了解胎儿是否患有某种遗传病或先天畸形，从而有效地降低具有严重遗传病、智力障碍及先天畸形的患儿出生。产前诊断可以有效地预防遗传病患儿的出生，降低遗传病的发病率。

目前能进行产前诊断的疾病如下。

（1）染色体病，如唐氏综合征。

（2）一些特定的酶缺陷所致的先天性代谢病，如苯丙酮尿症。

（3）可利用基因诊断方法诊断的遗传病，如血友病。

（4）多基因遗传病，如神经管缺陷。

（5）有明显形态改变的先天畸形，如无脑儿。

9. 试述哪些人群应进行产前诊断？

（1）高龄孕妇：孕妇年龄超过 35 周岁。

（2）产前筛查高危孕妇。

（3）异常超声检查结果。

（4）孕妇曾有不良生育史，包括流产、死产、畸胎妊娠史。

（5）夫妇一方具有遗传病家族史或家族中有畸胎史。

（6）夫妇双方或一方为染色体异常携带者。

（7）孕早期时接触过可能导致胎儿先天缺陷的物理、化学因素，包括射线、不适当的药物、毒品等。

10. 常使用的产前诊断方法有哪些？

（1）影像学检查：超声检查、磁共振检查，甚至 X 线检查。

（2）细胞遗传学检查：取羊水、绒毛、胎儿血细胞等进行染色体检查。

（3）分子遗传学检查：取羊水、绒毛、胎儿血细胞等进行 DNA 检测。

11. 产前诊断能排除所有出生缺陷吗？

产前诊断具有局限性，理由如下。

（1）产前诊断通常只针对某种高风险的出生缺陷，结果正常者不能保证胎儿无缺陷。

（2）有些发育异常的诊断受到孕周的限制，如果在诊断时，尚未表现出来就会漏诊。

（3）少数不可避免的人为错误,可能造成漏诊或误诊。

第五节　正常分娩

1. 分娩的动因是什么?

人类分娩的发动是一种自分泌或旁分泌因子以及子宫内组织分子信号相互作用的结果。研究发现,最可能的原因是子宫局部激素和免疫环境的变化而造成前列腺素的合成和分泌增加、子宫肌的缩宫素受体和间隙连接的形成、钙离子向细胞内转移,从而引起分娩发动。

2. 决定分娩的因素有哪些?

决定分娩的因素有产力、产道、胎儿及精神心理因素等。若各因素均正常且相互适应,胎儿即可顺利经阴道自然娩出,为正常分娩。

3. 什么是产力? 它包括哪些力量?

产力是把胎儿及其附属物从宫腔内逼出的力量。产力包含子宫收缩力、腹肌及膈肌收缩力和肛提肌收缩力。

4. 宫缩的特点有哪些?

宫缩的特点:节律性、对称性、极性、缩复作用。

（1）节律性:节律性宫缩是临产的重要标志。正常的宫缩是子宫体部肌肉不随意、有节律、阵发性收缩并伴有疼痛,故又称为阵痛。

（2）对称性:正常宫缩起自两侧宫角,以微波形式向宫底中央移行,左右对称,再以2 m/s的速度向子宫下段扩散,约需15 s扩展至整个子宫,此为宫缩的对称性。

（3）极性:宫缩以宫底部最强且持久,向下渐减弱,宫底部收缩力的强度几乎为子宫下段的2倍,此为宫缩的极性。

（4）缩复作用:宫体部平滑肌为主动收缩部分。宫缩时,宫体部平滑肌纤维缩短变宽,间歇时虽又可松弛,但不能完全恢复,经过反复收缩,宫腔内容积逐渐缩小,使胎先露部不断下降、宫颈管逐渐短缩直至消失,此称为宫缩力的缩复作用。

5. 什么是产道?

产道是胎儿娩出的通道,分骨产道与软产道。骨产道是指真骨盆,是产道的重要部分。软产道由子宫下段、宫颈、阴道及骨盆底软组织构成。

6. 骨盆的三个假想平面是什么? 各平面的径线起止点及正常测量值是多少?

真骨盆分为三个假想平面。

1）骨盆入口平面（pelvic inlet plane）为骨盆腔的上口,呈横椭圆形。前方为耻骨联合上缘,两侧为髂耻缘,后方为骶岬上缘。其入口平面有四条径线。

（1）入口前后径:也称真结合径,为耻骨联合上缘中点至骶岬上缘正中间的距离,正常值约为11 cm。

（2）入口横径:为左右髂耻缘间的最大距离,正常值约为13 cm。

（3）入口斜径:左斜径为左骶髂关节至右髂耻隆突间的距离;右斜径为右骶髂关节至左髂耻隆突间的距离,正常值约为12.75 cm。

2）中骨盆平面（mid plane of pelvic）为骨盆最小的平面,也是骨盆腔最狭窄的部分,为前后径长的椭圆形。前方为耻骨联合下缘,两侧为坐骨棘,后方为骶骨下端。其平面有两条径线。

（1）中骨盆前后径:耻骨联合下缘中点通过两坐骨棘连线中点至骶骨下端间的距离,正常值约为11.5 cm。

（2）中骨盆横径：也叫坐骨棘间径，为两侧坐骨棘间的距离，正常值约为 10 cm，是产程中了解胎头下降的重要标志。

3）骨盆出口平面（pelvic outlet plane）即骨盆腔的下口，由两个位于不同平面的三角形组成。前三角平面顶端为耻骨联合下缘，两侧为左右耻骨降支，后三角平面顶端为骶尾关节，两侧为左右骶结节韧带。其平面有四条径线。

（1）出口前后径：耻骨联合下缘至骶尾关节间的距离，正常值约为 11.5 cm。

（2）出口横径：也称坐骨结节间径，为两坐骨结节内侧缘间的距离，正常值约为 9 cm。

（3）出口前矢状径：耻骨联合下缘至坐骨结节间径中点间的距离，正常值约为 6 cm。

（4）出口后矢状径：骶尾关节至坐骨结节间径中点间的距离，正常值约为 8.5 cm。当出口横径稍短，而出口后矢状径较长，两径之和大于 15 cm 时，正常大小的足月胎头可通过后三角区娩出。

7. 什么是子宫下段？如何形成？

子宫下段由子宫峡部形成，非孕时长约 1 cm。随妊娠进展峡部逐渐被拉长，妊娠 12 周后扩展成宫腔的一部分，至妊娠末期形成子宫下段。临产后的规律宫缩和缩复作用使子宫下段进一步伸展变薄，长达 7～10 cm，成为软产道的一部分。

8. 正常分娩时宫颈管的变化有哪些？

（1）宫颈管消失（effacement of cervix）：临产前的宫颈管长 2～3 cm，临产后由于规律宫缩牵拉、胎先露部及前羊水囊的直接压迫，宫颈内口向上、向外扩张，宫颈管先形成漏斗状，然后逐渐变短、消失。

（2）宫口扩张（dilatation of cervix）：临产后，由于宫缩及缩复向上牵拉，同时受前羊水囊或破膜后的胎先露部直接压迫，宫颈口逐渐开大达 10 cm 时为宫口开全。初产妇多为宫颈管先消失，宫口后扩张；经产妇多为宫颈管消失与宫口扩张同时进行。

9. 什么是分娩机制？

分娩机制（mechanism of labor）是指胎儿先露部随骨盆各平面的不同形态，被动进行的一系列连续的适应性转动，以胎先露最小径线通过产道的全过程。

10. 枕先露的分娩机制包括哪些步骤？

枕先露的分娩机制（以枕左前位为例）包括衔接、下降、俯屈、内旋转、仰伸、复位及外旋转、胎儿娩出七个步骤。

（1）衔接：胎头双顶径进入骨盆入口平面，使胎头颅骨最低点接近或达到坐骨棘水平，称为衔接（engagement）。胎头以枕额径衔接，矢状缝坐落在骨盆入口右斜径上，枕骨在骨盆左前方。经产妇多在分娩开始后胎头衔接，而部分初产妇在预产期前 1～2 周内胎头便已衔接。若初产妇已临产而胎头仍未衔接，要警惕头盆不称。

（2）下降：胎头沿骨盆轴前进的动作称为下降（descent）。产程中观察胎头下降程度，是判断产程进展的重要标志之一。下降贯穿于分娩全过程，与其他动作相伴随。

（3）俯屈：胎头下降至骨盆底时，原来处于半俯屈的胎头枕部遇肛提肌阻力借杠杆作用进一步俯屈（flexion），下颏贴近胸部，以枕下前囟周径来取代胎头衔接时的枕额周径来适应产道，利于胎头继续下降。

（4）内旋转：胎头围绕骨盆纵轴旋转，而使其矢状缝与中骨盆及骨盆出口前后径相一致的动作为内旋转（internal rotation）。内旋转使胎头适应中骨盆及骨盆出口特点，有利于胎头下降。一般于第一产程末完成内旋转动作。

（5）仰伸：完成内旋转后，胎头下降达阴道外口时，宫缩和腹压的下推力及肛提肌收缩力的前推进力共同作用使胎头、枕骨以耻骨弓为支点,逐渐仰伸(extention),胎头的顶、额、鼻、口、颏相继从会阴前缘娩出。仰伸时,胎儿双肩径沿左斜径进入骨盆入口。

(6) 复位及外旋转:胎头娩出后,为了使胎头与胎肩恢复正常关系,胎头枕部向左旋转45°称为复位(restitution)。胎肩继续下降,前肩向前向中线旋转45°,胎儿双肩径转成与骨盆出口前后径相一致的方向,为保持胎头与胎肩的垂直关系,胎头枕部需在外继续向左旋转45°,为外旋转(external rotation)。

(7) 胎儿娩出:完成外旋转后,胎儿前肩在耻骨弓下先娩出,随即后肩娩出。胎儿双肩娩出后,胎体及胎儿下肢随之取侧位顺利娩出。

11. 何为先兆临产?包括哪些征象?

分娩发动前,会有一些预示孕妇即将临产的症状,称为先兆临产(threatened labor)。包括假临产、胎儿下降感及见红。

(1) 假临产(false labor):分娩发动前,出现不规则子宫收缩称为假临产。其特点是:持续时间短而不恒定,间歇长且不规律,强度并不逐渐增强;下腹部轻微胀痛,但不伴颈管缩短及宫口扩张,给予镇静剂能抑制;常于夜间出现清晨消失。

(2) 胎儿下降感(lightening):胎先露部下降进入骨盆入口,孕妇感到上腹部较前舒适,进食量增多,呼吸较前轻快。但因先露压迫膀胱可出现尿频症状。

(3) 见红(show):在分娩发动前24～48 h内,因宫颈内口附近的胎膜与子宫壁分离,毛细血管破裂而有少量出血,与宫颈管内的黏液混合后排出,称为见红。见红是分娩即将开始的比较可靠征象。

12. 临产开始的标志是什么?

临产(in labor)开始的标志是渐强且规律的子宫收缩,持续30 s或以上,间歇5～6 min,同时伴随进行性宫颈管消失、宫口扩张和胎先露部下降。

13. 什么是总产程?

分娩总产程(total stage of labor)是指从出现规律的宫缩到胎儿胎盘娩出为止的时间。

14. 产程分哪三期?

临床分为三个产程。

(1) 第一产程(first stage of labor):从开始出现规律宫缩至宫口开全。初产妇需11～12 h,经产妇需6～8 h。

(2) 第二产程(second stage of labor):从宫口开全至胎儿娩出。初产妇需1～2 h,经产妇需数分钟至1 h。

(3) 第三产程(third stage of labor):从胎儿娩出到胎盘娩出,需5～15 min,不超过30 min。

15. 第一产程分为哪两期?

第一产程分为潜伏期和活跃期。潜伏期是指从开始出现规律宫缩至宫口扩张达3 cm的时间。活跃期是指宫口扩张达3～10 cm的时间。活跃期又分为三期:①加速期:宫口扩张达3～4 cm,约需1.5 h。②最大加速期:宫口扩张达4～9 cm,约需2 h。③减速期:宫口扩张达9～10 cm,约需30 min。

16. 产程中肛门检查或阴道检查的时间与次数?

(1) 潜伏期:宫口开大2 cm之内,每2～4 h检查一次。

(2) 活跃期:宫口开大2～9 cm时,每1～2 h检查一次。

（3）宫口开大 9 cm 至胎儿娩出前，每小时检查一次，必要时每 30 min 检查一次。

17. 第一产程的规律宫缩在时效上有何特点？

产程开始时，宫缩强度较弱，持续时间较短，约 30 s，间歇期较长，为 5～6 min。随着产程进展，宫缩强度不断增加，持续时间逐渐延长至 50～60 s，间歇期逐渐缩短至 2～3 min。宫口近开全时，宫缩持续时间可长达 1 min 或更长，间歇期仅为 1～2 min。

18. 什么叫产程图？产程图中的两项重要指标是什么？

产程图是指将产程中各种变化的数据以直观的图形记录。产程图中横坐标为临产时间（h），纵坐标左侧为宫口扩张程度（cm），右侧为先露下降程度（cm）。描记出宫口扩张曲线及胎头下降曲线，是产程图中两项重要指标，最能说明产程进展情况。

19. 什么是胎头拨露？胎头着冠？

随着产程进展，会阴体逐渐膨隆变薄，肛门括约肌逐渐松弛。宫缩时胎头外露于阴道口，宫缩间歇期，又可回缩至阴道内，称为胎头拨露（head visible on vulval gapping）。当胎头双顶径越过骨盆出口时，宫缩间歇时胎头再不回缩，称为胎头着冠（crowning of head）。

20. 擦洗消毒外阴的顺序是什么？

擦洗顺序是大阴唇、小阴唇、阴阜、股内上 1/3、会阴及肛门周围。

21. 胎盘剥离的征象有哪些？

胎盘剥离征象如下：①宫体变硬呈球形，宫底升高达脐上；②阴道口外露的脐带自行延长；③阴道少量流血；④于产妇耻骨联合上方按压子宫下段时，外露的脐带不再回缩变短。

22. 分娩疼痛产生的机制？

由于子宫收缩、子宫下段及宫颈扩张、盆底组织受压、阴道扩张、会阴拉长，其主要感觉神经传导至胸 10～骶 4 脊神经后，经脊髓上传至大脑痛觉中枢。因此，若需行分娩镇痛，应将神经阻滞范围控制在胸 10～骶 4 之间。还有研究认为，母体的高孕酮水平可致内源性内啡肽增加，使母亲的痛阈值增加，加之分娩时局部组织创伤可释放出某些化学物质，如组胺、缓激肽、5-羟色胺、P 物质和前列腺素等致痛物质参与诱发分娩疼痛。

23. 分娩镇痛的方法？

（1）非药物性分娩镇痛法：对产妇和胎儿安全，但镇痛效果欠满意，适合于轻、中度疼痛的产妇。①精神预防性无痛分娩法；②催眠术法；③针刺麻醉镇痛法，常用的穴位为合谷、三阴交、足三里、次髎等，并需要持续波电刺激；④经皮电神经刺激法；⑤无痛分娩仪。

（2）药物性分娩镇痛法：①吸入性镇痛法：常用药物有氧化亚氮，优点为起效快，对胎儿抑制作用轻微，但有镇痛效果不确实、易误吸、污染空气等缺点。②全身使用阿片类药物：如哌替啶、芬太尼、阿芬太尼、舒芬太尼等，由于药物选择或剂量不当时可能会对母婴产生不良反应，目前此法使用越来越少。③局部神经阻滞法：有宫颈旁阻滞、会阴神经阻滞等。④椎管内神经阻滞法：包括硬膜外阻滞和蛛网膜下阻滞，硬膜外阻滞为目前国内外公认的镇痛效果最可靠、使用最广泛的药物性分娩镇痛法，近年国内使用腰麻-硬膜外联合麻醉分娩镇痛，优点为起效迅速、镇痛完善、安全性高、用药量少、对胎儿影响小、灵活性强。此法是经典硬膜外镇痛有效的替代疗法。

24. 分娩镇痛用药时机？

临床上一般在宫口开大 3～5 cm 时开始给药。过早给药可能抑制疼痛反射而影响产程，过晚给药达不到满意的镇痛效果。

第六节 正 常 产 褥

1. 什么是产褥期？

从胎盘娩出至产妇全身各个器官（除乳腺外）恢复至正常未孕状态所需的一段时期，称为产褥期（puerperium），一般为6周。

2. 产褥期母体生殖系统的变化包括哪些方面？

1）子宫：产褥期子宫变化最大，子宫在胎盘娩出后逐渐恢复至正常未孕状态的过程，称为子宫复旧，需6～8周。

（1）宫体变化：产后子宫体积及重量均发生变化，肌细胞数目并不减少，而是肌细胞长度和体积的缩小，它使多余的细胞质变性自溶，在溶酶体酶系作用下，转化成氨基酸，至肾排出。随着肌纤维不断缩复，宫体逐渐缩小，于产后1周子宫缩小至约妊娠12周大小，在耻骨联合上方可扪及，于产后10日～2周，子宫降至骨盆腔内，腹部检查扪不到宫底，直至产后6～8周，子宫恢复到未孕时大小。子宫重量也在逐渐降低，分娩结束时约重1000 g，产后1周时降至约500 g，产后2周降至约300 g，产后6周降至正常非孕期大小（约50 g）。胎盘娩出后，胎盘附着面立即缩小至大小、面积仅为原来的一半，导致开放的螺旋动脉和静脉窦压缩变狭窄，在正常凝血功能影响下，形成血栓，出血逐渐减少直至停止。其后创面表面坏死脱落，自阴道排出，形成恶露的一部分。残存的子宫内膜基底层腺体和间质细胞迅速增生，形成新的功能层。约于产后第3周，除胎盘附着面以外，宫腔表面均由新生内膜修复，胎盘附着面全部修复需至产后6周。如在此期间，胎盘附着面因复旧不良，出现血栓脱落，可导致晚期产后出血。

（2）子宫下段的变化：产后几周内，被动扩张、拉长的子宫下段缩复，恢复至未孕时的子宫峡部。

（3）宫颈变化：胎儿娩出后，宫颈外口如袖口状，产后2～3日宫口可容2指，产后1周宫口关闭，宫颈管复原，产后4周左右宫颈恢复至孕前状态。宫颈外口3点及9点处分娩时多有撕裂，使得其由初产妇的产前圆形（未产型）变为产后呈"一"字形横裂（已产型）。

2）阴道：分娩后阴道腔扩大，阴道壁松弛，弹性较差，阴道黏膜皱襞因过度伸展而消失，产褥期上述改变会逐渐消失，约于产后3周，阴道黏膜重新出现皱襞，但阴道于产褥期结束时尚不能完全恢复至未孕时的紧张状态。

3）会阴：处女膜在分娩过程中撕裂而成为残缺不全的痕迹，称处女膜痕。这是经产的重要标志。阴蒂部有丰富的血管网，如发生裂伤，易形成血肿。阴道后连合多有不同程度的损伤。由于血液循环丰富，所以会阴部的裂伤愈合较快，一般于产后3～5日即可拆线。

4）盆底组织：由于胎头长时间的压迫，盆底肌肉及筋膜在分娩过程中过度伸张，其弹性减弱，且往往伴有部分肌纤维断裂。若能在产褥期坚持做产后保健操，盆底肌可恢复至接近未孕状态。若盆底肌及其筋膜发生严重损伤、撕裂，而又未能及时修补，可造成盆底松弛，是造成以后阴道前后壁膨出和子宫脱垂的基本原因。因此，接生时正确地保护会阴，产后对裂伤及时正确修补至关重要。

3. 产褥期母体乳房的变化及乳汁分泌的特点有哪些？

产后乳房的主要变化是泌乳。

1）泌乳机制及影响因素：随着胎盘剥离排出，产妇血中雌激素、孕激素、胎盘生乳素水平急剧下降，抑制了催乳素抑制因子的释放，在催乳素的作用下，乳腺开始分泌乳汁。但在以后的乳汁分泌中，很大程度上依赖于哺乳时的吸吮刺激。当新生儿在生后半小时内吸吮乳头时，由乳头传来的感觉信号,经传入神经纤维抵达下丘脑,可能通过抑制下丘脑多巴胺及其他催乳素抑制因子,致使垂体催乳素呈脉冲式释放,从而可促进乳汁分泌。吸吮动作能反射性地引起神经垂体释放缩宫素,缩宫素使乳腺腺泡周围的肌上皮细胞收缩,增加乳腺管内压喷出乳汁,表明吸吮喷乳是保持乳腺不断分泌的关键。不断排空乳房,也是维持乳汁分泌的一个重要条件。此外,乳汁分泌还与产妇营养、睡眠、情绪及健康状况密切相关。

2)乳汁的特点:

(1)初乳(colostrum):产后 7 日内分泌的乳汁,呈淡黄色(因含 β-胡萝卜素),质浓,含较多的蛋白质、矿物质及多种抗体,尤其是分泌型 IgA,脂肪和乳糖含量较成熟乳少,极易消化,是新生儿早期最理想的天然食物。

(2)过渡乳:产后 7~14 日分泌的乳汁,蛋白质含量逐渐减少。脂肪和乳糖含量逐渐增多。

(3)成熟乳:产后 14 日以后分泌的乳汁,呈白色,蛋白质占 2%~3%,脂肪约占 4%,糖类占 8%~9%,无机盐占 0.4%~0.5%,还有维生素等。

初乳及成熟乳中均含有大量免疫抗体,有助于增加新生儿的抵抗力,母乳中含有矿物质、维生素及各种酶,对新生儿生长发育有着重要作用。

4. 产褥期母体循环系统有哪些变化?

产后子宫胎盘血液循环停止,且子宫缩复,大量血液从子宫进入体循环,妊娠期潴留的组织间液也会回吸收进入母体血液循环。产后 72 h 内,血容量增加15%~25%,尤其是最初 24 h,因此产后 24 h 内,心脏负担明显加重,原有心脏病产妇极易发生心力衰竭。一般 2~6 周,血容量恢复至孕前水平。

5. 产褥期母体血液系统有哪些变化?

产褥早期血液仍处于高凝状态,有利于胎盘剥离面形成血栓,减少产后出血量。白细胞总数于产褥早期仍较高,一般于产后 1~2 周恢复正常。血小板亦逐渐上升恢复至正常。血红蛋白约于产后 10 日回升。红细胞沉降率于分娩后逐渐恢复正常。

6. 产褥期母体泌尿系统有哪些变化?

产后 1 周一般为多尿期,因孕期潴留在体内的大量液体在产褥早期主要通过肾排出。妊娠期发生的肾盂及输尿管扩张,需产后 2~8 周恢复正常。在分娩过程中,膀胱因受压、黏膜水肿、充血、肌张力降低,故对膀胱内压的敏感性下降,加之会阴伤口的疼痛、不习惯卧床排尿等原因,产后 24 h 内容易出现排尿不畅及尿潴留。

7. 产褥期母体消化系统有哪些变化?

产后 1~2 周内消化功能逐渐恢复正常。产褥早期胃肠肌张力仍较低,产妇食欲欠佳,喜进汤食,加之产妇活动少,肠蠕动减弱,容易发生便秘。

8. 产褥期母体内分泌系统有哪些变化?

分娩后,雌激素及孕激素水平急剧下降,至产后 1 周时可降至未孕时水平。血 HCG 产后 2 周内血已测不出。胎盘分泌的胎盘生乳素,一般在产后 6 h 内消失,血中不再能测出。产后 6 周 FSH、LH 逐渐恢复,哺乳的妇女,其高 PRL 值抑制 FSH 和 LH 的分泌,不哺乳的妇女一般产后 6~10 周恢复排卵。甲状腺功能在产后 1 周恢复正常。肾上腺皮质功能分娩后逐渐下降,产后 4 日恢复正常。排卵的恢复与是否哺乳及哺乳时间长短有关,哺乳妇女一般在哺乳阶段不来月经,但也可以排卵,故哺乳产妇未见月经来潮却有受孕的可能。

9. 产褥期母体免疫系统有哪些变化?

在产褥期,机体免疫功能逐渐恢复,NK 细胞和 LAK 细胞活性增加,有利于对疾病的防御。

10. 产褥期母体腹壁有哪些变化？

妊娠期出现的下腹正中线色素沉着,在产褥期会逐渐消退。初产妇腹壁的紫红色妊娠纹会逐渐变成银白色妊娠纹。腹壁皮肤受妊娠子宫增大的影响,部分弹力纤维断裂,腹直肌呈不同程度的分离,产后腹壁松弛明显,腹壁紧张度产后 6～8 周可恢复。

11. 产褥期母体的生命体征有何变化？

(1)体温:产后的体温多数在正常范围内。若产程延长致产妇过度疲劳时,体温可在产后最初 24 h 内略升高,但一般不超过 38 ℃。产后 3～4 日内由于泌乳,出现乳房血管、淋巴管极度充盈,乳房胀大,体温可升高达 37.8～39 ℃,称为泌乳热。一般持续 4～16 h,体温即可下降,不属病理情况。但需排除其他原因,尤其是感染引起的发热。

(2)脉搏:产后的脉搏在正常范围内。

(3)呼吸:产后腹压降低,膈肌下降,由妊娠期的胸式呼吸变为胸腹式呼吸,使呼吸深慢,每分钟 14～16 次。

(4)血压:血压在产褥期变化不大。

12. 产褥期子宫如何复旧？

胎盘娩出后,宫底在脐下一横指。产后第 1 日因宫颈外口升至坐骨棘水平,宫底略上升至脐平,以后每日下降 1～2 cm,至产后 10 日降至盆腔内,此时腹部检查于耻骨联合上方触不到宫底。

13. 什么是产后宫缩痛？

在产褥早期因宫缩引起下腹部阵发性剧烈疼痛,称为产后宫缩痛(afterpains)。多在产后 1～2 日出现,持续 2～3 日自然消失。经产妇比初产妇多见,哺乳者较不哺乳者明显,可酌情给予镇痛剂。

14. 什么是恶露？有哪些特点？

产后随子宫蜕膜脱落,含有血液及坏死蜕膜等组织经阴道排出,称为恶露(lochia)。根据其颜色及内容物分为三种。

(1)血性恶露(lochia rubra):含大量血液,量多,色鲜红,有时有小血块,还有少量胎膜及坏死蜕膜组织。持续 3 日。

(2)浆液恶露(lochia serosa):含少量血液,还有坏死蜕膜、宫颈黏液、细菌。持续时间为产后 4～14 日。

(3)白色恶露(lochia alba):含大量白细胞,色较白,质黏稠。有大量白细胞、坏死蜕膜组织、表皮细胞及细菌等,持续时间为产后 14 日以后。

正常恶露有血腥味,无臭味,持续 4～6 周,总量可达 500 mL,个体差异较大。若子宫复旧不全或宫腔内残留胎盘胎膜或合并感染时,恶露量增多,持续时间延长并伴臭味。

15. 什么是褥汗？

产后 1 周内,孕期潴留的水分通过皮肤排泄,在睡眠时明显,产妇醒来满头大汗,习称"褥汗",不属病态。

16. 产后 2 h 内如何处理？

产后 2 h 内产妇极易发生严重并发症,如产后出血、子痫、产后心力衰竭、羊水栓塞等,故应在产房严密观察产妇子宫收缩、宫底高度、膀胱充盈情况、阴道流血情况、会阴及阴道有无血肿等,每半小时测量血压、心率及呼吸。心脏病、妊娠期高血压疾病产妇更要密切注意心功能变化。若子宫收缩欠佳,应注射子宫收缩剂并按摩宫底部;膀胱未充盈而宫底上升提示宫腔内有积血,应挤压子宫排出积血并注射子宫收缩剂;若产妇自觉肛门坠胀,多有阴道后壁血肿形成,应行肛查确诊后给予及时处理。并要协助产妇首次哺乳。若产后 2 h 无异常者,将产妇连同新生儿送回病室。并要鼓励产妇 2~4 h 内排尿,因膀胱充盈易导致子宫收缩乏力,引起产后出血。

17. 产妇饮食方面需要注意什么?

产后 1 h 可让产妇进流食或清淡半流食,以后可进普通饮食。食物应富含营养、足够热量与水分。若哺乳,应多进高蛋白质和多汤汁食物,并适当补充维生素和铁剂。

18. 如何防治产后尿潴留及便秘?

产后 4 h 内应鼓励并帮助产妇尽早排尿。若排尿困难可选用以下方法:①温开水冲洗会阴,热敷下腹部刺激膀胱肌收缩;②针刺关元、气海、三阴交、阴陵泉等穴位;③肌内注射新斯的明 1 mg 兴奋膀胱逼尿肌促其排尿。使用上述方法均无效时可留置导尿管 2~3 日,并给予抗生素预防感染。

产后因卧床休息、肠蠕动减弱,食物中缺乏纤维素等因素,易发生便秘。应鼓励产妇多吃蔬菜、水果并早日下床活动,以防便秘。若发生便秘,可口服缓泻剂或肛塞开塞露。

19. 产后如何进行会阴处理?

用 0.05% 的聚维酮碘液擦洗外阴,每日 2~3 次,平时应尽量保持会阴部清洁干燥。会阴部有水肿者,可用 50% 硫酸镁湿热敷,产后 24 h 后可用红外线照射外阴。会阴部有缝线者,应每日检查伤口周围有无红肿、硬结及分泌物。于产后 3~5 日拆线。若伤口感染,应提前拆线引流或行扩创处理,并定时换药。

20. 如何观察子宫复旧及恶露情况?

每日应在同一时间测宫底高度并观察恶露情况,以了解子宫复旧情况。测量前应嘱产妇排空膀胱,先按摩子宫使其收缩后,再用手测量宫底高度。并同时应观察恶露量、颜色及气味。若子宫复旧不全,恶露量增多、色红且持续时间延长,应尽早给予子宫收缩剂。若合并感染,恶露有臭味且子宫有压痛,应给予广谱抗生素控制感染。

21. 如何进行母乳喂养?

提倡母婴同室,母乳喂养,早接触,早吸吮,于产后半小时内开始哺乳,尽早刺激乳房,建立泌乳反射。母乳喂养的原则是"按需哺乳"。哺乳前,母亲应洗手,用温开水清洁乳房及乳头。哺乳时,母亲一手拇指与四指分开分别放于乳房上下方,需将乳头和大部分乳晕放入新生儿口中,注意用手扶托乳房,防止乳房堵住新生儿鼻孔。让新生儿吸空一侧乳房后再吸吮另一侧乳房。哺乳后,应将新生儿抱起轻拍背部 1~2 min,排出胃内空气以防吐奶。

哺乳期以 10 个月至 1 年为宜。乳汁确实不足时,应及时按比例补充稀释的牛奶。

22. 产褥期内哺乳可能出现的情况及其处理方法有哪些?

(1) 乳房胀痛:多因乳房过度充盈及乳腺管不通畅所致。用凉毛巾冷敷乳房、按摩乳房、频繁哺乳、排空乳房。也可口服散结通乳的中药。

(2) 催乳:若出现乳汁不足,应帮助产妇树立母乳喂养的信心,指导正确哺乳方法,按需哺乳,尽量排空乳房。适当调节饮食,可用猪蹄炖烂食用,还可选用针刺穴位及服用中药等方法催乳。

(3) 乳头皲裂:初产妇或哺乳方法不当,易发生乳头皲裂。轻者可继续哺乳。哺乳前湿热敷 3~5 min,挤出少许乳汁,使乳晕变软,以利新生儿含吮乳头和大部分乳晕。哺乳后挤少许乳汁涂在乳头和乳晕上,短暂暴露和干燥。也可涂抹抗生素软膏或 10% 复方安息香酸酊。皲裂严重者停止哺乳,可挤出或用吸乳器吸出乳汁喂给新生儿。

(4) 退乳:产妇因某些原因不能哺乳者,应尽早退乳。最简单方法是停止哺乳,不排空乳房,少进汤汁。其他方法如下:①己烯雌酚 5 mg,每日 3 次,连服 3 日,或肌内注射苯甲酸雌二醇 4 mg,每日一次,连用 3～5 日;②生麦芽 60～90 g,水煎当茶饮,每日 1 剂,连服 3～5 日;③芒硝 250 g,分装于两纱布袋内,敷于两乳房并包扎,湿硬时更换;④维生素 B_6 200 mg 口服,每日 3 次,共 5～7 日;⑤针刺足临泣、悬钟等穴位,每日 1 次,两侧交替,7 日为 1 个疗程;⑥对已有大量乳汁分泌,需停止哺乳时可用溴隐亭 2.5 mg 口服,每日 3 次,与食物共服,连用 14 日。

23. 如何干预产褥期产妇的情绪变化?

产褥期产妇对哺育新生儿的担心、产褥期的不适应等均会造成产妇情绪不稳定,可表现为轻度抑郁,多发生在产后 3～10 日。应帮助产妇减轻身体不适,鼓励其充满自信,可缓减抑郁症状,必要时需抗抑郁治疗。

24. 产褥期如何保健?

产褥期保健可以防止产后出血、感染等并发症的发生,并能促进产后生理功能的恢复。

1) **休息与活动**:经阴道自然分娩的产妇,应于产后 6～12 h 内起床轻微活动,于产后第 2 日可在室内随意走动,并按时做产后健身操。剖宫产或会阴切开的产妇可推迟下床活动时间,待拆线后也应做产后健身操。健身操包括抬腿、仰卧起坐、缩肛动作等,有助于体力恢复、排尿及排便,避免及减少静脉栓塞的发生,并促使骨盆底及腹肌张力的恢复。产褥期内应避免重体力劳动,以防子宫脱垂。

2) **计划生育指导**:产褥期内禁止性交,恢复性生活者应采取避孕措施,哺乳者以工具避孕为宜。不哺乳者可采用药物避孕。

3) **产后检查**:包括产后访视和产后健康检查。

(1) 产后访视:至少 3 次,分别在产妇出院后 3 日内,产后 14 日及产后 28 日进行访视,了解产妇及新生儿健康状况及哺乳情况,并给予及时指导。访视内容如下:①了解产妇饮食、睡眠及心理状况;②检查乳房有无乳房胀痛、乳头皲裂等疾病,了解哺乳情况;③观察子宫复旧及恶露情况;④观察会阴切口、剖宫产切口等。

(2) 产后健康检查:在产后 6 周,产妇应去医院行产后常规检查,了解全身及生殖器官复旧情况。

25. 产后复查包括哪些内容?

产后 6 周常规去医院进行产后复查。检查内容包括一般检查(测血压、脉搏等)、血尿常规检查、妇科检查(观察外阴、阴道、宫颈、检查伤口愈合情况)、子宫大小、位置及附件等。若有内科合并症或产科并发症应做相应检查。同时应带婴儿一起到医院做一次全面体格检查。

(吕慧敏　王丽萍　贺素娟　张月莲　贺　静　郑伊芳)

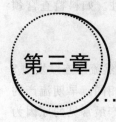

第三章 异常妊娠

第一节 流 产

1. 什么叫流产？

凡妊娠在 28 周前、胎儿体重少于 1000 g 而终止者,称为流产(abortion)。流产发生于妊娠 12 周前者,称为早期流产;发生于妊娠 12 周至不足 28 周者,称为晚期流产。流产又分为自然流产和人工流产。自然流产的发生率占全部妊娠的 15％左右,多数为早期流产,达到 80％以上。

2. 自然流产有哪些临床类型？ 如何鉴别诊断？

按自然流产发展的不同阶段,分为以下临床类型。

(1) 先兆流产(threatened abortion):表现为停经后出现少量阴道流血,无妊娠物排出,有时伴有轻微下腹痛或腰背痛,有时仅有阴道流血而无腹痛。妇科检查宫颈口未开,子宫大小与停经周数相符;尿妊娠试验阳性,超声检查胎囊大小、胎心、胎动情况与妊娠月份相符。经过休息及治疗后症状消失,妊娠可以继续。

(2) 难免流产(inevitable abortion):流产已不可避免。在先兆流产基础上,阴道流血量增多,阵发性下腹痛加剧,或出现阴道流液(胎膜破裂)。妇科检查宫颈口已扩张,有时可见胚胎组织或胎囊堵塞子宫颈口内,子宫大小与停经周数相符或略小。

(3) 不全流产(incomplete abortion):难免流产继续发展,部分妊娠物排出体外,尚有部分残留于宫腔内或嵌顿子宫颈口处,影响子宫收缩,导致大量出血,甚至发生失血性休克。妇科检查见宫颈口已扩张,宫颈口有妊娠物堵塞及持续性血液流出,子宫小于停经周数。残留的组织在宫腔内易诱发感染。

(4) 完全流产(complete abortion):妊娠物已全部排出,阴道流血逐渐停止,腹痛逐渐消失。妇科检查宫颈口已关闭,子宫接近正常大小。

各种类型的流产鉴别诊断见表 3-1。

表 3-1 各种类型的流产鉴别

类 型	病史			妇科检查	
	出血量	下腹痛	组织排出	宫颈口	子宫大小
先兆流产	少	无或轻	无	闭	与妊娠周数相符
难免流产	中→多	加剧	无	扩张	相符或略小
不全流产	少→多	减轻	部分排出	扩张或有物堵塞或闭	小于妊娠周数
完全流产	少→无	无	全排出	闭	正常或略大

3. 什么叫稽留流产？

稽留流产(missed abortion)又称过期流产,是指胚胎或胎儿已死亡滞留在宫腔内未能及时自然排出者。其稽留的时间往往难以确定。表现为胚胎或胎儿死亡后子宫不再增大反而缩小,早孕反应消失,胎动消失。多数患者曾有先兆流产病史,尿妊娠试验多为阴性。妇科检查宫颈口未开,子宫较停经周数小,质地不软。未闻及胎心。

4. 什么叫复发性流产?

复发性流产(recurrent spontaneous abortion,RSA)是指与同一性伴侣自然流产连续发生 3 次及 3 次以上者。每次流产多发生在同一妊娠月份,其临床经过与一般流产相同。早期流产的原因常为黄体功能不足、甲状腺功能低下、染色体异常、感染因素等。晚期流产最常见的原因为宫颈内口松弛、子宫畸形、子宫肌瘤等。宫颈内口松弛者常见于妊娠中期,因宫腔内压力增加,胎囊向宫颈内口突出,致宫颈管逐渐短缩、扩张,而发生流产。患者多无自觉症状,一旦胎膜破裂,胎儿迅即排出。

5. 什么叫流产合并感染?

流产合并感染(septic abortion)是指流产合并的生殖器感染,可发生于各类流产。流产时,若阴道流血时间过长、有组织残留于宫腔内或非法进行的流产等,均可能引起宫腔感染,严重时感染可扩展到盆腔、腹腔乃至全身,并发盆腔炎、腹膜炎、败血症及感染性休克等。

6. 先兆流产如何处理?

(1)休息:卧床休息,禁止性生活。

(2)黄体支持:黄体功能不足者可给予黄体酮 $10\sim20$ mg,每日或隔日肌内注射一次,至阴道流血停止 7 日停药。若用药两周阴道流血停止,超声检查提示胚胎存活可继续妊娠,若用药两周病情无缓解,胚胎发育异常应立即停止保胎治疗。

(3)维生素 E 及小剂量甲状腺片:适用于甲状腺功能低下者。

7. 难免流产如何处理?

一旦确诊,应迅速清除宫腔内容物,并预防感染。

(1)小于 12 周者:可行刮宫术,并对妊娠物进行认真检查,必要时送病理检查。

(2)大于 12 周者:若宫口已开,可先用卵圆钳将胚胎组织夹出,子宫缩小后再行清宫术;若子宫较大且无活动性出血可等待自然流产,也可用缩宫素 $10\sim20$ U 加入 5% 葡萄糖溶液 500 mL 中静脉滴注,促进子宫收缩。胚胎及胎盘排出后需检查是否完整,必要时再行清宫术。

8. 不全流产如何处理?

一旦确诊,应立即清除宫腔内残留组织,防止大出血和感染。出血过多时,应及时输血和补液;出血时间较长者应给予抗生素预防感染。

9. 完全流产如何处理?

症状消失,B 超检查提示宫腔内无残留物,如无感染,一般不需特殊处理。

10. 稽留流产如何处理? 胚胎死亡较长时间未排出会对母体产生怎样的不利影响?

处理较困难,确诊后应及时处理。胚胎死亡较长时间仍未排出,发生机化,与子宫壁粘连,致使刮宫困难;稽留日久可能释放凝血活酶,导致弥散性血管内凝血(DIC),发生严重出血甚至危及生命。

(1)处理前:应行血细胞分析、凝血系列等检查,并做好输血准备。

(2)若凝血功能正常,先服雌激素 $3\sim5$ 日,可提高子宫肌对缩宫素的敏感性;若凝血功能障碍,应尽早使用肝素和新鲜血等,待凝血功能好转后再行引产或刮宫。子宫小于 12 周者可行刮宫术,手术应特别小心,防止穿孔,一次不能刮净,可于 $5\sim7$ 日后再次刮宫。子宫大于 12 周者,可用缩宫素、前列腺素、依沙吖啶等引产,促使胎儿、胎盘排出。若宫腔内容物排出不全,应行刮宫术。目前,临床普遍将米索前列醇用于稽留流产,可取得良好效果。

11. 复发性流产如何处理?

(1)孕前:应进行卵巢功能检查、夫妇双方染色体检查与血型鉴定及丈夫的精液检查,女方尚需进行生殖道检查,包括有无肿瘤、宫腔粘连,并做子宫输卵管造影及宫腔镜检查,以确定子宫有无畸形与病变,以及宫颈内口有无松弛等。

(2)孕后:原因不明的习惯性流产妇女,当有怀孕征兆时,应安定患者情绪,卧床休息,避免性生活,及时补充维生素 E,黄体酮注射液 10~20 mg 肌内注射,1 次/日,或绒毛膜促性腺激素 2000 U 肌内注射,隔日 1 次,用药直至妊娠 10 周或超过以往发生流产的周数。

(3)子宫颈内口松弛者:可在妊娠前做宫颈内口修补术或于孕 14~18 周行宫颈内口环扎术,术前如有阴道炎症须治愈后再行手术,术后用黄体酮、中药和镇静剂安胎,并定期随访,待分娩发动前拆线。若环扎术后有流产征象治疗失败,应及时拆线,以免造成宫颈撕裂。

12. 流产合并感染时处理原则是什么?

诊断一旦确立,处理原则为积极控制感染,尽快清除宫内残留物。若阴道流血不多,可应用广谱抗生素 2~3 日,待控制感染后再行刮宫。若阴道流血量多,静脉滴注广谱抗生素和输血的同时,用卵圆钳将宫腔内残留组织夹出,使出血减少,切忌用刮匙全面搔刮宫腔,以免造成感染扩散。术后继续应用抗生素,待感染控制后再行彻底刮宫。若已合并感染性休克者,应积极纠正休克。若感染严重或腹、盆腔有脓肿形成时,应行手术引流,必要时切除子宫。

第二节 早 产

1. 什么是早产?

妊娠满 28 周至不足 37 周(196~258 日)间分娩者称为早产(premature delivery)。此时娩出的新生儿称为早产儿,出生体重多在 2500 g 以下,各器官尚未发育成熟,出生孕周越小,预后越差。国内报道早产占分娩总数的 5%~15%,早产儿死亡率为 12.7%~20.8%。近年来由于早产儿监护治疗手段的进步,早产儿的生存率明显提高。

2. 早产的常见原因?

(1)胎膜早破、绒毛膜羊膜炎是早产的重要原因,占早产的 30%~40%。

(2)感染病原微生物来源于下生殖道及泌尿道,部分来自宫内感染。包括需氧菌及厌氧菌、沙眼衣原体、支原体等。

(3)宫腔压力升高及胎盘因素:双胎或多胎、羊水过多、胎盘早剥、前置胎盘、胎盘功能减退等。

(4)生殖器官异常:子宫畸形、宫颈内口松弛、子宫肌瘤等。

(5)妊娠合并症及并发症:妊娠期高血压疾病、妊娠期肝内胆汁淤积症、前置胎盘、胎盘早剥及妊娠合并心脏病、肺炎、病毒性肝炎、急性肾盂肾炎、慢性肾炎、严重贫血、急性阑尾炎等。

(6)其他:如外伤、过劳、性生活不当、吸烟、酗酒等。

3. 早产有何临床表现?

早产的主要表现是子宫收缩,最初为不规律宫缩,并常伴有少许阴道流血或血性分泌物,以后可发展为规律宫缩。其过程与足月临产相似,但胎膜早破的发生较足月临产多。宫颈管先逐渐消退,后扩张。

4. 如何诊断早产?

诊断早产不难,但应与妊娠晚期出现的生理性宫缩区别。妊娠满 28 孕周至不足 37 周期间出现至少 10 min 一次的规律宫缩,伴有宫颈管缩短,临床上可诊断为先兆早产。一旦有规律宫缩,即宫缩每次间隔 5～10 min,持续 30 s 以上,伴宫颈缩短 80% 以上,宫颈扩张达到 1 cm 以上,可诊断为早产临产。部分患者可有少量阴道流血和阴道流液。

5. 早产的治疗原则是什么?

治疗原则是,若胎儿存活,无胎儿窘迫、胎膜未破,应设法抑制宫缩,尽可能延长孕周达 34 周。若胎膜已破,早产已不可避免,应设法提高早产儿的存活率。

6. 如何对早产进行治疗?

1)卧床休息:取左侧卧位,减少自发性宫缩,改善胎盘功能。

2)抑制宫缩药:目前常用药物有利托君、硫酸镁、硝苯地平片等。

3)控制感染:感染是导致早产的重要原因,应用抗生素预防及治疗感染。

4)新生儿呼吸窘迫综合征的预防:妊娠 34 周之前的早产可应用糖皮质激素促胎肺成熟,可明显降低新生儿肺透明膜病的发病率。用法:分娩前 7 日内,地塞米松 6 mg,肌内注射,12 h 一次,共 4 次;或倍他米松 12 mg,静脉滴注,12 h 一次,共两次。紧急情况下,可静脉或羊膜腔内注入地塞米松 10 mg。

5)分娩处理:

(1)临产时慎用吗啡、哌替啶等抑制新生儿呼吸中枢的药物。

(2)停用一切宫缩抑制剂,并给予吸氧。

(3)第二产程适时做会阴切开,预防新生儿颅内出血。

(4)对胎位异常者,权衡新生儿存活利弊后,可考虑剖宫产。

7. 治疗早产选用的宫缩抑制剂有哪些? 使用时有何注意事项?

(1) β-肾上腺素受体激动剂:可激动子宫平滑肌中的 β_2 受体,抑制子宫平滑肌收缩,减少子宫的活动而延长孕周。副反应多,尤以心血管不良反应较突出,常使母儿双方心率增快,孕妇血压下降。此外,还有恶心、呕吐、头昏、出汗及血糖增高等副反应,应予注意。

目前常用药物有利托君(ritodrine,安宝):100 mg 加入 5% 葡萄糖溶液 500 mL 静脉滴注,初始速度为 5 滴/分,依据宫缩情况调节,每 10 min 增加 5 滴,最大至 35 滴/分,待宫缩抑制后至少持续滴注 12 h,停止滴注前 30 min 改为口服 10 mg,每 4～6 h 一次。

(2)硫酸镁:镁离子直接作用于子宫肌细胞,拮抗钙离子对子宫收缩的活性,从而抑制子宫收缩。一般采用 25% 硫酸镁 16 mL 加入 5% 葡萄糖溶液 100～250 mL 中,在 30～60 min 内缓慢静脉滴注完毕,然后以每小时 1～2 g 速度静脉滴注,直至宫缩停止,每日总量不超过 30 g。用药过程中应注意呼吸、膝反射及尿量等。肾功能不全、肌无力、心脏病患者禁用或慎用。有学者对硫酸镁的抗早产作用提出质疑,但发现早产临产前治疗至少 12 h 对胎儿脑神经损伤有保护作用,可减少早产儿脑瘫的发生率。

(3)前列腺素合成酶抑制剂:可抑制前列腺素合成酶,减少前列腺素的合成或抑制前列腺素的释放,以抑制宫缩。常用药物为吲哚美辛。由于该药物可通过胎盘致胎儿体内前列腺素减少,使动脉导管提前关闭引起肺动脉高压,同时可减少胎儿肾血流量使胎尿生成减少,因此,此类药物已较少应用,必要时仅能短期(不超过 1 周)服用。

(4)钙离子通道阻断药:选择性减少慢通道钙离子内流,干扰细胞内钙离子浓度,达到抑制宫缩的目的。常用药物为硝苯地平 10 mg 口服,6～8 h 一次。已用硫酸镁者慎用,以防血压急剧下降。

第三节 过 期 妊 娠

1. 何谓过期妊娠？对胎儿有哪些不良影响？

凡平时月经周期规则，妊娠达到或超过 42 周尚未分娩者，称为过期妊娠（postterm pregnancy）。过期妊娠占妊娠总数的 3%～15%。过期妊娠可导致胎儿窘迫、胎粪吸入综合征、过熟综合征、新生儿窒息、围生儿死亡、巨大胎儿以及难产等不良结局，其发生率随妊娠时间延长而增高。

2. 过期妊娠的病因是什么？

（1）雌、孕激素比例失调：导致孕激素优势，抑制前列腺素和缩宫素，使子宫不收缩，延迟分娩发动。

（2）子宫收缩刺激发射减弱：头盆不称或胎位异常，胎先露对宫颈内口及子宫下段的刺激不强，可导致过期妊娠。

（3）胎儿畸形：如无脑儿垂体缺如，不能产生足够促肾上腺皮质激素，胎儿肾上腺皮质萎缩，使雌激素前身物质分泌不足，使雌激素减少。

（4）遗传因素：某家族、某个体常反复发生过期妊娠，提示可能与遗传有关。胎盘硫酸酯酶缺乏症是一种罕见的伴性隐性遗传病，亦可导致过期妊娠。

3. 过期妊娠的病理表现有哪些？

（1）胎盘：有两种类型。一种是胎盘功能正常；另一种是胎盘功能减退，胎盘老化，物质交换与转运能力下降。

（2）羊水量：妊娠 42 周后羊水量迅速减少，约 30% 减至 300 mL 以下，羊水粪染率明显增高。

（3）胎儿：过期妊娠胎儿的生长模式如下。①正常生长及巨大胎儿：25% 成为巨大胎儿，阴道分娩困难，新生儿发病率增加。②胎儿成熟障碍：胎盘血流不足、缺氧及养分供应不足，使胎儿不易继续生长；过期儿表现为身体瘦长，缺乏皮下脂肪，容貌如老人。③胎儿生长受限小样儿：可与过期妊娠共存，更增加了胎儿的危险性，约 1/3 过期妊娠死产儿为生长受限小样儿。

4. 临床上如何诊断过期妊娠？判断胎盘功能的方法有哪些？

1）准确核实孕周：末次月经计算；根据排卵日计算；B 超检查确定孕周；其他如血、尿 HCG 增高时间、早孕反应出现时间、胎动时间及初次检查子宫大小均有助于准确核实孕周。子宫符合足月大小，胎头已入盆，宫颈已成熟，羊水量逐渐减少，孕妇体重不再增加或稍减轻，应视为过期妊娠。

2）判断胎盘功能：

（1）胎动计数：2 h 胎动小于 6 次或逐日减少 50% 以上，提示胎儿缺氧。

（2）胎心电子监护仪检测：无应激试验每周 2 次，NST 无反应需做宫缩应激试验，OCT 胎心出现晚期减速提示胎盘功能减退，胎儿缺氧。

（3）孕妇尿雌激素与肌酐化比值（E/C）测定：E/C＞15 为正常，E/C＜10 提示胎盘功能减退。

（4）B 超监测：每周 1～2 次观察羊水量、胎动、胎儿肌张力、呼吸运动等。羊水量减少是胎儿慢性缺氧的表现。加上 NST 共 5 项，每项 2 分，评分≤3 提示宫内明显缺氧。羊水暗区小于 3 cm 提示胎盘功能减退，小于 2 cm 提示胎儿宫内明显缺氧。脐动脉血流 S/D 可协助判断胎盘功能。

（5）羊膜镜检查：观察羊水颜色，了解胎儿是否缺氧。

5. 过期妊娠时终止妊娠的指征是什么？

已确诊过期妊娠,终止妊娠的指征如下:宫颈条件成熟;胎儿体重达到 4000 g 或胎儿生长受限;12 h 内胎动少于 10 次或 NST 无反应性,OCT 阳性或可疑;尿 E/C 持续低值;羊水过少（羊水暗区小于 3 cm）和（或）羊水粪染;并发重度子痫前期或子痫。

6. 过期妊娠的处理原则是什么？

（1）引产:对确诊过期妊娠而无胎儿窘迫、头盆不称等,可考虑引产。①引产前促宫颈成熟;如 Bishop 评分＜7 分,应给予促宫颈成熟治疗。常用方法为 PGE$_2$ 阴道制剂和宫颈扩张球囊。②Bishop 评分≥7 分,应予以引产。对胎头已衔接者,可破膜加缩宫素静脉滴注。引产过程中加强胎心,宫缩及产程进展监护。

（2）剖宫产:适当放宽剖宫产指征。

第四节　异位妊娠

1. 什么是异位妊娠？

受精卵在子宫体腔以外的部位着床发育者,称为异位妊娠（ectopic pregnancy）,习称为宫外孕。异位妊娠是妇产科常见的急腹症,可发生于输卵管、卵巢、腹腔、子宫颈、阔韧带及残角子宫等部位,以输卵管妊娠发生率最高（95％）,其中以壶腹部妊娠最多见（78％）,其次为峡部、伞部,间质部妊娠较少见。近年来异位妊娠的发病率呈上升趋势。

2. 输卵管妊娠的病因是什么？

（1）输卵管炎症是输卵管妊娠的主要病因,主要由淋球菌、结核分枝杆菌、沙眼衣原体等引起的感染所致。

（2）输卵管发育不良或功能异常:输卵管过长、过细、弯曲、肌层发育差、黏膜纤毛缺乏,或管壁有憩室、双输卵管、多孔、副伞等,均可成为输卵管妊娠的原因。输卵管功能受雌、孕激素的调节,若调节失败,输卵管痉挛和蠕动异常均干扰受精卵的运送。

（3）输卵管手术史:输卵管结扎、修补手术等也是造成输卵管妊娠的原因之一,特别是腹腔镜下电凝输卵管及硅胶环套术绝育,都可能发生输卵管妊娠。

（4）辅助生殖技术:近年由于辅助生殖技术的应用,使输卵管妊娠的发病率增加,以往少见的卵巢妊娠、宫颈妊娠、腹腔妊娠的发生率也有所增加。

（5）受精卵游走:卵子在一侧输卵管受精,受精卵经宫腔或腹腔向对侧输卵管移行,当受精卵尚未到达宫腔前已经具备植入功能,而着床在对侧输卵管发展成异位妊娠。

（6）其他:输卵管周围肿瘤和病变,如子宫肌瘤或卵巢肿瘤的压迫、子宫内膜异位症都可能导致输卵管妊娠。

（7）避孕失败:宫内节育器及口服避孕药避孕失败后发生异位妊娠的机会较大。

3. 输卵管妊娠有哪些病理结局？

输卵管妊娠的病理结局有输卵管妊娠流产、输卵管妊娠破裂及继发性腹腔妊娠。

（1）输卵管妊娠流产（tubal abortion）:多见于妊娠 8～12 周输卵管壶腹部妊娠。受精卵种植在输卵管黏膜皱襞内,发育中囊胚常向管腔突出,突破包膜而出血,囊胚可与管壁分离形成输卵管妊娠完全流产或不全流产,后者内出血较多。

（2）输卵管妊娠破裂（rupture of tubal pregnancy）:多见于 6 周左右输卵管峡部妊娠。当绒毛侵蚀输卵管壁时,可将管壁穿破,胚胎由裂口排出,输卵管肌层血运丰富,其破裂出血往往在短期内可致患者休克,出血量远较输卵管妊娠流产多,腹痛剧烈,亦可反复出血,在阔韧带、盆腔和腹腔内形成较大血肿。

输卵管间质部妊娠虽少见,但后果严重,其结局几乎均为输卵管妊娠破裂。因输卵管间质部管壁肌肉组织较厚,血运丰富,妊娠可达 12~16 周才发生破裂,一旦破裂出血极为迅猛,可危及生命。

(3)继发性腹腔妊娠:输卵管妊娠流产或破裂时,胚胎从输卵管排到腹腔内或阔韧带内,多数死亡,但偶尔也有存活者。若存活胚胎的绒毛组织仍附着于原位或排至腹腔后重新种植,可继续生长发育形成继发性腹腔妊娠。破裂口在阔韧带内,可发展为阔韧带妊娠。

4. 何谓陈旧性宫外孕?

输卵管妊娠流产或破裂后未能及时治疗,由于反复腹腔内出血,形成血肿,虽然胚胎死亡,内出血停止,但血肿机化、变硬,与周围组织粘连,称为陈旧性宫外孕。机化性包块可存在多年,甚至钙化形成石胎。

5. 输卵管妊娠有何临床表现?

停经、腹痛及阴道流血为输卵管妊娠的三大症状。

(1)停经史:多数患者停经 6~8 周,输卵管间质部妊娠停经时间较长。少数患者没有停经史或仅月经期延迟数日。

(2)腹痛:为本病就诊的主要症状。在输卵管妊娠发生流产或破裂之前,常表现为一侧下腹部隐痛或酸胀感。当发生输卵管妊娠流产或破裂时,突感一侧下腹部撕裂样疼痛,常伴有恶心、呕吐。当血液积聚于直肠子宫陷凹时,可出现肛门坠胀感。如血液流向全腹,刺激膈肌,可引起肩胛部放射性疼痛及胸部疼痛。

(3)阴道流血:多为不规则点滴状出血,量少,暗红色或深褐色,一般不超过月经量。少数患者阴道流血量较多,似月经量。阴道流血是由于子宫蜕膜剥落所致。一般常在异位妊娠病灶去除后才停止。流血可发生在腹痛出现前,也可发生在其后,也有无阴道流血者。

(4)晕厥与休克:其发生与内出血的速度和量有关,而与阴道流血量不成比例。患者常感头晕眼花,恶心呕吐,心悸、多汗,并出现面色苍白。重度贫血时,脉搏快而弱,血压下降,甚至晕厥。

(5)腹部检查:腹部有压痛及反跳痛,轻度肌紧张,患侧为著。腹部叩诊有移动性浊音。可触及下腹部压痛的肿块。

(6)妇科检查:宫颈口有少量暗红色血液流出,子宫颈略呈紫蓝色、变软,有明显的举痛或摇摆痛,后穹隆饱满、触痛、子宫稍大变软,内出血时子宫有漂浮感。有时患者下腹疼痛拒按。

6. 输卵管妊娠时辅助诊断方法有哪些?

(1)妊娠试验:尿妊娠试验或血 β-HCG 测定。在怀疑异位妊娠时,一般先进行妊娠试验检查,以确定有无妊娠。血 β-HCG 检测是早期诊断异位妊娠的重要方法,但阴性结果不能排除输卵管妊娠。异位妊娠时,患者体内 β-HCG 水平较宫内妊娠低。连续测定血 β-HCG,若倍增时间大于 7 日,异位妊娠可能性极大;倍增时间小于 1.4 日,异位妊娠可能性极小。

(2)超声检查:B 超检查对诊断异位妊娠有帮助,尤其经阴道 B 超检查较腹部 B 超检查准确性高。超声检查如在宫腔内未发现妊娠囊,而在输卵管、宫颈、卵巢等宫腔外部位看到妊娠囊或胎心搏动即可确诊。

(3)阴道后穹隆穿刺:一种简单可靠的诊断方法,适用于疑有腹腔内出血的患者。如有移动性浊音,亦可做腹腔穿刺。

(4)腹腔镜检查:对于无腹腔大出血和休克的病例可考虑用腹腔镜检查。近年来随着微创技术的进展,腹腔镜检查已广泛应用于临床,该检查有助于提高异位妊娠的诊断准确性并能同时进行治疗,尤其适用于输卵管妊娠尚未破裂或流产的早期患者,并可与原因不明的急腹症鉴别。

(5)子宫内膜病理检查:目前很少依靠诊断性刮宫协助诊断。对于阴道出血较多的病例,为排除宫内妊娠,应做子宫内膜病理检查,可协助诊断。

7.临床如何诊断异位妊娠?

(1)多数患者有5~8周的停经史,20%~30%的患者无停经史。

(2)当发生输卵管妊娠流产或破裂时,表现为突发下腹一侧撕裂样剧痛,常伴恶心、呕吐。血肿形成时下腹部可扪及包块。下腹有明显压痛、反跳痛,可有腹肌紧张,以患侧为重。

(3)不规则阴道出血,量多少不等,可有蜕膜管型或碎片排出。后穹隆饱满触痛,宫颈举痛明显,出血多时子宫有漂浮感,子宫一侧可扪及不规则包块,压痛明显。

(4)尿妊娠试验阳性。

(5)有内出血时后穹隆穿刺可抽出不凝固的血液。

(6)超声检查提示宫外孕:宫腔内未探及妊娠囊,若宫旁探及异常低回声区,且见胚芽及原始心管搏动,可确诊为异位妊娠;若宫旁探及混合回声区,子宫直肠窝有游离暗区,虽未见胚芽及胎心搏动,也应高度怀疑异位妊娠。

8.异位妊娠应与哪些疾病相鉴别?

异位妊娠应与流产、急性输卵管炎、急性阑尾炎、黄体破裂、卵巢囊肿蒂扭转等疾病相鉴别(表3-2)。

表3-2　异位妊娠的鉴别诊断

项目	输卵管妊娠	流产	急性输卵管炎	急性阑尾炎	黄体破裂	卵巢囊肿蒂扭转
停经	多有	有	无	无	多无	无
腹痛	突然撕裂样剧痛,自下腹一侧开始向全腹扩散	下腹中央阵发性坠痛	下腹两侧持续性疼痛	持续性疼痛,从上腹开始,经脐周转至右下腹	下腹一侧突发性疼痛	下腹一侧突发性疼痛
阴道流血	量少,暗红色,可有蜕膜组织或管型排出	先量少,后增多,鲜红色,有小血块或绒毛排出	无	无	无或有如月经量	无
休克	程度与外出血不成比例	程度与外出血成正比例	无	无	无或有轻度休克	无
体温	正常,有时稍高	正常	升高	升高	正常	稍高
盆腔检查	宫颈举痛和摇摆痛,宫旁或直肠子宫陷凹有肿块	宫口稍开,子宫增大变软	举宫颈时两侧下腹疼痛,仅在输卵管积水时触及肿块	无肿块触及,直肠指检右侧高位压痛	无肿块触及,一侧附件压痛	宫颈举痛,卵巢肿块,边缘清晰,蒂部触痛明显

项目	输卵管妊娠	流产	急性输卵管炎	急性阑尾炎	黄体破裂	卵巢囊肿蒂扭转
白细胞计数	正常或稍高	正常	升高	升高	正常或稍高	稍高
血红蛋白	下降	正常或稍低	正常	正常	下降	正常
后穹隆穿刺	可抽出不凝固血液	阴性	可抽出渗出液或脓液	阴性	可抽出血液	阴性
β-HCG检测	多为阳性	多为阳性	阴性	阴性	阴性	阴性
B超检查	一侧附件低回声区，其内有妊娠囊	宫内可见妊娠囊	两侧附件低回声区	子宫附件区无异常图像	一侧附件低回声区	一侧附件低回声区，边缘清晰，有条索状蒂

9. 输卵管妊娠的治疗原则是什么？目前对输卵管妊娠的治疗进展如何？

输卵管妊娠的治疗原则应以手术治疗为主，其次是非手术治疗。目前对输卵管妊娠的治疗进展主要为保守性手术及保守性治疗。

10. 输卵管妊娠手术治疗的方法有哪些？

输卵管妊娠确诊后，原则上应立即手术。如有休克，应在抗休克治疗的同时尽快手术。

（1）患侧输卵管切除术：适用于内出血并发休克的患者。应在积极纠正休克的同时，局部麻醉迅速开腹，提出患侧输卵管，钳夹其根部，控制出血，并加快输血、输液，待血压上升后继续切除输卵管。有绝育要求者可同时结扎对侧输卵管。输卵管间质部妊娠，应争取在破裂前手术，以避免可能威胁生命的出血。手术应行子宫角部楔形切除及患侧输卵管切除，必要时切除子宫。

（2）保守性手术：适用于有生育要求的年轻妇女，特别是对侧输卵管已切除或有明显病变者、输卵管妊娠包块直径小于 4 cm、术后输卵管长达到 5 cm，血 β-HCG＜2000 U/L。如壶腹部妊娠切开输卵管取出胚胎后局部缝合；如伞部妊娠可用手指挤压将妊娠物排出；如峡部妊娠，在切除病变后行输卵管端-端吻合术。保守性手术除开腹进行外，尚可行经腹腔镜施术，可在腹腔镜直视下穿刺输卵管内妊娠囊，吸出部分囊液后注入甲氨蝶呤（MTX）50 mg。目前已有研究证明保守性手术对于以后的妊娠率并不优于输卵管切除术，且增加以后持续性宫外孕及再次宫外孕的可能。临床根据个体情况具体选择。

11. 输卵管妊娠保守治疗的方法有哪些？

（1）化疗：适用于无药物治疗禁忌证，输卵管妊娠未发生破裂或流产，输卵管妊娠包块直径在 4 cm 以下，血 β-HCG＜2000 U/L，无明显内出血的患者。

药物治疗包括全身及局部治疗，全身用药常用甲氨蝶呤（MTX），常用剂量为 50 mg/m² （体表面积计算），在治疗第 4 日和第 7 日测血清 β-HCG，若治疗后 4～7 日血 β-HCG 下降了 15%，应重复剂量治疗，然后每周重复测血清 β-HCG，直至 β-HCG 降至 5 IU/L，一般需 3～4 周。若用药后 14 日血 β-HCG 下降并连续 3 次阴性，腹痛缓解或消失，阴道流血减少或停止者为显效。若病情无改善，甚至发生急性腹痛或输卵管破裂症状，则应立即进行手术治疗。局部用药可采用在 B 超引导下穿刺或在腹腔镜下将药物直接注入输卵管的妊娠囊内。

（2）中医药治疗：选择无内出血征象，无休克者，按辨证施治予以活血、化淤、软坚、养血补中等原则治疗。也可作为化疗的辅助治疗。主方为丹参、赤芍、桃仁、乳香、没药，随症加减。治疗期间必须严密观察,必要时改用手术治疗。

12. 何谓输卵管间质部妊娠?

输卵管间质部妊娠(interstitial pregnancy)是指受精卵种植在输卵管的间质部位,即经过子宫角肌壁的那一部分输卵管内。在输卵管妊娠中少见。

13. 输卵管间质部妊娠的临床特征有哪些?

(1)周围有较厚子宫肌组织包绕:允许妊娠后持续较长时间,故发生破裂较迟,常在妊娠10～14周甚至可达妊娠16～18周时。

(2)血管丰富:为子宫、卵巢动脉汇集处,一旦破裂临床表现很像妊娠子宫破裂,出血甚多,如不及时处理,可迅速发展为失血性休克,危及生命。

(3)输卵管管腔狭窄:管腔内黏膜皱褶逐渐消失,纤毛减少,蠕动功能减弱,当受精卵经过间质部时速度减慢,可能在此着床发育而形成间质部妊娠。

14. 输卵管间质部妊娠有何临床表现?

(1)症状和体征与其他部位的输卵管妊娠相似,常有停经史和早孕反应。

(2)自妊娠4～6周起反复发作腹痛,剧痛发作后患者可有虚脱。

(3)阴道出血较少见,仅25%左右的患者有阴道出血。

(4)由于输卵管管腔周围有肌肉组织,所以破裂时间较迟,甚至可达妊娠16～18周时才出现。

(5)妇科检查:子宫增大,子宫一侧有软性肿块,底宽、质地较子宫为软,压痛明显,不能与子宫分开。

15. 输卵管间质部妊娠的辅助诊断方法有哪些?

(1)尿妊娠试验阳性或血 β-HCG 升高。

(2)超声检查:B超检查对间质部妊娠可较清楚辨认。子宫增大,一角突出,其中可见妊娠环或胚胎,宫腔内无妊娠物,胚囊周围有薄层肌肉围绕,但其外上方肌肉不完全或消失。

(3)腹腔镜检查:可根据圆韧带与突出包块的位置区别宫角妊娠或输卵管间质部妊娠,间质部妊娠时圆韧带位于突出包块的内侧,即圆韧带在胚胎着床处的内下方。

16. 如何处理输卵管间质部妊娠?

间质部妊娠的唯一治疗方法是手术切除患处,即宫角部楔形切除及患侧输卵管切除术;需保留生育功能者可切除患处后行患侧输卵管宫角植入术;手术过程中及术毕,因出血无法控制时,根据病情必要时切除子宫。

17. 何谓宫颈妊娠?

受精卵着床和发育在宫颈管内者称为宫颈妊娠(cervical pregnancy)。很少见,但它是异位妊娠中的一种严重类型。近年辅助生殖技术的大量应用,宫颈妊娠的发病率有所增高。多见于经产妇,有停经及早孕反应,由于受精卵着床于以纤维组织为主的宫颈部,故妊娠一般很少维持至 20 周。

18. 宫颈妊娠的临床特征有哪些?

1)停经后反复不规则阴道流血,其出血特点如下。

(1)出血时间早:在孕5周左右。

(2)阴道无痛性出血:因胚胎附着部位胎盘绒毛分离出血时,血直接外流,不刺激宫缩,故为无痛性出血,但有时亦可因宫颈迅速扩张伴轻微的下腹坠痛。

(3)出血多而凶猛:开始为少量,以后渐增多,为间歇性或持续性出血,因宫颈收缩力差,故常出现突然难以控制的大出血,患者可很快出现休克,甚至危及生命。

2）腹痛：患者多无痉挛性腹痛，这是宫颈妊娠的特点，宫颈管内缺乏平滑肌纤维组织，不会引起收缩，故无腹痛。

3）妇科检查：最具特征性的变化是做妇科三合诊时子宫呈葫芦状，子宫体小、略硬，子宫颈大、软，这是典型的宫颈妊娠的表现。宫颈口可扩张，内口紧闭，有时可见暗红色或紫红色组织，宫颈口内似有组织嵌顿，但企图以手指试将组织与宫颈分离挖出时可发生大量出血。

19. 宫颈妊娠的辅助诊断方法有哪些？

（1）尿妊娠试验阳性或血 β-HCG 升高。

（2）B 超检查：B 超显示宫腔内空虚，妊娠产物位于膨大的颈管内，再结合临床表现特点可协助诊断。B 超检查的发展，使宫颈妊娠的早期诊断成为可能。

20. 宫颈妊娠的治疗措施有哪些？

（1）处理原则：尽快终止妊娠。

（2）确诊后可行搔刮宫颈管术或行吸刮宫颈管术：术前应做好输血准备或于术前行子宫动脉栓塞术以减少术中出血；术后用纱布条填塞宫颈管创面以止血，若流血不止，可行双侧髂内动脉结扎。若效果不佳，应及时行全子宫切除术，以挽救生命。

（3）近年采用术前给予甲氨蝶呤（MTX）治疗。经 MTX 治疗后，胚胎死亡，其周围绒毛组织坏死，刮宫时出血量明显减少。

21. 何谓卵巢妊娠？

卵巢妊娠（ovarian pregnancy）是指受精卵在卵巢内着床和发育，是异位妊娠的一种少见形式。原发性卵巢妊娠是孕卵在卵巢内发育，卵巢组织完全包裹胚胎。继发性卵巢妊娠孕卵发育于卵巢表面或接近卵巢，孕卵之囊壁一部分为卵巢组织。

22. 卵巢妊娠的临床特征有哪些？

（1）卵巢妊娠破裂发生较早，临床表现与输卵管妊娠极相似，同样可以有停经、腹痛、阴道出血、内出血，腹部有压痛、反跳痛，宫颈有举痛，后穹隆有触痛，尿妊娠试验阳性，经腹部超声及经阴道超声检查均难以区分，常被误诊为输卵管妊娠。

（2）超声检查：附件区可见包块为胚囊或胚芽，妊娠囊周围壁厚且较疏松（卵巢组织），子宫直肠窝可见液性暗区。

23. 卵巢妊娠的病理诊断标准是什么？

卵巢妊娠的病理诊断标准如下。

（1）患者输卵管完整。

（2）胚囊必须位于卵巢组织内。

（3）卵巢与胚囊是以子宫卵巢韧带与子宫相连的。

（4）胚囊壁上有卵巢组织，甚至胚囊壁上有多处卵巢组织。

（5）输卵管组织在显微镜下不存在妊娠现象。

24. 卵巢妊娠的治疗原则是什么？

（1）卵巢妊娠的治疗以手术为主。手术时应尽量保留卵巢组织，可根据病灶的大小、范围行卵巢妊娠病灶切除术，卵巢楔形病灶切除术或部分卵巢切除术。如卵巢破坏严重，可行附件切除术。一般不主张单纯卵巢切除而保留同侧输卵管，这样可致孕卵外游走，发生输卵管妊娠的机会增多。

（2）对于术前诊断的尚未破裂的卵巢妊娠可作保守治疗，但疗效不确切，治疗期间仍有发生破裂的可能，此时仍需手术治疗。

25. 卵巢妊娠的治疗措施有哪些？

(1) 卵巢全部切除：如出血多，患侧卵巢破坏严重，对侧正常，剖腹探查时常做患侧卵巢切除。

(2) 卵巢楔形切除：如出血不多，剖腹探查时见病变仅累及部分卵巢，可行楔形切除，卵巢余部缝合，术后监测血 β-HCG 水平，如下降迟缓说明可能尚有部分绒毛组织残留，可用 MTX 治疗。

(3) 药物治疗：腹腔镜检查证实为卵巢妊娠未破裂，可直接向卵巢孕囊内注射 MTX 保守治疗，若在术前已诊断卵巢妊娠而未破裂者，亦可在 B 超引导下向孕囊内注射 MTX，亦可作 MTX 的全身治疗。治疗期间采用血 β-HCG 监测，如有破裂，内出血较多，仍需手术治疗。

26. 何谓残角子宫妊娠？

所谓残角子宫妊娠是指受精卵种植在残角子宫内，随之生长发育。发生率是总妊娠的 10 万分之一。Buttran 将残角子宫按其有无宫腔以及是否与正常子宫相通分为三型：Ⅰ型为残角子宫宫腔与正常子宫的宫腔相通者；Ⅱ型为不通者；Ⅲ型为无宫腔者。一般残角子宫妊娠以Ⅱ型者多见。

27. 残角子宫妊娠的临床特征有哪些？

由于残角子宫壁发育不全，不能承受过大的胎儿，所以常在妊娠 3～5 个月出现自然破裂。仅少数可继续妊娠，但以后发展为胎死宫内，而即使能妊娠至足月，胎儿存活者极少。当残角子宫破裂时有近似输卵管间质部妊娠的临床表现，出现内出血症状和体征，能妊娠至晚期者，会出现微弱宫缩和假临产现象。

28. 残角子宫妊娠如何处理？

原则上为手术切除残角子宫。妊娠早中期者以残角子宫切除，同时切除同侧输卵管为宜，以防止日后发生同侧输卵管妊娠。如妊娠已至足月或过月，且胎儿存活者应先剖宫产抢救胎儿，然后切除残角子宫及同侧输卵管。

29. 何谓子宫角妊娠？

子宫角妊娠(cornual pregnancy)简称宫角妊娠，Jansen 等认为受精卵种植在近子宫与输卵管口交界处的子宫角部的子宫腔内，也就是说，孕卵种植在子宫与输卵管口交界的子宫角部，附着在输卵管口近宫腔侧并在此生长发育。从严格意义上讲，这属于特殊部位的宫内妊娠。与输卵管间质部妊娠不同，它的胚胎向宫腔侧发育而不在间质部发育。

30. 宫角妊娠的并发症有哪些？

宫角妊娠完全流产时无十分严重的危害，但当发生并发症时则对母胎极为不利，其并发症包括妊娠期的子宫持续性疼痛及出血、自发性流产、子宫破裂和围产期的胎盘粘连、胎盘植入或胎盘滞留。

31. 宫角妊娠的临床特征有哪些？

常以腹痛，反复阴道出血或急腹症入院，按其种植深浅分为两类。

(1) 宫腔内宫角妊娠：孕卵种植在宫角较浅部位、近输卵管口与子宫交界处的子宫角部的宫腔内。人工流产时此型吸刮常不完全；继续妊娠时因子宫角部内膜较正常体部薄，其结局大多数在妊娠 3 个月内发生流产；个别足月者，常常发生胎盘滞留于子宫角处，须做胎盘人工剥离术。

(2) 宫腔外宫角妊娠：孕卵种植在宫角较深部位，在宫角输卵管开口处输卵管侧着床、发育，接近间质部的妊娠。若在孕早期不发生流产，至孕中期则可能发生子宫破裂，导致大出血、休克甚至危及生命。胎囊向外生长，其结局可能造成破裂，刮宫不易成功。因宫角部位于输卵管通往子宫的交界处,是子宫血管、卵巢动-静脉及输卵管血管吻合处,血运丰富,一旦破裂,出血甚多。一般在妊娠相对较晚时(停经3个月左右)发生破裂,导致大量腹腔内出血,引起孕妇晕厥及失血性休克,临床需行宫角部楔形切除术。

32. 输卵管间质部妊娠与宫角妊娠如何鉴别?

(1)间质部妊娠时宫角有不同程度的膨出,孕囊偏向外侧;宫角妊娠子宫内膜线消失,或即将消失的同时可见它与子宫内膜线相延续。

(2)流产刮宫时情况:宫角妊娠由于孕囊与宫腔相通,可刮出少量绒毛,但很难刮净;间质部妊娠诊断性刮宫时刮不到绒毛。若超声引导下刮宫能在宫角部吸出部分绒毛组织,可提示临床宫角妊娠的诊断。

(3)腹腔镜检查:间质部妊娠时胚胎是向宫腔外生长的,同侧圆韧带在包块内侧;而宫角妊娠的胚胎是向宫腔内生长的,同侧圆韧带常推向外侧。

(4)大多数宫角妊娠病例到妊娠晚期常可顺利自然分娩,这一点与间质部妊娠不同,后者一定要手术治疗。

33. 如何诊断宫角妊娠?

宫角妊娠患者常在妊娠12周左右,自诉有严重腹痛,可伴有阴道流血,子宫有不对称性增大,如孕早期不发生流血,上述症状到孕中期可消失。Jansen等(1998)提出诊断标准如下:①腹痛伴有子宫不对称性增大,继以流产或阴道分娩;②直视下发现子宫角一侧扩大,伴圆韧带外侧移位;③胎盘滞留在子宫角部。符合上述任何一项即可考虑为子宫角妊娠。

34. 如何处理宫角妊娠?

(1)一般诊断为宫角妊娠,胚胎存活,可继续妊娠,但须严密随诊。

(2)宫角妊娠流产刮宫须小心,可在B超或腹腔镜监视下刮宫,防止妊娠物残留或引起子宫角部穿孔。若宫角妊娠胎儿自然分娩后常遇胎盘滞留在子宫角部,常需做胎盘人工剥离术。无论流产或分娩时,胎盘滞留剥离困难,刮宫无法止血者,开腹切除该侧子宫角部和输卵管是唯一方法。对已有小孩者,同时行对侧输卵管结扎术,以免日后妊娠发生子宫角瘢痕破裂。

(3)如有急性破裂征象需开腹手术,如子宫角肌层发紫有出血现象,有破裂可能,则需考虑子宫角及输卵管切除术。

35. 何谓剖宫产瘢痕部位妊娠?

剖宫产瘢痕部位妊娠(cesarean scar pregnancy,CSP)是指有过剖宫产史的女性,在再次妊娠的时候,受精卵、孕卵或胚胎着床于上次剖宫产切口瘢痕处。这是一种少见而危险的异位妊娠,也是近年来出现的较难处理的异常妊娠。我国剖宫产率甚高,其发生率呈上升趋势。早孕期易误诊,人工流产或刮宫术中或术后发生大量出血或反复出血,或因药物流产后出血,或诊为不全流产行清宫术时大量出血。

36. 剖宫产瘢痕部位妊娠的发病原因是什么?

剖宫产后子宫切口愈合不良,瘢痕宽大者,或瘢痕上有微小裂孔,使受精卵通过裂孔进入子宫肌层;剖宫产次数增加、臀先露剖宫产以及缝合技术等因素可能与之发生有关。

37. 剖宫产瘢痕部位妊娠的临床特征是什么?

临床上以无痛性阴道出血、药物流产时不见绒毛或胎盘流出、人工流产或清宫时大量出血、子宫壁异常包块、HCG持续不降或以腹腔内出血休克等为主要症状。

38. 剖宫产瘢痕部位妊娠的结局是什么?

(1)孕卵向子宫峡部或宫腔内发展的结局是继续妊娠,有可能生长至活产,但前置胎盘、胎盘植入机会大大增加,易导致大出血,危及产妇生命。

（2）妊娠囊从瘢痕处向肌层内深入种植滋养细胞侵入子宫肌层,不断生长,绒毛与子宫肌层粘连、植入甚至穿透子宫壁,因此在妊娠早期即可引起子宫穿孔、破裂、出血,如未及时处理,可危及患者生命。

39. 如何诊断剖宫产瘢痕部位妊娠?

（1）有剖宫产史,发病时间与剖宫产术后年限无关,剖宫产术后可有数次正常宫腔妊娠及刮宫史。

（2）CSP 早期与其他异位妊娠一样有停经、阴道流血,但多为无痛性流血,常误诊为先兆流产、稽留流产等。

（3）人工流产术时常在擦拭宫颈口、探测宫腔时即有大量鲜血自宫颈口涌出,快速吸刮宫腔可引起进一步汹涌出血。

（4）妇科检查子宫颈形态及长度正常,子宫峡部膨大。

（5）B超检查:剖宫产瘢痕处明显膨大,可见孕囊或混合性团块附于该处,孕囊与膀胱间的子宫肌层菲薄,局部血流丰富,而宫腔上二分之一空虚,形成葫芦状子宫。

40. 剖宫产瘢痕部位妊娠的处理原则?

一经确诊应立即终止妊娠。目的为杀死胚胎,排除妊娠囊,保留生育功能和止血,手术治疗以清除病灶、控制出血为原则。

41. 如何处理剖宫产瘢痕部位妊娠?

本病目前尚无统一治疗方案。

1）药物治疗:早期妊娠者若要求保留子宫,可先予以药物治疗。最常用的一线药物是甲氨蝶呤(MTX)。

2）B超监护下刮宫:甲氨蝶呤保守治疗加超声监护下刮宫是一种安全有效、适用于基层医院的治疗方法,适用于阴道流血少、一般情况好的患者。随访血 β-HCG 是监测疗效的金指标。药物或子宫动脉栓塞后是否刮宫,根据子宫前壁瘢痕水平、肌层的完整性等具体情况决定。

3）子宫动脉栓塞术(UAE):子宫动脉栓塞加 B 超监护下刮宫,对出血多的患者行介入治疗可起到较好的止血效果,是目前首选的保全子宫行之有效的止血方法。

4）手术治疗:分为开腹和腹腔镜方式两种。

（1）局部病灶切除加修补术:适用于药物保守治疗后阴道出血较多,血 β-HCG 持续不降,或下降缓慢,下降后反弹者;或适用于超声提示子宫前壁峡部剖宫产切口处肿块逐渐增大,甚至有穿破浆膜层的危险时。

（2）直视下清宫＋子宫修补术:该方法适用于药物保守治疗中或清宫术中阴道出血迅猛、血 β-HCG 较高、包块内见妊娠声像、包块处子宫肌层连续中断甚至已穿破浆膜层的情况,在急诊情况下此法具有明显的优势。

（3）射频自凝刀治疗:在超声引导下将消融自凝刀送达子宫切口妊娠处,以功率 50 W 电凝约 3 min,使组织产生高热反应,直至凝固变性坏死、溶解脱落排出,从而达到止血的目的。适合于阴道出血少,子宫瘢痕部位无明显妊娠囊,血 β-HCG 低或 CSP 药物保守治疗后。

5）子宫切除术:主要用于无生育要求,年龄偏大的妇女及出血多危及生命时。

（田俊华）

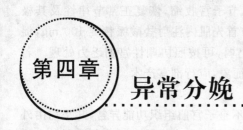

第四章 异常分娩

第一节 产力异常

1. 子宫收缩乏力的常见原因有哪些?

(1) 头盆不称或胎位异常:由于胎先露部下降受阻,不能紧贴子宫下段及宫颈内口,局部不能引起反射性子宫收缩,出现继发性宫缩乏力,是导致宫缩乏力最常见的原因。

(2) 子宫因素:子宫壁过度膨胀(如多胎妊娠、巨大胎儿、羊水过多等);经产妇使子宫肌纤维变性,结缔组织增生;子宫发育不良、子宫畸形(如双角子宫等)、子宫肌瘤等,均可引起原发性宫缩乏力。

(3) 宫颈因素:高龄初产妇宫颈纤维组织含量增多,影响宫颈扩张,或多次宫腔操作、宫颈物理治疗使宫颈粘连、纤维结缔组织增生影响宫颈正常扩张,出现继发性宫缩乏力。

(4) 精神因素:恐惧及精神过度紧张使大脑皮层功能紊乱,睡眠减少,临产后进食不足以及过多的体力消耗,水、电解质紊乱,可导致宫缩乏力。

(5) 内分泌失调:临产后,产妇体内雌激素、孕激素及前列腺素受体量少,雌、孕激素比例失调,均可影响肌细胞收缩,导致宫缩乏力。

(6) 药物影响:临产后使用大剂量镇静剂、镇痛剂及麻醉剂,如吗啡、氯丙嗪、硫酸镁、哌替啶、苯巴比妥钠等,均可使宫缩受到抑制。

2. 子宫收缩乏力的诊治流程是什么?

1) 协调性宫缩乏力(低张性宫缩乏力):

(1) 发生在潜伏期:首先要排除假临产,可以肌内注射镇静剂盐酸哌替啶100 mg。如宫缩消失为假临产。如用药后宫缩不能被抑制且转为规律宫缩则为临产。注意计算产程是要将宫缩不规律的时间计入产程。如用药后宫缩不能被抑制仍不协调,也应诊断为原发性宫缩乏力。应给予缩宫素加强宫缩。同时要注意有无头盆不称和胎位异常引起的梗阻性难产或宫颈难产。

(2) 发生在活跃期:首先要检查阴道,了解宫口扩张、先露下降情况,宫颈软硬薄厚、有无水肿,有无头盆不称。行人工破膜术,了解羊水性状、胎方位等,常可加强宫缩。观察 1 h 后如仍存在宫缩乏力,排除头盆不称后可以静脉滴注缩宫素加强宫缩。如有宫颈因素可静脉注射安定 10 mg,或用 0.5% 利多卡因 5~10 mL+阿托平注射液 0.5 mg 宫颈封闭。胎位异常与宫缩乏力互为因果,加强宫缩后有异常胎位可能会转为枕前位,也可以通过改变体位纠正胎方位。如通过上述处理仍无效则需剖宫产结束分娩。

(3) 发生在第二产程:宫口开全 1 h,产程无进展,应阴道检查重新评估骨盆、胎方位、胎儿头有无变形及产瘤形成、先露高低、宫缩时先露有无下降,作出阴道分娩还是阴道助产甚至剖宫产的决定。如有阴道分娩可能,静脉滴注缩宫素加强宫缩。

2)不协调性宫缩乏力(高张性宫缩乏力):原则是调节子宫收缩,恢复正常节律性及其极性。在宫缩恢复为协调性之前,严格禁止应用缩宫素。应首先肌内注射盐酸哌替啶 100 mg,促进产妇充分休息。如恢复其正常节律性和极性后,宫缩仍弱,可按照协调性宫缩乏力处理。若经上述处理,不协调性宫缩未能得到纠正,出现胎儿窘迫征象,应行剖宫产术。

3. 如何诊治强直性子宫收缩?

强直性子宫收缩(tetanic contraction of uterus)通常不是子宫肌组织功能异常,几乎均由外界因素造成。例如,临产后分娩发生梗阻、缩宫素使用不当、对缩宫素敏感以及胎盘早剥时血液浸润子宫肌层,均可引起宫颈内口以上部分的子宫肌层出现强直痉挛性收缩。子宫强力收缩,宫缩间歇期短或无间歇。

产妇异常痛苦、烦躁不安,持续性腹痛,拒按。胎位触不清,胎心听不清。有时可出现子宫下段压痛、病理缩复环、血尿等先兆子宫破裂征象。

一旦确诊为强直性子宫收缩,立即停用缩宫素,及时给予宫缩抑制剂,如 25％硫酸镁 20 mL 加于 5％葡萄糖溶液 20 mL 内缓慢静脉注射(不少于 5 min),或肾上腺素 1 mg 加于 5％葡萄糖溶液 250 mL 内静脉滴注。若属梗阻性原因或胎盘早剥应立即行剖宫产术。若胎死宫内可用乙醚吸入麻醉,若仍不能缓解强直性宫缩,应行剖宫产术。

4. 如何诊断子宫痉挛性狭窄环?

子宫痉挛性狭窄环(constriction ring)是子宫壁局部肌肉呈痉挛性不协调性收缩形成的环状狭窄,持续不放松。狭窄环多在子宫上下段交界处,也可在胎体的某一狭窄部位,以胎颈、胎腰处常见,是由产妇精神紧张、过度疲劳,宫缩剂的不适当应用或粗暴的阴道内操作所致。

产妇表现为剧烈、持续性腹痛,烦躁不安,而产程进展缓慢甚至停滞,胎心异常。阴道检查时在宫腔内触及较硬而无弹性的狭窄环,此环与病理缩复环不同,特点是不随宫缩上升,不是先兆子宫破裂的征象。

5. 如何处理子宫痉挛性狭窄环?

(1)首先仔细寻找子宫痉挛性狭窄环的原因,及时纠正。停止阴道内操作及停用缩宫素等。

(2)若无胎儿窘迫征象,立即肌内注射哌替啶 100 mg。也可给予 25％硫酸镁 20 mL 加入 5％葡萄糖溶液 20 mL 内缓慢静脉注射,抑制宫缩。

(3)当宫缩恢复正常时,可行阴道助产或等待自然分娩。

(4)若经上述处理,子宫痉挛性狭窄环不能缓解,宫口未开全,胎先露部高,或伴有胎儿窘迫征象,均应立即行剖宫产术。若胎死宫内,宫口已开全,可行乙醚麻醉,经阴道分娩。

6. 静脉滴注缩宫素的适应证和禁忌证是什么?

1)适应证:缩宫素对协调性宫缩乏力催产的效果最好。主要用于无明显头盆不称及胎位异常发生的协调性宫缩乏力,并导致潜伏期、活跃期宫口开大延缓或停滞、胎头下降延缓或停滞。对于不协调性宫缩乏力则待其恢复正常节律性和极性后,仍有宫缩乏力,可以使用缩宫素加强宫缩。

2)禁忌证:

(1)产程中出现头盆不称、胎儿窘迫、先兆子宫破裂立即停用缩宫素改为剖宫产。

(2)出现强直性子宫收缩或痉挛性狭窄环时,立即停用缩宫素。必要时给予宫缩抑制剂。

(3)对缩宫素过敏者禁用缩宫素。

(4)严重心肺功能不良者,禁用缩宫素。

（5）重度子痫前期患者病情未稳定时慎用缩宫素，但血压、病情控制稳定后仍可用缩宫素引产和催产。适量的缩宫素对产时血压影响不大，妊娠期高血压疾病患者少数病例可出现血压的升高和降低，但幅度不超过 10 mmHg。

（6）严重宫腔感染的患者对缩宫素不敏感，且子宫肌纤维水肿易发生子宫破裂，以剖宫产为宜，不宜使用缩宫素。

（7）前次剖宫产史，试产过程中可以使用缩宫素催产，但要密切观察产程进展及胎心情况。对于是否增加子宫破裂风险目前有争议。

7. 为什么处理活跃期宫缩乏力时首选人工破膜而不是缩宫素？

（1）人工破膜后，胎头紧贴子宫下段和宫颈内口，引起反射性子宫收缩，有 66% 的病例宫缩加强，产程进展，不需要再使用缩宫素加强宫缩。

（2）人工破膜后，由于子宫内环境的改变，子宫对缩宫素的敏感性增加，宫缩协调有效，可减少缩宫素的用量。

（3）可降低缩宫素催产引起的高张性子宫收缩。

（4）人工破膜后还能了解羊水的量、性状、更清楚地查清胎方位，以决定是否继续试产。

基于以上原因，活跃期出现宫缩乏力时，首先行人工破膜，观察 1 h 后，如宫缩仍弱，静脉滴注缩宫素加强宫缩。

第二节 产道异常

1. 如何诊断骨盆入口平面狭窄？应如何处理？

骨盆外测量骶耻外径小于 18 cm，内测量对角径小于 11.5 cm，骶岬前凸就可以诊断为骨盆入口平面狭窄（contracted pelvic inlet）。骨盆入口平面狭窄孕妇常表现为尖腹和悬垂腹，出现头盆不称，跨耻征阳性。注意与骨盆倾斜度异常相鉴别。常见于单纯扁平骨盆和佝偻病性扁平骨盆。骨盆入口平面狭窄分 3 级（表 4-1）。

表 4-1 骨盆入口平面狭窄分级及各径线参考值

	入口前后径/cm	对角径/cm
临界性狭窄（Ⅰ级）	10	11.5
相对性狭窄（Ⅱ级）	8.5～9.5	10～11
绝对性狭窄（Ⅲ级）	≤8.0	≤9.5

骨盆入口平面狭窄的处理根据狭窄程度及胎儿大小来决定：

（1）选择性剖宫产：①绝对性骨盆入口平面狭窄，对角径不超过 9.5 cm，入口前后径不超过 8.0 cm，胎头跨耻征阳性者，足月活胎不能入盆，不能经阴道分娩，必须以剖宫产结束分娩。②临界或相对性骨盆入口平面狭窄，如胎儿大、胎位异常、高龄初产或妊娠合并症者。③既往难产史，无一新生儿存活者。

（2）阴道试产：相对性狭窄，对角径 10～11 cm，入口前后径 8.5～9.5 cm，胎头跨耻征可疑阳性，足月胎儿体重 3000 g 以下，产力、胎位及胎心正常时，需在严密监护下阴道试产。试产时间以 2～4 h 为宜。试产除考虑宫缩强度外，应使宫口扩张至 3～4 cm 及以上，胎膜未破者子宫口开大 3 cm 时行人工破膜术。若试产 2～4 h，胎头仍不能入盆，宫口扩张缓慢、出现胎儿窘迫征象或先兆子宫破裂，应及时行剖宫产终止妊娠。

2. 如何诊断中骨盆及平面狭窄？应如何处理？

坐骨棘间径小于 10.0 cm，坐骨切迹宽度小于 2 横指为中骨盆平面狭窄。它比入口平面狭窄更常见。常见于男性骨盆和类人猿骨盆。据其程度也分为 3 级，具体见表 4-2。

表 4-2　中骨盆平面狭窄分级及各径线参考值

	坐骨棘间径/cm	坐骨棘间径加后矢状径/cm
临界性狭窄（Ⅰ级）	10	13.5
相对性狭窄（Ⅱ级）	8.5～9.5	12～13
绝对性狭窄（Ⅲ级）	<8.0	<11.5

中骨盆平面狭窄主要导致胎头俯曲及内旋转受阻，易发生持续性枕横位和持续性枕后位。产妇多出现活跃期或第二产程延长及停滞、继发性宫缩乏力等。绝对性中骨盆平面狭窄宜行剖宫产。若宫口开全，胎头双顶径达坐骨棘水平或更低，可等待其自然分娩或产钳助娩。如胎头双顶径未达坐骨棘水平，或出现胎儿窘迫则行剖宫产。

3. 如何诊断骨盆出口平面狭窄？应如何处理？

坐骨棘间径小于 8 cm，应检查出口后矢状径和骶尾关节活动度。坐骨结节间径与出口后矢状径之和小于 15 cm，为骨盆出口平面狭窄。常见于漏斗骨盆和横径狭窄骨盆。据其程度也分为 3 级，具体见表 4-3。

表 4-3　骨盆出口平面狭窄分级及各径线参考值

	坐骨结节间径/cm	坐骨结节间径加后矢状径/cm
临界性狭窄（Ⅰ级）	7.5	15
相对性狭窄（Ⅱ级）	6.0～7.0	12～14
绝对性狭窄（Ⅲ级）	<5.5	<11

骨盆出口平面狭窄常与中骨盆平面狭窄同时存在。两侧骨盆壁向内倾斜，可使坐骨棘间径、坐骨结节间径均缩短，耻骨弓角度小于 90°，称为漏斗骨盆。骨盆出口平面是产道的最低部位，应于临产前对胎儿大小、头盆关系做出充分估计，决定能否经阴道分娩。诊断为骨盆出口平面狭窄，不应进行试产。临床上常用出口横径与出口后矢状径之和估计出口大小。当两者之和大于 15 cm 时，多数可经阴道分娩。有时需用胎头吸引术或产钳术助产，应做较大的会阴后-侧切开，以免会阴严重撕裂。若两者之和小于 15 cm，足月胎儿不易经阴道分娩，应行剖宫产结束分娩。另外，骨盆骨折常见尾骨骨折，使尾骨尖前翘，骶尾关节融合，出口前后径明显变短，导致骨盆出口狭窄而影响分娩。

4. 妊娠合并宫颈异常时应如何决策分娩？

（1）宫颈粘连和瘢痕：多次刮宫、感染、手术或物理治疗所致，易导致宫颈难产。轻度的粘连及瘢痕可以试行分离粘连、机械性扩张，严重者则行剖宫产。

（2）宫颈坚韧：常见于高龄初产妇，静脉注射地西泮（安定）10 mg，或 0.5% 利多卡因 5～10 mL 宫颈封闭。若无效，应行剖宫产。

（3）宫颈水肿：多见于胎方位异常或产程停滞，宫口未开全过早使用腹压。宫颈前唇长时间被压于胎头和耻骨联合之间，血液回流受阻引起水肿。可静脉注射地西泮 10 mg，或 0.5% 利多卡因 5～10 mL 加阿托平注射液 0.5 mg 宫颈封闭。待宫口接近开全时，用手将水肿的宫颈前唇上推，越过胎头，即可经阴道分娩。如无效，应进一步寻找原因，必要时剖宫产。

（4）宫颈病变：宫颈浸润癌，妊娠后往往进展快，经阴道分娩易导致宫颈裂伤、出血、肿瘤扩散,应行剖宫产。宫颈癌前病变及原位癌稳定状态的分娩取决于产科指征,若无特殊指征者,可经阴道分娩。不典型鳞状细胞异常(ASCUC)和鳞状上皮内低度病变(LSIL)患者,无 HPV 感染、无产科指征者,可经阴道分娩。

5. 剖宫产后阴道分娩的选择标准有哪些?

(1)剖宫产后阴道分娩(vaginal birth after caesarean,VBAC)需满足以下条件:①一次子宫下段剖宫产史,切口为子宫下段横切口;②胎儿中等大小、头位、骨盆无异常;③术后再孕间隔超过 2 年;④子宫无其他斑痕、切口无感染史、愈合好、无压痛,无子宫破裂史;⑤具备严密观察产程及紧急剖宫产条件。

(2)若前次剖宫产为纵切口或 T 形切口,再次妊娠子宫破裂的风险大,不宜试产。

(3)二次剖宫产史子宫破裂的风险是一次剖宫产史的 5 倍,且随着剖宫产次数的增加,子宫破裂的风险增加。所以剖宫产次数达 2 次,不宜阴道试产。

(4)第一次剖宫产指征为臀位、胎儿窘迫、羊水过少等,本次试产易成功,如为难产指征,则阴道试产成功率明显降低。注意严密观察产程进展。

(5)阴道试产过程中可以用缩宫素和前列腺素催产,但要慎重,可以增加子宫破裂风险,前列腺素破裂风险更大。需要密切监测产程。瘢痕子宫破裂只有 10% 患者有疼痛症状,其余只表现为胎心减速。分娩镇痛可以掩盖患者的疼痛症状。

(6)瘢痕子宫分娩后要注意患者有无瘢痕破裂,如注意子宫体轮廓、有无宫体压痛、腹部压痛、内出血征象等。必要时宫腔探查。

(7)如选择性剖宫产宜于 39 周后进行,不易发生新生儿呼吸窘迫综合征。术前注意核查孕周。不建议因行绝育术而剖宫产。

(8)分娩前应超声检查切口愈合情况:目前认为超声测量瘢痕厚度意义不大,但是应注意瘢痕是否均匀,愈合是否良好。

第三节 胎位异常

1. 什么是持续性枕后位和持续性枕横位?

凡临产后经过充分试产,当分娩以任何方式结束时,不论胎头在骨盆的哪一个平面上,只要其枕骨仍位于母体骨盆后方或侧方,致使分娩发生困难者,均称为持续性枕后位(persistent occiput posterior position)或持续性枕横位(persistent occiput transverse position)。

2. 持续性枕后位、持续性枕横位时如何处理?

关键要早诊断、早处理。如骨盆无异常、胎儿不大时,可以试产。试产时应严密观察产程,注意胎头下降、宫口扩张程度、宫缩强弱及胎心有无改变。枕后位、枕横位容易引起宫缩乏力,产程中需始终保持良好的产力。由于胎儿重心位于枕部和背部,产程中可以嘱产妇向胎腹的方向侧俯卧,可以使胎儿背部向母体位置最低的腹部前方旋转,带动胎头枕部转向前方。

1)第一产程:

(1)潜伏期:充分保证产妇营养与休息。情绪紧张、睡眠不好者可给予哌替啶或地西泮。若宫缩欠佳,应尽早静脉滴注缩宫素。

(2)活跃期:宫口开大 3～4 cm 时,产程停滞排除头盆不称可行人工破膜,使胎头下降,压迫宫颈,增强宫缩,推动胎头内旋转。若产力欠佳,静脉滴注缩宫素。若宫口开大超过 1 cm/h,伴胎先露部下降,多能经阴道分娩。若经过上述处理,宫口开大小于 1 cm/h 或出现胎儿窘迫征象,则应剖宫产结束分娩。宫口开全之前,嘱产妇不要过早屏气用力,以免引起宫颈前唇水肿,影响产程进展。

2）第二产程：如第二产程初产妇已近 2 h，经产妇已近 1 h，应行阴道检查。当胎头双顶径已达坐骨棘平面或更低时，可先行徒手将胎头枕部转向前方，使矢状缝与骨盆出口前后径一致，或自然分娩，或阴道助产（低位产钳术或胎头吸引术）。若转成枕前位有困难时，也可向后转成正枕后位，再以产钳助产。若以枕后位娩出时，需做较大的会阴后-侧切开，以免造成会阴裂伤。若胎头位置较高，产瘤形成、颅骨重叠、疑有头盆不称、胎儿窘迫需行剖宫产术。中位产钳禁止使用。

3）第三产程：持续性枕后位、枕横位往往产程长，产后易发生宫缩乏力，胎盘娩出后应立即给予强力子宫收缩剂，以防产后出血。产钳术易出现软产道裂伤，产后常规检查软产道，如有裂伤及时修补。做好新生儿窒息复苏准备。采用抗生素预防感染。

3. 妊娠期臀位的常用纠正方法有哪些？

于妊娠 30 周前，臀先露多能自行转为头先露。如妊娠 30 周后仍为臀先露应予矫正。常用的矫正方法如下。

（1）胸膝卧位：让孕妇排空膀胱，松解裤带，行胸膝卧位。早晚各一次。每次 15 min，连做 1 周后复查。这种姿势可以使胎臀退出盆腔，借助胎儿重心改变，使胎头与胎背所形成的弧形顺着宫底弧面运动而完成胎位矫正。

（2）激光照射或艾灸至阴穴：近年多用激光照射两侧至阴穴（足小趾外侧，距趾甲角1分）。也可用艾条灸，每日 1 次，每次 15～20 min，5 次为 1 个疗程。

（3）外转胎位术（external version）：应用上述矫正方法无效者，于妊娠 32～34 周时，可行外转胎位术。因有发生胎盘早剥、脐带缠绕等严重并发症的可能，所以应用时要慎重。

4. 臀先露分娩机制与头先露有何不同？

在胎体各部中，胎头最大，胎肩小于胎头，胎臀最小。头先露时，胎头一经娩出，身体其他部位随即娩出。所以头位的分娩机制就是胎头为适应产道而做的一系列转动。而臀先露则不同，较小且软的臀部先娩出，最大的胎头却最后娩出，为适应产道条件，胎臀、胎肩、胎头需按一定机制分别适应产道条件方能娩出，故需要胎臀、胎肩及胎头三部分的分娩机制。

5. 臀位的剖宫产指征有哪些？

（1）狭窄骨盆、软产道异常。

（2）胎儿体重大于 3500 g、胎头双顶径大于 9.5 cm。

（3）胎儿窘迫、胎膜早破、脐带脱垂。

（4）妊娠合并症、高龄初产、有难产史、瘢痕子宫。

（5）B 超检查提示胎头过度仰伸，呈"望星式"。

（6）脐带先露或不完全臀先露。

6. 臀位阴道分娩的适应证有哪些？

（1）孕周达到 36 周。

（2）单臀先露和完全性臀先露。

（3）有两个以上有经验的产科医生结合 B 超检查估计胎儿体重 2500～3500 g。

（4）无胎头仰伸。

（5）骨盆大小正常。

（6）无其他剖宫产指征。

7. 臀位阴道分娩过程中可能出现的难产情况有哪些？

（1）后出头困难：胎头径线大于胎臀，分娩时胎头没有与产道相适应变形的机会。往往出现在宫口未开全,产妇屏气,胎膜破裂,胎儿自然娩出时宫口卡于胎颈部。不完全臀位时,"堵"胎臀胎足不充分,胎头梗阻于软产道。胎头过度仰伸,臀位中发生率为5%,原因不清,可能为脐带绕颈、先天性颈部肌肉张力高、甲状腺或头颈部肿瘤,或胎头与骨盆径线不相称等。对胎儿危害极大,容易导致脊椎损伤、脑干损伤,甚至新生儿死亡。

(2)胎臂上举:往往是胎体娩出过快造成,未按照臀位分娩机制娩出胎儿,胎体娩出后,骨盆形态不规则,胎臂娩出受阻而上举。

(3)脐带脱垂、受压:臀位先露小、软而不规则,易致胎膜早破引起脐带脱垂。臀位脐带脱垂的发生率是头位的3倍,足先露是头位的20倍。此时特别容易发生新生儿死亡,需要立即结束分娩做好新生儿抢救准备。臀位胎儿脐部娩出后脐带已开始受压,一般应在2~3 min娩出胎头,最好不超过8 min,以免脐带受压发生死产。

(4)产伤:特别是后出头困难时容易发生,如臂丛神经损伤,咽部、眼球和泪腺的损伤,骨折,胸锁乳突肌损伤造成斜颈。

(5)胎臀下降阻滞:第二产程胎臀超过1 h不下降。需行阴道检查再次评估胎儿大小与骨盆的关系,如相称存在宫缩乏力可静脉滴注缩宫素加强宫缩,如不相称则行剖宫产结束分娩。

8. 臀助产术与臀牵引术有何不同?

(1)臀助产术:当胎臀自然娩出至脐部后,胎肩及后出胎头由接产者协助娩出。脐部娩出后,一般应在2~3 min娩出胎头,最长不能超过8 min。

(2)臀牵引术:胎儿全部由接产者牵拉娩出,此种手术对胎儿损伤大,一般情况下应禁止使用。

9. 臀位早产如何分娩更安全?

孕周越小臀位的发生概率越大。孕周小,胎儿不成熟,围生儿死亡率高,对于并发症需要择期终止妊娠者,剖宫产对于改善胎儿预后有意义。如果是自发性早产,则产程进展迅速,需综合评估当时情况,作出决定。如经阴道分娩,尽可能延长破膜时间,避免脐带脱垂。对于小于1500 g的胎儿,往往是足先露,发生脐带脱垂的风险显著增加,剖宫产对于这些胎儿更为安全。择期剖宫产对于早产臀位者可以明显降低新生儿颅内出血、新生儿窒息发生率。而新生儿呼吸窘迫综合征(NRDS)发生率与阴道分娩无明显差别。

10. 如何处理肩难产?

凡是胎头娩出后,胎儿前肩嵌顿于耻骨联合上方,用常规手法胎体不能娩出者称为肩难产。也有的学者认为从胎头到胎体娩出时间达到60 s为肩难产。肩难产的发生率随着胎儿的体重增加而升高。

(1)发生肩难产时,立即呼叫有经验的产科医生、儿科医生做好新生儿抢救的准备。导尿排空膀胱,做大的会阴侧切,必要时可以做双侧侧切。

(2)屈大腿法(McRobert法):使产妇双手抱膝或抱腿,双腿紧贴腹部,这样骶骨后移,耻骨联合上移,嵌顿于耻骨联合上的前肩自然松动。这种方法可以解决40%~47.6%的肩难产。

(3)耻骨联合加压法:在耻骨联合上方胎儿前肩方向向下压胎儿前肩,将其推入耻骨联合下,解除前肩在耻骨联合上的嵌顿。或在耻骨联合上从侧方加压使胎儿肩内收,减小肩内径,使胎肩改变方向由入口斜径或横径入盆。

(4)旋肩法(Woods旋转法):接生者将手置于胎儿的后肩胛处,促使前肩向胸部方向旋转,另一只手置胎儿的前肩部双手加压,旋转胎肩达骨盆斜径上,使嵌顿的前肩松动娩出。胎背在母体的左侧用左手,胎背在母体的右侧用右手。注意是旋转胎肩而不是旋转胎头。

(5)牵引后臂娩出后肩法:将手置于骶窝,移动到胎儿腋下,找到后上肢轻压肘窝,保持胎儿肘关节屈曲的同时,上抬肘关节沿胎儿胸部轻轻滑过,然后抓住胎手,沿面部侧面滑过,伸展后臂,娩出后上肢、后肩。后肩娩出后,双肩径转至骨盆斜径上,前肩入盆,轻轻牵拉胎头即可娩出前肩。操作时注意胎背在母体的左侧用左手,胎背在母体的右侧用右手。力度不当易造成骨折。

(6)四肢着床法:产妇双掌及双膝支撑跪在产床上,利用胎儿重心使后肩越过骶岬娩出。有报道,一次宫缩成功率可以达到83%。如果不能自动娩出,则结合上述手法旋转胎肩或牵拉后臂娩出胎儿。

11. 横位的处理流程是什么?

(1)妊娠晚期出现横位,要及时采取膝胸卧位、激光照射或艾灸矫正胎位。为经产妇可行外倒转术,并包扎腹部固定胎位。

(2)如果经产妇腹部松弛,可等待临产后,转为头位,逐渐入盆而自然分娩,或于宫缩间隙行外倒转,转为头位分娩,如外倒转困难行剖宫产。

(3)足月活胎、初产妇应行剖宫产。

(4)胎膜破裂时,必须立即检查有无脐带脱垂,马上剖宫产。

(5)早产或者双胎第二个为横位或胎膜已破伴脐带脱垂,未及时诊断时,可试行内倒转。在子宫下段已伸展的情况下行内倒转术容易发生子宫破裂。

(6)忽略性横位是指产程已进展相当长的一段时间而未被发现,处理时胎肩已嵌入骨盆入口,手臂脱出,宫口多已开全,羊水已流尽。如胎儿存活立即剖宫产,如胎儿已死则行毁胎术。如有先兆子宫破裂征象,如病理性缩复环则不管是死胎还是活胎都应立即行剖宫产结束分娩。

(贺素娟)

第五章 妊娠特有疾病

第一节 妊娠期高血压疾病

1. 何谓妊娠期高血压疾病？

妊娠期高血压疾病(hypertension disorder complicating pregnancy,HDCP)是妊娠期所特有的疾病。多数病例在妊娠 20 周以后出现一过性高血压、蛋白尿症状,严重时出现抽搐、昏迷、心肾衰竭,甚至母婴死亡,是孕产妇及围生儿死亡的主要原因之一。

2. 妊娠期高血压疾病的高危因素有哪些？

初产妇;孕妇年龄小于 18 岁或大于 35 岁;慢性高血压、慢性肾炎、糖尿病;抗磷脂抗体综合征;肥胖;营养不良;社会经济状况低下;精神紧张及气候变化等。

3. 妊娠期高血压疾病的基本病理生理变化是什么？

全身小动脉痉挛为本病的基本病变。由于小动脉痉挛致使全身各系统各脏器灌流减少,全身各器官组织因缺血和缺氧而受到损害,甚至可导致母婴死亡。

4. 妊娠期高血压疾病的分类及临床表现如何？

妊娠期高血压疾病的分类及临床表现见表 5-1。

表 5-1　妊娠期高血压疾病的分类及临床表现

分　类	临 床 表 现
妊娠期高血压	血压≥140/90 mmHg,妊娠期出现,并在产后 12 周内恢复正常,尿蛋白(－),患者可伴有上腹部不适或血小板减少,产后可确诊
子痫前期(轻度)	妊娠 20 周后出现,血压≥140/90 mmHg,伴蛋白尿≥0.3 g/24 h 或尿蛋白(＋)
子痫前期(重度)	血压≥160/110 mmHg,蛋白尿(＋＋~＋＋＋)或尿蛋白>5 g/24 h,或合并器官功能损害
子痫	子痫前期孕产妇抽搐或伴昏迷,而又不能用其他原因解释者。发生于妊娠晚期或临产前称产前子痫,发生于分娩过程中称产时子痫,发生于产后称产后子痫
慢性高血压并发子痫前期	高血压妇女妊娠 20 周以前无蛋白尿,若 20 周后出现尿蛋白≥0.3 g/24 h,或妊娠 20 周前突然出现尿蛋白增加,血压进一步升高,或血小板减少(小于 $100×10^9/L$)
妊娠合并慢性高血压病	妊娠前或妊娠 20 周前检查发现血压升高,但妊娠期无明显加重;或妊娠 20 周后首次诊断高血压并持续到产后 12 周以后

5. 重度子痫前期的临床症状和体征如何？

重度子痫前期的临床症状和体征如下。

(1) 收缩压达到 160 mmHg 和(或)舒张压达到 110 mmHg。

（2）24 h尿蛋白达到5.0 g或随机尿蛋白（＋＋～＋＋＋）。

（3）持续性头痛，或视觉障碍，或其他脑神经症状。

（4）持续性上腹部疼痛，肝包膜下血肿或肝破裂症状。

（5）肝功能异常：ALT或AST水平升高。

（6）肾功能异常：少尿（24 h尿量小于400 mL或每小时尿量小于17 mL）或血肌酐大于106 μmol/L。

（7）低蛋白血症伴胸腔积液或腹水。

（8）血液系统异常：血小板呈持续性下降并小于100×10^9/L；血管内溶血、贫血、黄疸或血LDH升高。

（9）心力衰竭、肺水肿。

（10）早发型于妊娠34周以前发病。

注：出现上述任一不良情况，均可诊断为子痫前期重度。

6. 如何诊断妊娠期高血压疾病？

1）病史：了解患者是否存在本病的高危因素及上述临床表现，特别应询问有无头痛、视力改变、上腹不适等。

2）高血压持续血压升高至收缩压大于等于140 mmHg或舒张压大于等于90 mmHg。血压升高应出现两次以上，两次间隔在4 h以上。慢性高血压并发子痫前期可在妊娠20周后血压持续上升。

3）尿蛋白是指在24 h内尿液中的蛋白质含量大于等于300 mg或在至少相隔6 h的两次随机尿液检查中尿蛋白定性（＋）。尿蛋白在24 h内有波动，应留取24 h尿做定量检查。避免阴道分泌物污染尿液，造成误诊。

4）水肿、体重异常增加是许多患者的首发症状，孕妇体重突然增加每周达到0.9 kg以上，或每月达到2.7 kg以上是子痫前期的信号。本病患者水肿的特点是自踝部逐渐向上延伸的凹陷性水肿，经休息后不缓解。水肿局限于膝以下为"＋"，延及股为"＋＋"，延及外阴及腹壁为"＋＋＋"，全身水肿或伴有腹水为"＋＋＋＋"。

5）辅助检查：

（1）血液检查：包括全血细胞计数、血红蛋白含量、血细胞比容、血浆黏度、全血黏度、凝血功能，根据病情需要可反复检查。

（2）肝肾功能测定：如谷丙转氨酶、血尿素氮、肌酐及尿酸等测定，以便综合判断肝、肾功能情况。此外，血电解质及二氧化碳结合力等测定也十分重要，可及时了解有无电解质紊乱及酸中毒。尿酸在慢性高血压患者中升高不明显，因此可用于本病与慢性高血压的鉴别诊断。

（3）尿液检查应测定尿比重、尿常规，当尿比重达到1.020时说明尿液浓缩，尿蛋白为（＋）时尿蛋白含量为300 mg/24 h；当尿蛋白为（＋＋＋＋）时尿蛋白含量为5 g/24 h。

（4）眼底检查：视网膜小动脉可以反映体内主要器官的小动脉情况。因此，视网膜小动脉的痉挛程度可反映本病的严重程度。眼底的主要改变为视网膜小动脉痉挛，视网膜水肿，絮状渗出或出血，严重时可发生视网膜脱离。

（5）其他：心电图、超声心动图、胎盘功能、胎儿成熟度检查及脑血流图检查等，可视病情而定。

7. 诊断妊娠期高血压疾病时应与哪些疾病相鉴别？

子痫前期应与慢性肾炎合并妊娠相鉴别；子痫应与癫痫、脑血管意外及脑病、糖尿病高渗性昏迷等相鉴别。

8. 如何预防妊娠期高血压疾病?

(1) 建立健全三级妇幼保健网,开展围妊娠期及围生保健工作。

(2) 加强健康教育,使孕妇自觉进行产前检查。

(3) 指导孕妇合理饮食与休息,保持愉快的心情。应进食富含蛋白质、维生素及微量元素的食物,减少动物脂肪的摄入,但不限制盐和液体摄入。

(4) 对有高危因素者,补钙可预防妊娠期高血压疾病的发生发展。

9. 妊娠期高血压疾病的治疗原则是什么?

妊娠期高血压疾病治疗的目的和原则是,以对母儿影响最小的方式终止妊娠,并争取胎儿生后可存活,母体可完全恢复健康。

10. 如何治疗妊娠期高血压?

(1) 休息,保证充足的睡眠,取左侧卧位。左侧卧位可减轻子宫对腹主动脉、下腔静脉的压迫,使回心血量增加,改善子宫胎盘的血供。

(2) 镇静,一般不需要使用药物,对于精神紧张、焦虑或睡眠欠佳者可给予镇静剂,如地西泮 2.5~5 mg,每日 3 次,或 5 mg 睡前口服。

(3) 密切监护母儿状态,应询问孕妇是否出现头痛、视力改变、上腹不适等症状。嘱患者每日测体重及血压。定期监测血液、胎儿发育状况和胎盘功能。

(4) 间断吸氧可增加血氧含量,改善全身主要脏器和胎盘的氧供。

(5) 饮食应包括充足的蛋白质、热量,不限盐和液体。

(6) 若病情无加重,胎儿已成熟,可在 37 周后考虑终止妊娠。

11. 子痫前期的治疗原则是什么?

应住院治疗,积极防止子痫及并发症的发生。治疗原则为休息、解痉、镇静、降压、合理扩容,必要时利尿,密切监测母儿状态,适时终止妊娠。

12. 子痫前期患者防治子痫抽搐的首选药物是什么? 如何使用?

首选药物为硫酸镁。

用药方案:静脉给药结合肌内注射。①静脉给药:首次负荷剂量 25% 硫酸镁 10~20 mL (2.5~5 g),加在 10% 葡萄糖溶液 20 mL 中,缓慢静脉注射,15~20 min 推完;继之 1~2 g/h 静脉滴注维持。②肌内注射:依据血压情况,决定是否加用。用法为 25% 硫酸镁 20 mL 加 2% 利多卡因 2 mL,臀肌深部注射,每日 1~2 次。每日总量为 25~30 g。

13. 硫酸镁解痉治疗时应注意什么? 发现镁中毒时应做哪些处理?

用药前及用药过程中均应注意以下事项:定时检查膝反射是否减弱或消失;呼吸频率达到 16 次/分;尿量每小时达到 25 mL/h 或 600 mL/24 h;有条件时监测血镁浓度。

硫酸镁治疗时需备钙剂,一旦出现中毒反应,立即静脉注射 10% 葡萄糖酸钙 10 mL。

14. 镁中毒有何临床表现?

正常孕妇血清镁离子浓度为 0.75~1 mmol/L,治疗有效血浓度为 1.8~3.0 mmol/L。若血清镁离子浓度超过 3.5 mmol/L 即可发生镁中毒。首先表现为膝反射减弱或消失,继之出现全身肌张力减退、呼吸困难、复视、语言不清,严重者可出现呼吸肌麻痹,甚至呼吸、心搏停止,危及生命。

15. 子痫前期患者如何镇静治疗?

适当使用镇静剂,可消除患者的焦虑、紧张,预防子痫的发生。常用药物:地西泮 10~20 mg,肌内注射或静脉缓慢推入,估计胎儿可能在 4 h 内娩出者慎用;苯巴比妥钠、冬眠 I 号 (含氯丙嗪 50 mg、异丙嗪 50 mg、哌替啶 100 mg)可用于硫酸镁治疗效果不佳者。

16. 子痫前期患者应如何选择降压药物？

子痫前期患者降压药物选择的原则为，对胎儿无毒副作用，不影响肾血浆流量及子宫胎盘灌注量，不致血压急剧下降或下降过低。

17. 子痫前期患者可选择哪些降压药物？

（1）拉贝洛尔：α、β肾上腺素受体阻断剂，降低血压但不影响肾及胎盘血流量，并可对抗血小板凝集，促进胎儿肺成熟。该药显效快，不引起血压过低或反射性心动过速，是妊娠期高血压疾病常用药物。用法：100 mg 口服，每日 2～3 次，或 20 mg 静脉注射，10 min 后剂量加倍，最大单次剂量为 80 mg，直到血压被控制。

（2）硝苯地平：钙通道阻滞药，可解除外周血管痉挛，使血压下降，但因其降压作用迅速，一般不主张舌下含化。用法：10 mg 口服，3～4 次/日，24 h 总量不超过 60 mg。副作用为心悸、头痛。

（3）尼卡地平：钙通道阻滞药。用法：20～40 mg，3 次/日。静脉滴注 1 mg/h 起，根据血压每 10 min 调整剂量。

（4）甲基多巴：可兴奋血管运动中枢的 α 受体。抑制外周交感神经，使血压下降，妊娠期使用效果较好。用法：250 mg 口服，3 次/日。其不良反应为嗜睡、便秘、口干、心动过缓。

（5）尼莫地平：亦为钙通道阻滞药，可选择性扩张脑血管。用法：20 mg 口服，2～3 次/日；或 20～40 mg 加入 5% 葡萄糖溶液 250 mL 内静脉滴注，1 次/日。副作用为头痛、恶心、心悸及颜面潮红。

（6）硝酸甘油：可同时扩张静脉和动脉，降低前后负荷，主要用于合并心力衰竭和急性冠脉综合征时高血压急症的降压治疗。起始剂量 5～10 μg/min 静脉滴注，每 5～10 min 增加滴速至维持剂量 20～50 μg/min。

（7）其他：硝普钠等药物都具有良好的降低血压的作用，但应注意硝普钠的代谢产生的氰化物对胎儿具有毒副作用，不宜于妊娠期使用；肾素血管紧张素类药物可导致胎儿生长受限、胎儿畸形、新生儿肺透明膜病、新生儿早发性高血压，妊娠期应禁用。

18. 子痫前期患者如何利尿治疗？

一般不主张应用，仅用于全身性水肿、急性心力衰竭、肺水肿、脑水肿、血容量过高且伴有潜在肺水肿者。常用的利尿剂有呋塞米、甘露醇等。

19. 子痫前期患者终止妊娠的指征有哪些？

终止妊娠是治疗妊娠期高血压疾病的有效措施，子痫前期患者应适时终止妊娠。

终止妊娠的指征：①妊娠 26 周以内，经治疗病情不稳定者建议终止妊娠。②妊娠 26～28 周，根据母胎情况及当地母儿诊治能力决定是否期待治疗。③妊娠 28～34 周，如病情不稳定，经积极治疗 24～48 h 病情仍加重，促胎肺成熟后终止妊娠；如病情稳定，可考虑期待治疗。④妊娠 34 周及以上者，胎儿成熟后可考虑终止妊娠。⑤妊娠 37 周后的重度子痫前期应终止妊娠。⑥子痫控制后 2 h 可考虑终止妊娠。

20. 子痫前期患者终止妊娠的方式有哪些？

终止妊娠的方式：①引产：适用于病情控制后，宫颈条件成熟者。先行人工破膜，羊水清亮者，可给予静脉滴注缩宫素引产；第一产程应密切观察产程进展情况，保持产妇安静和充分休息；第二产程应行必要的手术助产缩短产程；第三产程应预防产后出血。产程中应加强母儿安危状况及血压监测，一旦出现头痛、视物模糊、恶心、呕吐等症状，病情加重，立即以剖宫产结束分娩。②剖宫产：适用于有产科指征者；宫颈条件不成熟，不能在短时间经阴道分娩，引产失败，胎盘功能明显减退，或已有胎儿窘迫征象者。

21. 子痫前期患者延长妊娠的指征有哪些?

子痫前期患者延长妊娠的指征:①孕龄不足 32 周经治疗症状好转,无器官功能障碍或胎儿窘迫等情况;②孕龄 32~34 周,24 h 尿蛋白定量小于 5 g;③轻度胎儿生长受限、胎儿监测各项指标良好者;④重度子痫前期经治疗后血压下降。

22. 如何对子痫患者进行处理?

子痫是妊娠期高血压疾病最严重的阶段,是妊娠期高血压疾病所致母儿死亡的最主要原因,应积极处理。

1) 处理原则:控制抽搐,纠正缺氧和酸中毒,控制血压,抽搐控制后终止妊娠。

(1) 控制抽搐:①25% 硫酸镁 20 mL 加入 25% 葡萄糖溶液 20 mL 静脉推注(超过5 min),继之以 2 g/h 的速度静脉滴注,维持血药浓度,同时使用有效镇静药物,控制抽搐;②20% 甘露醇 250 mL 快速静脉滴注,降低颅压。

(2) 控制血压:血压过高时给予降压药。

(3) 纠正缺氧和酸中毒:间断面罩吸氧,根据二氧化碳结合力及尿素氮参考值给予适量的 4% 碳酸氢钠纠正酸中毒。

(4) 终止妊娠:抽搐控制后 2 h 可考虑终止妊娠。对于早发性高血压治疗效果较好者,可适当延长孕周,但须严密监护孕妇和胎儿。

2) 护理:保持环境安静,避免声光刺激;吸氧,防止唇舌咬伤;防止窒息;防止坠地受伤;密切观察生命体征、神志、尿量(应保留导尿管监测)等。

3) 密切观察病情变化:及早发现心力衰竭、脑出血、肺水肿、HELLP 综合征、肾功能衰竭、DIC 等并发症,并积极处理。

产后子痫多发生于产后 24 h 直至 10 日以内,故产后不应放松子痫的预防。

23. HELLP 综合征的三大特点是什么?

HELLP 综合征的三大特点为溶血、肝酶升高和血小板减少。

24. HELLP 综合征的临床表现是什么?

右上腹或上腹部疼痛、恶心、呕吐、黄疸、血尿、消化道出血。多数患者有高血压,但 20% 患者血压正常或轻度升高,15% 患者无高血压也无蛋白尿。本病可发生于中孕期至产后数天。

25. HELLP 综合征对母儿的影响有哪些?

(1) 对孕产妇的影响:肺水肿、肾功能衰竭、胎盘早剥、DIC、肝破裂等。剖宫产率及死亡率明显增高。

(2) 对胎儿的影响:死胎、死产、早产。

26. HELLP 综合征的诊断标准是什么?

(1) 血管内溶血:外周血涂片见破碎或球形红细胞。血总胆红素达到 20.5 μmol/L,血清结合珠蛋白小于 250 mg/L。

(2) 肝酶升高:ALT≥40 U/L,或 AST≥70 U/L。

(3) 血小板减少:血小板计数小于 100×10⁹/L。

27. HELLP 综合征应与哪些疾病相鉴别?

HELLP 综合征应与血栓性血小板减少性紫癜、溶血性尿毒素综合征、妊娠期急性脂肪肝相鉴别。

28. HELLP 综合征的治疗包括哪些?

1) 肾上腺皮质激素:血小板计数小于 50×10⁹/L 时使用。产前静脉滴注地塞米松 10 mg,每 12 h 一次,产后继续应用 3 次。

2）输注血小板：血小板计数小于 $20\times10^9/L$ 或有出血时，给予输注血小板。血小板计数小于 $50\times10^9/L$ 且血小板数量迅速下降或存在凝血功能障碍时应备血小板。

3）保肝治疗：肝功能异常时，应用保肝药物，如葡醛内酯、谷胱甘肽。

4）产科处理：

（1）终止妊娠时机：妊娠达 32 周或胎肺已成熟、胎儿窘迫、肾功能衰竭、胎盘早剥、DIC、肝破裂者，应立即终止妊娠。病情稳定，妊娠小于 32 周，胎肺不成熟者，应延长孕周，脐带治疗 4 日内终止妊娠。

（2）分娩方式：HELLP 综合征不是剖宫产指征，所以应依产科因素决定分娩方式。

（3）麻醉方式：阴道分娩采用局部浸润麻醉，剖宫产采用局部浸润麻醉或全身麻醉。禁用阴部阻滞麻醉或硬膜外麻醉（因可导致局部出血）。

第二节　妊娠期糖尿病

1. 糖尿病对妊娠的影响有哪些？

1）对孕妇的影响：

（1）患妊娠期糖尿病的女性将来易进展为糖尿病：妊娠期需注射胰岛素的患者，5 年内 50％会患糖尿病。改变生活方式能减少易患因素，可推迟甚至防止糖尿病的发生。

（2）易发生酮症酸中毒：糖尿病孕妇围生期死亡的主要原因。

（3）妊娠期高血压疾病的发生率增高：糖尿病引起动脉粥样硬化、血管腔狭窄，尤其是合并肾血管病变，妊娠期高血压疾病的发生率高达 50％以上。

（4）感染发病率高：糖尿病患者孕期及产时易发生感染，常见的有外阴、阴道假丝酵母菌病、产褥感染等，严重者出现败血症。而感染易引起酮症酸中毒。

（5）产科其他并发症：糖尿病患者胎儿血糖高，高渗性利尿致胎尿排出增多，使羊水过多的发病率可高达 8％～30％。由于羊水过多及羊膜感染等，极易发生胎膜早破、早产等。

（6）产后出血率高：因糖利用不足，能量缺乏，易出现宫缩乏力，导致产程延长、产后大出血等。

2）对胎儿的影响：

（1）畸形胎儿：胎儿器官生成期间出现高血糖症可使发育期胚胎出现畸形的风险增加 6 倍。常见畸形有神经管畸形、心脏畸形、肾脏畸形、胃肠道畸形等。畸形胎儿发生率为正常孕妇的 3 倍。发生机制不清。

（2）巨大胎儿：葡萄糖可通过胎盘进入胎儿血液循环，胎儿长期处于高血糖状态，刺激胎儿胰岛 β 细胞增生，产生过量胰岛素，促进蛋白、脂肪合成和抑制脂肪分解作用，导致巨大胎儿，手术产率增高。

（3）流产、早产、胎儿生长受限、胎儿窘迫、死胎、死产发生率高：因糖尿病伴有严重心血管病变或产科并发症，影响胎盘血供。

3）对新生儿的影响：

（1）新生儿低血糖发生率高：胎儿娩出后母体血糖供应中断，出现反应性低血糖。

（2）新生儿肺透明膜病发生率高：糖尿病孕妇的胎儿成熟晚，即使足月妊娠也易出现肺透明膜病。

除以上两个因素之外，还有早产、胎儿窘迫、胎儿生长受限、感染等，这些因素增加了新生儿死亡率。

2. 什么是糖尿病合并妊娠及妊娠期糖尿病？

（1）糖尿病合并妊娠（pregestational diabetes mellitus，PGDM）：①孕前患有糖尿病者；②孕早期空腹血糖达到 7.0 mmol/L 或糖化血红蛋白（HbA1c）达到 6.5%；③任意血糖达到 11.1 mmol/L，且有糖尿病症状者。

（2）妊娠期糖尿病（gestational diabetes mellitus，GDM）：怀孕后特发的，妊娠 24 周后通过筛查被确诊为糖尿病。

3. 妊娠期糖尿病的高危因素及诊断标准是什么？

（1）高危因素：①肥胖；②35 岁以上；③家族中有糖尿病；④分娩过巨大胎儿；⑤有不良生产史；⑥本次妊娠羊水过多；⑦反复外阴、阴道假丝酵母菌病等。

（2）诊断标准：于妊娠 24～28 周口服 75 g 葡萄糖 OGTT 试验。空腹血糖 5.1 mmol/L，服糖后 1 h 血糖 10.0 mmol/L，服糖后 2 h 血糖 8.5 mmol/L，任何一项异常，即可诊断为妊娠期糖尿病（GDM）。

4. 妊娠期糖尿病的理想血糖控制标准是多少？

空腹血糖：3.3～5.1 mmol/L。

餐前血糖：3.3～5.3 mmol/L。

餐后 2 h 血糖：4.4～6.7 mmol/L。

睡前血糖：4.4～6.7 mmol/L。

5. 妊娠期糖尿病终止妊娠时机如何选择？

（1）血糖控制满意，无母儿合并症者，一般应等待自然分娩。如达预产期仍无分娩发动，则可根据孕妇产科条件，采取措施终止妊娠。

（2）糖尿病合并妊娠及需胰岛素治疗的妊娠期糖尿病患者，38～39 周终止妊娠。

（3）血糖控制不满意或合并子痫前期、严重感染，胎儿生长受限，胎儿窘迫等应及时终止妊娠。有条件的最好完成促胎肺成熟后再终止妊娠，可采取羊膜腔内注射地塞米松 10 mg 的方法。

6. 妊娠合并糖尿病时分娩方式如何选择？

糖尿病不是剖宫产指征。有巨大胎儿、胎盘功能不良、合并微血管病变、重度子痫前期、胎儿宫内发育受限、死胎死产史或其他产科指征者，应行剖宫产。阴道分娩者，产程中应密切监测宫缩、胎心变化，避免产程延长，产程大于 16 h 易发生酮症酸中毒。产后应用广谱抗生素预防感染，拆线时间稍延长。

7. 妊娠合并糖尿病的治疗措施有哪些？

（1）饮食控制是诊断妊娠合并糖尿病之后采取的第一步骤，妊娠期间的饮食控制要同时保证母亲及胎儿的营养供给，在保证营养供给的前提下注意酮体，尤其是对于血糖控制不好及因为过度限制饮食体重不长的患者更要注意监测酮体。

（2）通过饮食治疗血糖不能控制时，起始胰岛素治疗。采取饮食控制联合胰岛素治疗在保证营养供给的前提下可降低酮体水平。在饮食方面尽可能选择低升糖指数的糖类，保证孕妇和胎儿能量需要，同时根据胰岛素的剂型和剂量来选择糖类的种类和数量，做到将患者的血糖维持在正常范围，且不发生饥饿性酮症。门冬胰岛素在妊娠合并糖代谢异常孕妇中可比人胰岛素更快、更有效地控制血糖，同时明显减少低血糖事件的发生。而在对分娩结局的影响方面，门冬胰岛素有优于人胰岛素的优势。近期，地特胰岛素也被国家食品药品监督管理总局（CFDA）批准用于妊娠糖尿病患者的治疗，对于空腹血糖增高的 GDM 或 DM 患者多了一项用药选择。

（3）口服降糖药在治疗 GDM 的新进展：目前，CFDA 没有批准任何口服降糖药物用于治妊娠期间的高血糖,只批准了胰岛素治疗妊娠糖尿病。但是,由于胰岛素的价格相对昂贵,使用方法又较为复杂,在农村地区不易被接受,从而使广大农村地区妊娠妇女的高血糖难以控制,母儿不良结局较多。在这种情况下,如果有安全的能够简单使用和便宜的口服药物,则会对这类地区的妊娠合并糖尿病控制起到巨大的作用。国外最新研究验证了二甲双胍对胎儿短期和长期均无有害作用。

第三节 妊娠期肝内胆汁淤积症

1. 什么是妊娠期肝内胆汁淤积症?

妊娠期肝内胆汁淤积症(intrahepatic cholestasis of pregnancy,ICP)是一种妊娠期特有的疾病,发病率为 0.1%~15.6%,属高危妊娠之列。ICP 最大的危害是发生胎儿窘迫,常使胎儿发生不可预测的突然胎死宫内,并增加母体产后出血的风险。临床主要症状为瘙痒。

2. 妊娠期肝内胆汁淤积症发病的相关因素有哪些?

(1) 女性激素:临床研究发现,ICP 多发生在妊娠晚期、双胎妊娠、卵巢过度刺激及既往使用口服复方避孕药者,以上均为高雌激素水平状态。雌激素可使 Na^+、K^+-ATP 酶活性下降,能量提供减少,导致胆汁酸代谢障碍;雌激素可使肝细胞膜中胆固醇与磷脂比例上升,胆汁流出受阻;雌激素作用于肝细胞表面的雌激素受体,改变肝细胞蛋白质合成,导致胆汁回流增加。有学者认为高雌激素水平不是 ICP 致病的唯一因素,可能与雌激素代谢异常及肝对妊娠期生理性增加的雌激素高敏感性有关。

(2) 遗传因素:包括智利和瑞典在内的世界各地 ICP 发病率明显不同,且在母亲或姐妹中有 ICP 病史之妇女中发病率明显增高。种族差异、地区分布性、家族聚集性和再次妊娠的高复发率均支持遗传因素在 ICP 发病中的作用。

(3) 环境因素:流行病学研究发现,ICP 发病率与季节有关,冬季高于夏季。近年研究发现,智利妊娠妇女血硒浓度与 9 年前相比增加,且夏季妊娠妇女血硒水平明显升高,硒是一种微量元素,是谷胱甘肽过氧化酶的活性成分。这可能与近年来智利 ICP 发生率下降以及夏季 ICP 发生率降低有关。

3. 妊娠期肝内胆汁淤积症对母儿有哪些影响?

(1) 对孕妇的影响:ICP 患者伴有明显的脂肪痢时,脂溶性维生素 K 的吸收减少,致使凝血功能异常,导致产后出血。

(2) 对胎儿的影响:由于胆汁酸作用使围产儿发病率和死亡率明显升高。可发生胎儿窘迫、早产、粪污染。此外,尚有不能预测的胎儿突然死亡、新生儿颅内出血等。

4. 妊娠期肝内胆汁淤积症的临床表现有哪些?

(1) 瘙痒:无皮肤损伤的瘙痒是 ICP 的首发症状,约 80% 患者在妊娠 30 周后出现,有的甚至更早。瘙痒程度不一,常呈持续性,白昼轻,夜间加剧。瘙痒一般始于手掌和脚掌,然后逐渐向肢体近端延伸甚至可发展到面部,这种瘙痒症状常出现在实验室检查异常结果之前平均约 3 周,亦有达数月者,多于分娩后 24~48 h 缓解,少数在 1 周或 1 周以上缓解。

(2) 黄疸:10%~15% 患者出现轻度黄疸,一般不随孕周的增加而加重。ICP 孕妇有无黄疸与胎儿预后关系密切。

(3) 皮肤抓痕:四肢皮肤出现因瘙痒所致条状抓痕。

(4) 一般无明显消化道症状,少数孕妇出现上腹部不适、轻度脂肪痢。

5. 何时进行妊娠期肝内胆汁淤积症的筛查？

（1）产前检查应常规询问有无瘙痒，有瘙痒者即测定并跟踪血清总胆汁酸的变化。

（2）发现妊娠合并黄疸、肝酶和胆红素水平升高者，即测定血清总胆汁酸水平。

（3）有 ICP 高危因素者，孕 28 周时测定血清总胆汁酸水平，测定结果正常者 3～4 周后复查。

（4）一般孕妇孕 32～34 周常规测定血清总胆汁酸水平。

6. 妊娠期肝内胆汁淤积症的诊断依据有哪些？

1）病史：起病大多在妊娠晚期，少数在妊娠中期。

2）临床表现：以皮肤瘙痒为主要症状，以手掌、脚掌及四肢为主，程度轻重不等，无皮疹，少数孕妇可出现轻度黄疸；患者全身情况良好，无明显消化道症状。

3）实验室检查

（1）血清胆汁酸测定：血清总胆汁酸（total bile acid，TBA）测定是诊断 ICP 的最主要实验证据，也是监测病情及治疗效果的重要指标。无诱因的皮肤瘙痒及血清总胆汁酸水平在 10 μmol/L 以上可作为 ICP 的诊断，血清总胆汁酸达到 40 μmol/L 提示病情较重。

（2）肝功能测定：大多数 ICP 患者的门冬氨酸转氨酶（AST）、丙氨酸转氨酶（ALT）轻至中度升高，为正常水平的 2～10 倍，一般不超过 1000 U/L，ALT 较 AST 更敏感；部分患者血清胆红素轻到中度升高，很少超过 85.5 μmol/L，其中直接胆红素升高占 50％以上。

（3）病理检查：在诊断不明确而病情严重时可行肝组织活体组织检查。ICP 患者肝组织活体组织检查见肝细胞无明显炎症或变性表现，仅肝小叶中央区胆红素轻度淤积，毛细胆管胆汁淤积及胆栓形成。电镜切片发现毛细胆管扩张合并微绒毛水肿或消失。

（4）分娩后瘙痒症状消失，肝功能恢复正常。

7. 妊娠期肝内胆汁淤积症与何种疾病进行鉴别诊断？

（1）ICP 应与非胆汁淤积所引起的瘙痒性疾病，如皮肤病、妊娠特异性皮炎、过敏反应、尿毒症性瘙痒等相鉴别。

（2）在进行 ICP 的诊断时，其他导致肝功能异常的疾病应被排除。应与病毒性肝炎、肝胆石症、急性脂肪肝、子痫前期和 HELLP 综合征等鉴别。在诊断之前应做肝脏 B 超检查。

8. 妊娠期肝内胆汁淤积症如何进行治疗？

治疗目标是缓解瘙痒症状，改善肝功能，降低血胆汁酸水平，加强胎儿状况监护，延长孕周，改善妊娠结局。

1）一般处理：适当卧床休息，取侧卧位以增加胎盘血流量，给予吸氧、高渗葡萄糖、维生素类及能量，既保肝又可提高胎儿对缺氧的耐受性。定期复检肝功能、血胆汁酸水平。

2）药物治疗：能使孕妇临床症状减轻，胆汁淤积的生化指标和围产儿预后改善，常用药物如下。

（1）熊去氧胆酸（ursodesoxycholic acid，UDCA）：ICP 治疗的一线用药。常用剂量为每日 1 g 或 15 mg/（kg·d）。瘙痒症状和生化指标均可明显改善。治疗期间每 1～2 周检查一次肝功能，监测生化指标的改变。

（2）S-腺苷蛋氨酸（S-adenosyl methionine，SAMe）：为 ICP 临床二线用药或联合治疗药物。常用剂量为每日 1 g，静脉滴注，或 500 mg，每日 2 次，口服。

3）辅助治疗

（1）护肝治疗：在降胆汁酸治疗的基础上使用护肝药物，以及葡萄糖、维生素 C、肌苷等保肝药物可改善肝功能。

（2）改善瘙痒症状：炉甘石液、薄荷类、抗组胺药物对瘙痒有缓解作用。

（3）维生素 K 的应用：当伴发明显的脂肪痢或凝血酶时间延长时，为预防产后出血，应及时补充维生素 K，每日 5～10 mg，口服或肌内注射。

（4）中药：茵陈蒿、川芎等降黄疸类药治疗 ICP 有一定效果。

9. 妊娠期肝内胆汁淤积症患者如何进行胎儿宫内状况监测？

强调发现胎儿宫内缺氧并采取措施与治疗同样重要。

（1）胎动：评估胎儿宫内状态最简便即时的方法。胎动减少、消失、频繁或无间歇的躁动是胎儿宫内缺氧的危险信号，应立即就诊。

（2）胎儿电子监护：无应激试验（NST）在 ICP 中的价值研究结果不一致，推荐妊娠33～34周，每周 1 次，34 周后每周 2 次。但更应认识到胎心监护的局限性，并强调 ICP 有无任何预兆胎死宫内的可能，而产程初期缩宫素激惹试验（OCT）异常对围产儿预后不良的发生有良好的预测价值，因此 ICP 阴道分娩者必须在产程初期常规做 OCT 试验。

（3）脐动脉血流分析：胎儿脐动脉收缩期最大血流与舒张末期最大血流比值（S/D）对预测围产儿预后可能有意义，建议 34 周后每周检测 1 次。

（4）产科 B 超检查：在胎心监护出现不可靠图形，临床上又难以作出确切判断时，可选用 B 超检查进行生物物理评分，但只能作为了解胎儿宫内情况的瞬间指标，它对 ICP 胎儿在宫内安危的敏感性、特异性有待进一步研究。

（5）羊膜腔穿刺和羊膜镜检查：不建议将羊膜腔穿刺和羊膜镜检查作为 ICP 孕妇的常规检查，仅建议在了解羊水性状、胎儿成熟度甚至宫内注药时应用。

10. 妊娠期肝内胆汁淤积症何时终止妊娠？

ICP 不是剖宫产指征。因 ICP 容易发生胎儿急性缺氧及死胎，多数学者建议 ICP 妊娠37～38周引产，积极终止妊娠。产时加强胎儿监护。对重度 ICP 治疗无效，合并多胎、重度子痫前期等，可行剖宫产终止妊娠。

第四节 妊娠剧吐

1. 何谓妊娠剧吐？

妊娠后出现严重的早孕反应，终日反复恶心呕吐，甚至完全不能进食，称为妊娠剧吐（hyperemesis gravidarum）。病情严重可能引发新陈代谢障碍、营养失衡、电解质紊乱、肝肾功能损害，进而危及孕妇生命。

2. 妊娠剧吐的病因是什么？

尚不明确。多认为与血中 HCG 水平升高有关，但个体差异较大，不一定与 HCG 水平成正比。还可能与精神及社会因素有关。

3. 妊娠剧吐的临床表现有哪些？

（1）主要表现为呕吐。多见于年轻初孕妇，停经 6 周左右出现早孕反应，逐渐加重直至频繁呕吐不能进食，严重脱水致电解质紊乱及体重下降。

（2）代谢中间产物丙酮积聚而出现代谢性酸中毒，尿比重增加，尿酮体阳性。患者体重减轻，面色苍白，皮肤干燥，严重时出现血压下降，脉搏细数，尿量减少，可发生视网膜出血、意识模糊、谵妄甚至昏迷。

4. 妊娠剧吐可发生哪两种严重的维生素缺乏症？

（1）Wernicke 综合征：由维生素 B_1 缺乏所致，主要表现为眼球运动障碍、共济失调、精神和意识障碍,及时治疗其结局是可逆的,若诊治不当可能留有神经系统并发症甚至患者死亡。死亡率达 50%。

(2) 凝血功能障碍:由维生素 K 缺乏所致,由于血浆蛋白及纤维蛋白原减少,孕妇出血倾向增加,可发生鼻出血、骨膜下出血,甚至视网膜出血。

5. 如何对妊娠剧吐患者进行诊断与鉴别诊断?

根据病史、临床表现、妇科检查及尿中酮体阳性,即可确诊。妊娠剧吐主要应与葡萄胎及可能引起呕吐的疾病如肝炎、胃肠炎、脑部疾病等相鉴别。

6. 如何判断妊娠剧吐病情的严重程度?

(1) 尿液检查测定尿量、尿比重、酮体,有无蛋白尿及管型尿。

(2) 血液检查测定红细胞数、血红蛋白含量、血细胞比容、全血及血浆黏度以了解有无血液浓缩。动脉血气分析测定血液 pH 值、二氧化碳结合力等以了解酸碱平衡情况。另外,还应检测血钾、血钠、血氯含量及肝肾功能。

(3) 必要时应检查眼底并行神经系统检查。

7. 如何治疗妊娠剧吐?

患者应住院治疗。

(1) 对精神情绪不稳定的孕妇,给予心理治疗,解除其思想顾虑。

(2) 补液止吐:禁食、补液,注意水和电解质平衡;每日补液量至少维持 3000 mL,尿量维持在 1000 mL 以上。补充维生素 B_6、维生素 C、氯化钾等,并给维生素 B_1 肌内注射。同时应该给予止吐剂。

(3) 对合并有代谢性酸中毒者,可给予碳酸氢钠或乳酸钠纠正。

(4) 营养不良者,静脉可补充必需氨基酸、脂肪乳注射液。

一般经上述治疗 2~3 天后,病情多可好转。孕妇可在呕吐停止后,进少量流食,若无不良反应,可逐渐增加进食量,同时调整补液量。

8. 妊娠剧吐出现哪些情况时需终止妊娠?

经过上述处理,病情无改善,出现以下情况时应考虑终止妊娠:①持续黄疸;②持续蛋白尿;③体温在 38 ℃ 以上;④心率超过 120 次/分;⑤伴发 Wernicke 脑病等。

第五节 妊娠期急性脂肪肝

1. 什么是妊娠期急性脂肪肝?

妊娠期急性脂肪肝(acute fatty liver of pregnancy,AFLP)是特发于妊娠晚期、罕见、致死性的严重并发症。其临床表现为黄疸、凝血功能障碍、肝功能衰竭、肝性脑病、多脏器功能衰竭等,肝组织学具有明显的肝细胞脂肪浸润。该病起病急剧,病情凶险,母婴死亡率高。近期研究表明,AFLP 与线粒体脂肪酸氧化缺陷有关,属人类常染色体隐性遗传病。

2. 妊娠期急性脂肪肝如何诊断?

1) 临床表现:

(1) 消化道症状:AFLP 起病急,以恶心、呕吐、腹痛等消化道症状为主,腹痛局限于右上腹,也可呈弥漫性。

(2) 黄疸:在消化道症状出现 1~2 周后表现出来,并进行性加重,常无瘙痒,是 AFLP 的典型临床特征。

(3) 可伴有不同程度的高血压,常与子痫前期混淆。

（4）凝血功能障碍：如继续妊娠则病情进展迅速，出现凝血功能障碍及 DIC（全身皮肤淤点、淤斑、牙龈出血等）。

（5）肝肾功能衰竭、低血糖、肝性脑病、昏迷等，患者可在短期内死亡。

2）实验室检查：

（1）白细胞明显升高，中性粒细胞常达（20～30）×10^9/L。血小板计数减少（小于 100×10^9/L）。外周血涂片可见肥大血小板、幼红细胞、嗜碱性点彩红细胞。

（2）血清转氨酶轻或中度升高（一般 ALT 不超过 300 U/L），血清碱性磷酸酶明显升高，血清胆红素升高，但很少达到 200 μmol/L。

（3）血糖降低，血氨升高：持续性重度低血糖是 AFLP 的一个显著特征，常可降至正常值的 1/3～1/2。血氨在 AFLP 的早期就可升高，出现昏迷时则高达正常值的 10 倍。

（4）凝血功能异常：凝血酶原时间延长，活化部分凝血活酶时间延长，血浆抗凝血酶Ⅲ和纤维蛋白原减少。

（5）血尿酸、肌酐和尿素氮均升高，尤其是尿酸的增高程度与肾功能不成比例，有时高尿酸血症可于 AFLP 临床发作前即存在。

（6）尿蛋白阳性，尿胆红素阴性：尿胆红素阴性是较重要的诊断依据之一，但尿胆红素阳性不能排除 AFLP。

3）肝脏影像学检查：B 超检查表现为肝区弥散的密度增高影，呈雪花状，强弱不均。CT 及 MRI 的诊断阳性率大于 B 超检查。

4）肝脏活体组织检查：在诊断不清时可考虑行肝组织穿刺活体组织检查，若存在凝血功能障碍，不宜行肝组织穿刺活体组织检查。

3. 妊娠期急性脂肪肝应与何种疾病进行鉴别诊断？

（1）急性病毒性肝炎：急性病毒性肝炎是妊娠期出现黄疸的最常见原因。急性病毒性肝炎通过病史、病毒血清学检查，可协助鉴别。急性病毒性肝炎转氨酶明显高于 AFLP，常在1000 U 以上，尿胆红素、尿胆原均阳性，但尿酸水平很少升高，早期也不易出现肾功能衰竭。

（2）妊娠期肝内胆汁淤积症（intrahepatic cholestasis of pregnancy，ICP）：瘙痒为 ICP 的首发症状，瘙痒和黄疸为 ICP 的主要表现，分娩后迅速消失，预后好。实验室检查见血清总胆汁酸升高，肝酶轻度升高，无凝血功能障碍及多脏器功能损害的表现。

（3）HELLP 综合征：HELLP 综合征比 AFLP 常见，二者在临床表现及实验室检查方面有交叉重叠，临床常难以区分，如多数患者主诉右上腹部或剑突下不适或疼痛，伴恶心、呕吐、乏力，血清转氨酶和血清胆红素升高，血清尿酸升高，但 HELLP 综合征黄疸不足 5%。HELLP 综合征为妊娠期高血压疾病的严重并发症，患者常有高血压、蛋白尿。实验室检查主要表现为溶血：外周血涂片可见破碎的红细胞、球形红细胞；肝酶升高（LDH 升高是 HELLP 综合征的敏感指标）；血小板减少（血小板计数小于 100×10^9/L）。HELLP 综合征无低血糖。

4. 妊娠期急性脂肪肝如何治疗？

1）终止妊娠：治疗的根本措施是迅速终止妊娠，若短时间内不能经阴道分娩，需立即行剖宫产终止妊娠。术中采取局部麻醉或硬膜外麻醉，不用全身麻醉以免加重肝损害。若胎死宫内，宫颈条件差，短期不能经阴道分娩的也应行剖宫产分娩。术前需充分备足血制品，纠正凝血功能障碍及预防产后出血，若术中出血不止经用缩宫剂等保守治疗无效者，应行子宫切除术。术后禁用镇静、止痛剂。产后应用广谱抗生素预防感染，注意休息，不宜哺乳。

2）综合治疗：成功治疗的关键包括产科、麻醉科、ICU、血液科、肾内科、肝脏疾病科等多学科参与的综合治疗方式。

（1）一般治疗：卧床休息，给予低脂肪、低蛋白质、高糖类食物，保证足够热量。静脉滴注葡萄糖纠正低血糖，注意水和电解质平衡，纠正酸中毒。

（2）换血或血浆置换：换血，配以血液透析，对 AFLP 多脏器衰竭患者治疗有效。血浆置换治疗可清除血液内的激惹因子，增补体内缺乏的凝血因子，减少血小板聚集，促进血管内皮修复，在国内外取得较好疗效。

（3）成分输血：大量新鲜冰冻血浆治疗可获得血浆置换疗法类似效果。可根据情况给予红细胞、血小板、白蛋白、新鲜血等。

（4）保肝治疗：维生素 C、六合氨基酸、ATP、辅酶 A 等。

（5）肾上腺皮质激素：短期使用以保护肾小管上皮，宜用氢化可的松，每日 200～300 mg，静脉滴注。

（6）其他：根据病情应用抗凝剂和 H_2 受体阻滞剂，维持胃液 pH＞5，不发生应激性溃疡。肾功能衰竭利尿无效后可采用透析疗法、人工肾等治疗。使用对肝功能影响小的抗生素，如氨苄青霉素每日 6～8 g 防治感染。

（田俊华　贺　静　郑伊芳）

第六章 胎儿异常及多胎妊娠

第一节 巨大胎儿

1. 巨大胎儿的定义是什么?

胎儿出生体重达到或超过 4000 g 者,称为巨大胎儿(fetal macrosomia),近年来因营养过度而致巨大胎儿的发生有逐渐增加趋势,男胎多于女胎。当产力、产道、胎位均正常时,常因胎儿过大导致头盆不称而发生难产。巨大胎儿手术产率及死亡率均较正常胎儿明显增高,如处理不当可发生严重并发症,给母儿带来较大伤害。

2. 巨大胎儿的高危因素是什么?

(1) 糖尿病:巨大胎儿是妊娠合并糖尿病最常见的并发症,我国目前糖尿病的发生率居世界首位。其原因可能是孕妇血液中葡萄糖含量升高,通过胎盘进入胎儿循环,而胰岛素不能通过胎盘,胎儿长期处于高血糖状态,刺激胎儿分泌大量胰岛素或胰岛素样生长因子,活化氨基酸转移系统,促进脂肪、蛋白质合成并抑制脂肪分解,使胎儿脂肪聚集,导致巨大胎儿。

(2) 孕妇高危因素:孕前肥胖及孕期营养过剩使体重增加过快,巨大胎儿发生率高。

(3) 遗传因素:身材高大的父母巨大胎儿的发生率显著增加。

(4) 产次:胎儿体重随孕妇分娩次数增加而增加。

(5) 过期妊娠:过期妊娠胎盘功能良好者,可发生巨大胎儿。

(6) 胎儿内分泌代谢失调:胎儿胰岛素、类胰岛素样生长因子-1 及其相应的结合蛋白和瘦素等分泌量与胎儿出生体重成正相关。

(7) 种族、民族因素。

3. 巨大胎儿的检查方法有哪些?

(1) 腹部检查:腹部膨隆明显,宫高、腹围大于同孕龄正常值;宫底高,胎体大,先露部高浮,胎心正常有力但位置稍高。若宫高加腹围达到 140 cm,巨大胎儿的可能性较大。

(2) B 超检查:最常用的参数有双顶径、头围、胸围、腹围及股骨长。若 B 超检查提示双顶径大于 10 cm、股骨长达到 8.0 cm,应考虑巨大胎儿。

4. 巨大胎儿的处理方法有哪些?

1) 孕期处理:若产前检查发现巨大胎儿的可能,应行糖尿病筛查,如有糖尿病需积极控制血糖,适时以恰当的方式终止妊娠。

2) 分娩处理:

(1) 剖宫产:非糖尿病孕妇胎儿体重达到 4500 g,糖尿病孕妇胎儿体重达到 4000 g 应行剖宫产。

(2) 阴道分娩:巨大胎儿分娩过程中,应严密观察,防止产科并发症。必要时适当放宽剖宫产指征。阴道分娩时,应特别注意肩难产,应熟悉肩难产的处理方法。巨大胎儿娩出后,要认真检查产道,并注意防治产后出血及感染。

3) 新生儿处理:监测血糖,预防低血糖,于生后 1～2 h 开始喂糖水,减少低血糖的发生。

对于妊娠期发现巨大胎儿可疑者,不建议预防性引产。因其不能改善围产儿结局,不能降低肩难产率,反而可能增加剖宫产率。

5. 如何预防巨大胎儿的发生?

(1) 孕期营养状况与胎儿生长发育关系密切,因此孕妇要注意营养适度、合理、科学,适当活动。

(2) 加强孕期监护及宣教,孕期管理很重要,普及卫生知识,保护孕妇身心健康。

(3) 妊娠 24～28 周常规行糖尿病筛查,及早控制糖尿病。

第二节 多 胎 妊 娠

1. 什么是多胎妊娠?

一次妊娠宫腔内同时有两个或两个以上胎儿时称为多胎妊娠。多胎妊娠发生率随着辅助生殖技术的广泛开展而明显增高。多胎妊娠属高危妊娠范畴,易引起妊娠期高血压疾病等多种并发症。此处主要讨论双胎妊娠(twin pregnancy)。

2. 双胎妊娠的类型及各自特点是什么?

1) 双卵双胎(dizygotic twin):两个卵子分别受精形成的双胎,称为双卵双胎。双卵双胎约占双胎妊娠的 70%,与应用促排卵药物、多胚胎宫内移植、种族及遗传因素有关。两个卵子分别受精形成两个受精卵,胎儿存在各自的遗传基因,故其特征与一个家庭中的兄弟姐妹相似,性别、血型、容貌均可不同。胎盘多为两个,也可融合成一个,但血液循环各自独立。两个羊膜囊之间的中隔为四层,即两层羊膜、两层绒毛膜。

2) 单卵双胎(monozygotic twin):由一个受精卵分裂形成的双胎,称为单卵双胎。单卵双胎约占双胎妊娠的 30%。其发生原因不明,不受医源、年龄、胎次、种族及遗传等因素影响。由于具有相同的遗传基因,两个胎儿性别、血型相同,容貌相似。根据受精卵在早期发育阶段发生分裂的时间不同,分为四种类型。

(1) 双羊膜囊双绒毛膜单卵双胎:分裂发生在桑葚期,相当于受精后 3 日内,形成两个胚胎、两个羊膜囊。两个羊膜囊之间隔有两层绒毛膜、两层羊膜,胎盘为两个。此类型占单卵双胎的 30%。

(2) 双羊膜囊单绒毛膜单卵双胎:分裂发生在囊胚期,相当于受精后第 4～8 日,囊胚期内细胞团形成及绒毛膜已分化形成后,但羊膜囊出现之前,此时形成的双胎有共同的胎盘,但各有自己的羊膜囊,其间仅隔有两层羊膜和一层绒毛膜,此类型占单卵双胎的 68%。

(3) 单羊膜囊单绒毛膜单卵双胎:分裂发生在受精后第 9～13 日,此时羊膜囊已形成,两个胎儿共有一个羊膜囊一个胎盘。此类型占单卵双胎的 1%～2%。

(4) 联体双胎:受精卵在受精后第 13 日后分裂,此时原始胎盘已形成,机体不能完全分裂成两个,形成不同形式的联体儿,极为罕见。

3. 多胎妊娠的诊断依据有哪些?

(1) 病史及临床表现:家族中有多胎妊娠史,孕前曾用促排卵药物或体外受精多个胚胎移植;早孕反应严重;孕 10 周子宫大小即超过相应孕周,妊娠中期体重迅速增加,腹部增大明显;胎动范围广泛;下肢水肿、静脉曲张等压迫症状出现早且明显;妊娠晚期常有呼吸困难、心悸、食欲下降及活动不便等。

（2）产科检查：子宫大于停经周数；妊娠中晚期腹部可扪及多个小肢体或 3 个以上胎极；胎头较小，与子宫大小不成比例；不同部位能听到两个胎心，其间有无音区，或同时听到两个速率不同的胎心，相差在 10 次/分以上。双胎妊娠时胎位多为纵产式，常见两个头位或一头一臀。

（3）B 超检查：B 超检查是诊断双胎的重要工具，同时对监护双胎有极大帮助。妊娠 6～7 周时宫腔内可见两个妊娠囊，随后胚芽出现两个原始心管搏动，妊娠第 9 周，两个胎儿初具人形时，诊断更为确切；中期妊娠时，在同一平面可见两个胎儿的头或躯干。可筛选胎儿结构畸形，如联体双胎、开放性神经管畸形等。可对双胎监护，判断其生长发育情况及双胎类型。

4. 多胎妊娠的并发症有哪些？

1）孕妇的并发症：

（1）妊娠期高血压疾病：双胎妊娠最重要的并发症，比单胎妊娠多 3～4 倍，且发病早。程度重，易发展成子痫，并出现心肺并发症。

（2）妊娠期肝内胆汁淤积症：其发生率是单胎的 2 倍，主要表现为皮肤瘙痒和黄疸，易引起早产、胎儿窘迫、死胎、死产，围生儿死亡率增高。

（3）贫血：双胎妊娠并发贫血是单胎的 2.4 倍，主要由于双胎生长的需要使母体铁和叶酸供应不足所致。

（4）羊水过多：双胎妊娠羊水过多，发生率约 12%，急性羊水过多常在单卵双胎中期妊娠时发生，可能与双胎输血综合征及胎儿畸形有关，对胎儿威胁极大。①胎儿免疫性水肿；②胎儿非免疫性水肿。两者均可导致羊水过多。

（5）胎膜早破：约 14% 双胎妊娠并发胎膜早破，可能与子宫过度膨胀、宫腔内压力增高有关。

（6）宫缩乏力：双胎妊娠子宫肌纤维伸展过度，常发生原发性宫缩乏力，致产程延长。

（7）胎盘早剥：双胎妊娠产前出血的主要原因，可能与双胎时妊娠期高血压疾病、羊水过多有关。第一胎儿娩出后，宫腔容积突然缩小，是胎盘早剥另一常见原因。

（8）产后出血：经阴道分娩的双胎妊娠平均产后出血量达 500 mL，与子宫肌纤维过度伸展致子宫收缩乏力，加之胎盘附着面积增大有关。

（9）流产：双胎妊娠的流产率高于单胎妊娠 2～3 倍。流产与胎盘发育异常及胎盘血液循环障碍、胚胎畸形、宫腔内容积相对狭窄等有关。

2）围生儿并发症：

（1）早产：约 50% 双胎妊娠并发早产，单卵双胎更易发生早产，多因胎膜早破或宫腔内压力过高及严重母儿并发症有关。

（2）胎儿生长受限：原因尚不清楚，可能与胎儿拥挤、胎盘占蜕膜面积相对较小有关。此外，两个胎儿间生长不协调，与双胎输血综合征、一胎畸形或一胎胎盘功能严重不良有关。有时妊娠早中期双胎中一个胎儿死亡，可被另一胎儿压成薄片，称为纸样胎儿。

（3）选择性胎儿生长受限：发病原因主要是胎盘分配不均，生长受限胎儿通常存在脐带边缘附着或帆状插入，其诊断必须满足单绒毛膜性双胎这一前提。

（4）一胎无心畸形：少见畸形，发生率为妊娠胎儿的 1:35 000，表现为双胎之一心脏缺如、残留或无功能，最显著的特征是结构正常的泵血胎通过一根胎盘动脉向寄生的无心胎供血。

（5）双胎输血综合征（twin to twin transfusion syndrome，TTTS）：双羊膜囊单绒毛膜单卵双胎的严重并发症。通过胎盘的动-静脉吻合支，导致胎儿间血液沟通，双胎儿间血液发生转移，称为 TTTS。血液从动脉向静脉单向分流，致使一个胎儿成为供血儿，另一个胎儿成为受血儿。

（6）脐带异常：单羊膜囊双胎易发生脐带互相缠绕、扭转、打结，可导致胎儿死亡。脐带脱垂发生率高于单胎5倍，也是双胎常见并发症，多发生在双胎胎位异常或胎先露未衔接出现胎膜早破时，以及第一胎儿娩出后，第二胎儿娩出前，是胎儿急性缺氧死亡的主要原因。

（7）胎头交锁及胎头碰撞：前者多发生在第一胎儿为臀先露、第二胎儿为头先露者。分娩时第一胎儿头部尚未娩出，而第二胎儿头部已入盆，两个胎头颈部交锁，造成难产。后者两个胎儿均为头先露，同时入盆，胎头碰撞难产。均多见于胎儿较小，骨盆宽大时。临床上极为少见。

（8）胎儿畸形：发生率是单胎的2倍，有些畸形为单卵双胎所特有，如联体双胎、无心畸形、寄生胎等。

5. 双胎妊娠的处理方法有哪些？

妊娠期应注意补充足够营养，重点是预防早产发生。及早发现妊娠期高血压疾病，早期治疗。同时监护胎儿生长发育情况及胎位变化，定期行B超监测胎儿生长情况（每3～4周1次）。以下重点介绍分娩期的处理。

多数双胎妊娠能经阴道分娩，产程中应注意以下几点。

（1）第一产程：足够的营养及睡眠，严密观察产程进展及胎心情况，做好一切急救准备。

（2）第二产程：第一胎娩出后，胎盘侧脐带必须立即夹紧，以防第二胎儿失血。助手应在腹部固定第二胎儿为纵产式，密切观察第二胎儿胎心，宫缩及阴道流血情况，及时行阴道检查了解胎位及排除脐带脱垂。通常在20 min左右第二胎儿娩出。若第二胎为肩先露，先行外转胎位术，必要时采用剖宫产术终止妊娠。

（3）第三产程：胎儿娩出后腹部放置沙袋，以防腹压突然降低发生休克。同时注意预防产后出血。应检查胎盘是否完整，判断双胎类型。

双胎妊娠有下列情况者，应考虑剖宫产：①第一胎儿为肩先露、臀先露；②宫缩乏力致产程延长，经积极处理效果不佳者；③胎儿窘迫，短时间不能经阴道分娩者；④联体双胎孕周超过26周；⑤严重妊娠并发症需尽快终止妊娠，如重度子痫前期、胎盘早剥等。

无论阴道分娩还是剖宫产，均应注意预防产后出血：①临产时应备血；②胎儿娩出前建立液体通路；③第二胎儿娩出后立即使用宫缩剂，并使其作用维持到产后2 h以上。

第三节 死 胎

1. 死胎的定义是什么？

妊娠20周后胎儿在宫内死亡者称死胎，胎儿在分娩过程中死亡，称死产，亦是死胎的一种。国外学者将产前胎死宫内尸体解剖，不能解释死因称为胎儿猝死，胎儿猝死占死胎20%～30%。死胎在宫内滞留过久，变性的胎盘释放的凝血酶进入母体循环，可引起母体凝血功能障碍。

2. 死胎的病因有哪些？

（1）胎盘及脐带因素：前置胎盘出血、胎盘早剥、胎盘功能减退、血管前置出血、脐带缠绕、脐带打结、脐带过短、脐带血栓形成、脐带扭转、脐带脱垂等。

（2）胎儿因素：严重胎儿畸形、胎儿宫内发育迟缓、胎儿宫内感染、遗传性疾病、母儿血型不合等。

（3）孕妇因素：孕妇合并有妊娠期高血压疾病、糖尿病、慢性肾炎、心血管疾病、全身和腹腔感染及各种原因引起的休克等。

3. 死胎的临床表现有哪些?

孕妇自觉胎动消失,子宫不再继续增大,胎心消失、体重下降。胎儿死亡之后,约 80% 在 2～3 周内自然娩出,若死亡 4 周仍未排出,可出现明显凝血功能异常,DIC 发生机会明显增加。分娩时可引起严重出血。

4. 死胎如何诊断?

孕妇自觉胎动消失,检查时听不到胎心,子宫比妊娠周数小,可考虑死胎。B 超检查发现胎心和胎动消失。

5. 死胎如何处理?

死胎一经确认,应予引产,经羊膜腔内注入依沙吖啶引产或地诺前列酮促进宫颈成熟后使用缩宫素引产。产后应仔细检查胎盘、脐带和胎儿,必要时做胎儿尸体解剖,寻找死胎原因。

死胎超过 4 周尚未排出者,应做凝血功能检查,若发现异常,可应用肝素或低分子肝素进行治疗,必要时补充新鲜血浆或冷沉淀。一般用药 24～48 h 后可使纤维蛋白原和血小板恢复至有效止血水平,再行引产。同时注意预防产后出血和感染。

6. 如何预防死胎的发生?

加强孕期保健和监护,特别是对高危孕妇监护,及时发现胎儿宫内窘迫。

第四节 胎 儿 窘 迫

1. 什么是胎儿窘迫?

胎儿在宫内有缺氧征象危及胎儿健康和生命者,称为胎儿窘迫。胎儿窘迫是一种综合症状,是当前剖宫产的主要适应证之一。

2. 胎儿窘迫的病因有哪些?

凡是影响子宫胎盘单位给胎儿供养的因素,都可以导致胎儿窘迫。

(1) 母体因素:母体血液含氧量不足是重要原因,导致胎儿缺氧的母体因素如下。①微小动脉供血不足,如妊娠期糖尿病、妊娠期高血压疾病等;②红细胞携氧量不足,如重度贫血、一氧化碳中毒等;③急性失血,如胎盘早剥、前置胎盘等;④各种原因引起的休克与急性感染发热;⑤子宫胎盘血运受阻:缩宫素使用不当、产程延长、急产、脐带因素等。

(2) 胎儿因素:胎儿心血管系统功能障碍,如严重的先天性心血管疾病、颅内出血、胎儿畸形等;母儿血型不合;胎儿宫内感染等。

(3) 脐带、胎盘因素:脐带和胎盘是母体与胎儿间氧及营养物质的输送传递通道,其功能障碍必然影响胎儿获得所需氧及营养物质。常见的脐带因素如脐带缠绕、打结、过短、扭转等。胎盘功能低下,胎盘发育障碍、过期妊娠、胎盘形状异常和胎盘感染等。

3. 胎儿窘迫临床表现有哪些?

根据胎儿窘迫发生速度,分为急性及慢性两类。

1) 急性胎儿窘迫:主要发生在分娩期,多因脐带因素(如脐带脱垂、绕颈、打结等)、胎盘早剥、宫缩过强且持续时间过长或孕妇处于低血压、休克和中毒等引起。

(1) 胎心率变化:胎心率是了解胎儿是否缺氧的一个重要标志,胎心率的改变是急性胎儿窘迫最明显的征象。胎心率大于 160 次/分,尤其是大于 180 次/分,为胎儿缺氧的初期表现。随后胎心率减慢,胎心率小于 110 次/分,尤其是小于 100 次/分,为胎儿危险征象。胎心监护仪图像出现以下变化,应诊断为胎儿窘迫:①出现频繁的晚期减速,多为胎盘功能不良;②重度变异减速的出现,多为脐带血运受阻表现,若同时伴有晚期减速,表示胎儿缺氧严重,情况紧急。

（2）羊水粪染：胎儿可在宫腔内排出胎粪，一般随着孕龄的增长羊水粪染的概率增大。目前研究认为羊水粪染不是胎儿窘迫的征象，出现羊水粪染时，若胎心监护正常，不需要进行特殊处理。若胎心异常，存在胎儿宫内缺氧情况，会引起胎粪吸入综合征，造成新生儿重度窒息，导致不良结局。

（3）胎动：胎动是胎儿安危的指标，是孕妇自我监测可靠而简便的方法。胎动减少是胎儿窘迫的一个重要指标，每日监测胎动可预知胎儿的安危。胎儿窘迫初期，最初表现为胎动频繁，继而转弱，次数减少，进而消失。

（4）酸中毒：破膜后，检查胎儿头皮血进行血气分析。诊断胎儿窘迫的指标有血 pH<7.20，PaO_2<10 mmHg，$PaCO_2$>60 mmHg。

2）慢性胎儿窘迫：慢性胎儿窘迫多数发生于妊娠晚期，临产后转为急性胎儿窘迫。主要表现为胎儿生长受限，可以根据孕妇的孕周、子宫底的高度、B超检查提示的胎儿双顶径及股骨长等综合指标进行评估，同时可以通过胎盘功能检查、胎动计数等了解胎儿缺氧情况。慢性胎儿窘迫主要是因为妊娠期高血压疾病、慢性肾炎、糖尿病等引起。

4. 如何处理胎儿窘迫？

1）急性胎儿窘迫：

（1）吸氧：面罩间歇性吸入高浓度氧，提高母体血氧含量，改善胎儿血氧供应。

（2）侧卧位：孕妇取左侧卧位可消除右旋子宫对腹主动脉及髂动脉的压迫，恢复子宫正常灌注量。观察 10 min，若胎心率转为正常，可继续观察。若考虑有脐带受压，可变换体位解除压迫。

（3）及早纠正酸中毒：用 5％碳酸氢钠溶液 100～200 mL 静脉滴注。

（4）尽快终止妊娠：无论剖宫产还是阴道分娩，均应做好抢救新生儿窒息的准备。宫口未开全者，嘱其取左侧卧位，高浓度间歇吸氧，10％葡萄糖溶液 500 mL 加维生素 C 1～2 g，静脉滴注观察。若胎心仍未改善或胎儿加重或伴有头盆不称，应立即行剖宫产；宫口开全者，胎先露部已达坐骨棘平面以下 3 cm，应尽快经阴道助产。

2）慢性胎儿窘迫：

（1）一般处理：嘱孕妇取左侧卧位，定时吸氧，每日 2～3 次，每次 30 min。

（2）期待疗法：孕周小，估计胎儿娩出后存活可能性小，应尽量采取保守治疗，延长孕周，同时给予地塞米松促进胎儿肺成熟，等待胎儿成熟后及时终止妊娠。

（3）终止妊娠：胎儿已成熟，妊娠近足月，胎动减少，缩宫素激惹试验（OCT）出现晚期减速、重度变异减速或胎儿生物物理评分小于 3 分者，以剖宫产终止妊娠为宜。

第五节 胎儿生长受限

1. 什么是胎儿生长受限？

胎儿生长受限是指出生体重低于同孕龄同性别胎儿平均体重的两个标准差或第 10 百分位数，或孕 37 周后胎儿出生体重小于 2500 g。

2. 胎儿生长受限的原因是什么？

（1）母体因素：胎儿体重与孕妇身高、孕前体重、妊娠时年龄以及胎产次等相关。所有影响子宫和胎盘血流灌注的妊娠并发症及合并症，如妊娠期高血压疾病、妊娠合并肾疾病、严重贫血、严重营养不良、长期低氧血症等均可导致胎儿生长受限。此外，孕妇吸烟、酗酒、滥用药物等不良嗜好以及社会状况、经济条件较差时，胎儿生长受限的发生机会也增多。

（2）胎儿因素：胎儿生长发育与种族、性别有关；染色体异常，如21-三体综合征、18-三体综合征或13-三体综合征、Turner 综合征；宫内感染，如胎儿感染风疹病毒、巨细胞病毒、单纯疱疹病毒、弓形虫、梅毒螺旋体等可导致胎儿宫内发育迟缓；多胎妊娠、双胎输血综合征也可导致胎儿宫内发育迟缓。

（3）胎盘及脐带因素：各种胎盘病变，脐带异常等可导致胎盘血供不足或影响胎儿获得营养，均可引起胎儿宫内发育迟缓。

3. 胎儿生长受限的分类及临床表现有哪些？

胎儿生长发育基本上分三期：妊娠17周前主要是细胞增殖、细胞数量增多；妊娠17~32周，细胞继续增殖但速率下降，细胞体积开始增大；妊娠32周后至足月，细胞增生肥大。在妊娠不同时期胎儿的生长发育受到致病因素影响，其结局不同，临床表现各异。根据胎儿的生长特征、体重及病因等，将胎儿生长受限分为三种类型。

（1）内因性均称型：临床少见，多因不良因素作用于受精卵或妊娠早期。常因某些染色体异常，宫内感染及环境有害物质所致。其特点是：①胎儿体重、身长及头径均相称，但均小于此孕龄的正常值，新生儿身材矮小发育不全，外观无营养不良；②脑重量轻，常有脑神经发育障碍，多伴有智力障碍；③胎盘组织结构无异常，但体积重量小；④半数有先天畸形。

（2）外因性不匀称型：临床常见，不良因素主要作用于妊娠中、晚期。多因子宫胎盘功能低下，常见于妊娠高血压疾病、慢性高血压、糖尿病、胎盘病变等。其特点是：①胎儿各器官细胞数量正常，但细胞体积小；②身长和头径与孕龄相符，但体重偏低；③新生儿外观表现为营养不良，头大，发育不匀称；④胎盘体积重量正常，但常有组织学改变如梗死、钙化等。

（3）外因性均称型：为上述两型的混合型。致病因素在整个妊娠期发生作用，常因营养不良，缺乏叶酸、氨基酸等重要营养物质所致，或因吸烟、酗酒所致。其特点是：①体重、身长、头径均小于该孕龄的正常值，但相称；②外观有营养不良表现，常伴智力发育障碍；③各器官体积均小，尤以肝脾为著；④胎盘外观正常，但体积小。

4. 如何诊断胎儿生长受限？

1）病史：①准确判断孕龄；②注意本次妊娠过程中是否存在导致胎儿生长发育迟缓的高危因素，如慢性高血压疾病、慢性肾病、严重贫血、营养不良等疾病；③注意询问有无不良嗜好，如吸烟、酗酒、滥用药物，工作中是否接触有害、有毒物质。

2）症状及体征：连续测定宫高、腹围及孕妇体重判断胎儿宫内发育状况。妊娠18~30周时，宫底高度与孕周有明确相关性。还可计算胎儿发育指数，胎儿发育指数＝宫高(cm)－3×(孕月＋1)，指数在－3与＋3之间为正常儿，低于－3则提示有胎儿生长受限的可能。

3）辅助检查：B超监测评估胎儿生长发育情况：

（1）头臀径：反映孕早期胎儿生长发育的敏感指标。

（2）双顶径：正常妊娠24周前，双顶径每周增加约3 mm，25~32周每周增加约2 mm，33~38周至足月每周增加约1 mm。38周后胎头生长速度明显减慢，甚至可能停止生长。连续测定、动态观察其变化，及早发现胎儿生长受限。

（3）股骨长度。

（4）腹围。

（5）羊水量：30%的胎儿宫内发育迟缓伴羊水量减少。

（6）胎盘成熟度及胎盘功能检查。

5. 胎儿生长受限如何治疗？

排除胎儿畸形后，选择在妊娠32周以前进行治疗。

1）一般治疗：去除不良因素，改善胎儿宫内供氧及营养状况。

（1）纠正不良生活习惯，如吸烟、酗酒、滥用药物及接触有害物质等，加强营养，注意营养均衡。

（2）卧床休息，取左侧卧位，可纠正子宫右旋，增加子宫胎盘血流量，有效地增加不匀称型胎儿生长受限的体重。

（3）积极治疗各种合并症及并发症。

（4）增加血氧浓度：给予孕妇面罩吸氧，每日 2～3 次，每次 20～30 min，可改善围生儿结局。

（5）改善子宫胎盘绒毛间隙的血供，改善微循环，维持胎盘功能。可用低分子右旋糖酐和丹参注射液滴注。

（6）补充多种矿物质及维生素，静脉滴注复方氨基酸，改善胎儿营养供应。

2）产科处理：关键在于决定分娩时机和选择分娩方式。先行 B 超检查了解有无胎儿结构异常，准确计算孕龄，了解宫颈成熟度。根据胎动、胎心监护、B 超检查及胎儿成熟度监测，综合评估胎儿宫内状况，决定终止妊娠时机及方法。胎儿宫内发育迟缓对缺氧耐受性差，宜适当放宽剖宫产指征，但胎儿畸形或胎龄过小且出生后难以存活者，应经阴道分娩。

（1）继续妊娠：胎儿宫内情况良好，胎盘功能正常，孕妇无合并症及并发症者可在严密监护下继续妊娠，不应超过预产期。

（2）终止妊娠：①一般治疗效果差，孕龄超过 34 周；②胎儿窘迫，胎盘功能减退，或胎儿停止生长 3 周以上；③妊娠合并症及并发症加重，继续妊娠对母儿均不利，应尽快终止妊娠；④若孕龄小于 34 周，应使用地塞米松促胎肺成熟，治疗 2～3 日，加强产前和产时监护，做好新生儿复苏的准备。

6. 胎儿生长受限的预后如何？

胎儿生长受限的近期及远期并发症发病率较高。近期并发症主要有新生儿窒息、低体重、低血糖、红细胞增多症等；远期并发症主要有脑瘫、智力障碍、行为异常、神经系统障碍；成年后高血压、冠心病、糖尿病等心血管疾病及代谢性疾病的发病率较高。

第六节　胎儿先天畸形

1. 什么是胎儿先天畸形？

胎儿先天畸形是指由于内在的异常发育而引起的器官或身体某部位的形态学缺陷，又称为出生缺陷。胎儿先天畸形发生顺序依次为无脑儿、脑积水、开放性脊柱裂、脑脊膜膨出、唇裂、腭裂、先天性心脏病、21-三体综合征、腹裂及脑膨出。

2. 胎儿先天畸形的病因是什么？

胎儿发育分为胚细胞阶段、胚胎阶段及胎儿阶段。各阶段对致畸因素作用的敏感性不同，其结局亦不尽相同。胚细胞阶段相对不敏感，致畸因素作用后可致胚细胞死亡、流产；胚胎阶段最敏感，致畸因素作用后可导致胎儿结构发育异常；胎儿阶段致畸因素作用后仅表现为细胞生长异常或死亡，极少发生胎儿结构畸形。导致胎儿畸形的因素有三类。

（1）环境因素：药物、化学物质、毒品等环境中可接触的物质均有可能导致胎儿畸形。

（2）遗传因素：染色体数目或结构异常及性染色体异常均可导致胎儿畸形。

（3）综合因素：多基因遗传加之环境因素常可导致先天性心脏病、神经管缺陷、唇裂、腭裂及幽门梗阻等胎儿畸形，多发生于女性胎儿。

3．胎儿先天畸形常见类型有哪些？

1）神经管缺陷：由综合因素所致，致畸因素作用于胚胎阶段早期，可导致神经管缺陷。神经管缺陷包括常见的无脑儿、枕骨裂、露脑与颅脊椎裂。

（1）无脑儿：颅骨与脑组织缺失，偶见脑组织残基，常伴有肾上腺发育不良及羊水过多。无脑儿外观颅骨缺失、双眼暴突、颈短。

（2）脊柱裂：部分椎管未完全闭合，其缺损多在后侧；隐性脊柱裂即腰骶部脊椎管缺损，表面有皮肤覆盖，脊髓和脊神经正常，无神经症状；如有椎骨缺损致脊髓、脊膜突出，表面皮肤包裹呈囊状，称为脊髓脊膜膨出，常有神经症状。补充叶酸后可明显降低发病率。

（3）脑积水：大脑导水管不通致脑脊液回流受阻，在脑室内、外大量蓄积脑脊液，引起颅压升高、脑室扩张、颅腔体积增大、颅缝变宽、囟门增大。

2）唇裂和唇腭裂：唇裂时腭板完整，唇腭裂时有鼻翼、牙齿生长不全。严重腭裂可通至咽部，严重影响哺乳。

3）联体双胎：单卵双胎所特有的畸形。B超检查有助于诊断。

4．胎儿先天畸形的诊断方法有哪些？

普通超声技术及三维超声检查可协助诊断胎儿畸形。胎儿镜、胚胎镜检查虽属有创检查，但能更直观、准确地观察胎儿或胚胎情况，且可进行宫腔内容物取样诊断，甚至可进行宫内治疗。

5．如何预防及治疗胎儿先天畸形？

预防胎儿畸形应实施三级预防原则，即去除病因、早期诊断、延长生命。避免近亲婚配或严重的遗传病患者婚配，同时提倡适龄生育，加强遗传咨询和产前诊断，注意环境保护，减少各种环境致畸因素的危害。对于无存活可能的先天畸形，如无脑儿、脑积水等，一经确诊应行引产术终止妊娠，以母亲免受损害为原则，分娩若有困难，必要时可行毁胎术；对于有存活机会且能通过手术矫正的先天畸形，尽可能经阴道分娩。

（刘　康）

第七章 胎儿附属物异常

第一节 前 置 胎 盘

1. 产前出血的原因是什么？

产前出血根据发生的部位分为宫颈以上部位的出血和宫颈以下部位的出血。宫颈以上部位的出血包括前置胎盘、胎盘早剥及前置血管破裂。宫颈以下部位的出血包括宫颈息肉及宫颈糜烂等。产前出血的原因有时难以确定，如发生出血后又止，且没有其他临床症状，产后检查也没有发现异常，往往是胎盘边缘的轻微分离且没有进一步扩大造成的，但即使如此，母儿不良结局的风险也是很高的。其中前置胎盘及胎盘早剥是妊娠晚期阴道流血最常见的原因。

2. 什么是前置胎盘？它如何分类？

胎盘的正常附着位置是在子宫体的后壁、前壁或侧壁，远离子宫颈内口。孕 28 周后，若胎盘附着在子宫下段，其下缘达到或覆盖子宫内口，位置低于胎先露部，称为前置胎盘（placenta previa）。前置胎盘是妊娠晚期出血的最常见原因，是妊娠期的严重并发症，处理不当可危及母儿生命。

根据胎盘与宫颈内口的关系，将前置胎盘分为以下几种。

（1）完全性前置胎盘（complete placenta previa），又称中央性前置胎盘（central placenta previa），胎盘组织完全覆盖宫颈内口。

（2）部分性前置胎盘（partial placenta previa），胎盘组织部分覆盖宫颈内口。

（3）边缘性前置胎盘（marginal placenta previa），胎盘附着于子宫下段，胎盘下缘达到宫颈内口，但未覆盖宫颈内口。

根据疾病的凶险程度，前置胎盘分为凶险性和非凶险性。凶险性前置胎盘（pernicious placenta previa）是指前次有剖宫产史，此次妊娠为前置胎盘，发生胎盘植入的可能性为 50%。胎盘位于子宫下段，胎盘下缘接近但并未到达宫颈内口，称为胎盘低置。

胎盘下缘与宫颈内口的关系，可因子宫下段的延伸、宫颈管消失、宫口扩张而改变。目前，临床上均依据处理前最后一次检查来决定其分类。

3. 哪些因素可导致前置胎盘？

目前尚不清楚，高龄初产妇（35 岁以上）、经产妇及多产妇、有剖宫产史、吸烟或吸食毒品妇女为高危人群。其发生可能与以下因素有关。

（1）子宫内膜病变或损伤子宫体部内膜病变如产褥感染、多产、多次刮宫及剖宫产等，引起子宫内膜炎或子宫内膜受损，使子宫蜕膜血管生长不全，当受精卵植入时，血液供给不足，为了摄取足够营养而扩大胎盘面积，伸展到子宫下段。

（2）胎盘面积过大：双胎的胎盘面积比单胎大而达到子宫下段。双胎的前置胎盘发生率比单胎高一倍。

（3）胎盘异常：如副胎盘，主要胎盘在子宫体部，而副胎盘则可达子宫下段近宫颈内口处。

（4）受精卵滋养层发育迟缓：当受精卵到达子宫腔时，尚未发育到能着床的阶段而继续下移植入子宫下段，并在该处生长发育形成前置胎盘。

4. 前置胎盘的典型症状及其阴道流血特点是什么？

1）典型症状为妊娠晚期无痛性阴道流血。

2）阴道流血发生时间的早晚、反复发生的次数、出血量的多少，一般与前置胎盘的类型有关。

（1）完全性前置胎盘初次出血的时间较早，大多在妊娠中期末，反复出血的次数多，出血量也较多。

（2）边缘性前置胎盘初次出血时间较晚，往往在妊娠末期或临产后，出血量较少。

（3）部分性前置胎盘的初次出血时间和出血量则介于两者之间。

（4）边缘性或部分性前置胎盘患者，若胎膜自破而胎先露能迅速下降压迫胎盘，阴道流血可就此停止。

3）产后出血：由于子宫下段的蜕膜发育不良，前置胎盘可合并胎盘植入，因而在子宫下段形成过程中及临产后不发生子宫出血，胎儿娩出后胎盘剥离不全而发生大量出血难以控制，严重者需切除子宫。

5. 在临床上前置胎盘的体征表现是什么？

1）全身检查：一般情况下随出血量而定，如大量急性出血可有面色苍白，脉搏微弱、加快，血压下降等休克现象，$10\% \sim 25\%$ 的患者可能发生休克。

2）产科检查：

（1）子宫底高度与孕周数相符。

（2）因子宫下段有胎盘占位，影响胎先露部入盆，故胎先露高浮，约有 15% 并发胎位异常，尤其是臀先露多见。

（3）除非母体严重休克，一般情况下胎心正常。

（4）胎盘附着于子宫下段前壁时，于耻骨联合上可闻及与母体脉搏一致的胎盘血流音。

（5）临产后检查宫缩为阵发性，间隙期子宫可以完全放松，无强直性宫缩。

6. 前置胎盘的辅助检查有哪些？

1）B超检查：B超检查可以根据胎盘边缘与宫颈内口的关系而诊断。

（1）完全性前置胎盘：子宫峡部以下的前、后壁均有胎盘光点分布，子宫内口全部被胎盘覆盖，胎头或胎体与膀胱间距离增宽，其间为胎盘回声。

（2）部分性前置胎盘：分为前、后壁部分性前置胎盘。前者胎盘位于子宫前壁，胎盘边缘覆盖子宫内口前半部分；后者胎盘位于子宫后壁，胎盘边缘覆盖子宫内口后半部分，若为头位，胎头靠近前壁与子宫后壁有较大间隙，该处听不到羊水回声。

（3）边缘性前置胎盘：胎盘边缘部分刚达子宫颈内口，但未覆盖内口。

（4）低置胎盘：胎盘下缘附着于子宫下段，接近宫颈内口。

2）磁共振（MRI）检查：对胎盘植入的诊断有帮助。

7. 如何诊断前置胎盘？

（1）病史及临床症状、体征：多次刮宫、分娩史，子宫手术史，吸烟或滥用麻醉药物史，或高龄孕妇、双胎等，妊娠晚期或临产时突然无明显原因发生无痛性反复阴道流血，应考虑前置胎盘。并根据发生阴道流血的时间及出血量，对前置胎盘的类型作出初步诊断。体格检查可能提示持续的胎位异常,臀先露多见。若不知道胎盘的位置,不可行阴道检查。

(2)辅助检查:B超检查的准确率达95%以上,是较好的诊断手段,并能动态观察胎盘位置有无改变。如妊娠中期B超检查发现胎盘前置者不宜诊断为前置胎盘,而应称胎盘前置状态。

(3)产后检查胎盘和胎膜:产后应认真检查胎盘和胎膜,若发现胎盘边缘或部分胎盘有陈旧性凝血块和压迹、胎膜破口距胎盘边缘距离小于7 cm,则前置胎盘的诊断可以确立。

8. 前置胎盘应与哪些疾病相鉴别?

前置胎盘主要应与Ⅰ度胎盘早剥、脐带帆状附着、前置血管破裂、胎盘边缘血窦破裂及宫颈病变(宫颈息肉、宫颈柱状上皮外移伴感染及宫颈癌)等相鉴别,结合病史、阴道窥诊、B超检查及产后胎盘检查可确诊。

9. 前置胎盘的治疗原则是什么?

前置胎盘治疗原则是抑制宫缩,制止出血,纠正贫血,预防感染及延长孕周,促进胎肺成熟,即采取积极的期待疗法,降低围生儿病死率。在期待过程中,根据失血量、妊娠周数、产次、胎位、胎儿存活与否,选择最佳分娩时期。

10. 前置胎盘的期待疗法包括哪些方面?

期待疗法适用于妊娠小于34周、胎儿估计体重小于2000 g、活胎、阴道出血不多、一般情况良好无需紧急分娩的孕妇。主张住院观察并采取以下措施。

(1)患者采取左侧卧位,定时间断吸氧(3次/日,30分/次)。

(2)密切观察阴道流血量,配血备用。

(3)禁止性生活、阴道检查、肛门检查;给予镇静及止血药物,积极纠正贫血。

(4)使用宫缩抑制剂:如硫酸沙丁胺醇(首次4.8 mg口服,以后2.4 mg/8 h)、硫酸镁等,直至宫缩停止。

(5)预防感染:监护胎儿宫内情况,包括胎心率、胎动计数、无应激试验等。

(6)促胎肺成熟:估计孕妇近日需终止妊娠者,若胎龄小于34周,应促胎肺成熟,地塞米松针6 mg,肌内注射,12 h一次,共4次;或倍他米松12 mg,静脉滴注,12 h一次,共2次。有利于减少产后新生儿肺透明膜病的发生。情况紧急时,可羊膜腔内注入地塞米松10 mg。

11. 前置胎盘孕妇何时考虑终止妊娠?

(1)孕妇反复发生出血,量多,甚至休克者,无论胎儿成熟与否,为了母亲安全应立即终止妊娠。

(2)胎龄达36周以上;胎儿成熟度检查提示胎儿肺成熟者。

(3)胎龄未达36周,出现胎儿窘迫征象或胎儿电子监护发现胎儿异常者也应终止妊娠。

12. 何种类型前置胎盘需剖宫产终止妊娠?

剖宫产可在短时间内娩出胎儿,迅速结束分娩,对母儿相对安全,已成为前置胎盘的主要急救措施及适时分娩的主要方式。完全性前置胎盘必须行剖宫产终止妊娠,至于部分性或边缘性前置胎盘出血量较多,估计短时间内不能分娩者,亦倾向于行剖宫产终止妊娠。

13. 前置胎盘孕妇剖宫产时如何选择剖宫产切口?

切口的选择,宜个别病例个别对待。原则上应避开胎盘,可参考产前B超胎盘定位。若胎盘:附着于子宫后壁,选择子宫下段横切口;附着于侧壁,可选择偏向对侧的子宫下段横切口;附着于前壁,则根据胎盘边缘所在,选择子宫体部纵切口、子宫下段纵切口娩出胎儿。

14. 前置胎盘剖宫产时如何预防及处理胎盘剥离面出血?

(1)胎儿娩出后立即子宫肌壁注射宫缩剂,如缩宫素(10～20 U)或麦角新碱(0.2～0.4 mg),加强子宫收缩。目前临床上有了很好的宫缩剂(卡贝缩宫素、卡前列素氨丁三醇)能使子宫收缩强而有力。

（2）迅速徒手剥离胎盘，并配以按摩子宫，以减少子宫出血。由于子宫下段肌层菲薄，收缩力弱，胎盘附着面的血窦不易闭合，出血较多，可在明胶海绵上放凝血酶，快速置于出血部位，同时纱垫加压，持续 10 min。

（3）用可吸收线行局部"8"字缝合开放血窦。

（4）宫腔及下段填纱条压迫，24 h 后阴道取出。

（5）上述方法无效时，可结扎双侧子宫动脉、髂内动脉；经上述处理胎盘剥离面仍出血不止或发现植入胎盘时应考虑行子宫切除术，以免发生大量出血而无法控制。

15. 何种类型前置胎盘可考虑阴道分娩？阴道分娩有哪些注意事项？

1）前置胎盘存在以下情况者可考虑阴道分娩：

（1）确诊为边缘性前置胎盘、胎盘低置，出血少，枕先露。

（2）部分性前置胎盘，子宫颈口已扩张，估计短时间内可结束分娩者，可予试产。

（3）阴道分娩失败改行剖宫产术：若在人工破膜后，胎头下降不理想，仍出血，或产程进展不顺利，应立即改行剖宫产术。

2）阴道分娩试产过程中的注意事项：

（1）在输液、备血的条件下，人工破膜。破膜后羊水流出，胎头下降可压迫胎盘前置部分而止血，并促进子宫收缩而加速产程进展。

（2）胎儿娩出后，由于胎盘往往不易自行剥离或剥离不全而出血不止，故以人工剥离为宜。但操作必须轻柔，慎防损伤子宫下段，并警惕合并粘连性胎盘或植入性胎盘的出现。

（3）产后仔细检查胎盘、胎膜之外，应逐一探查阴道穹隆、子宫颈、子宫下段等处有无裂伤。

（4）预防产后出血及感染：当胎儿娩出后，及时使用宫缩剂，以防产后大出血。产时及产后给予抗生素，预防感染，并注意观察患者一般情况，及时纠正贫血。

16. 前置胎盘孕妇何种情况下需考虑紧急转送？

患者大量阴道流血而当地没有条件抢救时，应先输血、输液，在消毒条件下用无菌纱布进行阴道填塞、腹部加压包扎以暂时压迫止血，迅速护送转到最近的上级医院治疗。

第二节　胎盘早剥

1. 什么是胎盘早剥？

妊娠 20 周以后或分娩期，正常位置的胎盘在胎儿娩出前，部分或全部从子宫壁剥离称为胎盘早剥（placental abruption）。胎盘早剥是妊娠晚期出血的重要原因，是妊娠晚期严重的并发症，往往起病急、发展快，若处理不及时，可危及母儿生命。

2. 胎盘早剥的病因是什么？

确切的原因及发病机制不清，可能与以下因素有关。

（1）孕妇血管病变：孕妇患重度子痫前期、慢性高血压、慢性肾脏疾病或全身血管病变时，底蜕膜螺旋小动脉痉挛或硬化，可引起远端毛细血管变性坏死甚至破裂出血，血液流至底蜕膜与胎盘之间形成血肿，致使胎盘与子宫壁分离。

（2）机械性因素：外伤尤其是腹部直接受到撞击或挤压，外倒转术纠正胎位、脐带过短（小于 30 cm），或因脐带绕颈、缠身等相对过短，分娩过程中胎儿下降牵拉脐带均可造成胎盘剥离。

（3）宫腔内压力骤减：双胎分娩时第一胎儿娩出过快、羊水过多破膜时羊水流出过快，可使宫腔内压力骤减，宫腔体积突然缩小，可导致胎盘自子宫壁剥离。

（4）子宫静脉压突然升高：妊娠晚期或临产后，孕产妇长时间取仰卧位，巨大的子宫压迫下腔静脉，致回心血量减少，血压下降，而子宫静脉却淤血，静脉压升高，可使蜕膜静脉床淤血或破裂，导致胎盘剥离。

（5）高危因素：包括吸烟、吸毒、孕妇代谢异常、孕妇有血栓形成倾向、子宫肌瘤（尤其是胎盘附着部位肌瘤）等。有胎盘早剥史的孕妇再次发生胎盘早剥的危险性比无胎盘早剥史者高10倍。

3. 胎盘早剥的主要病理变化是什么？按病理类型分为哪三种类型？

胎盘早剥的主要病理变化是底蜕膜出血，胎盘与子宫壁之间形成血肿，使胎盘从附着处剥离。按病理类型，胎盘早剥分为显性剥离、隐性剥离及混合性剥离三种。

（1）若底蜕膜出血量少，出血很快停止，多无明显的临床表现，仅在产后检查胎盘时发现胎盘母体面有凝血块及压迹。若底蜕膜继续出血，形成胎盘后血肿，胎盘剥离面随之扩大，血液冲开胎盘边缘并沿胎膜与子宫壁之间经宫颈管向外流出，称为显性剥离（revealed abruption）或外出血。

（2）若胎盘边缘仍附着于子宫壁或胎先露部固定于骨盆入口，血液积聚于胎盘与子宫壁之间称为隐性剥离（concealed abruption）或内出血。

（3）胎盘后血肿越积越大，宫底随之升高。当出血达到一定程度时，血液终会冲开胎盘边缘及胎膜而外流或偶有出血穿破胎膜溢入羊水中成为血性羊水，称为混合性出血（mixed bleeding）。

4. 何谓子宫胎盘卒中？

胎盘早剥发生内出血时，血液积聚于胎盘与子宫壁之间，随着胎盘后血肿压力的增加，血液浸入子宫肌层，引起肌纤维分离，还可断裂变性及坏死。当血液渗透至子宫浆膜层时，子宫表面呈紫蓝色淤斑，称为子宫胎盘卒中（uteroplacental apoplexy），又称为库佛莱尔子宫（Couvelaire uterus）。子宫肌层由于血液浸润，收缩力减弱，可造成产后出血。

5. 胎盘早剥对母体会导致哪些严重并发症？

（1）DIC：胎盘早剥是妊娠期发生凝血功能障碍最常见的原因。剥离处的胎盘绒毛和蜕膜释放大量组织凝血活酶，进入母体血液循环，激活凝血系统导致DIC。Ⅱ度及Ⅲ度胎盘早剥特别是胎死宫内者更易发生DIC。

（2）产后出血：胎盘早剥发生子宫胎盘卒中时子宫收缩乏力可致产后出血，经治疗多可好转。若并发DIC，产后出血的可能性更大且难以纠正，必须提高警惕。出血多时可致休克、多脏器功能衰竭（MOF）、垂体及肾上腺皮质坏死。

（3）急性肾功能衰竭：胎盘早剥多伴发妊娠期高血压疾病、慢性高血压、慢性肾脏疾病等，加之失血过多、休克、DIC等因素，严重影响肾血流量，造成肾皮质或肾小管缺血坏死，出现急性肾功能衰竭。

（4）羊水栓塞：胎盘早剥时，剥离面子宫血管开放，羊水可沿开放的子宫血管，进入母血循环，羊水中的有形成分栓塞肺血管致羊水栓塞。

6. 胎盘早剥如何分度？

根据病情严重程度，将胎盘早剥分为三度。

Ⅰ度：多见于分娩期，胎盘剥离面积小，患者常无腹痛或仅有轻微腹痛，贫血体征不明显。腹部检查见子宫软，大小与妊娠周数相符，胎位清楚，胎心率正常。产后检查见胎盘母体面有凝血块及压迹即可诊断。

Ⅱ度：胎盘剥离面为胎盘面积的1/3左右，主要症状为突发的持续性腹痛、腰酸、腰背痛，疼痛的程度与胎盘后积血多少呈正相关。无阴道流血或流血量不多,贫血程度与阴道流血量不相符。腹部检查见子宫大于妊娠周数,宫底随胎盘后血肿增大而升高。胎盘附着处压痛明显(胎盘位于后壁者不明显),宫缩有间歇,胎位可扪及,胎儿存活。

Ⅲ度:胎盘剥离面超过胎盘面积 1/2,临床表现较Ⅱ度加重。患者可出现恶心、呕吐、面色苍白、四肢湿冷、脉搏细数、血压下降等休克症状,且休克程度大多与阴道流血量不成正比。腹部检查见,子宫硬如板状,宫缩间歇时不能松弛,胎位扪不清,胎心消失。无凝血功能障碍者属Ⅲa,有凝血功能障碍者属Ⅲb。

7. 临床上胎盘早剥的症状表现在哪些方面?

(1) 阴道流血:80%～90%的病例有阴道出血,量可多可少。流血量多时,如血液很快由薄弱处经剥离胎膜后向外流出,则血色鲜红;流血量中等时,血液在子宫腔内积留一段时间后流出,则血色暗红;如积留在胎盘后并凝成血块,可仅有血清流出,易误认为羊水;如血液穿破胎膜进入羊水中,则可排出血性羊水,血性羊水如红色葡萄酒样。

(2) 腹痛:大多数患者出现高张性子宫收缩,而有腹痛,常为持续性。

8. 临床上胎盘早剥的体征表现在哪些方面?

1) 全身检查:可有脉搏细数、血压下降、面色苍白等贫血的体征,常与阴道出血量不相符合。腹部检查子宫常大于孕周,如出血继续则宫底不断上升,子宫壁硬。

2) 产科检查:

(1) 子宫呈强直性收缩,硬如板状,甚至无法摸清胎儿部分,子宫底升高,子宫肌壁有压痛。

(2) 常伴有胎心的变化或消失。

9. 如何诊断胎盘早剥?

(1) 有创伤史、胎膜早破、重度子痫前期等病史。

(2) 轻者可无或仅有轻微腹部胀痛,同时伴有不同程度的阴道出血。重者出现腹部剧烈持续性疼痛和腰酸、腰痛,可伴有恶心、呕吐、冷汗,甚至晕厥、休克等。

(3) 子宫底升高,子宫张力增大,可呈硬板状,压痛明显。胎位不清,常伴有胎心音变化或消失。

(4) B超检查提示胎盘与子宫壁之间出现液性暗区,胎盘绒毛膜板向羊膜腔突出,提示胎盘后血肿。同时可见胎儿的宫内状况(有无胎动和胎心搏动),并可排除前置胎盘。须注意的是,超声检查阴性结果不能完全排除胎盘早剥。

(5) 实验室检查:包括全血细胞计数及凝血功能检查。Ⅱ度及Ⅲ度患者应检测肾功能及二氧化碳结合力,并应行有关DIC的实验室检查,包括血小板计数、出血和凝血时间、纤维蛋白原等。紧急情况下可取 2～5 mL 静脉血放入试管内(全血凝块观察及溶解试验),倾斜静置,若 6 min 不凝固或凝固不稳等,1 h 内又溶化提示凝血功能异常。

10. 胎盘早剥需与哪些疾病相鉴别?

(1) 前置胎盘:妊娠晚期无痛性阴道流血,出血量与贫血程度成正比。腹部检查:子宫软,胎位清楚,胎心正常,子宫大小与孕周相符。B超检查显示胎盘下缘附着于子宫下段,部分或全部覆盖宫颈内口。产后胎盘检查胎膜破口距胎盘边缘不足 7 cm。

(2) 胎盘边缘血窦破裂:妊娠晚期有阴道流血症状,但一般很少导致休克或强直性宫缩;B超不见胎盘后出血;胎盘检查不见血块压迹,可找到破裂的胎盘边缘血窦血管。

(3) 子宫破裂:有子宫瘢痕、头盆不称、产道梗阻及宫缩过强的病史,多见于产程中,有腹痛、少量阴道流血、休克的临床表现。先兆子宫破裂时下段压痛剧烈,破裂的子宫体轮廓不清,可扪及腹腔内的胎儿肢体,腹膜刺激征明显。

11. 如何治疗胎盘早剥？

胎盘早剥的治疗原则为纠正休克，及时终止妊娠。

（1）纠正休克：对处于休克状态的危重患者，积极开放静脉通路，迅速补充血容量，改善血液循环。休克抢救成功与否，取决于补液量和速度。最好输新鲜血，既能补充血容量，又能补充凝血因子，应使血细胞比容提高到 0.30 以上，尿量大于 30 mL/h。

（2）及时终止妊娠：胎盘早剥危及母儿的生命安全。其预后与诊断、处理是否及时密切相关。胎儿娩出前胎盘剥离有可能继续加重，一旦确诊应及时终止妊娠。终止妊娠的方法根据胎次、早剥的严重程度，胎儿宫内状况及产程进展等情况而定。

12. 胎盘早剥孕妇剖宫产指征是什么？术中有哪些注意事项？

1）剖宫产指征：

（1）Ⅰ度胎盘早剥，但有胎儿窘迫征象，须抢救胎儿者。

（2）Ⅱ度胎盘早剥，特别是初产妇，不能在短时间内结束分娩者。

（3）Ⅲ度胎盘早剥，胎儿已死，产妇病情恶化，不能立即分娩者。

（4）破膜引产后产程无进展者。

2）注意事项：术中取出胎儿与胎盘后，立即注射宫缩剂并按摩子宫，宫缩良好可控制出血。若发现为子宫胎盘卒中，在取出胎儿后子宫肌壁内注射宫缩剂，配以按摩子宫和热盐水纱垫湿热敷子宫，多数子宫收缩转佳。若发生难以控制的大量出血，可在输新鲜血、新鲜冰冻血浆及血小板的同时行子宫次全切除术。目前，有报道术中使用卡贝缩宫素、卡前列素氨丁三醇，可有效收缩子宫。

13. 哪种情况胎盘早剥孕妇可采用阴道分娩？有哪些注意事项？

（1）以外出血为主，Ⅰ度患者一般情况尚好，宫口开大估计短时间内能结束分娩者，可经阴道分娩。

（2）注意事项：先行破膜，缩小子宫容积，用腹带包裹腹部，压迫胎盘使其不再继续剥离，必要时静脉滴注缩宫素缩短产程。产程中应密切观察心率、血压、宫底高度、阴道流血量、宫缩情况及胎心等。若发现病情加重或出现胎儿窘迫征象，应立即行剖宫产结束分娩。

14. 胎盘早剥的并发症及处理措施是什么？

（1）凝血功能障碍必须在迅速终止妊娠、阻断促凝物质继续进入母血循环的基础上纠正凝血功能障碍。①输新鲜血制品：及时、足量输入新鲜血及血小板、血浆是补充血容量和凝血因子的有效措施。②输纤维蛋白原：若血纤维蛋白原低，伴有活动出血，可输纤维蛋白原，通常给予3～6 g 纤维蛋白原即可收到良好效果。③肝素的应用：DIC 高凝阶段主张及早应用肝素，在有显著出血倾向或纤溶亢进阶段禁止应用。④抗纤溶剂应用：需在肝素化和补充凝血因子的基础上进行。常用的药物是氨基己酸、氨甲环酸、氨甲苯酸等。

（2）防治肾功能衰竭：若尿量小于 30 mL/h，提示血容量不足，应及时补充血容量；若血容量已补足而尿量小于 17 mL/h 或无尿（尿量小于 100 mL/24 h），应考虑为肾功能衰竭，可给予呋塞米 20～40 mg 静脉注射，或20％的甘露醇 500 mL 快速静脉滴注，必要时可重复用药，通常1～2 日尿量可以恢复。若短期内尿量不增而血清尿素氮、肌酐、血钾进行性升高，并且二氧化碳结合力下降，提示肾功能衰竭。出现尿毒症时，应及时行透析治疗以挽救产妇生命。

（3）产后出血胎儿娩出后立即给予子宫收缩药物、人工剥离胎盘，持续按摩子宫等。常用子宫收缩药物有缩宫素、麦角新碱、米索前列醇、卡贝缩宫素、卡前列素氨丁三醇等。若子宫出血仍不能控制，或血不凝固、凝血块较软，应快速补充凝血因子，同时行子宫切除术。

15. 胎盘早剥的预防措施是什么?

（1）建立健全的孕产妇三级保健制度,加强产前检查,积极防治妊娠期高血压疾病、慢性高血压、肾疾病。

（2）行外转胎位术纠正胎位时,动作应轻柔。

（3）对羊水过多与多胎妊娠分娩的孕妇,应避免宫内压骤减。

（4）行羊膜腔穿刺应在 B 超检查引导下进行,以免误穿胎盘。

（5）人工破膜时,应选宫缩间歇期高位穿刺,缓慢放出羊水。

（6）妊娠晚期或分娩期,应鼓励孕妇做适量的活动,避免长时间仰卧,避免腹部外伤等。

第三节　胎膜早破

1. 什么是胎膜早破?

胎膜在临产前破裂,称为胎膜早破。妊娠满 37 周胎膜早破发生率为 10%,妊娠不满 37 周胎膜早破发生率为 2.0%～3.5%,胎膜早破可引起早产、脐带脱垂和母儿感染。

2. 胎膜早破的病因有哪些?

（1）感染:生殖道病原微生物上行感染引起胎膜炎,导致胎膜局部张力下降而破裂。

（2）羊膜腔压力升高:如双胎妊娠及羊水过多。

（3）胎先露衔接受阻:如头盆不称、胎位异常。

（4）宫颈内口松弛:如先天或严重陈旧性裂伤,导致宫颈内口松弛,使胎囊失去正常支持力而发生的胎膜破裂。

（5）营养因素:如维生素 C、锌及铜等缺乏,使胎膜抗张能力下降而破裂。

（6）机械性因素:妊娠后期性交、腹部受撞击、羊膜镜检查及外倒转术。

3. 胎膜早破的临床表现有哪些?

1）阴道流液:突感较多液体自阴道流出,无腹痛。直肠指检时上推先露部液流量增多。阴道窥器检查见后穹隆有羊水积聚或有羊水自宫口流出,即可诊断。伴有羊膜腔感染时,孕妇有发热、白细胞计数升高、子宫压痛、阴道流液有臭味及母儿心率增快。

2）辅助检查:

（1）阴道流液酸碱度检查:阴道分泌液 pH 4.5～5.5,尿液 pH 5.5～6.5,羊水 pH 7.0～7.5。pH≥6.5 时,提示胎膜早破,准确率 90%。若阴道液被血液、尿液、宫颈黏液、精液及细菌污染,可出现假阳性。

（2）阴道液涂片检查:阴道液涂片干燥后镜检可见有羊齿状结晶,准确率可达 95%。

（3）羊膜镜检查:看不到前羊膜囊,可直视胎儿先露部,即可诊断。

（4）胎儿纤维连接蛋白:胎儿纤维连接蛋白是胎膜分泌的细胞外基质蛋白。当宫颈及阴道分泌物胎儿纤维连接蛋白含量大于 0.05 mg/L 或测试纸条阳性时,提示胎膜抗张力下降,易发生胎膜早破。

（5）羊膜腔感染检测:①羊水细菌培养是诊断羊膜腔感染的金标准;②羊水涂片革兰氏染色检查,如果找到细菌,则可诊断绒毛膜炎,该法特异性高,但敏感性差;③羊水白介素 6 测定,如果其含量达到 7.9 ng/mL,提示羊膜腔感染;④羊水涂片,白细胞计数达到 30/mL,提示羊膜腔感染,该法特异性较高;⑤降钙素原升高表示感染存在。

（6）超声检查:羊水量减少可协助诊断。

4. 胎膜早破对母儿有什么影响?

(1) 对母体的影响:破膜后,阴道病原微生物上行感染,感染程度与破膜时间有关,破膜时间超过 24 h,感染率增加 5~10 倍。突然破膜,羊水大量流出,有时可引起胎盘早剥。

(2) 对胎儿的影响:胎膜早破易诱发早产,早产儿易发生肺透明膜病。并发绒毛膜羊膜炎时,易引起胎儿及新生儿感染,表现为肺炎、败血症、颅内感染等。胎膜早破易引起脐带脱垂或受压,可导致胎儿窘迫。破膜时孕周越小,发生胎肺发育不良的可能性越大。破膜时间长于 4 周,可表现明显胎儿宫内受压,表现为铲形手、弓形腿、扁平鼻等。

5. 胎膜早破的治疗方法有哪些?

1) 期待疗法:适用于妊娠 28~35 周,不伴感染、羊水池深度达到 3 cm 的胎膜早破者。

(1) 一般处理:绝对卧床休息并抬高臀部,避免不必要的直肠指检与阴道检查,为了解宫颈情况可行阴道窥器检查,保持外阴清洁,密切观察产妇的体温、脉搏,注意宫缩、阴道流液的性状和白细胞计数。

(2) 预防性使用抗生素:破膜 12 h 以上者应预防性使用抗生素。

(3) 子宫收缩抑制剂的使用:常选用硫酸镁、沙丁胺醇、利托君等药物。

(4) 促胎肺成熟:妊娠 34 周前,1 周内有可能分娩的孕妇,应给予倍他米松 12 mg,静脉滴注,每 12 h 一次,共 2 次;或地塞米松 6 mg,肌内注射,每 12 h 一次,共 4 次。

2) 终止妊娠:

(1) 经阴道分娩:妊娠 35 周后,胎儿、宫颈均成熟,无禁忌证可引产。

(2) 剖宫产:胎头高浮,胎位异常,宫颈不成熟,胎肺成熟,明显羊膜腔感染,伴有胎儿窘迫,抗感染同时行剖宫产终止妊娠,做好新生儿复苏准备。

第四节 脐带异常

1. 什么是脐带过短和脐带过长? 分别有什么危害?

脐带短于 30 cm 称为脐带过短。脐带长度超过 100 cm 称为脐带过长。脐带过短在分娩前常无临床征象,临产后可出现以下现象。①胎心率异常:因阻碍胎儿下降,脐带被牵拉过紧使胎儿血液循环受阻,胎儿缺氧出现窘迫。②造成胎盘早剥,严重时可发生死胎、死产。③可引起产程延长,以第二产程延长多见。脐带过长易造成绕颈、绕体、脱垂或脐带受压而出现胎儿窘迫、死胎、死产、新生儿窒息等甚至新生儿死亡。

2. 什么是脐带帆状附着及前置血管? 各有什么危害?

脐带帆状附着是指脐带附着在胎膜上,脐带血管通过羊膜与绒毛膜之间进入胎盘。当脐带血管越过子宫下段或胎膜跨过宫颈内口时,则称为前置血管,当胎膜破裂时易造成前置血管破裂出血。临床表现为胎膜破裂时,发生无痛性阴道流血,同时胎心率不规则甚至消失,胎儿死亡。取血涂片找到有核红细胞或幼红细胞,即可作出前置血管破裂的诊断,因有核红细胞或幼红细胞仅能来自胎儿血液。脐带帆状附着破膜后往往出现脐带脱垂。前置的血管被胎先露部压迫时,可致循环受阻而发生胎儿窘迫,严重者可致胎儿死亡。脐带帆状附着,如合并脐带过短或脐带绕颈时还可能在临产后,由于脐带血管只有胎膜与胎盘联系,发生脐带断裂,胎儿突然死亡。

3. 什么是脐带先露和脐带脱垂? 发现脐带脱垂应如何处置?

脐带先露又称为隐性脐带脱垂,是指胎膜未破时脐带位于胎先露部前方或一侧。当胎膜破裂,脐带进一步脱出于胎先露部的下方,经宫颈进入阴道内,甚至暴露于外阴部,称为脐带脱垂。

一旦发现脐带脱垂,胎心尚好,胎儿存活者,应在数分钟内娩出胎儿。宫口开全,胎头已入盆,立即行产钳术或胎头吸引术;臀先露应行臀牵引术;肩先露时,可行内倒转术及臀牵引术协助分娩,后两者对经产妇较易实施。上述方法实施有困难者,尤其是初产妇,应及时行剖宫产术。若宫颈口未开全,应立即行剖宫产术。在准备期间,产妇应取头低臀高位,必要时用手将胎先露部推至骨盆入口以上,以减轻脐带受压。术者的手保持在阴道内,使胎先露部不能再下降,以消除脐带受压,脐带则应消毒后轻轻放回阴道内。但切记不要试图还纳脐带,效果不好,很难还纳入宫腔,还容易导致胎儿死亡。

第五节　羊水异常

1. 什么是羊水过多、急性羊水过多及慢性羊水过多?

妊娠期羊水量超过 2000 mL,称为羊水过多。羊水量在数日内急剧增多,称为急性羊水过多,较少见;羊水量在较长时间内缓慢增多,称为慢性羊水过多,较多见。羊水过多时羊水外观、性状与正常者并无差异。

2. 羊水过多的病因是什么?

病因尚不十分清楚,临床上常与以下因素有关。

1) 胎儿因素:

(1) 胎儿畸形:以神经系统畸形和消化道畸形最为常见,神经系统畸形多见于无脑儿、脊柱裂,消化道畸形多见于食管及十二指肠闭锁,胎儿不能吞咽,羊水积聚导致羊水过多。

(2) 胎儿染色体异常:如 18-三体胎、21-三体胎、13-三体胎。

(3) 双胎妊娠:①双胎输血综合征(TTTS);②脐带相互缠绕,见于单羊膜囊双胎妊娠;③无心畸形。

(4) 胎儿水肿:①胎儿免疫性水肿;②胎儿非免疫性水肿。两者均可导致羊水过多。

2) 母体因素:如重度子痫前期、子痫、糖尿病等。羊水过多者有 10%～20%合并糖尿病。糖尿病者血糖增高,胎儿亦血糖增高,引起多尿,致羊水过多。

3) 胎儿附属物:

(1) 胎盘因素:如胎盘肿大、巨大胎盘绒毛血管瘤(直径大于 5 cm)等。

(2) 脐带因素:如脐带狭窄,静脉回流受阻,渗出增加致羊水过多。

3. 临床上羊水过多的症状和体征是什么?

1) 症状:

(1) 急性羊水过多:羊水急速增多,多发生在妊娠 20～24 周,子宫数日内增大明显,孕妇感腹部胀痛,行动不便,表情痛苦。

(2) 慢性羊水过多:数周内羊水缓慢增多,多发生在妊娠晚期,症状较缓和,孕妇多能适应,仅感腹部增大较快。

2) 体征:子宫张力大、子宫大于妊娠月份,有液体震颤感,胎位不清、胎心音遥远或听不清。腹部皮肤紧绷发亮,严重者皮肤变薄,皮下静脉清晰可见腹壁下静脉扩张,可伴外阴部静脉曲张及水肿。

4. 诊断羊水过多的辅助检查有哪些?

1) B超检查为羊水过多的最重要的检查方法,它能了解羊水量及胎儿情况。B超检查羊水过多有两个标准。

(1) 羊水最大暗区垂直深度(AFV):AFV≥8 cm 可诊断为羊水过多。

（2）羊水指数（AFI）：将孕妇腹部经脐横线与腹白线作为标志线，分为 4 个区，4 个区羊水最大垂直暗区深度之和即为羊水指数。国内 AFI≥25 cm 可诊断为羊水过多。

2）胎儿疾病检查：①羊膜囊造影：可了解胎儿有无消化道畸形。76％泛影葡胺 20～40 mL 注入羊膜腔内，3 h 后，羊水中造影剂明显减少，而胎儿消化道中出现造影剂。若消化道上部未见造影剂或仅在胃内可见造影剂，则可高度怀疑食管或十二指肠闭锁。②甲胎蛋白（AFP）测定：母血、羊水中 AFP 明显增高提示胎儿畸形。③胎儿染色体检查：做羊水细胞培养，作为染色体核型分析，可了解染色体数目、结构有无异常。

3）其他检查：①孕妇血型检查：胎儿水肿应检查孕妇 Rh、ABO 血型，以排除母儿血型是否不合。②孕妇血糖检查：可于妊娠 24～28 周行糖耐量检查排除妊娠期糖尿病。

5. 羊水过多的具体治疗方法是什么？

根据是否合并胎儿畸形分别处理。

1）羊水过多合并胎儿畸形者：原则上是尽早终止妊娠，终止方法根据羊水量及宫颈成熟度而定。

（1）穿刺、引产：慢性羊水过多，一般情况尚好，经羊膜腔穿刺放出适量羊水后注入依沙吖啶 50～100 mg 引产。

（2）人工破膜引产：高位破膜放水引产：采用高位破膜法，用高位破膜器自宫口沿胎膜向上送入 15～16 cm 处刺破胎膜（一般刺破 1～2 个小孔），使羊水缓慢流出，避免宫腔压力骤减引起胎盘早剥。羊水流出过程中注意血压、脉搏，可腹部放置沙袋或腹带包扎防休克，破膜后 12 h 使用抗生素。若 24 h 仍无宫缩，用缩宫素引产。为避免胎盘早剥，可先经腹部穿刺放出部分羊水，减少后再行人工破膜。

2）羊水过多合并正常胎儿：

（1）前列腺素合成抑制酶治疗：可服用吲哚美辛治疗，它能抑制胎儿排尿减少羊水，用量 2.2～2.4 mg/（kg·d），妊娠 22～31 周开始，通常使用 3 周。由于吲哚美辛可使胎儿动脉导管闭合，不宜长时间使用，妊娠 34 周以上者也不宜使用。

（2）胎肺不成熟，积极促胎肺成熟治疗：①症状轻者可以继续妊娠：低盐饮食，严密观察羊水量的变化，可酌情用镇静保胎药，每周复查 B 超了解羊水指数及胎儿生长情况。②症状严重者，经腹羊膜腔穿刺放羊水，方法同上，一次放羊水量不超过 1500 mL，以孕妇症状缓解为度。必要时 3～4 周后可重复。羊水量反复增多，症状明显者，妊娠 34 周以上，可终止妊娠。

6. 什么是羊水过少？

羊水过少是指妊娠晚期羊水量少于 300 mL 者。发生率为 0.4％～4％。羊水过少会直接威胁围生儿预后，使胎儿窘迫发生率增加。若羊水量小于 50 mL，胎儿宫内窘迫发生率达 50％以上，围生儿病死率达 88％，较正常妊娠者高 5 倍。

7. 羊水过少的病因是什么？

羊水过少主要与羊水生成减少或羊水外漏增多有关。常见于以下情况。

（1）胎儿畸形：以泌尿系统畸形最为多见，染色体异常，脐膨出，膈疝，水囊状淋巴管瘤，小头畸形，甲状腺功能减退症等也可能引起羊水过少。

（2）胎盘因素：胎盘功能减退，过期妊娠，胎盘老化，胎儿慢性缺氧均可能使胎儿血液重新分配，为保障胎儿重要脏器血供，肾血流下降，尿液生成减少，可导致羊水过少。

（3）羊膜病变：羊膜通透性改变、宫腔感染、羊膜破裂等均可导致羊水减少。

（4）母体因素：母亲患有妊娠期高血压疾病，孕妇脱水，血容量不足时，或母亲服某些药物等均可能导致羊水减少。

8. 羊水过少的临床表现有哪些?

临床症状多不典型,常有以下表现。

(1)胎动时感腹痛或腹部不适。

(2)宫高、腹围较同期孕周小,有子宫紧裹胎儿感。

(3)临产后阵痛剧烈,子宫强力收缩,宫缩间歇期短或无间歇期,拒按。

(4)阴道检查时,羊膜囊不明显,人工破膜时羊水流出极少。

9. 诊断羊水过少的辅助检查有哪些?

(1)B超检查:妊娠晚期羊水最大暗区垂直深度(AFV)小于 2 cm 为羊水过少,小于1 cm 为严重羊水过少。羊水指数(AFI)小于 8.0 cm 为羊水偏少,小于 5.0 cm 为羊水过少。

(2)胎心电子监护仪检查:羊水过少的主要威胁是脐带和胎盘受压,使胎儿储备能力降低,NST 呈无反应型,一旦子宫收缩脐带受压加重,出现胎心变异减速和晚期减速。

(3)人工破膜直接羊水测量:羊水少而黏稠,浑浊,呈暗绿色,羊水量小于 100 mL。剖宫产时羊水量小于 300 mL。

(4)羊膜镜检查:可见胎膜紧贴胎儿,同时还可观察羊水性质,是否有胎粪污染。

10. 羊水过少的处理方法是什么?

应根据有无胎儿畸形和孕周大小选择治疗方案。

1)羊水过少合并胎儿畸形者:确诊胎儿畸形后应尽早终止妊娠,可选用羊膜腔穿刺注入依沙吖啶引产。

2)羊水过少合并正常胎儿:

(1)期待治疗:若胎肺不成熟,无明显胎儿畸形且胎盘功能正常者,可行期待治疗。期间嘱产妇计数胎动,行胎儿电子监护,严密监测胎儿宫内情况。

a.寻找病因,对症治疗。

b.产妇多饮水,每日至少饮用 2 L 水,以增加血容量,降低孕妇血液渗透压;必要时应用低分子右旋糖酐 500 mL 加肝素 25 mg,静脉滴注,7~10 日为 1 个疗程。

c.静脉滴注复方氯化钠注射液或 0.9%氯化钠注射液 1500~2000 mL。

d.无明显胎儿畸形者,可采用羊膜腔输液治疗以延长孕周。补充羊水的途径:①经腹羊膜腔输液:常规消毒腹部皮肤后,在 B 超检查引导下,尽量避开胎盘行羊膜腔穿刺,以 10 mL/min 速度输入 37 ℃生理盐水约 200 mL 或使羊水指数达到 8 cm。②经宫颈羊膜腔输液:常规消毒外阴、阴道,经宫颈放置宫腔压力导管进入羊膜腔,以 10 mL/min 速度输入 37 ℃生理盐水 300 mL,如果羊水指数达 8 cm,并解除胎心变异减速,则停止输液,否则再输 250 mL。若输液后羊水指数达到 8 cm,但胎心减速仍不能改善者,应停止输液,按胎儿窘迫处理。

e.注意预防早产。

(2)终止妊娠:①妊娠足月,胎儿可宫外存活者,应及时终止妊娠;②合并严重胎盘功能不良、胎儿窘迫或破膜时羊水少且胎粪严重污染者,估计短时间内不能经阴道分娩的,应行剖宫产终止妊娠;③胎儿储备力尚好,宫颈成熟者,可在密切监护下破膜后行缩宫素引产,产程中连续监测胎儿变化,观察羊水性状。

(田俊华 刘 康 贺素娟)

第八章 分娩期并发症

第一节 产后出血

1. 产后出血的常见原因是什么？

引起产后出血的主要原因包括子宫收缩乏力、胎盘因素、软产道裂伤和凝血功能障碍四类。

1）子宫收缩乏力：

（1）全身因素：产妇精神过度紧张，产程延长导致产妇体力消耗过多，临产后镇静剂和麻醉剂使用过量，体质虚弱或合并有慢性全身性疾病等。

（2）局部因素：子宫肌纤维过度伸展（如羊水过多、多胎、巨大胎儿等）；子宫肌纤维退行性变（如经产妇）；宫腔感染累及肌层；子宫肌壁水肿或渗血（如妊娠期高血压疾病、重度贫血、子宫胎盘卒中）；其他因素，如子宫发育不良、子宫肌瘤、畸形、前置胎盘等。

2）胎盘因素：按胎盘剥离情况可分为以下几种类型。

（1）胎盘滞留：胎盘多在胎儿娩出后 15 min 内娩出，若胎儿娩出 30 min 后胎盘仍未娩出，称为胎盘滞留。宫缩乏力、宫缩剂使用不当及膀胱充盈等因素可使已剥离的胎盘滞留于宫腔，或因第三产程处理不当，过早牵拉脐带或按压子宫影响胎盘剥离引起胎盘剥离不全，易导致产后出血。

（2）胎盘粘连、胎盘植入：子宫蜕膜减少或缺如，胎盘与子宫之间蜕膜海绵层的生理裂隙消失，胎盘绒毛未穿透子宫肌层称为胎盘粘连（placenta accrete）。绒毛深入子宫肌层称为胎盘植入（placenta implantation）。穿过子宫肌层或超过子宫浆膜面为穿透性胎盘植入（placenta percreta），可分为部分性和完全性。完全性粘连或植入不出血，部分植入往往导致严重产后出血，甚至子宫切除。常见于多次人工流产使子宫内膜损伤、子宫内膜炎及原发性蜕膜发育不良等。

（3）胎盘、胎膜残留：多为部分胎膜、胎盘小叶或副胎盘残留在宫腔，影响子宫收缩而引起产后出血。

3）软产道裂伤：软产道裂伤包括会阴、阴道、宫颈的裂伤及子宫下段破裂。若发现不及时可导致产后出血。常见原因有胎儿过大、急产、阴道助产手术操作不当、宫缩过强、软产道组织弹性差等。

4）凝血功能障碍：

（1）产科因素引起的 DIC 所致的凝血功能障碍，如妊娠期高血压疾病、胎盘早剥、羊水栓塞及死胎等。

（2）妊娠合并血液系统疾病，如原发性血小板减少、再生障碍性贫血及白血病等。

2. 各种原因引起的产后出血的临床特点是什么？

不同原因引起的产后出血，其阴道流血表现不同。

（1）胎儿娩出后，立即出现阴道持续流血，色鲜红，可自凝，应考虑软产道裂伤。

（2）胎儿娩出后，胎盘娩出前，阴道流血量多，色暗红，间断性流出，有血块，应考虑胎盘因素。

（3）胎盘娩出后阴道流血较多，色暗红，应考虑为子宫收缩乏力或存在胎盘、胎膜残留。

（4）胎儿娩出后阴道持续流血，血液不凝固，应考虑凝血功能障碍。

（5）若失血表现明显，同时伴有阴道疼痛，阴道流血不多时，应考虑为隐匿性软产道损伤，如阴道血肿等。

3. 测量出血量常用的测定方法有哪些？

（1）称重法：[接血后敷料重（湿重 g）－接血前敷料重（干重 g）]/1.05＝失血量（mL）（按血液比重 1.05 g 相当于 1 mL，敷料包括产包、手术包、敷料包、卫生巾等）。

（2）容积法：用产后接血容器收集血液后，用量杯准确测定失血量。

（3）面积法：根据血湿面积按每 1 cm² 血湿面积为 1 mL 出血量计算失血量。

（4）休克指数法（shock index）：

$$休克指数（SI）＝脉率/收缩压（mmHg）$$

其中：SI＝0.5 为正常；SI＝1 为轻度休克；SI 为 1.0～1.5 时，失血量为全身血容量的 20%～30%；SI 为 1.5～2.0 时，失血量为全身血容量的 30%～50%；若 SI 为 2.0 以上时，失血量为血容量的 50% 以上，属于重度休克。

4. 针对产后出血原因如何作出诊断？

根据阴道流血发生时间、出血量和胎儿、胎盘娩出之间的关系，可初步判断产后出血的原因。

（1）子宫收缩乏力：正常情况下胎盘娩出后，子宫缩小至脐平或脐下一横指，子宫轮廓清晰，质硬。子宫收缩乏力时子宫软如袋状轮廓不清，宫底升高或者摸不清宫底。按摩子宫或应用缩宫剂后子宫变硬，阴道流血减少，这是与其他原因所致出血进行鉴别的重要方法。

（2）胎盘因素：胎盘娩出前有阴道流血较多，暗红色，呈间断性流出，有血块，应考虑胎盘因素。胎盘因素所致出血在胎盘娩出、宫缩改善后常立即停止。胎盘娩出后应常规检查胎盘及胎膜是否完整。

（3）软产道裂伤：出血发生于胎儿娩出后，持续不断，血色鲜红能自凝。疑有软产道损伤时，应仔细检查软产道，注意有无宫颈裂伤、阴道裂伤和会阴裂伤，甚至子宫下段裂伤。另外，如阴道持续性疼痛，注意有无阴道血肿，出血更为隐匿，容易漏诊。

（4）凝血功能障碍：在孕前或妊娠期已有出血倾向，产妇发生持续性阴道流血，血液不凝固，同时出现全身多部位出血，应考虑凝血功能障碍。根据病史、出血特点及血小板计数、凝血酶原时间、纤维蛋白原等凝血功能检查，可明确诊断。

5. 产后出血时常用的宫缩剂有哪些？

子宫收缩乏力是产后出血最常见的原因，加强宫缩是最迅速有效的止血方法。

（1）缩宫素：预防和治疗产后出血的一线药物。用法：缩宫素 10～20 U 加入莫菲壶、宫颈注射或宫体注射，随后 10～20 U 加于 500 mL 晶体液静脉滴注，给药速度应根据患者宫缩和出血情况随时调整。静脉滴注能立即起效，但半衰期短，故需持续静脉滴注。因受体具有过饱和性，所以 24 h 总量应控制在 60 U 以内。作用部位在子宫体，对子宫下段及宫颈的收缩作用差。

（2）卡贝缩宫素：一种合成的具有激动剂性质的长效缩宫素九肽类似物。100 μg，缓慢静脉注射。如使用后效果欠佳,不能重复使用。但可以加用普通缩宫素、欣母沛、麦角新碱等。主要不良反应是恶心、腹痛、瘙痒、面红、呕吐、热感、低血压、头痛和震颤。慎用于心血管疾病。

(3) 卡前列素氨丁三醇[Hemabate(欣母沛)]:为前列腺素 $F_{2\alpha}$ 衍生物(15-甲基 $PGF_{2\alpha}$),除作用于宫体外,还可以作用于子宫下段及宫颈,可引起全子宫协调有力的收缩。用法:250 μg(1支)深部肌内注射或子宫肌层注射,或宫颈注射,3 min 起作用,30 min 达作用高峰,可维持 2 h;必要时 15 min 可重复使用,总量不超过 2000 μg(8 支)。哮喘、心脏病和青光眼患者禁用,高血压患者慎用。常见副反应为恶心、呕吐,腹泻等。特别适用于前置胎盘产后出血的患者。

(4) 米索前列醇(misoprostol):系前列腺素 E_1(PGE_1)的衍生物,可引起全子宫有力收缩。应用方法:米索前列醇 200~600 μg 顿服,或舌下给药,或 200 μg 置于阴道后穹隆。但米索前列醇副反应较大,恶心、呕吐、腹泻、寒战和体温升高较常见,高血压,活动性心、肝、肾病及肾上腺皮质功能不全者慎用,青光眼、哮喘及过敏体质者禁用。

(5) 地诺前列酮:0.5~1 mg 经腹注入子宫体或直接注入子宫肌层。

(6) 卡前列甲酯:1~2 枚(1~2 mg)置于阴道后穹隆。

(7) 麦角新碱:0.2~0.4 mg 肌内注射,或子宫肌壁内注入。心脏病、妊娠期高血压疾病患者慎用。

6. 产后出血的手术治疗方法有哪些?

(1) 宫腔填塞法:经按摩子宫、应用宫缩剂后仍出血,用长 1.5~2 m、宽 7~8 cm、厚 4~6 cm 无菌纱布条塞入宫腔止血。操作时注意无菌,术者用卵圆钳将纱布条送入宫腔内,自宫底由内向外填塞,不留死腔。术后严密观察血压、脉搏、宫底高度变化,严防宫内隐性出血的发生。24 h 取出前,先注射宫缩剂,并给予抗生素预防感染。近年来,可以宫腔内放置 Bakri 球囊压迫止血,球囊内注入生理盐水 500 mL,24 h 后放水取出球囊。

(2) 结扎盆腔血管:严重的子宫弛缓性出血,用以上方法不能止血时且要求保留生育能力者,可结扎子宫动脉或髂内动脉;结扎动脉时注意损伤输尿管。

(3) B-Lynch 缝合:适用于宫缩乏力、胎盘因素和凝血功能异常导致的产后出血,手法按摩和宫缩剂无效并有可能切除子宫的患者。先试用两手加压观察出血量是否减少,以估计 B-Lynch 缝合成功止血的可能性,应用可吸收线缝合。B-Lynch 缝合术有感染和组织坏死可能,应掌握手术适应证。

(4) 补丁缝合:将子宫提出腹腔,确定胎盘附着部位或宫体肌层,确定缝合面积后,用1号可吸收缝合线从浆膜层进针近垂直入肌层达宫腔,走过约 1 cm 距离从肌层出针,再间隔 1~2 cm 再进针缝合,将缝线围成一个"□"形,最后缓缓牵拉两个缝合线头,逐渐拉紧缝线,轻轻挤压肌层,助手可以帮助挤压肌层,打结,形成补丁。可以在宫体、宫底、子宫下段的前后壁多处缝合,缝合的同时观察子宫出血,出血停止后,常规缝合子宫切口。

(5) 经导管动脉栓塞术(transcatheter arterial embolization,TAE):有条件的医院,可行子宫动脉或髂内动脉栓塞术。局部麻醉下经皮从股动脉插管造影,显示子宫动脉或髂内动脉后,注射栓塞剂,使子宫动脉或髂内动脉栓塞从而达到止血目的。栓塞剂多用明胶海绵颗粒。2~3 周后可以吸收。

(6) 子宫切除:用上述几种止血法无效时,或剖宫产术中出血迅猛(如凶险性前置胎盘),患者迅速进入休克状态,为挽救产妇生命,应在积极输血补充血容量的同时立即实施子宫次全切除或子宫全切除术,以免贻误抢救时机。

7. 如何纠正凝血功能障碍?

患者出血量大于 2000 mL 时易合并凝血功能障碍,应在积极救治原发病基础上确诊并迅速补充相应的凝血物质。

（1）血小板：血小板为$(20\sim50)\times10^9/L$及以下或血小板降低出现不可控制渗血时使用。

（2）新鲜冰冻血浆：新鲜抗凝全血于$6\sim8$ h内分离血浆并快速冰冻而成，它几乎保存了血液中所有凝血因子、血浆蛋白、纤维蛋白原。每200 mL新鲜血浆含血浆蛋白$12\sim16$ g，纤维蛋白原$0.4\sim0.8$ g。

（3）冷沉淀：输注冷沉淀主要为纠正纤维蛋白原的缺乏，如纤维蛋白原浓度高于150 mg/dL不必输注。

（4）纤维蛋白原：输入纤维蛋白原1 g可提升血液中纤维蛋白原250 mg/L，1次可输入纤维蛋白原$2\sim4$ g。纤维蛋白原浓度低于150 mg/dL时使用。

（5）凝血酶原复合物：从血中提取的，内含凝血因子Ⅱ、Ⅶ、Ⅸ、Ⅹ。DIC晚期凝血因子缺乏或继发性纤溶亢进时可用。每瓶200 U，相当于200 mL新鲜血浆中的凝血因子的量。

8. 如何早期识别休克？

产后出血发生不良结局往往与早期出血重视不够、出血量估计不足有关，所以救治成功的关键是早期识别休克，尽早治疗。

如患者出现了兴奋、烦躁、脉搏增快、脉压缩小、血压波动、面色苍白、四肢湿冷、尿量减少、尿色深说明患者病情重，出现了休克症状，需紧急救治。

9. 产后出血如何补充血容量？

（1）补液顺序：晶体液、胶体液、血液。

（2）输液速度：快速输晶体液1000 mL，$15\sim20$ min内输入，然后可输入胶体液$500\sim1000$ mL，在第1小时内至少输入2000 mL。如需输血则输全血，输入总量可达液体丢失总量的$3\sim4$倍。

（3）液体补充比例：失血量小于20%可仅补充晶体液；失血量20%～40%，晶体液、胶体液、血液比例为3∶1∶1；失血量41%～80%，晶体液、胶体液、血液比例为3∶1∶1.5；失血量80%，晶体液、胶体液、血液比例为3∶1∶2。

10. 应用血管活性药物的指征及药物使用方法是什么？

（1）指征：血容量已补足，但休克无明显好转。

（2）药物：多巴胺，$5\ \mu g/(kg\cdot min)$开始；去甲肾上腺素，$1\ \mu g/(kg\cdot min)$开始。

11. 何谓产后出血的三级急救处理？各级处理措施是什么？

根据最新版的产后出血处理流程，主要是积极处理第三产程，产后2 h出血大于400 mL，为预警线，进入一级急救处理；出血量在$500\sim1500$ mL，为处理线，进入二级急救处理；出血量大于1500 mL，为危重线，进入三级急救处理。

（1）一级急救处理包括：①求助；②建立两条可靠的静脉通道；③吸氧；④监测生命体征及尿量；⑤查血常规、凝血检查、交叉配血；⑥积极寻找病因并处理。

（2）二级急救处理包括：①抗休克治疗；②病因治疗；③针对病因止血。

（3）三级急救处理包括：①继续抗休克和病因治疗；②呼吸管理；③容量治疗；④DIC治疗；⑤血管活性药物；⑥纠正酸中毒；⑦应用抗生素；⑧必要时子宫动脉栓塞或子宫切除；⑨保护重要脏器功能，如心、脑、肺、肾等；⑩重症监护。

12. 如何预防严重产后出血？

（1）对所有临产者进行风险评估，产程中随时进行高危识别。

（2）对于尚不存在需外科止血的产后出血患者避免走向难治性出血，准确高效运用内科或药物方法将出血止于萌芽状态，阻断于起始阶段。

（3）避免过度实施外科或保守性外科手术措施,更要避免盲目实施手术措施。

（4）需外科手术处理的在剖宫产前做好准备,避免采取措施滞后。

（5）熟练掌握产后出血的处理手段,如药物治疗、保守子宫手术（动脉结扎术、B-Lynch 缝合术、宫腔填塞、子宫动脉栓塞术）、子宫切除术等。

第二节 羊水栓塞

1. 为什么羊水栓塞的患者死亡率高?

羊水进入母体血液循环,可通过阻塞肺小血管,引起机体的变态反应和凝血机制异常而引起机体的一系列病理生理变化,而出现心肺功能衰竭、过敏性休克、弥散性血管内凝血（DIC）及急性肾衰竭等严重的多脏器功能衰竭而发生死亡。

（1）心肺功能衰竭:羊水内有形成分经肺动脉进入肺循环,阻塞小血管并刺激血小板和肺间质细胞释放白三烯、PGF 和 5-羟色胺等血管活性物质使肺小血管痉挛。同时羊水中有形物质激活凝血过程,使肺毛细血管内形成弥漫性血栓,进一步阻塞肺小血管。肺小血管阻塞后反射性地引起迷走神经兴奋,使小支气管痉挛,支气管内分泌物增多,使肺通气、肺换气功能障碍。肺小血管阻塞引起的肺动脉压升高导致急性右心衰竭,继而呼吸循环功能衰竭、休克,甚至死亡。

（2）过敏性休克:羊水中的有形物质成为致敏源作用于母体,引起Ⅰ型变态反应,导致过敏性休克,多数患者在羊水栓塞后立即出现血压骤降甚至消失。休克后方有心肺功能衰竭表现。

（3）弥散性血管内凝血（DIC）:妊娠时母血呈高凝状态,羊水中含多种促凝物质,进入母血后易在血管内产生大量的微血栓,消耗大量凝血物质及纤维蛋白原,发生 DIC。此时由于大量凝血物质的消耗和纤溶系统激活,血液不凝固,极易发生严重的产后出血及失血性休克,最终导致全身性出血而死亡。

（4）急性肾衰竭:由于休克和 DIC,肾急性缺血可导致肾功能障碍,甚至衰竭。

2. 羊水栓塞的临床表现有哪些?

1）前驱症状:分娩过程中、胎膜破裂后、胎儿娩出后或手术中产妇突然出现寒战、呛咳、气急、烦躁不安、尖叫、呼吸困难、发绀、抽搐、出血、不明原因的休克、血氧饱和度下降等症状,应考虑羊水栓塞,并立即进行抢救。

2）典型临床经过可分三个阶段:

（1）心肺功能衰竭和休克:肺动脉高压引起的右心衰竭、急性循环呼吸衰竭及变态反应均可引起休克。分娩过程中一般发生在第一产程末和第二产程宫缩较强时,有时也发生在胎儿娩出后短时间内。严重者发病急骤,甚至没有任何先兆,惊叫一声或打一声哈欠,血压迅速下降、心搏骤停于数分钟内死亡。

（2）DIC 引起的出血:患者度过第一阶段,继之发生难以控制的全身广泛性出血,阴道流血量大、切口渗血、全身皮肤黏膜出血,甚至出现消化道大出血。

（3）肾功能衰竭:羊水栓塞后期患者出现少尿或无尿和尿毒症的表现。这主要由于循环功能衰竭引起的肾缺血及 DIC 前期形成的血栓堵塞肾内小血管,引起肾缺血、缺氧,最终导致肾发生器质性损害。

典型的羊水栓塞临床表现按顺序出现,有时也可不完全出现。

3. 与羊水栓塞鉴别的疾病有哪些?

（1）血栓性肺栓塞:患者一般有心脏病史、静脉栓塞史,血液高凝、手术创伤、长期卧床是其诱因。胸痛较羊水栓塞明显,D-二聚体明显增高,但不发生 DIC。

（2）产后出血:有一部分不典型的羊水栓塞表现为不明原因的产后出血。羊水栓塞引起的产后出血呈持续性出血,无凝血块,很早就进入休克状态,休克与失血量不成正比,对大剂量宫缩剂无反应,易误诊。

（3）急性心功能衰竭:以急性左心功能衰竭为常见,心力衰竭前患者有心悸、气紧、不能平卧。有可能引起心力衰竭的原发病。听诊心率增快,双肺布满湿性啰音,但不会出现凝血功能障碍。

（4）产后寒战:产后的一种常见现象,母儿血型不合的孕妇发生率高,可能是母胎输血反应的一种表现。地塞米松抗过敏治疗后很快恢复。

（5）药物反应:轻度羊水栓塞早期出现的胸闷、呼吸困难、寒战易被误认为药物过敏反应,如缩宫素、前列腺素的不良反应或过敏反应。

（6）空气栓塞:阴道分娩或手术过程中,空气有可能进入血液循环,发生空气栓塞,也可引起严重的休克,剧烈的背痛,但无严重的阴道出血和 DIC。

（7）自发性气胸:分娩过程中用力可以导致自发性气胸,突发的刀割样胸痛、呼吸困难,肺部叩诊呈过清音。X 线检查可资鉴别。

（8）其他:胃内容物误吸、仰卧位低血压综合征也可引发呼吸困难、昏迷和休克。可借助病史、实验室检查加以鉴别。

4. 羊水栓塞的抢救措施有哪些?

抢救成功的关键在于早诊断、早处理。务必重视前驱症状,一旦出现马上给予对症处理,可以边诊断,边治疗,否则可能错过抢救成功的机会。

1）抗过敏:解除肺动脉高压,改善低氧血症。

（1）供氧:立即行面罩给氧或气管插管正压供氧,必要时行呼吸机人工正压给氧。减轻肺水肿,改善心、脑、肾等重要脏器的缺氧状况。

（2）抗过敏治疗:尽快给予大剂量肾上腺糖皮质激素抗过敏。地塞米松 20 mg 加入 25％葡萄糖注射液中静脉推注后,再加 20 mg 于 5％～10％葡萄糖注射液中静脉滴注。

（3）缓解肺动脉高压:①罂粟碱:为首选药物,30～90 mg 加入 10％～25％葡萄糖溶液 20 mL 中静脉推注,每日量不超过 300 mg。能解除平滑肌张力,扩张肺、脑血管及冠状动脉,降低小血管张力,与阿托品同时应用效果更佳。②阿托品:0.5～1 mg 加入 10％～25％葡萄糖注射液 10 mL 中,每 15～30 min 静脉推注 1 次,直至面色潮红、症状缓解为止。阿托品能阻止迷走神经反射所致的肺血管和支气管痉挛。心率大于 120 次/分慎用。③酚妥拉明:5～10 mg 加入 10％葡萄糖注射液 100 mL 中,以 0.3 mg/min 速度静脉滴注。能解除肺血管痉挛,降低肺动脉阻力,消除肺动脉高压。④氨茶碱:松弛支气管平滑肌及冠状动脉血管,250 mg 加于 25％葡萄糖溶液 20 mL 中缓慢静脉注射。

2）抗休克:

（1）补充血容量:低分子右旋糖酐 500 mL 静脉滴注补充血容量,每日量不超过 1000 mL,同时应补充新鲜血液及血浆。

（2）升压药物:可用多巴胺 10～20 mg 加入 5％葡萄糖溶液 250 mL 中静脉滴注;间羟胺 20～80 mg 加入 5％葡萄糖溶液中静脉滴注,以 20 滴/分开始,根据血压调节滴速。

（3）纠正心力衰竭:用去乙酰毛花苷 0.2～0.4 mg 加入 10％葡萄糖溶液 20 mL 中静脉注射;或毒毛花苷 K 0.125～0.25 mg 同法静脉缓注,必要时 1～2 h 后可重复应用,一般于 6 h 后再重复一次以达到饱和量。

（4）纠正酸中毒：早期及时应用能较快纠正休克和代谢失调。常用 5％碳酸氢钠 250 mL 静脉滴注。

3）防治 DIC：

（1）肝素：羊水栓塞初期血液呈高凝状态时短期使用。肝素 25～50 mg 加入 0.9％氯化钠 注射液或 5％葡萄糖溶液 100 mL 中静脉滴注 1 h；4～6 h 后再将 50 mg 加入 5％葡萄糖溶液 250 mL 中缓慢静脉滴注。用药过程中可用试管法监测出凝血时间，应将出凝血时间控制在 20 min 左右，小于 12 min 为肝素用量不足，大于 30 min 考虑肝素过量，或进入纤溶亢进期。肝素 过量有出血倾向时，可用鱼精蛋白对抗，1 mg 鱼精蛋白对抗 100 U 肝素。

（2）补充凝血因子：及时输新鲜血、新鲜血浆、冷沉淀和纤维蛋白原等改善凝血功能。

（3）抗纤溶药物：纤溶亢进时，用氨基己酸（4～6 g）、氨甲苯酸（0.1～0.3 g）、氨甲环酸 （0.5～1.0 g）加入 0.9％氯化钠注射液或 5％葡萄糖溶液 100 mL 中静脉滴注，抑制纤维蛋白的 降解。补充纤维蛋白原每次 2～4 g，使血纤维蛋白原浓度达 1.5 g/L 为佳。

（4）预防肾功能衰竭：羊水栓塞时应注意观察尿量。血容量补足后若仍少尿，应选择呋塞 米 20～40 mg 静脉注射，或 20％甘露醇 250 mL 快速静脉滴注（10 mL/min），扩张肾小动脉预 防肾功能衰竭。

（5）预防感染：应选用肾毒性小的广谱抗生素预防感染。

（6）产科处理：原则上应在产妇呼吸循环功能得到明显改善，并已纠正凝血功能障碍后进 行。在第一产程发病应立即考虑剖宫产以去除病因。在第二产程发病应在抢救产妇的同时，及 时阴道助产结束分娩。对一些无法控制的产后出血，即使在休克状态下亦应在抢救休克的同时 行子宫全切术。

5. 如何预防羊水栓塞？

严格来讲，羊水栓塞是不能预防的疾病，在妊娠期，特别是妊娠晚期，母胎之间的物质和气 体交换是必须存在的，只是对大部分人是无害的，只有少数人激发了一系列复杂、严重的类似过 敏反应的生理过程，出现严重的后果。但是宫腔压力过高可以增加羊水进入母血的机会。以下 一些措施可以减少羊水栓塞的发生。

（1）合理使用缩宫素，严格把握使用缩宫素指征，避免子宫收缩过强。

（2）人工破膜应有指征，在活跃早期、无宫缩时进行。

（3）产力过强、急产要用宫缩抑制剂。

（4）严格掌握羊膜腔穿刺的指征及技术。

（5）对有诱因的产妇高度警惕，如经产妇、胎膜早破、前置胎盘、胎盘早剥、羊水粪染的 患者。

（6）剖宫产时先吸净羊水再娩出婴儿，大月份钳刮时应先破膜待羊水流净后再钳刮。

第三节 子宫破裂

1. 子宫破裂的原因有哪些？

1）胎先露下降受阻：这是发生子宫破裂的主要原因，如骨盆狭窄、头盆不称、胎位异常、胎 儿发育异常等。

2）子宫瘢痕：

（1）剖宫产术、子宫肌瘤剔除术。

（2）子宫角部妊娠部分子宫角部切除术后。

（3）子宫肌壁受损：如多产、多次刮宫、宫腔感染、前次妊娠胎盘植入史等。

3）子宫畸形（双子宫、单角子宫、纵隔子宫）、子宫先天发育不良、子宫肌纤维变性。

4）手术操作及外伤：不适当或粗暴的阴道助产术，如忽略性横位强行内倒转术，宫口未开全时行臀牵引术，中、高位产钳术，胎盘植入时强行剥离等。

5）宫缩剂使用不当：未正确掌握缩宫素的适应证或剂量过大，应用过程中缺乏监护、胎儿娩出前肌内注射缩宫素、子宫对缩宫素过于敏感均可引起子宫收缩过强，如果胎先露下降受阻，就会发生子宫破裂。

2. 先兆子宫破裂如何诊断和处理？

在分娩过程中，由于先露下降受阻，子宫体部变得越来越厚，下段越来越薄，两者之间形成明显环状凹陷，随着产程的进展，此凹陷逐渐上升达到脐平或脐上，称为病理缩复环（pathologic retraction ring）。此时子宫外形呈葫芦状；产妇烦躁不安，呼吸急促，脉搏加快，下腹部疼痛难忍，而且子宫压痛明显；胎动活跃，胎心改变或听不清；由于膀胱受压充血，可出现排尿困难或血尿。病理性缩复环、子宫下段压痛、血尿是诊断先兆子宫破裂的三大主征。

但对于瘢痕子宫多数无先兆子宫破裂的典型症状、下腹部瘢痕部位疼痛或出现瘢痕压痛应视为先兆子宫破裂。

先兆子宫破裂确诊后应立即采取措施抑制子宫收缩。如静脉滴注缩宫素引产的患者应立即停用缩宫素，或肌内注射哌替啶 100 mg 或给予宫缩抑制剂缓解子宫收缩，同时准备立即行剖宫产术，防止子宫破裂。

3. 子宫破裂如何诊断和处理？

根据瘢痕子宫、子宫畸形等病史，产程阻滞的病史，再加上临床表现，子宫破裂不难诊断，子宫破裂都是在先兆子宫破裂的基础上发生的。根据破裂程度可分为不完全性子宫破裂和完全性子宫破裂两种。

（1）不完全性子宫破裂：子宫肌层全部或部分破裂，而浆膜层尚未破裂，宫腔与腹腔不相通，胎儿及其附属物仍留在宫腔内。产妇全身症状不重。腹部检查：子宫轮廓清楚，破裂处压痛明显。若破裂发生在子宫侧壁，可形成阔韧带血肿，此时在宫体一侧可触及边界不清，逐渐增大且有压痛的包块，疼痛向同侧下肢放射。胎心率多不规则或消失。

（2）完全性子宫破裂：子宫肌壁全层破裂，宫腔与腹腔相通。分娩过程中，在病理性缩复环形成的基础上，产妇突感腹部撕裂样剧痛，随即子宫收缩停止，腹痛暂缓解，产妇顿感轻松，但很快出现持续性腹痛，同时出现呼吸急促、面色苍白、脉搏细数、血压下降等休克征象。腹部检查：全腹有压痛和反跳痛，叩诊有移动性浊音。子宫缩小在腹部一侧，另一侧可触及表浅胎儿，胎动和胎心消失。阴道检查：宫颈口较原来回缩，下降的胎儿先露部缩回，有时可触及子宫破裂口。

瘢痕子宫破裂症状不典型，大多数无明显的疼痛，容易被忽略。当手术助产时，如产钳、臀牵引、内倒转、毁胎术都可能导致子宫破裂，其特点是无以上明显的先兆或子宫破裂的症状，主要表现为胎儿娩出后，大量的阴道出血。产妇自诉腹痛，腹部有压痛。大量失血可以出现失血性休克。这时应立即行宫腔探查，如子宫破裂，可触及破口及肠管。

一旦诊断为子宫破裂，立即建立静脉通道。配血，抢救休克。无论胎儿存活与否，同时行剖腹探查术，取出胎儿和胎盘，根据子宫破裂的程度决定手术方式。

（1）如子宫破口不大、边缘整齐，可将边缘修剪后，修补切口，如无生育要求，可同时行双侧输卵管结扎术。

（2）如子宫破口大、出血多，边缘不整齐，水肿难以修补者或伴感染者则行子宫次全切除术，如伤及宫颈则行全子宫切除术。

（3）如子宫破裂伤及膀胱,则先切除子宫,再行膀胱修补术,术后留置导尿管。

（4）如有阔韧带血肿,则先结扎子宫动脉,清除血肿。

术后应冲洗腹腔,必要时留置引流管,给予抗生素预防感染。

4. 如何预防子宫破裂?

（1）有阻塞性难产或有剖宫产史者应提前住院待产。

（2）严格把握瘢痕子宫经阴道分娩的指征。

（3）正确合理地使用缩宫素、前列腺素等子宫收缩剂,切勿滥用。

（4）提高识别梗阻性难产和先兆子宫破裂的能力。

（5）掌握阴道助产方法、适应证,动作切勿粗暴。

（贺素娟）

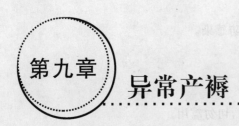

第一节 产 褥 感 染

1. 如何区别产褥感染与产褥病率？

产褥感染（puerperal infection）是指生殖道受病原体侵袭在产褥期内发生的局部或全身的感染。而产褥病率（puerperal morbidity）是指分娩 24 h 以后的 10 日内，每日用口表测量体温，时间间隔 4 h，有 2 次体温达到或超过 38 ℃。产褥感染是产褥病率最常见的原因，也是导致孕产妇死亡的主要原因之一。

2. 产褥病率常见原因有哪些？

产褥病率最常由产褥感染引起，也可由乳腺炎、肾盂肾炎、呼吸系统感染、血栓性静脉炎等引起。

3. 引起产褥感染的常见诱因有哪些？

正常情况下，女性生殖道有比较完善的自然防御能力，同时阴道有自净作用，羊水中含有抗菌物质，所以妊娠和分娩通常不会增加感染机会。只有在机体免疫力、细菌数量和细菌毒力三者之间的平衡被打破时，才会发生产褥感染。其常见的诱因有，孕期卫生不良，孕期营养不良，妊娠合并慢性疾病，胎膜早破，产前产后出血，羊膜腔感染，产科手术操作不当等。

4. 导致产褥感染的常见病原体有哪些？

1）外源性感染：

（1）需氧菌：①链球菌：β-溶血性链球菌致病性最强，能产生致热外毒素和溶组织酶，使病变迅速扩散而导致严重感染，是外源性感染的主要致病菌。②大肠埃希菌属：包括大肠埃希菌及其相关的革兰氏阴性杆菌、变形杆菌，通常寄生于阴道、会阴和尿道口周围，可于产褥期迅速繁殖而发病，能产生内毒素，是菌血症和感染性休克最常见的病原菌。③葡萄球菌：主要致病菌是金黄色葡萄球菌和表皮葡萄球菌。前者多为外源性感染，易引起伤口严重化脓性感染，可以产生青霉素酶，对青霉素耐药；后者存在于阴道内，引起的感染较轻，多见于混合感染。

（2）厌氧菌：厌氧菌感染通常为内源性，来源于宿主全身的菌群。主要特征为化脓，有明显的组织破坏及脓肿形成。①厌氧性链球菌：主要是消化链球菌和消化球菌，存在于正常阴道中，当产道损伤、胎盘残留和组织缺氧坏死时，细菌迅速繁殖。若与大肠埃希菌混合感染，则放出异常恶臭气味。②厌氧类杆菌属：为一组革兰氏阴性杆菌，包括脆弱类杆菌，产色素类杆菌，可加速血液凝固，引起感染邻近部位的血栓静脉炎。③梭状芽孢杆菌：主要是产气夹膜梭菌，可产生外毒素，引起蛋白质溶解而产气及溶血。感染严重时出现溶血、黄疸、血红蛋白尿、急性肾衰竭、循环衰竭和气性坏疽而死亡。

2）内源性感染：以导致性传播疾病的病原体为主，如支原体、衣原体、淋病奈瑟菌等。

5. 产褥感染途径有哪些？

当机体抵抗力降低和（或）细菌数量、毒力增加以及感染诱因出现时，则可发生产褥感染。

（1）内源性感染：正常情况下，寄生于孕妇生殖道的病原体多数不致病，生殖道病原体不仅可导致产褥感染，而且还能通过胎盘、胎膜、羊水间接感染胎儿，导致流产、早产、胎儿生长受限、胎膜早破、死胎等。因此，内源性感染在近几年的研究中更受关注。

（2）外源性感染：外界病原体进入产道所引起的感染。可通过被污染的衣物、用具、各种手术器械以及产妇临产前性生活等途径侵入机体。

6. 产褥感染有哪些临床表现？

发热、疼痛、异常恶露是产褥感染的三大主要症状。根据其感染部位、程度、波及范围不同，其临床表现也不尽相同。

（1）会阴伤口感染：表现为会阴部疼痛，伤口局部红肿、硬结、压痛、皮温升高，挤压伤口有脓性分泌物流出，严重时伤口裂开。

（2）剖宫产腹部伤口感染、子宫切口感染：剖宫产腹部切口感染可表现为切口红肿、压痛、有脓性分泌物渗出，甚至全层裂开。多发生在剖宫产术后3～7日，体温明显升高。子宫切口感染，表现为持续发热、子宫复旧不良、宫体压痛明显、阴道出血、恶露出现异味。B超检查可见子宫下段切口处不均质包块。

（3）急性子宫内膜炎、子宫肌炎：产褥感染最常见的类型。病原体多由子宫胎盘剥离面侵入，发生子宫内膜炎时，患者因子宫内膜充血、坏死而致阴道内有大量臭味脓性分泌物；子宫肌炎则表现为子宫复旧不良，宫底部压痛明显。

（4）急性盆腔结缔组织炎：患者表现为寒战、高热、腹痛。查体下腹部有明显压痛、反跳痛、腹肌紧张；内诊检查宫旁组织增厚、压痛，有的可以触及炎性包块。严重时炎症可沿着阔韧带向两侧扩散，侵及盆壁、髂窝和直肠阴道隔形成"冰冻骨盆"。

（5）急性盆腔腹膜炎及弥漫性腹膜炎：炎症扩散至子宫浆膜层，达盆腔腹膜，形成盆腔腹膜炎，继续扩散则形成弥漫性腹膜炎。患者主要表现为全身中毒症状，如高热、寒战、恶心、呕吐、腹痛、腹胀，查体腹部压痛、反跳痛，由于产妇腹壁松弛，腹肌紧张多不明显；腹膜面炎性渗出、纤维素覆盖，易引起肠粘连；也可在直肠子宫陷凹形成局限性脓肿。如果急性期治疗不彻底可导致盆腔炎性疾病后遗症，继发不孕。

（6）血栓静脉炎：以盆腔静脉和下肢深静脉多见。下肢深静脉血栓静脉炎常继发于盆腔血栓静脉炎，多由厌氧菌感染引起。盆腔血栓静脉炎患者可表现为下腹痛，向腹股沟放散。局部检查不易与盆腔结缔组织炎鉴别。下肢血栓静脉炎在影响静脉回流时，可出现肢体疼痛、肿胀、皮温升高、皮肤发白，习称"股白肿"。

（7）脓毒血症和败血症：当感染血栓脱落进入血液循环时，引起的是脓毒血症，可出现肺、脑、肾脓肿或肺栓塞而致死。若病原体大量入血并繁殖则形成的是败血症，表现为持续高热、寒战、全身明显中毒症状，甚至危及生命。

7. 如何诊断产褥感染？

对产后发热者，应首先考虑为产褥感染。

1）病史：详细询问妊娠及分娩过程，有无感染诱因存在。

2）体格检查：

（1）全身检查：包括体温、脉搏、血压及全身各系统检查。

（2）局部检查：检查腹部、盆腔及会阴伤口，确定感染部位及严重程度。

3）辅助检查:检测血清 C 反应蛋白,测定值大于 8 mg/L 有助于早期诊断。盆腔 B 超、CT、磁共振(MRI)等检查可检测感染形成的炎性包块、脓肿等,做出感染定位诊断。血管彩色多普勒超声检查可帮助诊断血栓静脉炎。

4）病原体确定:病原体抗原和特异性抗体检测可以作为快速确定病原体的方法。取宫腔分泌物、脓肿穿刺物、后穹隆穿刺物做细菌培养加药物敏感实验,必要时可做血培养和厌氧菌培养。

8. 产褥感染应与哪些疾病相鉴别?

主要应与呼吸道感染、急性乳腺炎、泌尿系统感染和药物热相鉴别。

（1）呼吸系统感染:多见于剖宫产,发热常出现于术后 24 h 内。常见疾病包括:上呼吸道感染、肺不张、吸入性肺炎及细菌性肺炎。临床症状包括:鼻塞、流涕、咽痛、声音嘶哑、咳嗽、咳痰、胸痛等。X 线片可协助诊断。

（2）泌尿系统感染:包括尿道炎、膀胱炎、肾盂肾炎。患者出现尿频、尿急、尿痛、血尿及腰痛,严重者出现高热、寒战、肋脊角叩痛。尿常规检查有红细胞、白细胞,尿培养有细菌生长。

（3）急性乳腺炎:由于乳汁淤积所致发热一般不超过 24 h,体温多不超过 39 ℃,排空乳汁后症状即缓解。而乳腺炎所致发热多超过 24 h,体温也多超过 39 ℃,需抗炎治疗时才有效。若发生急性化脓,更需外科手术治疗。

（4）药物热:常见于应用青霉素或头孢菌素类药物的产妇。表现为非特异性体温升高,脉率、白细胞常在正常范围内,体格检查无阳性体征发现。

9. 产褥感染应如何及时治疗?

（1）一般治疗:加强营养,增强机体免疫力,纠正水和电解质失衡、贫血及低蛋白血症,积极治疗合并症及并发症。产妇宜取半卧位,利于恶露引流和炎症局限于盆腔。

（2）切开引流:会阴或腹部伤口感染,有脓性分泌物或脓肿形成时,需及时拆除缝线或切开引流。盆腔脓肿可经腹或经阴道后穹隆切开引流。

（3）胎盘胎膜残留处理:抗感染的同时,尽早清除宫腔内残留物。对于急性感染伴高热的患者,应在有效控制感染和体温下降后彻底清宫,避免因刮宫引起感染扩散和子宫穿孔。

（4）抗生素:未能确定病原体时选用广谱抗生素。待细菌培养和药物敏感试验结果回报后,调整抗生素种类和剂量。中毒症状严重者,短期可加用肾上腺皮质激素,提高机体应激能力。

（5）血栓静脉炎的治疗:应用抗生素的同时,加用肝素或尿激酶。用药期间注意监测凝血功能。同时口服双香豆素、阿司匹林等,也可以用活血化瘀的中药治疗。

（6）手术治疗:子宫严重感染,积极治疗无效,出现不能控制的出血、败血症或脓毒血症时,及时切除子宫,挽救患者生命。

（7）中医治疗:根据患者情况辨证施治,可选择活血化瘀的中药治疗。

10. 如何预防产褥感染?

（1）加强围产期保健,孕期营养均衡,增强体质。

（2）加强孕期卫生宣传工作,临产前 2 个月避免性生活和盆浴,及时治疗妊娠期合并症及生殖道炎症。

（3）严格无菌操作,正确掌握手术产指征,减少不必要的阴道检查及手术操作。

第二节 晚期产后出血

1. 晚期产后出血的定义是什么?

晚期产后出血(late puerperal hemorrhage)是指分娩 24 h 后,在产褥期内发生的子宫大量出血。临床上常表现为持续或间断阴道出血,有时为突发大量阴道出血,甚至发生失血性休克。产妇多伴有寒战、低热。以产后 1～2 周发病最为常见,也有产后 6～8 周发病者。

2. 导致产后出血的病因有哪些?

1)胎盘、胎膜残留:残留的胎盘、胎膜组织黏附于子宫壁,发生变性、坏死、机化,形成胎盘息肉,当其坏死脱落时,其底部的血管暴露,引起大量出血。这是晚期产后出血最常见的原因,常发生于产后 10 日左右。

2)蜕膜残留:正常产后 1 周内蜕膜脱落并随恶露排出。若蜕膜因剥离不全或剥离后长时间残留于宫腔,可诱发子宫内膜炎,影响子宫复旧,继而引起晚期产后出血。

3)子宫胎盘附着部位感染或复旧不良:胎盘娩出后,子宫胎盘附着部位内膜修复需要 6～8 周。如果胎盘附着部位感染或复旧不全,可使血栓脱落,血窦重新开放,导致子宫大量出血。

4)剖宫产术后子宫伤口未愈合:多发生于子宫下段剖宫产横切口两端,常表现为术后 2～3 周突然出现无痛性阴道大量出血,并反复发作,短时间内患者陷入休克状态。其主要原因如下。

(1)子宫横切口两端切断子宫动脉向下斜行分支,局部供血不足或术中止血不良,形成局部血肿,继发感染,组织坏死,影响切口愈合。

(2)横切口选择过高或过低:①切口过高,切口上缘子宫体肌组织与下缘子宫下段肌组织薄厚相差大,缝合时不易对齐,影响愈合;②切口过低,宫颈两侧血供差,结缔组织多,愈合能力差,且靠近阴道,感染机会增加。

(3)缝合技术不当:组织对位不佳;操作粗暴;止血不当形成血肿;缝合过多过密影响切口血运。

(4)子宫切口感染:子宫下端横切口距离阴道近,如术前患者有胎膜早破、产程长、多次阴道检查、产前产后出血等更易发生切口感染。

(5)产妇合并其他慢性疾病,如贫血、低蛋白血症、甲状腺功能减退、系统性红斑狼疮等,组织愈合能力低。

5)其他:妊娠合并凝血功能障碍性疾病,胎盘部位滋养细胞肿瘤、黏膜下子宫肌瘤、子宫内膜息肉、宫颈病变等均可引起晚期产后出血。

3. 如何诊断晚期产后出血?

(1)分娩 24 h 后产褥期内恶露不净,血色由暗转红,伴感染时有臭味,血量少或中等,一次大量出血时可伴凝血块,患者出现休克表现。

(2)患者下腹痛、发热。

(3)查体可发现子宫增大,质软,宫口松弛,内有血块或组织。伴感染时子宫或切口处有压痛,切口处血肿形成时可及包块。

(4)辅助检查:①血细胞分析显示有贫血和感染情况。②盆腔 B 超检查:提示宫腔内有残留组织或剖宫产术后子宫下段切口血肿、愈合不良或子宫发现肿瘤病灶。③合并宫腔感染时,宫腔分泌物细菌培养显示有细菌生长。

4. 晚期产后出血如何治疗?

晚期产后出血的治疗原则是针对病因进行治疗。

（1）少量或中等量阴道出血，排除产道损伤或肿瘤，B超检查显示宫腔内无组织残留时，可给予足量广谱抗生素、宫缩剂及支持治疗。

（2）疑有胎盘、胎膜、蜕膜残留时，在建立静脉通道、配血及准备手术的情况下行清宫术，操作要轻柔，以免子宫穿孔。刮出物常规送病检，以明确诊断。术后给予广谱抗生素及宫缩剂。若有明显感染时，可先用抗生素控制感染48～72 h后，再行清宫，以免感染扩散。

（3）疑剖宫产子宫切口裂开：首选保守治疗，如补液、抗炎、止血、纠正贫血等，部分裂开的切口有可能愈合。出血量多，则行剖腹探查，切口周围组织坏死范围小、炎症反应轻、血运良好者，可行清创后缝合；组织坏死范围大则行低位次全子宫切除术或全子宫切除术。同时给予广谱抗生素及支持治疗。

（4）滋养细胞肿瘤、黏膜下子宫肌瘤引起的出血：做相应治疗。

（5）合并慢性疾病时，积极治疗合并症。

5. 如何预防晚期产后出血？

（1）做好围产期保健工作，恰当处理好分娩过程，可明显减少晚期产后出血的发生。

（2）产后应仔细检查胎盘、胎膜是否完整，有无副胎盘残缺，若有残留及时行宫腔探查取出，术后预防性应用抗生素。

（3）严格掌握剖宫产指征，剖宫产时子宫下段横切口应注意位置的选择及缝合技巧，避免子宫下段横切口向两侧角部延裂，选择恰当缝线，针距不可太密。止血要彻底。

（4）严格无菌操作，术后给予抗生素预防感染。

（5）避孕知识宣教，避免多次人工流产。

第三节　产褥期抑郁症

1. 什么叫产褥期抑郁症？

产褥期抑郁症（postpartum depression）是指产妇在产褥期出现抑郁症状，是产褥期精神综合征最常见的一种类型。多在产后2周内出现症状，产后4～6周症状明显，既往无精神障碍史。预后良好，约70%患者于1年内治愈，极少数患者持续一年以上。再次妊娠复发率约20%。

2. 导致产褥期抑郁症的病因有哪些？

目前病因尚不清楚，大多认为可能与遗传因素、心理因素、妊娠因素、分娩因素和社会因素有关。发生产后抑郁的危险因素有产前抑郁、母亲年轻、单亲、妊娠期吸烟吸毒、妊娠剧吐、妊娠期间过多使用急救服务、妊娠期间有很多病假、有情感障碍者。

3. 产褥期抑郁症临床表现有哪些？

产褥期抑郁症临床表现为心情沮丧、情绪低落、感情淡漠、易激惹、恐怖、焦虑，对家庭、生活缺乏信心，对事物反应迟钝，对自身及婴儿健康过度担忧，失去生活自理及照料婴儿的能力，有时还会出现嗜睡、思维障碍、迫害妄想，甚至产生伤婴或自杀行为。

4. 如何诊断产褥期抑郁症？

至今尚无统一诊断标准。美国精神病学会《精神疾病的诊断与统计手册》（1994）一书中，制定了产褥期抑郁症诊断标准（表9-1）。

表 9-1 产褥期抑郁症诊断标准

1.在产后 2 周内出现下列 5 条或 5 条以上症状,必须具备(1)(2)两条
(1) 情绪抑郁
(2) 几乎对所有事物失去兴趣和愉悦感
(3) 食欲改变致体重显著增加或下降
(4) 睡眠过度或失眠
(5) 精神运动性兴奋或阻滞
(6) 疲劳或虚弱
(7) 不恰当的自责或自卑感,缺乏自信心
(8) 注意力不集中,综合思维能力差
(9) 反复出现自杀企图
2. 在产后 4 周内发病

5. 产褥期抑郁症怎样进行治疗?

产褥期抑郁症治疗包括心理治疗和药物治疗。

1) 心理治疗:重要的治疗手段。针对产妇内心的焦虑和不安,耐心解释和疏导,解除致病的心理因素,减轻产妇的心理压力。对产褥期妇女多加关心,悉心照料,调整好家庭中的各种关系,指导养成良好的睡眠习惯。

2) 药物治疗:选用抗抑郁症的药物以不进入乳汁为佳。目前常用的药物如下。

(1) 5-羟色胺再吸收抑制剂:①氟西汀:起始口服剂量 20 mg/d 逐渐增至 80 mg/d。②帕罗西汀:起始口服剂量 20 mg/d 逐渐增至 50 mg/d。③舍曲林:起始口服剂量 50 mg/d,逐渐增至 100 mg/d。

(2) 三环类抗抑郁药:阿米替林,起始口服剂量 50 mg/d,逐渐增至 150~300 mg/d。

第四节 产褥中暑

1. 何谓产褥中暑?

产褥期间产妇在高温、高湿和通风不良的环境中,不能及时散发体内余热,而引起中枢性体温调节功能障碍的急性疾病称为产褥中暑(puerperal heat stroke)。主要表现为高热、水和电解质紊乱、急性循环衰竭和神经系统功能障碍等。

2. 导致产褥中暑的原因有哪些?

产褥期内,产妇体内代谢旺盛,产热多,外界气温超过 35 ℃,相对湿度超过 70%时,机体靠汗液蒸发散热。汗液蒸发需要空气流通才能实现。产妇受旧习俗影响,产褥期居室不通风,衣着过厚,甚至紧扎袖口、裤脚,使身体处于高温、高湿状态。严重影响产妇出汗散热,从而导致体温调节中枢功能衰竭,出现高热、意识丧失和呼吸循环功能衰竭等一系列临床症状。如为产褥感染患者伴发热时,更容易发生产褥中暑。

3. 产褥中暑临床表现有哪些?

(1) 中暑先兆:体温正常或低热,一般在 38 ℃以下。表现为口渴、多汗、心悸、恶心、头晕、胸闷、四肢无力。

(2) 轻度中暑:体温逐渐升高达 38 ℃以上。出现剧烈头痛、面色潮红、脉搏增快、呼吸急促、无汗、尿少、全身布满"痱子"。

(3) 重度中暑:体温继续升高达 41~42 ℃,出现意识不清、谵妄、抽搐、昏迷等中枢神经系

统症状,脉搏细数,心率更快,呼吸更急促,伴有呕吐、腹泻、皮下及胃肠出血。查体面色苍白,血压下降,瞳孔缩小,对光反射消失,若不抢救,常在数小时内呼吸循环衰竭而发生死亡。幸存者也常遗留中枢神经系统不可逆的后遗症。

4. 如何诊断产褥中暑?应与哪些疾病相鉴别?

根据发病季节为炎热潮湿的夏季、产妇居室小,门窗紧闭,环境温度过高,产妇衣着过多等外界因素及典型临床表现,不难诊断产褥中暑。

鉴别诊断:①产褥感染;②产后子痫;③败血症。产褥感染产妇可以发生产褥中暑,产褥中暑患者又可以并发产褥感染。

5. 如何治疗产褥中暑?

产褥中暑的治疗原则是立即改变高温、高湿、通风差的环境,迅速降温,及时纠正水和电解质紊乱及酸中毒。迅速降低体温是抢救成功的关键。

1)降温:

(1)立即将患者置于阴凉、通风处,脱去过多衣物,多喝凉开水或盐开水,使其安静休息。

(2)物理降温:除上述处理外,轻度中暑者,可涂搽清凉油,重度中暑者,用冰水或乙醇擦浴;在头颈、腋下、腹股沟、腘窝浅表大血管分布区放置冰袋降温,按摩四肢,促进肢体血液循环。已发生循环衰竭者,慎用物理降温。

(3)药物降温:①氯丙嗪:25~50 mg 加入 0.9%氯化钠注射液或 5%葡萄糖溶液 500 mL 中静脉滴注,1~2 h 内滴完。必要时 6 h 后重复。②冬眠Ⅰ号(哌替啶 100 mg、氯丙嗪 50 mg、异丙嗪 50 mg):高热昏迷抽搐的危重患者或物理降温后体温复升者可用冬眠疗法,注意纠正脑水肿。③氢化可的松:100~200 mg 加入 5%葡萄糖溶液 500 mL 中静脉滴注。另外可同时加用解热镇痛药,如阿司匹林和吲哚美辛等。使用药物降温时,注意监测血压、心率、呼吸、尿量。

物理降温与药物降温可同时进行,二者具有协同作用。短时间内应将体温降至 38 ℃左右。降温过程中每 30 min 测量一次体温,体温降至 38 ℃左右时应停止一切降温措施。

2)对症处理:

(1)保持呼吸道通畅、吸氧,昏迷患者留置导尿管并记录 24 h 液体出入量。

(2)周围循环衰竭者给予补液,可给予晶体溶液、胶体溶液、血浆等。

(3)纠正电解质紊乱和酸碱紊乱,注意补充钠盐及钾盐。

(4)脑水肿抽搐时,给予 20%甘露醇脱水治疗。

(5)呼吸衰竭时可给予呼吸机人工正压给氧。

(6)心力衰竭时给予洋地黄类制剂及利尿剂治疗。

(7)肾功能衰竭时及时给予透析治疗。

(8)广谱抗生素预防感染。

6. 如何预防产褥中暑?

产褥中暑关键在于预防。对产妇及其家属进行防暑知识和产后卫生保健宣教,废除旧的习俗。保持卧室通风凉爽,避免穿着过多衣服。积极治疗产褥感染。让产妇了解中暑先兆症状,能自行应急处理。

(王丽萍)

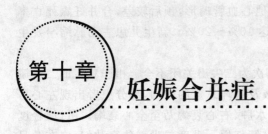

第十章 妊娠合并症

第一节 心 脏 病

1. 妊娠合并心脏病如何分级?

纽约心脏病协会(NYHA)1994年开始采用以下两种并行的分级方案:第一种是患者主观功能评估;第二种是根据客观检查手段(心电图、负荷试验、X线、超声心动图等检查)来评估心脏病的严重程度。

(1) 第一种:

Ⅰ级:一般体力活动不受限。

Ⅱ级:一般体力活动轻度受限,活动后有心悸、轻度气促,休息时无症状。

Ⅲ级:一般体力活动明显受限,轻微活动也感心悸、呼吸困难,甚至发生心绞痛。休息后缓解。

Ⅳ级:不能进行轻微活动,休息时仍有心悸、呼吸困难等心力衰竭表现。

(2) 第二种:

A级:无心血管疾病的客观依据。

B级:客观检查显示属于轻度心血管疾病患者。

C级:客观检查显示属于中度心血管疾病患者。

D级:客观检查显示属于重度心血管疾病患者。

其中轻、中、重度由医生根据检查进行判断,可将患者两种分级并列诊断,如心功能Ⅱ级B,Ⅰ级C等,也可单独应用。

2. 妊娠合并心脏病的类型有哪些?

1) 先天性心脏病:

(1) 左向右分流型先天性心脏病:①房间隔缺损(atrial septal defect):缺损面积小于1 cm²者多能耐受妊娠与分娩。缺损面积大于2 cm²者,妊娠期可能出现肺动脉高压,从而引起左向右分流而出现发绀,甚至心功能衰竭,所以最好手术矫治后再妊娠。②室间隔缺损(ventricular septal defect):缺损面积小于1.25 cm²,无心功能衰竭史及其他并发症者,一般能顺利度过妊娠与分娩期。缺损较大,妊娠期易出现肺动脉高压和心功能衰竭,孕产妇死亡率高达30%～50%。应禁止妊娠或于孕早期行人工流产。

(2) 右向左分流型先天性心脏病:以法洛四联症及艾森曼格综合征最为常见。对妊娠期血容量增加和血流动力学改变的耐受力极差,妊娠风险极高,孕妇和胎儿死亡率可高达30%～50%。此类患者不宜妊娠,若已妊娠应尽早终止。

(3) 无分流型先天性心脏病:①肺动脉口狭窄:单纯肺动脉口狭窄预后一般较好。轻度狭窄者,能度过妊娠及分娩期。重度狭窄(瓣口面积减少大于60%)者,可能发生右心衰竭。死亡率高,应在孕早期终止妊娠。②主动脉缩窄:常伴其他心血管畸形,预后较差,合并妊娠死亡率为3.5%~9.0%。围生儿预后也较差,胎儿死亡率达10%~20%。新生儿患主动脉缩窄发生率为3.6%~4.0%。

2) 风湿性心脏病:单纯性二尖瓣狭窄最常见,其次为二尖瓣关闭不全。由于狭窄的二尖瓣阻碍血流从左心房到左心室,妊娠期及分娩期随血液及循环总量的增加,部分患者出现左心房压力骤增,肺淤血和肺动脉高压等,从而造成急性肺水肿、右心衰竭乃至全心衰竭。所以,轻度二尖瓣狭窄孕妇,心功能Ⅰ~Ⅱ级,严密监护下,可继续妊娠。重度二尖瓣狭窄孕妇,应在孕早期终止妊娠。二尖瓣关闭不全的患者,多无明显的血流动力学改变,一般能适应妊娠,很少发生心力衰竭。可在严密监测下妊娠至足月。

3) 妊娠期高血压心脏病:妊娠前无心脏病史,因妊娠期高血压疾病,冠状动脉痉挛导致心肌供血不足,周围血管痉挛致循环阻力增加,全身组织水钠潴留,血液黏稠度增高,均可加重心脏的负担,导致急性心力衰竭。经积极治疗,产后病因消除,多不会遗留器质性心脏病变。

4) 围生期心肌病:既往无心血管疾病史,于妊娠28周后至产后6个月内发生的扩张型心肌病。主要表现为呼吸困难、心悸、咳嗽、咯血、端坐呼吸、胸痛、肝肿大、水肿等心力衰竭症状。25%~40%患者出现相应器官栓塞症状。胸部X线摄片提示心脏普遍增大、肺淤血。心电图示左室肥大、ST段及T波异常改变,常伴各种心律失常。超声心动图示心腔扩大、搏动普遍减弱、左室射血分数降低。患者可因心力衰竭、肺梗死或心律失常而死亡。

确切病因尚不清楚,多胎妊娠、高血压、营养不良及遗传等均可能为致病因素。疾病特点是,年轻患者多见,发病与妊娠有关,再次妊娠可复发,50%的病例于产后6个月内完全或接近完全恢复。对母儿均不利,胎儿死亡率可达10%~30%。

3. 妊娠期早期心力衰竭的表现是什么?

妊娠早期心力衰竭就可表现为轻微活动后即感胸闷、心悸、气紧、干咳;夜间阵发性呼吸困难;休息时心率超过110次/分,呼吸超过20次/分,肺底有湿啰音,咳嗽后啰音不消失。

4. 心力衰竭的诊断标准是什么?

(1) 主要标准:①夜间阵发性呼吸困难及端坐呼吸;②颈静脉怒张;③肺部闻及啰音;④心脏扩大;⑤急性肺水肿;⑥舒张早期奔马律;⑦静脉压升高0.57 kPa以上;⑧循环时间大于25 s;⑨肝颈反流征阳性。

(2) 次要标准:①足踝水肿;②夜间咳嗽;③劳累时呼吸困难;④肝肿大;⑤胸膜腔积液;⑥肺活量减少至最大的1/3;⑦心动过速(心率大于120次/分)。

以上标准,同时具备两项主要标准或一项主要标准、两项次要标准,则可诊断为心力衰竭。

5. 妊娠期至产后,最易发生心力衰竭的是哪三个时期?

(1) 妊娠期于32~34周时孕妇血容量达最高峰,比未孕时增加30%~45%;每分钟心输出量可超过未孕时的30%左右;妊娠后期膈肌抬高,心脏向左上方移位,射血阻力增大。

(2) 分娩期第一产程每次子宫收缩约有500 mL血液挤入循环,加重了心脏负担。第二产程子宫收缩强度加大,腹肌和肛提肌收缩,周围循环阻力加大;产妇屏气用力使肺循环压力升高;增加腹压使内脏血液涌向心脏。因此,第二产程为心脏负担最重时期,最易发生心力衰竭。第三产程胎盘循环停止,子宫血窦中的大量血液回流,循环血量急剧增加,心脏负担陡增;此外,腹压骤降,大量血液流向内脏,回心血量明显减少,极易发生心力衰竭。

(3) 产褥期:产后24~48 h内,组织中潴留的大量水分回到体循环,血容量再度增加,心脏负担再度加重,易诱发心力衰竭。

因此,妊娠 32～34 周,分娩期和产后 3 日内尤其是产后 24 h,是妊娠合并心脏病的危险时期,易患心力衰竭,应积极防治。

6. 心脏病患者中不宜妊娠的情况有哪些?

(1) 心脏病变较重,如二尖瓣面积小于 2 cm²,主动脉瓣面积小于 1.5 cm²,右向左分流型先心病、肺动脉高压、主动脉狭窄、活动性风湿热、联合瓣膜病、心脏病并发细菌性心内膜炎。

(2) 心功能Ⅲ～Ⅳ级、有心力衰竭史。

(3) 严重的心律失常。

(4) 心脏病合并其他严重并发症,如肺结核、慢性肾炎、高血压、重度贫血等。

7. 妊娠合并心脏病孕妇的分娩方式的选择?

(1) 宜剖宫产者:①有产科指征,如头盆不称、胎位异常、产道异常等;②心功能Ⅲ～Ⅳ级;③严重心脏病或心律失常;④因长时间宫缩诱发心力衰竭。主张心脏病患者应放宽剖宫产指征,手术应在有条件的医院进行。

(2) 宜阴道分娩者:心功能Ⅰ～Ⅱ级,无产科指征,宫颈条件良好者可在严密监护下经阴道试产。

8. 妊娠合并心脏病孕妇分娩时的处理要点是什么?

(1) 第一产程:鼓励和安慰孕妇,消除其紧张情绪,可选用地西泮、哌替啶等镇静止痛剂;严密监测心率、脉搏、呼吸、血压及心功能变化。给予抗生素预防感染。

(2) 第二产程:应尽量缩短第二产程,避免产妇屏气用力,常规做会阴侧切术,必要时行产钳术或胎头吸引术;死胎行穿颅术。

(3) 第三产程:胎儿娩出后,应立即用沙袋加压腹部;可给予镇静剂,如吗啡、哌替啶等;有心力衰竭的患者不常规用宫缩剂;但有产后出血倾向时可用催产素,禁用麦角新碱及垂体后叶素。

9. 妊娠合并心脏病孕妇产褥期注意事项有哪些?

妊娠合并心脏病孕妇产褥期注意事项如下。①产后 3 日,尤其是产后 24 h 内仍是发生心力衰竭的高危时期,需严密监护,充分休息,卧床 1～2 周,必要时给予小剂量镇静剂。②给予广谱抗生素预防感染。③心功能Ⅲ～Ⅳ级者不宜哺乳。④不宜再妊娠者,剖宫产同时行输卵管结扎术。⑤阴道分娩者,病情允许时,产后 7 日左右可行输卵管结扎术。

第二节 病毒性肝炎

1. 病毒性肝炎对妊娠的影响有哪些?

(1) 对母体的影响:妊娠早期,可能将肝炎的胃肠道症状当作妊娠反应而延误病情。妊娠晚期由于醛固酮灭活能力下降,妊娠期高血压疾病发生率增高,高血压疾病又会使肝炎病情加重,甚至发展为重症肝炎及肝昏迷。分娩时由于肝炎致凝血因子合成减少,产后出血率增高,孕产妇死亡率升高。若为重症肝炎,常并发 DIC,威胁孕产妇生命。

(2) 对胎儿的影响:肝炎妇女流产、早产、死胎、死产或新生儿死亡发生率较正常孕妇显著增加。妊娠早期罹患肝炎,胎儿畸形发生率升高约 2 倍。研究发现,病毒性肝炎与唐氏综合征的发病密切相关。妊娠期部分肝炎病毒可通过胎盘屏障垂直传播使胎儿感染,尤以乙型肝炎母婴传播率较高。围生期感染的婴儿,有相当一部分将转为慢性病毒携带状态,以后容易发展为肝硬化或原发性肝癌。

2. 病毒性肝炎的种类及其母婴传播途径？

1）甲型病毒性肝炎：由甲型肝炎病毒（viral hepatitis A，HAV）引起，主要经粪口途径传播。潜伏期 15～45 日，平均 28 日，起病常为突发性。

HAV 不会通过胎盘传给胎儿，但妊娠晚期患甲型肝炎，分娩过程中接触母体血液或受粪便污染可使新生儿感染，孕期患病不必人工流产或引产。

2）乙型病毒性肝炎：由乙型肝炎病毒（viral hepatitis B，HBV）引起，起病较缓。主要通过血液、母婴和性接触传播。母婴传播引起的 HBV 感染在我国约占婴幼儿感染的 1/3。母婴传播有三种途径。

（1）宫内传播：可能是胎盘屏障受损或通透性增强引起母血渗漏造成的。

（2）产时传播：母婴传播的主要途径，占 40%～60%。当胎儿通过产道时可吞咽含 HBsAg 的母血、羊水、阴道分泌物而感染，或在分娩过程中子宫收缩使胎盘绒毛破裂，母血漏入胎儿血液循环而感染。

（3）产后传播：母乳及母亲唾液中均含有一定量的 HBV 病毒，当母血 HBsAg、HBeAg、抗HBc 均为阳性时，母乳 HBV-DNA 出现率为 100%。单纯 HBsAg 阳性时，母乳 HBV-DNA 出现率为 46% 左右。此种情况下母乳喂养使婴儿极易感染。

3）丙型病毒性肝炎：由丙型肝炎病毒（viral hepatitis C，HCV）引起，起病隐匿，潜伏期平均 6～7 周。多通过输血、血透析、肾移植、静脉注射毒品、性接触等传播。丙型肝炎病毒在母婴间垂直传播的比例为 4%～7%，仅当母血清中检测到较高滴度的 HCV-RNA 时，才发生母婴传播，且有许多发生宫内感染的新生儿在出生后一年内自然转化为阴性。

4）丁型病毒性肝炎：丁型肝炎病毒（viral hepatitis D，HDV）是一种缺陷性 RNA 病毒，必须依赖 HBV 重叠感染引起肝炎。传播途径与 HBV 相同。与 HBV 相比，母婴传播病例较少见。

5）戊型病毒性肝炎：戊型肝炎病毒（viral hepatitis E，HEV）目前已有母婴间传播的病例报告，孕妇一旦感染，病情常常很危重，妊娠晚期发生急性感染后母亲的死亡率可达 15%～25%。

3. 妊娠合并病毒性肝炎的临床表现有哪些？

临床表现差异很大，大多数患者为无症状性感染，极少数呈暴发性，数日内死亡。常见症状有乏力、全身不适、肌痛、关节痛、畏食、恶心、呕吐、肝区疼痛等；部分患者有畏寒、发热、黄疸和一过性皮肤瘙痒；可扪及肝大、肝区有触痛或叩击痛。妊娠晚期易发生急性重型肝炎，表现为起病急骤、寒战、高热、黄疸进行性加重等，进一步发展则出现持续呕吐、消化道出血、腹水、肝浊音界缩小，最后可出现肝性脑病、肝肾综合征，甚至死亡。

4. 妊娠合并病毒性肝炎如何诊断？

1）病史：有病毒性肝炎患者接触史，或有输血、注射血液制品等病史；有病毒性肝炎的临床表现。

2）辅助检查：

（1）肝功能检测：血清 ALT 增高，血清总胆红素在 17 $\mu mol/L$ 以上，尿胆红素阳性，凝血酶原时间延长，排除其他原因后将有助于诊断。

（2）血清学及病原学检测：①甲型肝炎：血清抗-HAV IgM 阳性，提示 HAV 急性感染，在急性期患者发病第 1 周即可出现阳性，1～2 个月后抗体滴度和阳性率下降，于 3～6 个月后消失，对早期诊断十分重要，特异性高；抗-HAV IgG 属保护性抗体，在急性期后期和恢复早期出现，可持续数年甚至终生，有助于了解既往感染情况及人群免疫水平。②乙型肝炎：HBsAg 阳性见于乙型肝炎患者和病毒携带者。HBsAb 阳性提示过去曾感染过或疫苗注射后有保护性抗体。抗-HBc IgM 阳性提示患者体内乙型肝炎病毒正在进行复制,处于 HBV 感染期。HBeAg 阳性提示大量乙型肝炎病毒存在于血液中,传染性较强,转为慢性肝炎者可能性较大。HBeAb 阳性提示 HBV 感染恢复期,传染性较低。③丙型肝炎:目前尚无检测 HCV 抗原的方法,患者血清中检出 HCV 抗体可诊断为 HCV 感染。用 PCR 法检测组织、血液和体液中的 HCV-RNA 是确定 HCV 感染的直接证据。④丁型肝炎:抗-HDV IgM 阳性提示 HDV 急性感染,一般持续 2~4 周,随后出现抗-HDV IgG 阳性。抗-HDV IgM 滴度的下降和增高往往表示疾病的缓解和进展。

5. 妊娠合并重症肝炎的诊断要点是什么?

(1)严重的消化道症状,如食欲下降、频繁呕吐、中毒性肠麻痹、腹水等。

(2)肝进行性缩小,呕吐有肝臭味。

(3)血清胆红素大于 171 $\mu mol/L$(10 mg/dL),黄疸迅速加深。

(4)迅速出现肝性脑病的症状,如嗜睡、烦躁不安、神志不清、昏迷。

(5)肝功能严重损害,凝血酶原时间延长,全身有出血倾向;由于肝细胞广泛坏死,ALT 升高反而不如胆红素明显,即酶胆分离现象;清蛋白与球蛋白比值倒置。

(6)急性肾衰竭,即出现肝肾综合征。

6. 妊娠合并急性病毒性肝炎如何进行产科处理?

(1)妊娠期:妊娠早期轻型肝炎应积极治疗,可继续妊娠;重型和慢性活动性病毒性肝炎不宜继续妊娠,应行人工流产术。妊娠中、晚期,应避免手术、药物对肝的影响,防止妊娠期高血压疾病;对于重症肝炎应积极控制 24 h 后,终止妊娠。

(2)分娩期:重症肝炎主张剖宫产分娩,手术前积极控制病情,给予保肝治疗及纠正凝血功能。轻型肝炎或宫颈成熟,估计短时间内能顺利结束分娩者可选用阴道分娩。分娩前加用维生素 K_1 20 mg,注射,准备好新鲜血。防止滞产,宫口开全后可行产钳术助产,缩短第二产程。胎肩娩出后立即静脉注射缩宫素以减少产后出血。若患者在用肝素治疗过程中突然临产或需剖宫产,则应在停用肝素 4 h 后才能进行手术,否则伤口渗血很难控制。

(3)产褥期:产妇抵抗力差,身体虚弱,易感染,均易使肝炎病情迅速恶化,应注意休息及营养,继续保肝治疗,尽早选用对肝功能影响较小的广谱抗菌药物。

7. 妊娠合并乙型肝炎如何进行母婴传播的阻断?

HBV-DNA 或 HBeAg 阳性孕妇所分娩的新生儿,采取免疫方法,以阻断乙型肝炎病毒的母婴传播。一般采用联合免疫:①新生儿出生后(12~24 h 内)立即肌内注射乙肝免疫球蛋白(HBIg)200 U;于出生后 1 个月再肌内注射 200 U。②新生儿出生后 24 h 内肌内注射乙型肝炎疫苗 10 μg,1 个月后、6 个月后分别肌内注射 10 μg。

出生后 6 个月查新生儿血清中 HBsAg 阴性为免疫成功。分娩时注意隔离、防止产伤及新生儿损伤、羊水吸入等,以减少垂直传播。

第三节 贫 血

1. 妊娠期贫血的诊断标准是什么?

孕妇外周血血红蛋白小于 110 g/L 及血细胞比容小于 0.33 为妊娠期贫血。

妊娠期贫血的程度通常分为轻度和重度。轻度:红细胞计数小于 3.8×10^{12}/L;血红蛋白 61~110 g/L。重度:血红蛋白小于 60 g/L。

2. 贫血对妊娠的影响有哪些?

(1) 对孕妇的影响:①重度贫血可因心肌缺氧导致贫血性心脏病;②胎盘缺氧易发生妊娠期高血压疾病;③严重贫血对失血耐受性降低,易发生失血性休克;④贫血孕妇的抵抗力低下,对妊娠、分娩、手术和麻醉的耐受能力也差,产后亦容易并发产褥感染。

(2) 对胎儿的影响:一般情况下,孕期血红蛋白大于 60 g/L,对胎儿影响不大。当孕妇患重度贫血时,容易造成胎儿生长受限、胎儿窘迫、早产或死胎。另外,巨幼细胞贫血时叶酸缺乏可致胎儿神经管缺陷等多种畸形。

3. 妊娠合并缺铁性贫血如何诊断及治疗?

1) 诊断:

(1) 病史:既往有月经过多等慢性失血性疾病史;有长期偏食、孕早期呕吐、胃肠功能紊乱导致的营养不良病史等。

(2) 临床表现:轻者无明显症状,或只有皮肤、口唇黏膜和睑结膜稍苍白;重者可出现乏力、头晕、心悸、气短、食欲下降、腹胀、腹泻、皮肤毛发干燥、指甲脆薄等症状。

(3) 实验室检查:①外周血象:外周血涂片为小红细胞低血红蛋白性贫血。②铁代谢检查:血清铁下降可以出现在血红蛋白下降以前,是缺铁性贫血的早期表现。若血清铁小于 6.5 $\mu mol/L$,可以诊断为缺铁性贫血。③骨髓象:红系造血功能呈轻度或中度增生活跃,以中、晚幼红细胞增生为主,骨髓铁染色可见细胞内、外铁均减少,细胞外铁减少更明显。

2) 治疗:

(1) 补充铁剂:以口服给药为主。

(2) 输血:血红蛋白小于 60 g/L,接近预产期或短期内需行剖宫产术者,应少量、多次输成分血,避免加重心脏负担而诱发心力衰竭。

(3) 产时及产后的处理:重度贫血产妇于临产后应配血备用。严密监护产程,可阴道助产缩短第二产程。积极预防产后出血,出血多时应及时输血。产程中严格无菌操作,产时及产后应用广谱抗生素预防感染。

4. 妊娠合并巨幼细胞性贫血如何诊断及防治?

1) 诊断:

(1) 本病多发生在妊娠中、晚期,起病较急,贫血多为重度,表现为乏力、头晕、心悸、气短、皮肤黏膜苍白等。

(2) 消化道症状:食欲下降、恶心、呕吐、腹泻、腹胀、畏食、舌炎、舌乳头萎缩等。

(3) 周围神经炎症状:手足麻木、针刺、冰冷等感觉异常以及行走困难等。

(4) 其他:低热、水肿、脾大、表情淡漠者也较常见。

(5) 实验室检查:①外周血象:为大细胞性贫血,血细胞比容降低,网织红细胞减少,血小板通常减少。②骨髓象:红细胞系统呈巨幼细胞增生,不同成熟期的巨幼细胞系列占骨髓细胞总数的 30%~50%,核染色质疏松,可见核分裂。③叶酸及维生素 B_{12} 参考值:血清叶酸小于 6.8 nmol/L 提示叶酸缺乏。血清维生素 B_{12} 小于 90 pg 提示维生素 B_{12} 缺乏。

2) 防治:

(1) 加强孕期营养指导,改变不良饮食习惯,多食新鲜蔬菜、水果、瓜豆类、肉类、动物肝及肾等食物。对有高危因素的孕妇,应从妊娠 3 个月开始,每日口服叶酸 0.5~1 mg,连续服用 8~12 周。

(2) 补充叶酸:确诊为巨幼细胞性贫血孕妇,应每日口服叶酸 15 mg,或每日肌内注射叶酸 10~30 mg,直至症状消失、贫血纠正。有神经系统症状者,单独用叶酸有可能使神经系统症状加重,应及时补充维生素 B_{12}。

(3) 维生素 B_{12} 100～200 μg 肌内注射,每日1次,2周后改为每周2次,直至血红蛋白含量恢复正常。

(4) 血红蛋白小于 60 g/L 时,应少量间断输血。

(5) 分娩时避免产程延长,预防产后出血,预防感染。

5. 妊娠合并再生障碍性贫血如何诊断及治疗?

1) 诊断:主要表现为进行性贫血、皮肤及内脏出血及反复感染。贫血呈正细胞型,全血细胞减少。骨髓象见多部位增生降低或严重降低,有核细胞甚少,幼粒细胞、幼红细胞、巨核细胞均减少,淋巴细胞相对增高。

2) 治疗:应由产科医生及血液科医生共同管理,主要以支持疗法为主。

(1) 妊娠期:①治疗性人工流产:再生障碍性贫血患者在病情未缓解之前应避孕,若已妊娠,在妊娠早期应做好输血准备的同时行人工流产。妊娠中晚期孕妇,因终止妊娠有较大风险,应加强支持治疗,在严密监护下妊娠直至足月分娩。②支持疗法:注意休息,增强营养,间断吸氧,少量、间断、多次输新鲜血,提高全血细胞,使血红蛋白大于 60 g/L。③出现明显出血倾向:给予肾上腺皮质激素治疗,如泼尼松 10 mg,每日3次口服,但皮质激素抑制免疫功能,易致感染,不宜久用。也可用蛋白质合成激素,如羟甲烯龙 5 mg,每日2次口服,有刺激红细胞生成的作用。④预防感染:选用对胎儿无影响的广谱抗生素。

(2) 分娩期:尽可能使血红蛋白达到 80 g/L 以上,血小板至 $50×10^9$/L 以上。尽量经阴道分娩,除非属重症患者或伴产科指征需行剖宫产术,缩短第二产程,防止第二产程用力过度,造成脑等重要脏器出血或胎儿颅内出血。可适当助产,但要防止产伤。

(3) 产褥期:继续支持疗法,应用宫缩剂加强宫缩,预防产后出血,广谱抗生素预防感染。

第四节 肺 结 核

1. 结核对妊娠有何影响?

目前,认为妊娠是结核病活动的一个高危因素。建议结核病患者应行有规律的抗结核治疗2～3年后才能妊娠。有报道,未治疗的结核患者妊娠后胎儿及孕妇的死亡率为30%～40%,妊娠合并结核时妊娠期高血压疾病、早产、先天畸形、产后出血及难产的发生率较高。用抗结核治疗胎儿畸形率可达 9.8%,而未用抗结核药的畸形率为 3.6%。

患结核病的孕产妇在产前、产时及产后可将结核菌传染给胎婴儿,引起围生期感染。妊娠期结核分枝杆菌感染胎盘,引起绒毛膜羊膜炎,从胎盘到脐静脉经血源传给胎儿,首先在肝及肺中形成肉芽肿性损害,或经吸入、摄入污染的羊水而感染胎儿。血源性传播可在胎儿肝或肺形成1个或多个原发感染灶,而经羊水感染者则只在肺或肠内形成原发感染灶。

2. 妊娠合并肺结核如何诊断?

典型的肺结核临床表现为发热、咳嗽、体重减轻、盗汗及咯血等。但孕期结核病临床表现不典型,如有些患者可能病情隐匿,只是表现为疲劳、食欲差、体重减轻及精力不足等。甚至有50%～67%的患者可以没有任何临床症状。了解有无活动性肺结核患者接触史,PPD试验是否阳性及X线片有无异常等。注意 PPD 试验有一定的假阳性和假阴性存在。必要时需复测PPD试验,若第二次 PPD 试验强阳性则提示为活动性结核,相反,若第二次试验仍为阴性则可以排除结核病。

3. 妊娠合并肺结核应如何治疗？

妊娠合并肺结核的治疗基本上同非孕期结核病的治疗,但应选择对胎儿影响小的药物,如链霉素本身可以通过胎盘,孕期尽量不用。可 2～4 种药物联用,总疗程为 6～9 个月。提高疗效的因素为恰当的药物剂量、多药联用、足够疗程。

第五节 急性肾盂肾炎与慢性肾炎

1. 妊娠合并急性肾盂肾炎如何诊断？

(1) 症状与体征:急性期高热可达 40 ℃、畏寒、寒战、全身不适、恶心、呕吐、食欲下降、尿频、尿痛、季肋部痛和腰痛、肋椎角叩痛。

(2) 尿常规及细菌培养:尿沉渣可见白细胞满视野、白细胞管型、红细胞每高倍视野可超过 10 个。细菌培养多为阳性,尿路感染常见病原菌为大肠埃希菌。

(3) 血白细胞计数:变动范围很大,可以正常,也可以高达 $17×10^9$/L 以上。

(4) 血培养:对体温超过 38.5 ℃者须做血培养,对培养阳性者应注意可能发生败血症休克及 DIC。

(5) 其他实验室检查:血清肌酐在约 20% 急性肾盂肾炎孕妇中可升高,而同时有 24 h 肌酐清除率下降。有些患者出现血细胞比容下降。

2. 急性肾盂肾炎对母儿的不良影响有哪些？

(1) 对孕妇的影响:妊娠期急性肾盂肾炎可引起多器官功能障碍:①体温调节不稳定,可高达 40 ℃以上,也可低至 35 ℃以下;②血液系统障碍,最常见的是贫血或血细胞比容下降;③肾功能障碍;④肺功能障碍,可出现肺部轻度浸润和呼吸困难,严重者有明显肺功能衰竭及成人呼吸窘迫综合征。

(2) 对胎婴儿的影响:低体重儿及早产儿的发生率增加。

3. 妊娠合并急性肾盂肾炎如何治疗？

(1) 急性肾盂肾炎均应住院治疗。孕妇以左侧卧位为主。持续高热时采取降温措施。鼓励孕妇多饮水。

(2) 监测母儿情况,定期监测母体生命体征,包括血压、呼吸、脉搏及尿量,监护宫内胎儿情况、胎心及 B 超生物物理评分。

(3) 抗生素治疗:经尿或血培养发现致病菌和药敏试验指导合理用药。一般应持续用药 10～14 日。疗程结束后每周或定期尿培养。

4. 妊娠合并慢性肾炎的临床表现有哪些？如何诊断？

1) 临床表现:

(1) 普通型:起病时可与急性肾炎相似,水肿、血尿及高血压均很明显,以后病情暂时缓解,或呈进行性恶化,多数患者起病时可毫无症状,经检查小便才被发现本病。尿蛋白多在 3.5 g/24 h 以下,小便中常有红细胞,甚至少许管型;血压虽升高,但非主要表现。

(2) 肾病型:有显著的蛋白尿与管型及水肿,尿蛋白大于 3.5 g/24 h。血浆蛋白降低,白蛋白与球蛋白比例倒置,胆固醇升高。

(3) 高血压型:蛋白尿可以少量,但伴有高血压,血压常持续升高,临床表现很像高血压病。

2) 诊断:慢性肾炎多见于年轻妇女,过去有急性或慢性肾炎病史,症状以蛋白尿为主,或伴有水肿、高血压,多见于妊娠 20 周前。

5. 妊娠合并慢性肾炎的孕期处理及分娩方式如何?

(1) 妊娠前:最好妊娠前血清肌酐水平低于 176.8 μmol/L,舒张压不超过 90 mmHg。

(2) 妊娠期:妊娠 32 周前每 2～4 周产前随访,以后每周检查一次。监测血压。

(3) 终止妊娠指标:如肾功能进一步减退,建议以血肌酐含量 141.4 μmol/L 为终止妊娠的指标。或血压上升到 150/100 mmHg 以上不易控制时应考虑终止妊娠。

(4) 分娩方式:慢性肾炎合并妊娠,孕妇往往合并有妊娠期高血压疾病,病情重、胎盘功能低下,常需提示终止妊娠,此时宫颈不成熟,胎儿不能耐受阴道分娩,分娩方式常采用剖宫产术。

第六节　甲状腺功能异常

1. 妊娠期甲状腺相关激素和自身抗体有哪些变化?

(1) 在雌激素的刺激下,从妊娠 6～8 周开始,甲状腺结合球蛋白(TBG)产生增多,妊娠 20 周达高峰,直到分娩。

(2) 由于妊娠早期 HCG 分泌增加,其与 TSH 有相似的分子结构,刺激甲状腺分泌甲状腺激素增多,抑制 TSH 分泌,血清 TSH 降低 20%～30%。一般发生在妊娠 8～14 周,10～12 周为下降的最低点。

(3) 早孕期 FT_4 较平时升高 10%～15%。

(4) 甲状腺自身抗体逐渐下降,妊娠 20 周达最低点,分娩后逐步回升,产后 6 个月恢复至孕前水平。

2. 为什么需要建立特异的妊娠期血清甲状腺指标参考值?

由于妊娠期甲状腺激素代谢带来的变化,以及地区、人种的不同,采用试剂盒的不同,如果用统一的指标来诊断妊娠期甲状腺疾病是不科学的,故需要建立自己特异的参考值。2012 年中国医学会内分泌学分会和围产医学分会共同发布的《妊娠和产后甲状腺疾病诊治指南》中给出了 4 个参考值(表 10-1),可根据自己单位的情况选用。

表 10-1　中国妊娠妇女血清 TSH、FT_4 参考值(2.5^{th}～97.5^{th})

试剂公司	TSH/(mIU/L)			FT_4/(pmol/L)			方　法
	T₁	T₂	T₃	T₁	T₂	T₃	
DPC[7]	0.13～3.93	0.26～3.50	0.42～3.85	12.00～23.34	11.20～21.46	9.80～18.20	化学发光免疫分析法
Abbott*	0.03～3.60	0.27～3.80	0.28～5.07	11.47～18.84	9.74～17.15	9.63～18.33	化学发光免疫分析法
Roche*	0.05～5.17	0.39～5.22	0.60～6.84	12.91～22.35	9.81～17.26	9.12～15.71	电化学免疫分析测定法
Bayer[8]	0.03～4.51	0.05～4.50	0.47～4.54	11.80～21.00	10.6～17.60	9.20～16.70	化学发光免疫分析法

注:"*"数据由上海交通大学医学院附属国际和平妇幼保健院范建霞课题组提供。

3. 妊娠期临床甲状腺功能减退症的诊断标准?

血清 TSH 大于妊娠期参考值上限(97.5^{th}),血清 FT_4 小于妊娠参考值下限(2.5^{th})。

4. 妊娠期甲状腺功能减退症对胎儿发育有哪些危害?

未经治疗的临床甲状腺功能减退症孕妇胎儿死亡、循环系统畸形、神经智力发育异常、流产、早产、低体重儿的发生率均明显增高。

5. 妊娠期甲状腺功能减退症的治疗药物及治疗目标是什么?

首选左旋甲状腺素片(L-T_4)治疗,不给予三碘甲状腺原氨酸(T_3)或干甲状腺片。

治疗目标(TSH):孕早期 0.1～2.5 mIU/mL,孕中期 0.2～3.0 mIU/mL,孕晚期 0.3

～3.0 mIU/mL。

6. 已患临床甲状腺功能减退症的孕妇什么情况下可以怀孕？妊娠期药物剂量如何调整？

已患甲状腺功能减退症孕妇需要改用左旋甲状腺素片（L-T$_4$）治疗至 TSH 达 0.1～2.5 mIU/mL方可怀孕，更理想的是 TSH 达到 0.1～1.5 mIU/mL 再怀孕。这样孕早期发生轻度甲状腺功能减退的风险更低。如发现已怀孕，药物剂量较孕前一般增加 25％～30％方可避免甲状腺功能减退。产后则可恢复至产前药物剂量，并于产后 6 周复查甲状腺功能，再次调整药物剂量。

7. 什么是亚临床甲状腺功能减退症？低 T$_4$ 血症？妊娠期需要治疗吗？

血清 TSH 大于妊娠期参考值上限（97.5th），血清 FT$_4$ 在妊娠参考值范围内（2.5th～97.5th），可诊断为亚临床甲状腺功能减退症。低 T$_4$ 血症诊断标准为血清 TSH 值正常，FT$_4$ 低于妊娠参考值第 5 或第 10 百分位的参考值。亚临床甲状腺功能减退症增加了子代神经智力发育异常风险及妊娠不良结局，需要药物治疗，具体方法及标准同临床甲状腺功能减退症。低 T$_4$ 血症目前没有充足的证据证明需要治疗，但国外有报道其可能导致胎儿不良结局。

8. 妊娠和甲状腺功能亢进的相互关系是什么？

文献报道轻度甲状腺功能亢进对妊娠无明显影响，但中、重度甲状腺功能亢进以及症状未控制者的流产率、妊娠期高血压疾病发病率、早产率、足月小样儿发生率以及围生儿死亡率增高。妊娠期因胎盘屏障，仅有少量 T$_3$、T$_4$ 能透过胎盘，不致引起新生儿甲状腺功能亢进。

妊娠对甲状腺功能亢进影响不大，相反，妊娠时往往会使甲状腺功能亢进的病情有不同程度的缓解。但妊娠合并重度甲状腺功能亢进时，由于妊娠可加重心脏的负担，从而加重了甲状腺功能亢进患者原有的心脏病变。个别患者因分娩、产后流血、感染可诱发甲亢危象。

9. 妊娠期甲状腺功能亢进如何诊断？

妊娠期甲状腺功能亢进中 Graves 病占 85％，妊娠甲状腺功能亢进综合征（SGH）占 10％，甲状腺高功能腺瘤、结节性甲状腺肿、葡萄胎等占 5％。SGH 发生在妊娠前半期，呈一过性，与 HCG 产生增多，过度刺激甲状腺素产生有关，与妊娠剧吐相关。多于妊娠 8～9 周发病，妊娠 12～14 周 FT$_4$ 降至正常，但 TSH 的抑制可持续至 20 周。血清 TSH 小于 0.1 mIU/mL，FT$_4$ 大于妊娠参考值上限（97.5th），排除 SGH 后甲状腺功能亢进诊断可成立。

诊断标准为有高代谢症状，血清总甲状腺素（TT$_4$）达到 180.6 nmol/L，总三碘甲状腺原氨酸（TT$_3$）达到 3.54 nmol/L，游离甲状腺指数（FT$_4$I）达到 12.8。甲状腺功能亢进的病情以 TT$_4$ 最高水平小于 1.4 倍正常值上限者为轻度甲状腺功能亢进，大于 1.4 倍正常值上限为中度甲状腺功能亢进，有危象、甲状腺功能亢进性心脏病以及心力衰竭、肌病等为重度甲状腺功能亢进。

10. 妊娠期甲状腺功能亢进的治疗有哪些？

SGH 以对症治疗为主，积极纠正电解质失衡，治疗妊娠剧吐，不主张给予抗甲状腺药物。当 SGH 与 Graves 病难以鉴别时，可给予丙硫氧嘧啶。已患甲状腺功能亢进的妇女最好在甲状腺功能降至正常后再怀孕，接受碘治疗的甲状腺功能亢进患者至少要在最后一次治疗后 6 个月后再怀孕。

妊娠期发生的甲状腺功能亢进有两种药物选择：丙硫氧嘧啶（PTU）和甲巯咪唑（MMI）。有报道称，MMI 致胎儿发育畸形（皮肤发育不全，鼻后孔和食管闭锁、颜面畸形），故在打算怀孕前和孕早期首选 PTU。但国外有报道 PTU 的肝毒性，可能导致肝损害甚至急性肝衰竭，故除孕早期外，孕中晚期及哺乳期均建议首选 MMI。

妊娠期根据甲状腺功能亢进的控制指标首选 FT$_4$，目标为 FT$_4$ 接近或轻度高于参考值上限。TSH 的控制目标同甲状腺功能减退症。

（1）孕前：因甲状腺功能亢进对胎儿有一系列不良影响，如确诊甲状腺功能亢进，应待病情稳定 1～3 年后怀孕为妥，用药期间，不应怀孕，应采取避孕措施。

（2）孕期：甲状腺功能亢进孕妇应在高危门诊检查与随访。因抗甲状腺药物能透过胎盘影响胎儿甲状腺功能，故病情轻者，一般不用抗甲状腺药物。但病情重者，仍应继续用抗甲状腺药物治疗。在妊娠中、后期抗甲状腺药物剂量不宜过大，一般以维持母血 TT_4 水平不超过正常上限的 1.4 倍为度。抗甲状腺药物常用的有丙硫氧嘧啶和甲巯咪唑。丙硫氧嘧啶用量每日保持在 200 mg 以下，甲巯咪唑在 20 mg 以下，胎儿发生甲状腺肿的可能性极小。一般认为妊娠期应避免甲状腺切除术。

（3）产时处理：妊娠合并甲状腺功能亢进治疗得当，妊娠能达足月，经阴道分娩和得到活婴。甲状腺功能亢进不是剖宫产的指征，妊娠合并重度甲状腺功能亢进，早产和围生儿的死亡率较高，并有胎儿宫内生长迟缓的可能。

（4）产褥期处理：产后甲状腺功能亢进有复发倾向，产后宜加大抗甲状腺药物剂量。抗甲状腺药物会通过乳汁影响婴儿甲状腺功能，应结合产妇病情的严重程度及服用抗甲状腺药物的剂量来考虑是否哺乳。

11. 甲亢危象如何处理？

妊娠期甲状腺功能亢进未控制而停止抗甲状腺药物治疗、行产科手术以及产后感染和产后流血会诱发甲亢危象，如不及时治疗可能发生高热、频脉、心力衰竭、失神、昏迷。治疗方法如下。

（1）给予大量抗甲状腺药物，如丙硫氧嘧啶 100～200 mg，每 6 h 口服一次。

（2）口服复方碘溶液，每日 30 滴左右。

（3）普萘洛尔 20～40 mg，每 4～6 h 口服一次，应用时注意心脏功能。

（4）利血平 1～2 mg，肌内注射，每 6 h 一次。

（5）氢化可的松每日 200～400 mg，静脉滴注。

（6）应用广谱抗生素、吸氧、冷敷及镇静解热剂。

（7）纠正水和电解质平衡紊乱及心力衰竭。

第七节 急性阑尾炎

1. 妊娠期阑尾位置会发生什么改变？

在妊娠初期，阑尾解剖位置与非妊娠期相似，一般位于右髂窝内，体表投射点为右下腹麦氏点。随妊娠周数增加，子宫增大，盲肠和阑尾的位置逐渐向上、向外、向后移位。通常在妊娠 3 个月末阑尾位于髂嵴下二横指，妊娠 5 个月末在髂嵴水平，妊娠 8 个月末在髂嵴上二横指，妊娠足月时可达胆囊区。阑尾位置相对较深，常被增大的子宫所覆盖。产后 14 日左右阑尾基本回复到妊娠前位置。

2. 妊娠期阑尾炎的临床表现及诊断的特点是什么？

妊娠早期合并急性阑尾炎时，症状、体征与非孕时阑尾炎基本相似。典型表现为转移性右下腹痛，伴有恶心、呕吐、食欲下降、发热等全身反应。查体出现麦氏点固定、明显的压痛，随着病情发展出现腹痛加重、腹壁肌紧张和反跳痛等腹膜刺激征。实验室检查：白细胞计数升高，中性粒细胞比例大于 80%。

中、晚期妊娠合并急性阑尾炎时，由于子宫明显增大，阑尾位置改变，使临床表现常不典型。

表现为腹痛症状不明显,或无典型的转移性右下腹痛,可有恶心、呕吐、食欲下降和腹泻等消化道症状。阑尾位于子宫后方时,疼痛可位于右侧腰部。查体时压痛点相应升高,有时压痛的部位可达右季肋区。若阑尾移位到子宫右后方,有明显的后腰部叩击痛。受增大子宫影响,腹膜向前顶起,腹部压痛、反跳痛及肌紧张也不明显。由于症状体征不典型,因此增加了诊断的难度。

下列检查方法有助于诊断。①Bryan试验:嘱患者取右侧卧位,妊娠子宫移到右侧引起疼痛。提示疼痛非子宫的疾病所致,可作为区别妊娠期阑尾炎与子宫疾病的可靠体征。②Alder试验:检查者将手指放在阑尾区最明显的压痛点上。嘱患者取左侧卧位,使子宫倾向左侧,如压痛减轻或消失,说明疼痛来自子宫;如压痛较仰卧位时更明显,提示疼痛来自于子宫以外病变,即阑尾本身的病变可能性大。实验室检查白细胞计数超过 15×10^9/L 有诊断意义,也有白细胞计数无明显升高者。B超检查可见增大的阑尾是不可压缩的暗区与多层管状结构,但检查阴性不能排除诊断。

3. 妊娠合并急性阑尾炎如何治疗?

妊娠合并急性阑尾炎的治疗原则为,妊娠期急性阑尾炎,应在积极抗感染治疗的同时,立即手术,以避免病情迅速发展。对于难以明确诊断的患者,如高度怀疑急性阑尾炎也应积极剖腹探查。因为一旦并发阑尾穿孔和弥漫性腹膜炎,对母婴均会引起严重后果。

宜选择连续硬膜外麻醉或硬膜外联合阻滞麻醉,病情危重可选用全身麻醉。早、中期妊娠,诊断较明确时,可采用麦氏点切口。诊断不明确的建议用正中或旁正中切口。中期妊娠手术时,孕妇体位稍向左侧倾斜,使妊娠子宫左移,便于寻找阑尾,减少在手术时过多刺激子宫,同时可防止仰卧位低血压。

常规切除阑尾,切除后最好不放腹腔引流,以减少对子宫的刺激。若阑尾已穿孔,切除阑尾后尽量吸净脓液,开放腹腔引流,但引流管尽可能不接触子宫。术后选择对胎儿影响小的广谱抗生素治疗,并给予保胎药物。

以下情况应先行剖宫产再行阑尾切除:近预产期或胎儿近成熟,已具备体外生存能力;阑尾穿孔并发弥漫性腹膜炎,盆腔感染严重,子宫及胎盘已有感染征象;病情严重,危及孕妇生命,而术中暴露阑尾困难。

第八节　急性胆囊炎和胆石症

1. 妊娠期胆囊炎的发病特点如何?

妊娠期在孕激素的作用下,胆囊及胆道平滑肌松弛,胆囊排空能力下降和胆汁淤积。雌激素降低胆囊黏膜对钠的调节,使胆囊黏膜吸收水分的能力下降而影响胆囊浓缩功能,又因胆汁中胆固醇成分增多,胆汁酸盐及磷脂分泌减少,有利于形成胆结石。因而妊娠成为胆囊炎和胆结石的重要诱因。胆囊炎和胆石症可发生在妊娠期的任何阶段,以妊娠晚期和产褥期更多见。

2. 妊娠期急性胆囊炎如何诊断?

1)症状:表现为右上腹部疼痛,多于进食油腻食物后,可同时伴有恶心、呕吐。如合并有感染时可出现发热、寒战。妊娠期急性胆囊炎与非妊娠期相同。妊娠期胆石症最常见症状是持续恶心、呕吐以及右上腹疼痛,可并发黄疸,严重者可出现休克。

2)体征:右上腹胆囊区有压痛及肌紧张,右肋缘下有时可触及有触痛的肿大胆囊。Murphy征可阳性,但在妊娠女性中并不多见。如伴发腹膜炎时可有腹肌紧张和反跳痛。妊娠晚期由于增大子宫的掩盖,腹部体征可不明显。

3）辅助检查：

（1）腹部超声检查：妊娠期诊断急性胆囊炎的常用手段。伴有胰腺炎时，超声检查可见胰腺水肿。

（2）产科超声：妊娠期出现腹痛症状时，还应行产科超声检查，以排除产科疾病引起的腹痛，尤其要注意是否存在胎盘早剥，还要检测胎儿生长情况。

（3）实验室检查：①血常规检查：白细胞计数升高伴核左移，与感染程度呈比例上升，一般在$(10\sim15)\times10^9$ g/L。②生化检查：血清总胆红素和直接胆红素升高，结合胆红素、碱性磷脂酶、血清丙氨酸氨基转移酶和天门冬氨酸氨基转移酶轻度升高；应谨慎判断碱性磷脂酶水平，因正常妊娠时此项可增高 1 倍。③尿常规检查：尿胆红素阳性。

3. 妊娠合并急性胆囊炎如何治疗？

1）治疗原则：本病以保守治疗为主，包括适当控制饮食，支持疗法、解痉止痛对症治疗，给予头孢菌素类抗生素预防感染。经保守治疗效果不佳且病情恶化者，或并发胆囊积脓、胆囊穿孔及腹膜炎发生时，则应尽快行手术治疗。

2）治疗方法：

（1）保守治疗：①饮食控制：重症患者应禁饮食，必要时胃肠减压，轻症患者处于发作期时应禁脂肪饮食。缓解期可给予低脂肪、低胆固醇、高蛋白质饮食。适当补充液体，纠正水和电解质紊乱。②对症治疗：必要时给予解痉镇痛药。如肌内注射阿托品 0.5～1 mg 或哌替啶 50～100 mg，症状缓解期可给予利胆药物，如熊去氧胆酸等，可促进胆囊排空。伴发有黄疸时可同时肌内注射维生素 K 等治疗。③抗感染治疗：应选择广谱抗生素抗感染治疗，半合成青霉素类及头孢菌素类对胎儿无不良影响，故应作为首选抗感染药物。

（2）手术治疗：其适应证如下：①非手术治疗期间患者病情恶化者或出现严重的合并症，如阻塞性黄疸、胆汁积脓、坏疽性胆囊炎穿孔、胆囊周围脓肿合并弥漫性腹膜炎者；②上腹部出现肿块或胆囊积脓；③有明显腹膜炎体征，或疑有坏疽性胆囊炎、胆囊穿孔或胆囊周围积液；④出现梗阻性黄疸，并有胆总管结石、急性胆管炎或急性胰腺炎者；⑤病情重，难以与急性阑尾炎区别者；⑥妊娠期胆绞痛反复发作（超过 3 次）的胆结石患者。

3）注意事项：手术治疗过程中应尽量避免刺激子宫，引起宫缩导致流产或早产。术后给予严密监测是否出现宫缩及胎儿情况，预防感染治疗的同时应给予镇痛治疗。

第九节　TORCH 综合征

1. 什么是 TORCH 综合征？

TORCH 综合征即 TORCH 感染，是将数种孕妇感染可能引起的胎儿宫内感染，甚至造成新生儿出生缺陷的病原微生物放在一起，利用其英文的第一个字母拼成的新词，称为 TORCH 感染，T 指弓形虫（toxoplasma），R 指风疹病毒（rubella virus），C 指巨细胞病毒（cytomegalovirus），H 指单纯疱疹病毒（herpes simplex virus），O 指其他（other），主要指梅毒螺旋体（treponema pallidum）。

2. 孕妇如何会发生 TORCH 感染？

弓形虫（toxoplasma）感染多为食用含有包囊的生肉或未煮熟的肉类、蛋类和未洗涤的蔬菜水果等，或接触带有虫卵的猫等动物排泄物。风疹病毒（RV）感染主要是直接传播或经呼吸道飞沫传播所致。巨细胞病毒（CMV）感染主要是通过飞沫、唾液、尿液和性接触传播，也可通过血液、人工透析和器官移植感染所致。单纯疱疹病毒（HSV）详见第十四章第六节。

3. TORCH 综合征母儿传播途径是什么?

孕妇患 TORCH 感染后,感染胎儿及新生儿的途径如下。

(1) 出生前感染:①经胎盘感染:胎盘有感染灶;胎盘无感染灶。②上行至宫腔感染:已破膜;未破膜。③经产道感染:阴道、宫颈管感染;外阴(包括肛门)感染。

(2) 出生后感染:主要是哺母乳感染。①母乳混有母血感染;②乳头有感染灶。

4. TORCH 综合征对母儿有何影响?

(1) 对孕妇的影响:大部分孕妇无明显症状或症状轻微,部分孕妇可表现为不典型的感冒症状,如低热、乏力、肌肉酸痛、局部淋巴结肿大、阴道分泌物增多等,还有部分孕妇可在颜面部、躯干和四肢出现麻疹样红色斑丘疹,持续约 3 日。

(2) 对胎儿、新生儿的影响:感染胎龄越小,胎儿畸形发生率越高,流产、死胎的风险增加。

5. TORCH 综合征的临床表现是什么? 如何诊断 TORCH 综合征?

(1) 病史和临床表现:①有反复流产和不明原因的出生缺陷或死胎史等;②有哺乳动物喂养史或接触史,有摄食生肉或未煮熟肉类等的生活习惯;③孕妇感染后可出现相应感染部位的感染症状,但症状轻微或无症状。有以上感染症状,也可无任何症状。

(2)病原学诊断:采集母血、尿液、乳汁、脐血、胎盘等进行病原学检查,方法有循环抗原检测、细胞学检查、病毒分离以及核酸扩增试验。

(3) 血清学检查:检测血清中特异性抗体 IgM、IgG,结合 IgG 亲和力指数确定孕妇感染状况。

6. 如何治疗 TORCH 综合征?

(1) 弓形虫病:首选乙酰螺旋霉素 0.5 g,3 次/日,连用 2 周,间歇 2 周可再重复 1 个疗程。

(2) RV 感染和 CMV 感染:目前尚无特效的治疗方法。妊娠早期一经确诊为原发感染,应向孕妇及家属交代 RV 或 CMV 感染对胎儿和新生儿的可能影响,以决定胎儿的取舍。

7. 如何预防 TORCH 感染?

(1) 对易感人群做好早期检查、早期诊断,及时治疗。

(2) 妊娠期应吃熟食,吃水果应削皮,避免与宠物接触。

(3) 对 RV 抗体阴性育龄妇女应接种 RV 疫苗。

第十节　妊娠期血栓栓塞性疾病

1. 什么是妊娠期血栓栓塞性疾病? 其病因及诱因包括哪些?

妊娠期血栓栓塞性疾病(VTE)主要是肺栓塞(PE)和深静脉血栓栓塞(DVT)两个组成部分。原因是血液的高凝状态和静脉血流迟缓。

35 岁以上、肥胖和剖宫产是导致静脉血栓栓塞的最主要原因。妊娠期血流动力学的改变:高凝状态、静脉淤滞增加、静脉血流出减少,下腔静脉和盆腔静脉由于子宫的增大和孕妇活动减少而受到压迫,均可增加孕妇患血栓栓塞性疾病的风险。个人的血栓既往史、肥胖,血红蛋白病,高血压,吸烟以及妊娠并发症(包括手术产),也是孕妇患病的高危因素。

2. DVT 的主要临床表现是什么?

DVT 多见于产后、盆腔术后、外伤、晚期肿瘤、昏迷或长期卧床的患者。起病较急,患肢肿胀发硬、疼痛,活动后可加重,且常伴随发热、脉快。血栓部位压痛,沿血管可扪及索状物,血栓远侧肢体或全肢体肿胀,皮肤呈青紫色,皮温降低,足背、胫后动脉搏动减弱或消失,或出现静脉性坏疽。如血栓蔓延至下腔静脉时,则双下肢、臀部、下腹和外生殖器均可出现明显水肿。

3. 妊娠期常用的抗凝药物有哪些？各药物的特点是什么？

普通肝素、低分子肝素均不能通过胎盘，妊娠期是可以安全使用的。孕妇禁用华法令，因为它可以透过胎盘屏障，引起胎儿的骨骼发育迟缓。对于长期抗凝治疗同时妊娠的患者，最好用普通肝素或低分子肝素（LMWH）代替华法令。低分子肝素非孕期患者比普通肝素的副反应更少，较少发生出血，可预见的治疗反应较好，肝素诱发的血小板减少症风险小，骨密度丢失较少。

普通肝素的抗凝效果有很大的个体差异，使用时需监测凝血酶时间（APTT）；停用后，易造成凝血活性的反弹，导致血栓再闭塞；易致骨质减少、血小板减少。

4. 妊娠期静脉血栓栓塞性疾病如何诊断？

（1）深静脉血栓栓塞性疾病（DVT）：初始症状多为一侧肢体疼痛和肿胀，应及时行下肢静脉彩超，D-二聚体测定是一种筛查手段，但由于妊娠本身会伴随 D-二聚体水平进行性升高，因此高水平的 D-二聚体并不能提示孕期的静脉血栓栓塞性疾病。

（2）肺栓塞：孕期与非孕期基本相似。可行 D-二聚体检测、动脉血气分析、心电图、超声心动图检查，这些检查均可对肺栓塞的诊断提供依据，但它们并不是诊断的标准。通气灌注、肺扫描和选择性肺血管造影可进一步确诊。但二者均有一定的辐射，妊娠期及哺乳期妇女使用时需慎重。

5. 妊娠期哪些患者需抗凝治疗？如何抗凝治疗？

妊娠期有急性静脉血栓栓塞性疾病的都应行治疗性抗凝。既往有血栓病史的妇女，或妊娠期或产后血栓栓塞性疾病高风险者应预防性使用抗凝治疗或治疗性抗凝。

妊娠时发生急性血栓栓塞性疾病，或血栓高危的患者，建议使用治疗性抗凝。治疗性低分子肝素（LMWH）1～2 次/日，普通肝素每 12 h 一次。

新近发生的静脉血栓栓塞性疾病治疗可用普通肝素或 LMWH。对于血流动力学不稳定、有大的凝血块或母体有合并症者，可能需住院治疗。肺栓塞治疗初始时，或者分娩、手术、溶栓治疗（有生命危险或肢体保留风险的血栓栓塞性疾病）时，可静脉使用普通肝素。待血流动力学平稳后，可用治疗性 LMWH 代替普通肝素。

6. 产后应在什么时候恢复抗凝治疗最佳？

最佳时间尚无定论，一般认为顺产后 4～6 h 或剖宫产后 6～12 h 后，恢复使用普通肝素或LMWH 比较好。如抗凝治疗超过 6 周，可能需过渡到华法令，可能需要同时用两种抗凝药物。如产后抗凝治疗仅需 6 周，则继续使用 LMWH 至 6 周。在此次妊娠过程中发生静脉血栓栓塞性疾病的妇女，尤其是孕晚期妇女，则多需在产后继续服用华法令 6 周以上。由于华法令、低分子肝素以及普通肝素都不在乳汁中蓄积，而且不引起婴儿的抗凝反应，所以均可以在哺乳期应用。

（贺　静　牛战琴　薛　艳）

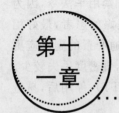

第十一章 新生儿常见疾病

第一节 新生儿窒息与复苏

1. 新生儿窒息的病因有哪些?

(1) 母体因素:患呼吸功能不全、严重贫血、妊娠期高血压疾病、糖尿病等;各种原因所致的休克,前置胎盘、胎盘早剥和过期妊娠胎盘老化等。

(2) 母胎间血氧运输或交换障碍:难产、使用高位产钳、胎头吸引不顺利或产程中麻醉药、镇痛药及催产素使用不当等。

(3) 胎儿因素:早产儿、巨大胎儿、先天性心脏病、宫内感染、宫内失血、贫血、先天性心脏病、膈疝畸形等。

2. 新生儿窒息的临床表现是什么?

(1) 胎儿窒息时,早期有胎动增加,逐渐减少,甚至消失,胎心率先快,大于 160 次/分,之后可减慢,小于 100 次/分,有时不规则,最后心脏停止跳动;羊水中常混有胎粪。

(2) 新生儿窒息时,常根据皮肤颜色判断其严重程度,轻度窒息(青紫窒息)、重度窒息(苍白窒息)。

3. 如何根据 Apgar 评分评价新生儿窒息程度?

(1) 时间:分别于生后 1 min(多与动脉血 pH 值相关,但不完全一致)、5 min(多与预后特别是中枢神经系统后遗症相关)进行常规评分。

(2) 内容:包括呼吸、心率、喉反射、肌张力和皮肤颜色(正常各 2 分)。窒息时各项指标的消失顺序依次为:颜色、呼吸、肌张力、反射、心率。复苏时各项指标的恢复顺序依次为:心率、反射、颜色、呼吸、肌张力。

(3) 评估标准:出生后 1 min Apgar 评分 8~10 分为正常,4~7 分为轻度窒息,0~3 分为重度窒息。

4. 如何进行新生儿复苏?

新生儿窒息复苏必须分秒必争,产科、儿科医生合作进行。

1) A(清理呼吸道和触觉刺激):

(1) 大多数窒息儿只用 A 即可啼哭和正常呼吸。新生儿娩出后立即吸净口和鼻腔的黏液。因鼻腔较敏感,受刺激后易触发呼吸,故应先吸口腔,后吸鼻腔。若发现羊水有轻度胎粪污染,可按一般新生儿处理,黏稠、有胎粪颗粒污染的羊水,力争在建立呼吸之前的瞬间(1 min 内)吸净口咽和鼻咽胎粪。

(2) 清理呼吸道后拍打或弹足底 1~2 次或沿长轴快速摩擦腰背皮肤 1~2 次。

2) B(正压通气给氧):凡经过初始复苏处理仍无自主呼吸,或虽有自主呼吸,但不充分,有呼吸暂停或喘息,心率仍低于 100 次/分,均应立即应用复苏囊和面罩正压通气。通气频率一般 40~60 次/分,压力 20~35 cmH$_2$O(0.25~0.34 kPa),有效的正压通气显示,心率迅速增快,由心率、胸廓起伏、呼吸音及氧饱和度来评估。

经 30 s 充分正压通气后,如有自主呼吸,且心率大于等于 100 次/分,可逐步停止正压通气,如自主呼吸不充分,或心率小于 100 次/分,需继续用气囊面罩或气管插管施行正压通气,并检查及矫正通气操作。如心率小于 60 次/分,气管插管正压通气并开始胸外心脏按压。

3) C(胸外心脏按压):如气管正压通气 30 s 后,心率小于 60 次/分或心率在 60~80 次/分不再增加,应在继续正压通气的条件下,同时进行胸外心脏按压。用双拇指或中指、示指按压胸骨体中下 1/3 处,频率 120 次/分(每按压 3 次,正压通气 1 次),按压下胸骨的距离为胸廓前后径的 1/3。

4) D(药物治疗):目的是兴奋心脏功能,增加组织灌流和恢复酸碱平衡。

(1) 指征:对用纯氧进行正压通气和胸外心脏按压 30 s 以上无反应或婴儿心率仍小于 60 次/分。

(2) 给药途径:脐静脉、气管内滴注、末梢静脉。

(3) 常用药物:①肾上腺素:经过胸外心脏按压 30 s,心率仍然小于 80 次/分或心率为 0,应立即给予 1:10 000 肾上腺素 0.1~0.3 mL/kg,静脉注射或气管内滴注,5 min 后可重复 1 次。②扩容剂:每次 10 mL/kg。③碳酸氢钠:血气分析证实代谢性酸中毒存在时,在保证通气的条件下,给予 5%碳酸氢钠 3~5 mL/kg,加 5%等量葡萄糖溶液后缓慢静脉注射。④纳洛酮:如窒息儿的母亲产前 4 h 内用过吗啡类麻醉药或镇痛药,应给予纳洛酮,每次 0.1 mg/kg,静脉或肌内注射,也可气管内注入。⑤多巴胺。

(4) E(评估和保温):评估和保温贯穿于整个复苏的过程中。

5. 新生儿窒息的并发症有哪些?

(1) 羊水、胎粪吸入综合征,呼吸窘迫综合征。

(2) 缺血、缺氧性脑病,颅内出血。

(3) 缺氧缺血性心肌病。

(4) 肾功能衰竭。

(5) 酸中毒、低血糖、低血钙。

(6) 坏死性小肠结肠炎,肝功能障碍。

(7) 血小板减少症,弥散性血管内凝血等。

第二节　新生儿产伤

1. 产伤类型有哪些?

(1) 头颈部损伤(产瘤、头颅血肿、颅内出血、眼部损伤、胸锁乳突肌损伤、咽部损伤等)。

(2) 颅神经、脊髓、周围神经损伤(面神经损伤、膈神经损伤、臂丛神经损伤、脊髓损伤等)。

(3) 骨骼损伤(锁骨骨折、长骨骨折等)。

(4) 腹腔内脏器损伤(肝、脾、肾上腺等)。

(5) 软组织损伤(擦伤、淤点、淤斑等)。

2. 新生儿头颅血肿形成原因是什么?

异常分娩、产钳或负压吸引助产时,新生儿头颅受到过度挤压以致血管破裂,血液积聚于颅骨骨膜与颅骨外板之间,由此形成新生儿头颅血肿。

3. 新生儿头颅血肿临床表现如何？

新生儿头颅血肿多见于顶部，偶见于枕、额部。以一侧多见，偶发生于双侧。生后数小时乃至数日头颅表面可见圆形肿胀，迅速增大，大小不一。由于血肿受到骨膜限制，不超越骨缝。血肿表面皮肤颜色可正常，负压吸引所致者呈紫色。触诊时初期有胀满感，吸收过程中变软而有波动感，边缘清楚。血肿不大则可慢慢吸收而消除。较大者则发生机化和纤维化。头颅血肿与产瘤可同时存在，血肿常隐于水肿之下，待水肿消失后显出血肿。

4. 新生儿头颅血肿如何与其他疾病相鉴别？

（1）产瘤：见于头先露娩出的新生儿，是由于先露部位头皮血液及淋巴循环受压所致的软组织水肿。出生时出现边界不清的梭形局部肿胀，常超过骨缝。局部皮肤颜色可正常或稍红，按压时凹陷而无波动感，1～4日后吸收消失。

（2）帽状腱膜下出血：头颅帽状腱膜与骨膜间疏松组织内出血，因无骨膜限制，出血量较大，易于扩散，常超越骨缝，波动感明显，黄疸较重。

5. 新生儿头颅血肿如何治疗？

一般不需要治疗，大多数患儿3～8周后自行吸收而不留痕迹。注意局部皮肤清洁，不宜穿刺抽出血液，以免引起继发感染。若化脓则需切开引流，同时给予抗生素治疗。

6. 面神经麻痹形成的原因是什么？

面神经麻痹是因为胎儿面部受产钳或骨盆压迫，损伤第Ⅶ颅神经的周围部分所致。

7. 面神经麻痹的临床表现有哪些？

面神经麻痹的临床表现常见的症状为周围性面瘫，多数患儿为单侧轻瘫，面神经的下支最常受损，表现为新生儿哭叫时，患侧鼻唇沟消失，眼裂不能完全闭合，前额也不出现皱纹，口角向健侧歪斜。

8. 面神经麻痹如何治疗？

面神经麻痹多数患儿不需治疗，约2周后可自行恢复。若面神经有断裂不能好转者，应尽早做神经吻合术。

9. 臂丛神经麻痹的病因有哪些？

臂丛神经麻痹常发生于臀位产或头先露出肩困难的新生儿。前者由于后出头困难，过度牵拉颈部；后者在胎肩娩出前过度向一侧牵拉胎颈，致使臂丛神经纤维损伤或断裂，引起上臂、前臂及手的麻痹。

10. 臂丛神经麻痹的临床表现及分型如何？

臂丛神经麻痹可分为上臂型和前臂型两类。

（1）上臂型：该型常见，损伤限于颈Ⅴ、Ⅵ神经。肩部不能外展；上肢内收、内旋、下垂，不能外旋；前臂处于旋前的姿势，外伸不受影响，但不能后旋。肱二头肌反射消失，受累侧拥抱反射不能引出。当膈神经受损时出现膈肌麻痹。

（2）前臂型：较少见，由于颈Ⅶ、Ⅷ及胸神经受损。主要为手的瘫痪，若第一胸神经根的交感神经受损，可出现受损侧的眼睑下垂、瞳孔缩小。

11. 臂丛神经麻痹如何治疗？

臂丛神经麻痹可用夹板将上肢固定于外展、外旋位，以及前臂肘关节屈曲的位置。两周后待神经水肿消失，可行肢体按摩、理疗，被动运动或针刺疗法。以后有肌肉萎缩者可考虑矫形手术。

12. 臂丛神经麻痹预后如何？

臂丛神经麻痹多数患儿预后良好，经3～6个月可逐渐恢复，但肌力弱，尤其是三角肌肌力弱持续较久。部分患儿可留下后遗症。

13. 锁骨骨折形成的病因是什么?

锁骨骨折是产伤骨折中最常见的一种。多数见于难产及巨大胎儿。分娩过程中严重肩部受压及牵拉可导致锁骨骨折。

14. 锁骨骨折的临床表现有哪些?

锁骨骨折分为不完全性骨折和完全性骨折。轻者常被忽略。患儿多表现为患侧上肢活动少,移动患侧上肢时哭闹。有的手下垂不能活动或不灵活,常被误诊为臂丛瘫痪。数日后局部软组织肿胀,1~2周后检查锁骨中 1/3 交界处扪及肿块,触之有压痛。有骨折移位时,患侧肩部锁骨中部有突起或肿胀,触之可有摩擦感。患侧拥抱反射减弱或消失。X 线摄片可确诊。

15. 锁骨骨折如何治疗?

锁骨骨折中不完全性骨折一般不需治疗;完全性骨折则需要腋下置一棉垫,并将患肢用绷带固定于胸壁,也有学者主张不需治疗,一般两周左右即可愈合。

16. 眼部损伤应如何处理?

视网膜及结膜下出血常见于阴道分娩,由于阴道分娩过程中静脉充血增加和压力引起。产钳位置不对可导致眼部及周围损伤。视网膜出血通常在 1~5 日内吸收。结膜下出血在 2 周内吸收,通常没有并发症。对其他眼部损伤,及时诊断、治疗可保证远期预后。治疗应及时请眼科会诊。

第三节 母儿血型不合溶血病

1. 新生儿溶血病主要病因有哪些?

由父亲遗传而母亲所不具有的显性胎儿红细胞血型抗原,通过胎盘进入母体,刺激母体产生相应的血型抗体。当不完全抗体(IgG)进入胎儿血液循环后,与红细胞的相应抗原结合,在单核-吞噬细胞系统内被破坏,可引起溶血。

1) 主要发生在母亲 O 型而胎儿 A 型或 B 型。

(1) 40%~50%的 ABO 溶血病的发生在第一胎,其原因是 O 型母亲在第一胎妊娠前,已受到自然界 A 或 B 血型物质的刺激,产生抗 A 或抗 B 抗体。

(2) 在母婴 ABO 血型不合中,仅 1/5 发生 ABO 溶血,原因如下:①胎儿红细胞抗原性的强弱不同,导致抗体产生的量多少各异;②血浆及组织中存在的 A 或 B 血型物质,可与来自母体的抗体结合,使血中抗体减少。

2) Rh 溶血:Rh 血型系统有六种抗原,即 D、E、C、c、d、e,其抗原性强弱依次为 D>E>C>c>d>e,故 Rh 溶血病以 RhD 溶血病最为常见。

2. 新生儿溶血的临床表现有哪些?

新生儿溶血症状的轻重与溶血程度基本一致。多数 ABO 溶血病患儿除引起黄疸外,其他改变不明显。Rh 溶血病症状较重,严重者甚至死胎。

(1) 黄疸:多数 Rh 溶血病患儿生后 24 h 内出现黄疸并迅速加重,而多数 ABO 溶血病在多于第 2~3 日出现。血清胆红素以未结合型为主,但如溶血严重,造成胆汁淤积,结合胆红素也可升高。

(2) 贫血:表现程度不一。重症 Rh 溶血,生后即可有严重贫血或伴有心力衰竭。部分患儿因其抗体持续存在,也可于生后 3~6 周发生晚期贫血。

(3) 肝脾大:Rh 溶血患儿多有不同程度的肝脾大,ABO 患儿则不明显。

（4）水肿：Rh 溶血患儿，严重水肿胎儿常为死胎，活产胎儿水肿为全身性，皮肤苍白，并可出现胸腔积液、腹腔积液等，这种患儿如不及时抢救，生后不久即死亡，程度轻者经积极治疗有痊愈可能。

3. 实验室检查诊断包括哪些？

1）母子血型检查：检查母子的 ABO 血型和 Rh 血型，证实有血型不合存在。

2）检查有无溶血：溶血时红细胞和血红蛋白减少，早期新生儿血红蛋白小于 145 g/L 可诊断为贫血。

3）致敏红细胞和血型抗体测定：

（1）改良抗人球蛋白试验：亦称改良 Coombs 试验，如有红细胞凝集为阳性，表明红细胞已致敏。该项为确诊试验。Rh 溶血病其阳性率高而 ABO 溶血病阳性率低。

（2）抗体释放试验：通过加热使患儿血中致敏红细胞的血型抗体释放于释放液中，将与患儿相同血型的成人红细胞（ABO 系统）或 O 型标准红细胞（Rh 系统）加入释放液中致敏，再加入抗人球蛋白血清，如有红细胞凝集为阳性。抗体释放试验是检测致敏红细胞的敏感试验，也为确诊试验。Rh 和 ABO 溶血病一般为阳性。

（3）游离抗体试验：在患儿血清中加入与其相同血型的成人红细胞（ABO 系统）或 O 型标准红细胞（Rh 系统）致敏，再加入抗人球蛋白血清，如有红细胞凝集为阳性。表明血清中存在游离的 ABO 或 Rh 血型抗体，并可能与红细胞结合引起溶血。此项试验有助于估计是否继续溶血及换血后的效果，但不是确诊试验。

4. 新生儿溶血应与哪些疾病相鉴别？

（1）先天性肾病：有全身水肿、低蛋白血症和蛋白尿，但无病理性黄疸和肝、脾大。

（2）新生儿贫血：双胞胎的胎、胎间输血，或胎、母间输血可引起新生儿贫血，但无重度黄疸，血型不合及溶血三项试验阳性。

（3）生理性黄疸：ABO 溶血病可仅表现为黄疸，易与生理性黄疸混淆。血型不合及溶血三项试验可资鉴别。

5. 如何对新生儿溶血进行治疗？

1）新生儿溶血发生在产前应进行以下治疗：

（1）提前分娩：既往有输血、死胎、流产和分娩史的 Rh 阴性孕妇，本次妊娠 Rh 抗体效价逐渐升至 1：32 或 1：64 以上，用分光光度计测定羊水胆红素增高，且羊水 L/S＞2 者，提示胎肺已成熟，可考虑提前分娩。

（2）血浆置换：对血 Rh 抗体效价明显增高，但又不宜提前分娩的孕妇，进行血浆置换，以换出抗体，减少胎儿溶血。

（3）宫内输血：对胎儿水肿或胎儿 Hb＜80 g/L，而肺尚未成熟者，可直接将与孕妇血清不凝集的浓缩红细胞在 B 超下注入脐血管或胎儿腹腔中，以纠正贫血。

（4）苯巴比妥：孕妇于预产期前 2 周口服苯巴比妥，可诱导胎儿尿苷二磷酸葡萄糖醛酸转移酶（UDPGT）产生增加，以减少新生儿黄疸。

2）新生儿出生后发生溶血应进行以下治疗：

（1）光照疗法：简称光疗，是降低血清未结合胆红素简单而有效的方法。

（2）药物治疗：①输白蛋白：输血浆 10～20 mL/kg 或白蛋白 1 g/kg，以促使其与未结合胆红素的结合，减少胆红素脑病的发生。②纠正代谢性酸中毒：应用 5％的碳酸氢钠提高血 pH 值，以利于未结合胆红素与白蛋白的结合。③肝酶诱导剂：常用苯巴比妥每日 5 mg/kg，分 2～3 次口服，共 4～5 日。也可加入尼可刹米每日 100 mg/kg，分 2～3 次口服，共 4～5 日。④静脉用免疫球蛋白：可阻断网状内皮细胞系统 Fc 受体，抑制吞噬细胞破坏致敏红细胞。用法：1 g/kg，于 6～8 h 内静脉滴注，早期应用临床效果较好。

（3）换血疗法：①血源：选用 Rh 系统与母亲同型、ABO 系统与患儿同型的血液，紧急时或找不到血源时也可选用 O 型血。②换血量：一般为患儿血量的 2 倍(150～180 mL/kg)，大约可以换出 85％的致敏红细胞和 60％的胆红素及抗体。③途径：一般选用脐静脉或其他较大静脉进行换血，也可选用脐动静脉进行同步换血。

（4）其他治疗：防止低血糖、低体温，纠正缺氧、贫血、水肿和心力衰竭等。

6. 如何预防新生儿溶血的发生？

Rh 阴性妇女在流产或分娩 Rh 阳性胎儿后，应尽早注射相应的 Rh 免疫球蛋白，以中和进入母血的 Rh 抗原。临床上目前常用的预防方法，是对 RhD 阴性的妇女在流产或分娩 RhD 阳性胎儿后，72 h 内肌内注射抗 D 球蛋白 300 μg，此法可取得较满意的预防效果。

（韩文莉）

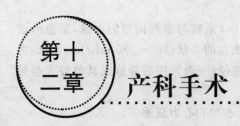

第十二章 产科手术

第一节 剖宫产术

1. 剖宫产的适应证有哪些？

（1）产道异常：头盆不称、软产道异常。

（2）产力异常：如滞产，经处理无效。

（3）胎儿异常：胎位异常、胎儿窘迫、脐带脱垂、胎儿过大、双胎联胎。

（4）妊娠合并症和并发症：产前出血、瘢痕子宫、妊娠合并症或并发症病情严重者不能耐受分娩过程者、做过生殖道瘘修补或陈旧性会阴Ⅲ度撕裂修补术者、先兆子宫破裂、高龄初产妇等。

2. 剖宫产如何做术前准备？

（1）备皮，留置导尿管、配血。

（2）术前禁用呼吸抑制剂，如吗啡等，以免新生儿出现窒息。

（3）做好抢救新生儿的准备。

（4）产妇有酸中毒、脱水、失血心力衰竭等并发症，术前应予以纠正。

3. 剖宫产的注意事项有什么？

（1）应严格掌握剖宫产适应证。

（2）切口位置、大小要适宜。

（3）注意避免损伤膀胱。

（4）注意勿损伤胎儿。

（5）注意止血及预防出血。

4. 剖宫产术中如何预防及处理胎头娩出困难？

（1）避免腹壁及子宫切口相对过小。

（2）注意子宫切口位置的选择，横切口以胎耳上方为宜。胎头高浮则子宫切口位置应高些，胎头深定者则切口位置应低些。但切口高与低也有限制，高位切口避免一侧厚、一侧薄，影响缝合与愈合；切口过低，应适当推开膀胱以防膀胱损伤，同时避免过低而损伤宫颈。

（3）胎头高浮未破膜者，先破膜使胎头下降，已破膜者，推压宫底使胎头接近切口，必要时使用产钳助娩胎头。无产钳可行 T 形切口娩出胎头。

（4）胎头深定者应向切口上方提肩后再捞头，必要时应用单叶产钳撬头，助手从阴道上推胎头。但阴道上推胎头有可能导致胎儿发生脑幕撕裂、颅骨骨裂。

5. 产科手术麻醉的常见选择是什么？

（1）会阴局部麻醉用于会阴切开术。

（2）阴部神经阻滞麻醉适用于会阴侧斜切开术、胎头吸引术、低位产钳牵引术和臀位牵引术。

（3）硬膜外麻醉是目前剖宫产常用的麻醉方法之一。用肝素治疗的患者，产前有出血或出血倾向者，腰背部穿刺区有感染，脊柱严重畸形，或合并精神病者，颅内压增高或颅内占位性病变，严重胎儿宫内窘迫及低血压等情况不宜选用硬膜外阻滞麻醉。

（4）脊-硬联合麻醉：更适用于情况紧急时的剖宫产手术。

（5）全身麻醉：选用硬膜外阻滞麻醉及脊-硬联合麻醉存在禁忌证时，或患者情况紧急，伴有严重低血压或凝血机制障碍时，可选用全身麻醉。

第二节 助产技术

1. 会阴切开术的适应证、禁忌证及术后处理措施有哪些？

1）适应证：

（1）初产妇阴道助产手术的前驱措施，如胎头吸引术、产钳术、臀位牵引术及助产术等。

（2）会阴裂伤不可避免者，如会阴体过长、过短，伸展不良等。

（3）因孕妇或胎儿需缩短第二产程者，如孕妇合并心脏病、胎儿窘迫、早产等。

2）禁忌证：估计不能经阴道分娩及不宜经阴道分娩者。

3）术后处理：

（1）切口护理：每日会阴擦洗 2 次，切口对侧卧位，减少恶露对切口的污染。

（2）预防性应用抗生素：选用哺乳期安全的抗生素，用药一般在产后 3 日内，有感染征象者应延长用药时间。

（3）切口观察：观察有无血肿、水肿、硬结、渗出。

（4）适时拆线：正中切开一般 3 日拆线，中侧切开 5 日拆线。

2. 产钳术的适应证、并发症及注意事项有哪些？

实施产钳术的前提条件为：宫口开全，已破膜，胎头必须衔接，排除无明显头盆不称，胎头双顶径已通过骨盆入口平面，确定胎方位（额后位、明显的不均等倾斜位、高直后位、高直前位禁用），排空膀胱，签署知情同意书等。

1）适应证：

（1）第二产程延长，初产妇大于 2 h，经产妇大于 1 h 者。

（2）胎头位置不正者，用于枕先露和臀位后出头困难者。

（3）母体合并心肺等重要脏器疾病、癫痫、精神分裂症、子痫等需要缩短产程者。

（4）胎儿窘迫。

（5）有剖宫产史或子宫有瘢痕者。

2）产钳并发症：

（1）产道裂伤：会阴、阴道、宫颈裂伤，骨盆或关节损伤等。

（2）胎儿损伤：头面部挫伤、神经损伤、颅内出血、颅骨骨折、眼球损伤等。

（3）产后出血：因实施产钳者多合并产程延长，容易出现宫缩乏力，若合并产道损伤可导致出血增多，因而产后出血率升高。

（4）感染：与产程延长、失血多、手术操作、组织挫伤、产妇抵抗力低下等有关。

3）注意事项：

（1）必须明确胎方位，勿强行扣合产钳及牵引。

（2）牵引困难时及时查找原因，否则易导致胎儿及产道损伤。

（3）牵引产钳时用力要均匀，速度不宜过快，牵引应与宫缩同步，胎头牵出后立即停止用力，注意保护会阴，以免造成严重的会阴裂伤。

（4）产钳滑脱时应重新检查胎头位置及胎方位，及时识别头盆不称，必要时改行剖宫产。

（5）产后检查产道，若有裂伤立即缝合。

（6）新生儿给予维生素 K 预防颅内出血，检查新生儿有无产伤。

（7）产妇应预防产后出血，给予抗生素预防感染。

3. 胎头吸引术的适应证、禁忌证及注意事项是什么？

实施抬头吸引术的前提条件同产钳术。

1）适应证：

（1）第二产程延长，初产妇大于 2 h，经产妇大于 1 h 者。

（2）胎头位置不正者，只能用于枕先露者。

（3）母体合并心肺等重要脏器疾病、癫痫、精神分裂症、子痫等需要缩短产程者。

（4）胎儿窘迫。

（5）有剖宫产史或子宫有瘢痕者。

2）禁忌证：

（1）不能用于臀位、颜面位、额位等其他异常胎位。

（2）头盆不称者，胎头双顶径在坐骨棘以上者。

（3）胎膜未破，宫口未开全者。

（4）早产儿不宜施术（脑出血风险增大）。

3）注意事项：

（1）术前检查吸引器有无损坏、漏气，橡皮套是否松动。

（2）吸引器中心应位于胎头后囟前方 3 cm 的矢状缝上。

（3）放置吸引器后再行阴道检查，于吸引器与胎头衔接处摸一圈，排除阴道壁及宫颈卷入。

（4）牵引过程中如有漏气或滑脱，应及时查找原因，可重新放置，一般不宜超过 2 次，必要时行剖宫产分娩。

（5）牵引时间一般不超过 10～15 min，最长不超过 20 min，如时间过长，则头皮及脑损伤等并发症发生率升高。

（6）产后检查产道，若有裂伤立即缝合。

（7）新生儿给予维生素 K 预防颅内出血，检查新生儿有无产伤。

（8）产妇应预防产后出血，给予抗生素预防感染。

4. 臀位助产的禁忌证和注意事项有哪些？

臀位助产术前提为母体骨盆正常，无不良分娩史，临产后无胎膜早破，无胎儿窘迫，产力良好，产程进展顺利，胎儿体重小于 3500 g，持续胎心电子监护。

1）禁忌证：

（1）骨盆异常（如畸形），狭窄或软产道异常者。

（2）胎儿足先露。

（3）估计胎儿体重大于 4000 g。

（4）超声提示胎头仰伸呈"望星式"者。

（5）超声提示脐带先露或隐性脱垂者。

（6）母体合并妊娠合并症不能耐受产程者，如重症心肺疾病等。

2）注意事项：

（1）慎重对待超声估计的胎儿体重，仅供参考。

（2）产程中尽量保持胎膜完整，一般不行人工破膜，胎膜破裂后立即听胎心，并做阴道检查，了解有无脐带脱垂。

（3）羊水中混有胎粪不一定提示胎儿缺氧，胎儿腹部受压后也可有胎粪排出。

（4）脐部娩出后一般应于 5～10 min 内结束分娩，否则可能导致死产。

（5）初产妇必须行会阴切开，经产妇根据情况处理。

（6）宫口开全后应用消毒巾在宫缩时推堵，使阴道充分扩张，直至估计即将娩出时才准备接产。

（7）放宽剖宫产指征。

（8）产后检查产道，若有裂伤立即缝合。

（9）检查新生儿有无骨折及颅内出血等产伤。

（杨彦林）

第十三章 外阴上皮非瘤样病变

第一节 外阴硬化性苔藓

1. 外阴硬化性苔藓的定义及病因是什么?

外阴硬化性苔藓(lichen sclerosus of vulva)是一种以外阴及肛周皮肤萎缩变薄、色素减退变白为主要特征的疾病,是最常见的外阴白色病变,占外阴疾病的13%。好发年龄为40岁左右的妇女。该病病因不清。认为与基因遗传、自身免疫、性激素水平缺乏、局部组织氧自由基积聚有关。

2. 外阴硬化性苔藓的症状和体征有哪些?

(1)症状:主要症状为病变部位瘙痒,外阴烧灼感及性交痛,严重者可致性交困难,甚至撕裂样疼痛。

(2)体征:典型表现是对称性分布的蝴蝶状外阴萎缩,小阴唇变小甚至消失,大阴唇变薄,阴蒂萎缩而包皮过长;阴道口挛缩狭窄。皮肤颜色变白、发亮、皱缩、弹性差,常伴有皲裂及脱皮,似卷烟纸或羊皮纸。通常伴有区域性淤斑或紫癜。

3. 外阴硬化性苔藓应如何进行诊断?

根据临床表现可作出初步诊断,经活体组织检查确诊。活体组织检查应在色素减退区、皲裂、溃疡、隆起、挛缩、硬结或粗糙区进行,注意多点活体组织检查。为使取材适当,活体组织检查前先以1%甲苯胺蓝涂抹局部皮肤,干燥后用1%醋酸液擦洗脱色,在不脱色区活体组织检查。

4. 外阴炎症应与哪些疾病相鉴别?

(1)白癜风:黑素细胞被破坏引起的疾病,无自觉症状,可发生在任何年龄、任何部位。外阴部皮肤是好发部位,阴毛可为白色;其特点是白色斑片状,大小、形态不一,单发或多发,病变与周围皮肤界限清晰,病变部位表面光滑润泽,弹性正常。

(2)白化病:一种遗传性疾病,是表皮基底层中含大而灰白的不成熟黑素细胞,不能制造黑色素导致的,常无自觉症状,可于身体的多个部位发生。

(3)老年生理性萎缩:仅见于老年妇女,其外阴部皮肤萎缩情况与身体其他部位皮肤相同,患者无自觉症状,体格检查见外阴皮肤各层组织及皮下组织萎缩,阴唇扁平,小阴唇退化。

5. 外阴硬化性苔藓应如何进行治疗?

1)一般治疗:保持外阴清洁干燥;禁用刺激性强的药物,禁用肥皂清洗外阴;忌辛辣及过敏食物;衣着宜宽大,不穿不透气的化纤内裤;瘙痒症状明显以致失眠者,可加用镇静、安眠和抗过敏药物。

2)局部药物治疗:药物治疗的目的在于控制局部瘙痒,多数只能改善症状而不能痊愈,且需要长期用药,有效率约为80%。主要药物有丙酸睾酮、黄体酮及糖皮质激素等。推荐局部使用高效价的类固醇激素,最常见的是丙酸氯倍他索。

(1) 0.05%丙酸氯倍他索软膏:第1个月每日2次,而后每日1次,连用2个月,最后每周2次,连用3个月,总计6个月。凡瘙痒顽固,表面用药无效者可用0.25%曲安奈德混悬液皮下注射。

(2) 丙酸睾酮油膏:丙酸睾酮能促进蛋白质合成,促进萎缩皮肤恢复正常。2%丙酸睾酮油膏(200 mg丙酸睾酮加入10 g凡士林油膏制成)涂擦患部,擦后稍予按揉,起始每日2～4次,连用3～4周后改为每日1次,连用3周,然后应用维持量,每日1次或每2日1次。根据治疗反应及症状持续情况决定用药次数及时间。用药期间密切观察不良反应,如出现毛发增多或阴蒂增大则停药,改用其他药物。如瘙痒严重,可用1%或2.5%氢化可的松软膏混合涂抹,症状缓解后逐渐减少至停药。

(3) 黄体酮油膏:0.3%黄体酮油膏(100 mg黄体酮油剂加入30 g凡士林油膏)局部涂擦,每日3次取代丙酸睾酮制剂。

(4) 幼女硬化性苔藓至青春期有可能自愈,治疗的目的主要是暂时缓解瘙痒症状。一般不采用丙酸睾酮治疗,以免出现男性化。可局部涂擦1%氢化可的松软膏或0.3%黄体酮油膏,症状多能缓解,但仍应长期定时随访。

3) 物理治疗:主要用于病情严重或药物治疗无效者。对缓解症状、改善病变有一定效果,但有复发可能。常用方法有CO_2激光治疗、液氮冷冻治疗、波姆光、氦氖激光和聚焦超声治疗。

4) 手术治疗:因本病恶变机会极少,很少采用手术治疗。手术治疗仅适用于:①局部病变组织出现不典型增生或有恶变可能者;②反复应用药物治疗或物理治疗无效者。如果病灶极局限,可考虑行单纯病灶切除。病变范围较广,多行单纯外阴切除术,术后定期随访。

第二节 外阴鳞状上皮细胞增生

1. 什么是外阴鳞状上皮细胞增生?

外阴鳞状上皮细胞增生(squamous cell hyperplasia of the vulva)既往曾称为增生性营养不良,是一种病因不明的鳞状上皮细胞良性增生为主的外阴疾病,以外阴瘙痒为主要症状。多见于绝经后老年女性,恶变率为2%～5%。

2. 外阴鳞状上皮细胞增生的症状和体征有哪些?

(1) 症状:主要症状为外阴瘙痒,患者多难耐受而搔抓,严重者坐卧不安,影响睡眠。搔抓可加重皮损使瘙痒加剧,结果越抓越痒,越痒越抓,形成恶性循环。

(2) 体征:病损范围不一,主要累及大阴唇、阴蒂包皮、阴唇间沟及阴唇后联合等处,可孤立、局灶性、多发性或对称性存在。早期皮肤暗红或粉红色,角化过度部位呈白色;晚期则皮肤增厚、色素增加、皮肤纹理增粗,出现苔藓样改变,并可见搔抓痕迹、皲裂及溃疡。若溃疡长期不愈,应警惕癌变,需及早取活体组织检查以确诊。本病可与外阴浸润癌合并存在。

3. 外阴鳞状上皮细胞增生应如何进行诊断?

外阴鳞状上皮细胞增生主要依靠病理组织学检查确诊,并注意多点活体组织检查。

活体组织检查时的注意事项:①在色素减退区、皲裂、溃疡、硬结、隆起或粗糙等病变处取材。②不脱色区取样:先用1%甲苯胺蓝涂抹局部皮肤,干燥后用1%醋酸液涂擦脱色,因甲苯胺蓝为核染色剂,不脱色区常表示有裸核存在,此处活体组织检查可提高病理诊断率。若病理检查结果有不典型增生或原位癌,应归为外阴上皮内瘤样病变。

4. 外阴鳞状上皮细胞增生应与哪些疾病相鉴别？

鳞状上皮细胞增生应与白癜风、特异性外阴炎相鉴别。

（1）若外阴皮肤出现界限分明的发白区，表面光滑润泽，质地完全正常，且无任何自觉症状者为白癜风。

（2）若患有特异性外阴炎及糖尿病，其异常分泌物及糖尿长期刺激引起外阴表皮角化过度，脱落而呈白色，该疾病分泌物检查可发现病原体，在原发疾病治愈后，白色病变随之消失。

5. 外阴鳞状上皮细胞增生应如何进行治疗？

（1）一般治疗：与外阴硬化性苔藓相同。

（2）局部药物治疗：局部应用皮质激素药物控制瘙痒。选用 0.025% 氟轻松软膏，或 0.01% 曲安奈德软膏，每日 3～4 次。因长期使用类固醇药物，可使局部皮肤萎缩，故当瘙痒症状缓解后，应停用高效类固醇药物，改用作用轻微的 1%～2% 氢化可的松软膏维持治疗，每日 1～2 次。为促进药物吸收，局部用药前可先用温水坐浴，每日 2～3 次，每次 10～15 min，使皮肤软化，并可缓解瘙痒症状。如坚持长期用药，多数患者治疗有效。

（3）物理治疗：与外阴硬化性苔藓相同。

（4）手术治疗：与外阴硬化性苔藓相同。

第三节　其他外阴色素减退疾病

1. 何为外阴白癜风？如何诊治？

外阴白癜风（vitiligo）是由于黑素细胞被破坏而引起的疾病。目前病因不明，多数认为可能与自身免疫有关。可发生在任何年龄，以青春期发病多见。表现为大小不等、形态不一、单发或多发的白色斑片区，外阴白色区周围皮肤往往有界限分明的色素沉着，病变区皮肤光滑润泽，弹性正常。排除外阴，身体其他部位也可伴发白癜风。外阴白癜风极少转化为癌，患者亦无不适。

除伴发皮炎按炎症处理外，通常不需治疗。

2. 何为外阴白化病？如何诊治？

白化病（albinism）为遗传性疾病，可表现为全身性，也可能仅在外阴局部出现白色病变。因表皮基底层中仅含大量灰白的不成熟黑素细胞，因而不能制造黑素。外阴白化病无自觉症状，也不发生癌变，无需治疗。

3. 何为外阴硬化性苔藓合并鳞状上皮细胞增生？如何诊治？

外阴硬化性苔藓合并鳞状上皮细胞增生是指外阴硬化性苔藓和鳞状上皮细胞增生两种病变同时存在。它是在原有硬化性苔藓的基础上，由于长期瘙痒和搔抓使局部出现的鳞状上皮细胞增生。它是以往所称的外阴混合性营养不良。主要症状为局部烧灼感、瘙痒及性交痛。约占白色病变的 20%，因易合并不典型增生，应特别重视病理检查，需多点活体组织检查确诊。治疗时可先用 0.025% 氟轻松软膏局部涂擦，每日 3～4 次，共用 6 周，再用 2% 丙酸睾酮软膏或 0.3% 黄体酮油膏，每日 3 次，6～8 周后改为每周 2～3 次，根据病情可长期使用。也可选择物理治疗。

4. 什么情况需要进行外阴活体组织检查？

除儿童外，对外阴进行活体组织检查的门槛应该低一些。外阴的变化通常很轻微，也很容易被忽视。

局部皮肤增厚，橘皮样改变，色素脱失，或者上皮变薄，都提示可能有疾病进展，这种情况下，活体组织检查有助于诊断和治疗。对色素沉着或外生型病变，有血管改变的病变以及对治疗无效的病变部位进行活体组织检查尤为重要,是必须进行的,以排除癌症。外阴癌常被延误,这与未能及时对有异常的外阴皮肤进行活体组织检查或活体组织检查失败有关。

5. 如何进行活体组织检查?

根据病变的部位及性质选择活体组织检查的器械。建议在麻醉下进行外阴活体组织检查,可选用利多卡因。

炎性疾病,溃疡,色素沉着,或可疑肿瘤,针吸活体组织检查是最好的方法(3~5 mm 的凯斯穿刺活体组织检查针是最常见的活体组织检查器械之一),能充分估计这些病变的深度。

小的病变可以完整地切除,病变累及黏膜下或者皮下的,需要充分取材。溃疡部位活体组织检查应对其边缘进行取材,色素沉着部位活体组织检查要对病变最厚的部位进行取材。

刮或剪更适合对较表浅的病变进行活体组织检查,如硬化性苔藓,扁平苔藓或大疱病变。但这种取材方式不能穿透真皮全层。

(尚海霞)

第十四章 女性生殖系统炎症

第一节 外阴炎症

1. 外阴的解剖特点是什么?

外阴是指女性的外生殖器,也即生殖器的外露部分,包括耻骨联合至会阴以及两股内侧之间的组织。由于外阴部暴露在外,又与尿道、肛门、阴道邻近,与外界接触较多易污染,因此易发生炎症,并且可与阴道炎同时存在。

2. 外阴炎症的病因有哪些?

(1)阴道分泌物刺激:包括阴道分泌物增多流至外阴的刺激,经血的刺激,卫生巾、紧身化纤内裤等的刺激。

(2)其他刺激因素:糖尿病患者的尿液、粪瘘、尿瘘长期浸渍外阴等。

(3)混合感染:常见病原菌为葡萄球菌、链球菌和大肠杆菌等。

3. 外阴炎症的症状和体征有哪些?

(1)症状:外阴瘙痒、疼痛或灼热感,于活动、性交、排尿、排便时症状加重。毛囊感染形成毛囊炎、疖肿、汗腺炎、外阴皮肤的脓疱病等。如病情继续发展,可形成外阴部蜂窝组织炎、外阴脓肿、腹股沟淋巴结肿大、疼痛,可出现发热、寒战、头痛等全身症状,也可引起外阴溃疡而致行走不便。

(2)体征:局部红肿,以小阴唇及处女膜部位最明显。外阴充血、肿胀、抓痕,重者有糜烂、成片的湿疹,甚至有溃疡形成。慢性炎症时外阴皮肤增厚、粗糙,有时出现皲裂,甚至苔藓变,有时腹股沟淋巴结肿大。阴道口黏膜充血,分泌物增多呈泡沫状,或凝乳块状,或呈脓性。

4. 外阴炎症的辅助检查有哪些?

(1)外阴局部涂片及阴道分泌物检查:常为一些杂菌,而无滴虫、外阴阴道假丝酵母菌、淋菌、衣原体、支原体等。

(2)尿糖:对于炎症反复发作或中老年患者,要检查尿糖及血糖,以排除糖尿病伴发的外阴炎。

(3)亚甲蓝试验:如果怀疑是直肠阴道瘘或膀胱阴道瘘,可以进行亚甲蓝试验。

(4)蛲虫卵检查:对年轻患者及幼儿检查肛周有无蛲虫卵,以排除蛲虫引起的外阴部不适。

(5)局部活体组织检查加病理检查:对于需与外阴恶性病变鉴别者,可行活体组织检查。活体组织检查应在有皲裂、溃疡或粗糙处进行,并应选择不同病变部位多点取材。为做到取材适当,可先用1%甲苯胺蓝涂抹病变区,待变干后,再用1%醋酸液擦洗脱色。凡不脱色区表示该处有裸核存在,提示在该处要做活体组织检查。如局部破损区太广,应先治疗数日,待皮损大部愈合后,再选择活体组织检查部位,以提高诊断准确率。

5. 如何进行外阴炎症的治疗？

（1）基本治疗：急性期应卧床休息，避免性生活，停止使用引起外阴部刺激的外用药品，保持外阴部清洁、干燥，改穿棉质内裤并勤换内裤。避免摩擦损伤，禁忌搔抓。

（2）病因治疗：积极寻找病因，并予以相应的治疗。如对糖尿病患者应治疗糖尿病；由尿瘘、粪瘘引起的外阴炎，应及时行修补术；由阴道炎、宫颈炎引起者应积极进行相应治疗。

（3）局部治疗：选用 0.1% 聚维酮碘液或 1：5 000 高锰酸钾坐浴，每日 2 次；每次 15 min。也可选择中药水煎熏洗外阴，每日 1～2 次。坐浴后涂抗生素软膏或紫草油。急性期还可以用微波或红外线进行局部物理治疗。

6. 前庭大腺炎的定义是什么？

各种病原体侵入前庭大腺引起的炎症称为前庭大腺炎（bartholinitis）。前庭大腺位于两侧大阴唇下 1/3 深部，腺管开口于处女膜与小阴唇之间，当性交、流产、分娩或其他外阴部感染时，病原体容易侵入而发生炎症。

7. 前庭大腺炎的病原体是什么？

前庭大腺炎主要为内源性病原体及性传播疾病的病原体，多为混合感染。前者如葡萄球菌、大肠埃希菌、链球菌及肠球菌；性传播疾病病原体常见的有淋病奈瑟菌、沙眼衣原体。

8. 前庭大腺脓肿是如何形成的？

急性前庭大腺炎发作时，因病原体侵犯腺管而引起前庭大腺导管炎，腺管开口因肿胀或渗出物积聚而堵塞，脓液不能外流，积存而形成前庭大腺脓肿（abscess of Bartholin gland）。

9. 前庭大腺炎的症状和体征有哪些？

（1）症状：多发生于一侧。最初表现为局部肿胀、疼痛、灼热感，可引起排尿、排便困难，行走不便。

（2）体征：可见局部皮肤红肿、发热，压痛明显，可触及肿块。部分患者出现发热等全身症状或伴腹股沟淋巴结肿大。如为淋病奈瑟菌感染，局部挤压可见稀薄、淡黄色脓汁流出。脓肿形成时可触及波动感，若持续增大可自行破溃，若破口小，引流不畅则炎症可反复急性发作，若破口大，脓性分泌物引流通畅可使得炎症较快消退而痊愈。

10. 前庭大腺炎应如何进行治疗？

（1）炎症急性发作时需卧床休息。

（2）1：5000 高锰酸钾液或清热解毒的中药坐浴，保持局部清洁。

（3）可于前庭大腺开口处取分泌物作细菌培养并进行药敏分析，以调整敏感抗生素治疗。在获得培养结果之前可选择广谱的抗生素，口服或肌内注射均可。

（4）若脓肿形成可切开引流或行造口术：切口应足够大以保证引流通畅；切开选择在波动感最明显的时候；术后继续坐浴。应尽量避免切口闭合后反复感染形成囊肿。

11. 前庭大腺囊肿的定义是什么？

前庭大腺囊肿（bartholin cyst）是由于前庭大腺管开口部堵塞，分泌物积聚于腺腔内而形成的。

12. 前庭大腺囊肿的病因是什么？

（1）前庭大腺脓肿消退后，因腺管阻塞，脓液吸收后由黏液代替。

（2）先天性腺管狭窄或腺腔内黏液浓稠排出不畅，可导致其形成囊肿。

（3）分娩、会阴侧切时损伤前庭大腺管引起。

13. 前庭大腺囊肿的症状和体征有哪些？

（1）症状：若前庭大腺囊肿小且无继发感染，患者多无自觉症状、无压痛；若囊肿逐渐增大，可有外阴部坠胀感或性交不适。

(2)体征:患侧外阴可见肿块,多为单侧,大小不一,多呈椭圆形。

14. 前庭大腺囊肿应如何进行治疗?

(1)若囊肿小无症状时,可暂时观察或用1:5000高锰酸钾溶液坐浴,多可自行消失。

(2)若前庭大腺囊肿增大或有不适,月经干净后需行前庭大腺囊肿造口术,术后可能保留腺体功能。

第二节 阴 道 炎 症

1. 滴虫阴道炎的病原体是什么? 其生物学特性有哪些?

滴虫阴道炎(trichomonal vaginitis)的病原体是阴道毛滴虫。

阴道毛滴虫属原虫,大小为白细胞的2~3倍,适宜生长在温暖、潮湿环境中,生命力较强,例如,它能在3~5 ℃生存21日。滴虫消耗或吞噬阴道上皮细胞内的糖原,阻碍乳酸生成,使阴道pH值增高,同时它消耗氧,使阴道呈厌氧环境,故滴虫阴道炎容易合并细菌性阴道病。

2. 滴虫通过哪几个方式传播?

(1)性交直接传播:这是主要的传播方式。

(2)间接传播:因滴虫的生命力较强,故可经污染的公共浴池、游泳池、坐便器、衣物、污染的器械等传播。

3. 滴虫阴道炎的临床表现有哪些?

(1)自觉症状:外阴瘙痒、灼痛,白带增多,白带呈黄绿色,有异味。

(2)妇科检查:阴道前庭及阴道黏膜充血,宫颈有出血斑点时形成"草莓样"宫颈。白带性状比较典型,如泡沫状、黄绿色或黄白色、稀薄或脓性。

4. 如何诊断滴虫阴道炎?

根据典型的临床表现容易诊断。在阴道分泌物中找到滴虫即可确诊。阴道分泌物检查方法如下。

(1)悬滴法:此法快捷、简便、易行。在玻片上滴一滴0.9%氯化钠溶液,取少许分泌物混于玻片盐水中,立即在低倍显微镜下检查。显微镜下可见到呈波状运动的滴虫,或因分泌物中白细胞增多,白细胞包裹滴虫,镜下看到白细胞团在滚动,或白细胞被推移。此法敏感性为60%~70%。

(2)分泌物培养法:对可疑患者,若多次悬滴法未能发现滴虫时,可送分泌物培养,准确性可达98%。

5. 如何治疗滴虫阴道炎?

首选全身用药。因滴虫不仅寄生于阴道,还常侵入尿道、尿道旁腺、前庭大腺。如阴道局部用药,阴道炎症治愈后,隐藏在这些部位及阴道皱襞中的滴虫可导致病情复发,故宜全身用药。

(1)甲硝唑2 g,一次顿服。

(2)替硝唑2 g,一次顿服。

(3)甲硝唑400 mg,口服,每日2次,连用7日。

口服药物的治愈率为90%~95%。对于不能耐受口服药物者,可行阴道局部治疗,但疗效低于口服用药,且容易复发。

6. 诊治滴虫阴道炎时有何注意事项?

(1)取分泌物前24~48 h应避免性交、阴道用药,分泌物取出后应立即送检并注意保暖,否则滴虫活动力减弱难以辨认。

（2）为避免双硫仑样反应，甲硝唑及替硝唑服用期间及停药 72 h 内禁止饮酒。

（3）甲硝唑也能通过乳汁排泄，因此用药期间及用药后 24 h 之内不宜哺乳。

（4）为避免重复感染，性伴侣应同时治疗，内裤及洗涤用品每日用开水煮沸。

（5）妊娠期合并滴虫阴道炎时，用甲硝唑前最好取得患者及家属的知情同意。

7. 外阴阴道假丝酵母菌病的致病微生物是什么？其致病机理是什么？

外阴阴道假丝酵母菌病（vulvovaginal candidiasis，VVC）的致病微生物是假丝酵母菌。假丝酵母菌亦称念珠菌，系条件致病菌，10％～20％非孕妇女及 30％孕妇阴道中有此菌寄生但菌量极少。在酵母相时菌体呈圆形或椭圆形，大小为 3～6 μm，革兰氏染色阳性，与机体处于共生状态，不引起疾病。当某些因素破坏这种平衡状态时，机体的正常防御功能受损，如创伤、应用抗生素、细胞毒药物使用致使菌群失调或黏膜屏障功能改变、皮质激素应用、营养失调、免疫功能缺陷等。酵母相转为菌丝相，当芽生孢子出芽繁殖，孢子伸长形成芽管，形成较长的假菌丝时，则引发阴道炎症。故在临床标本中如有大量菌丝，提示为致病状态，具有诊断意义。

引起 VVC 的假丝酵母菌主要是白假丝酵母菌，占 80％～90％，另外还有光滑假丝酵母菌、近平滑假丝酵母菌、热带假丝酵母菌、蔷薇色假丝酵母菌、酿酒假丝酵母菌、克柔假丝酵母菌、季以蒙假丝酵母菌等。

假丝酵母菌对干燥、日光、紫外线及一般消毒剂的抵抗力较强，但对热的抵抗力不强，60 ℃ 1 h 可将芽孢和假菌丝杀死。

8. 外阴阴道假丝酵母菌病的感染途径有哪些？

（1）内源性感染：为主要感染发病途径。假丝酵母菌为条件致病菌，可寄生于阴道、口腔、肠道等部位，当全身及阴道局部细胞免疫能力下降时，假丝酵母菌由酵母相向菌丝相转化，大量繁殖，出现临床症状。

（2）直接传染：经性接触直接传播。

（3）间接传染：经污染衣物等传染。

9. 外阴阴道假丝酵母菌病的易感人群有哪些？

本病多见于孕妇，糖尿病患者，长期接受抗生素治疗及糖皮质激素、雌激素、免疫抑制剂治疗的患者，以及免疫缺陷病患者。另外，穿紧身化纤内裤、肥胖也可使会阴局部温度和湿度增加，有利于假丝酵母菌繁殖而引起感染。

10. 外阴阴道假丝酵母菌病的临床表现有哪些？

（1）外阴瘙痒，往往夜间加重。

（2）白带增多，有时患者主诉白带呈豆渣样、块状。严重者还有外阴灼痛，肿胀，尿频、尿痛。

（3）妇科检查见阴道黏膜红肿，典型的白带表现为凝乳状或豆渣样，如有混合感染，颜色为黄绿色。

11. 外阴阴道假丝酵母菌病的临床类型有哪些？如何分型？

根据患者临床表现、病原菌类型、宿主情况等分为单纯性 VVC 和复杂性 VVC（表14-1）。复杂性 VVC 占 10％～20％。

表 14-1　VVC 的临床分类

	发生频率	临床表现	真菌种类	宿主情况
单纯性 VVC	散发或非经常发作	轻到中度炎症	白假丝酵母菌	非免疫缺陷者
复杂性 VVC	复发性	重度炎症	非白假丝酵母菌	免疫功能低下、免疫缺陷、糖尿病未控制等

12. 如何诊断外阴阴道假丝酵母菌病?

根据典型的临床表现及在阴道分泌物中找到假丝酵母菌的芽生孢子及假菌丝即可确诊。

(1)湿片法:此法简便、常用。取少许分泌物涂于玻片上,加一滴 10% 氢氧化钾溶液(可溶解其他细胞成分,使视野更清晰),置于高倍显微镜下检查,可见圆形或卵圆形芽生孢子及假菌丝,即可确诊。注意:找到假菌丝方可确诊。

(2)分泌物培养法:若有症状而多次检查均为阴性或复杂性 VVC,可采用培养法。

13. 如何治疗外阴阴道假丝酵母菌病? 何谓复发性外阴阴道假丝酵母菌病?

1)消除诱因:如有糖尿病应给予积极治疗,停用广谱抗生素、雌激素及糖皮质激素。勤换内裤,避免穿紧身化纤内裤等,用过的衣物应开水烫洗。

2)单纯性 VVC 治疗:以局部短疗程抗真菌药物为主,也可全身用药。

(1)局部用药:①咪康唑栓:每日 1 枚(200 mg),连用 7 日,或每日 1 枚(400 mg),连用 3 日,或 1 枚(1.2 g)单次用药。②克霉唑栓:每日 1 枚(150 mg),连用 7 日,或每日早晚各 1 枚(150 mg),连用 3 日,或 1 枚(500 mg),单次用药。③制霉菌素栓:每日 1 枚(10 万 U),连用 14 日。

(2)全身用药:氟康唑 150 mg,顿服。

3)复杂性 VVC 的治疗:

(1)严重 VVC:①局部用药时间延长一倍;②口服氟康唑 150 mg,第 4 日加服一次。

(2)复发性外阴阴道假丝酵母菌病(recurrent vulvovaginal candidiasis,RVVC):一年内 VVC 病发作 4 次或以上,称为 RVVC。病因不清,治疗前应做真菌培养以明确诊断并判断是否存在非白假丝酵母菌的感染。治疗期间应定期复查、监测疗效及药物不良反应。

抗真菌治疗分为初始治疗及维持治疗。①初始治疗:延长局部治疗时间一倍;口服氟康唑 150 mg,在第 4 日、第 7 日各加服 1 次。②维持治疗:首选氟康唑 150 mg 口服,每周 1 次,共 6 个月,或克霉唑栓剂 500 mg 阴道给药,每周 1 次,连用 6 个月。

14. VVC 治疗时有何注意事项?

(1)应详细询问病史,寻找诱因,如有无大量使用糖皮质激素,长期使用抗生素,近期有无劳累、身体抵抗力差,是否合并糖尿病等,以便针对诱因治疗,可以避免或减少复发。

(2)不需对性伴侣进行常规治疗,但如经常复发,不排除直接传染者,可对性伴侣进行假丝酵母菌检查及治疗。

(3)妊娠合并外阴阴道假丝酵母菌病,可阴道局部应用克霉唑。

15. 细菌性阴道病的病因是什么?

细菌性阴道病(bacterial vaginosis,BV)为阴道正常的微生态环境失衡,优势菌乳杆菌减少而其他细菌(以厌氧菌居多)大量繁殖引起的混合感染,主要有加德纳菌、动弯杆菌、普雷沃菌、类杆菌、紫单胞菌、消化链球菌等。

16. 细菌性阴道病的临床表现有哪些?

大多患者无症状,有症状者的主要表现为阴道分泌物增多,有腥臭味。妇科检查阴道黏膜无充血的炎症表现。分泌物特点:灰白色,均匀一致,稀薄,黏度低。

17. 如何诊断细菌性阴道病?

目前临床大多采用 Amsel 临床诊断标准,下列 4 项中有 3 项阳性,即可诊断。

(1)阴道分泌物特点:匀质、稀薄、(灰)白色。

(2)线索细胞(clue cell)阳性:取少许阴道分泌物放于玻片上,加一滴 0.9% 氯化钠溶液,在高倍镜下寻找线索细胞。线索细胞即脱落的阴道表层细胞,于边缘黏附大量颗粒状物即各种厌氧菌,致阴道细胞边缘不清。线索细胞需大于20%。

(3) 阴道分泌物 pH>4.5。

(4) 胺臭味试验阳性:取阴道分泌物放在玻片上,加入10%氢氧化钾1~2滴,产生鱼腥样臭味。

18. 如何治疗细菌性阴道病?

细菌性阴道病的治疗原则为,以抗厌氧菌药物为主。

(1) 全身用药:①甲硝唑400 mg,口服,每日2次,连用7日;②替硝唑1 g,口服,每日1次,连用5日。③克林霉素300 mg,口服,每日2次,连用7日。

(2) 局部用药:含甲硝唑的阴道泡腾片或栓剂阴道放药,连用7日。

19. 细菌性阴道病治疗时有何注意事项?

(1) 性伴侣的治疗并不能改善疗效及降低复发率,因此性伴侣不需常规治疗。

(2) 治疗期间避免性交。

(3) 治疗后无症状者不需常规随访。

(4) 反复发作者应进行性传播疾病的检查,也可试用阴道乳杆菌制剂。

(5) 妊娠期合并细菌性阴道病:由于本病与不良妊娠结局如绒毛膜羊膜炎、胎膜早破、早产有关,故均需治疗,多选用口服药物,用甲硝唑前最好取得患者及家属的知情同意。

20. 萎缩性阴道炎的病因是什么?

萎缩性阴道炎(atrophic vaginitis)常见于绝经后妇女,旧版书也称老年性阴道炎,系因卵巢功能衰退,体内雌激素水平降低,阴道黏膜变薄、萎缩,上皮细胞内糖原减少,阴道 pH 值升高,阴道局部抵抗力降低,致病菌过度繁殖或容易侵入而引起的炎症。也可见于产后闭经、药物假绝经治疗的妇女以及卵巢早衰、卵巢去势患者。

21. 萎缩性阴道炎的临床表现是什么?

萎缩性阴道炎主要症状为阴道分泌物增多,分泌物呈淡黄色,严重时呈脓血样,伴外阴瘙痒及灼热感。炎症累及泌尿系统可出现尿频、尿痛。妇科检查见阴道呈萎缩性改变,上皮萎缩、皱襞消失,黏膜充血,常见散在点状充血、出血,有时见浅表溃疡。长期炎症可使阴道狭窄甚至闭锁,炎性分泌物引流不畅而可形成阴道积脓或宫腔积脓。

22. 如何诊断萎缩性阴道炎?

排除其他特异性阴道炎后,根据患者年龄、病史和临床表现,诊断不困难。取阴道分泌物检查未发现滴虫及假丝酵母菌。对有血性白带的妇女,常规进行宫颈细胞学检查,必要时分段诊刮,以排除宫颈、子宫内膜的恶性病变。必要时对阴道壁肉芽组织及溃疡者行局部活体组织检查以排除阴道癌。

23. 如何治疗萎缩性阴道炎?

萎缩性阴道炎的治疗原则为补充雌激素,抑制细菌生长。

(1)适当补充雌激素:局部涂抹雌三醇软膏,每日1次,连用7~10日。

(2)阴道局部抗感染治疗:可选用的药物有甲硝唑阴道制剂、诺氟沙星阴道制剂、保妇康栓等。

(3) 增加阴道酸度:可选用1%乳酸溶液或0.5%醋酸溶液坐浴。

24. 婴幼儿为何易患外阴阴道炎?

(1) 婴幼儿外阴阴道特点:外阴发育差,不能遮盖阴道前庭,细菌容易入侵。婴幼儿体内雌激素水平低,阴道上皮薄,糖原含量少,阴道 pH 值较高(为6~8),易受其他细菌感染。

(2) 婴幼儿卫生习惯不良:外阴不洁、大便污染、外阴损伤或蛲虫感染,均可引起炎症。

（3）阴道误放异物：婴幼儿因好奇而在阴道内放置橡皮、铅笔头、纽扣、果核、发夹等异物，造成继发感染。

25．婴幼儿外阴阴道炎的临床表现有哪些？

（1）阴道分泌物增多：主要症状为阴道分泌物增多，呈脓性。临床上多由母亲发现婴幼儿内裤上有脓性分泌物而就诊。有的患儿常因外阴疼痛或瘙痒而哭闹不安，这是由于大量分泌物刺激引起外阴痛痒所致。

（2）泌尿系统感染症状：部分患儿伴有泌尿系统感染，出现尿急、尿频、尿痛。有的有小阴唇粘连，排尿时尿流变细或分道。

（3）妇科检查：外阴、阴蒂、尿道口、阴道口黏膜充血、水肿，小阴唇粘连的地方较薄、透亮，有脓性分泌物自阴道口流出。病变严重者外阴表面可见溃疡，小阴唇可发生粘连，粘连的小阴唇有时遮盖阴道口及尿道口，粘连的上、下方可各有一裂隙，尿自裂隙排出。有时临床误诊为生殖器畸形。

26．如何诊断婴幼儿外阴阴道炎？

（1）用细棉棒或吸管取阴道分泌物找滴虫、假丝酵母菌。

（2）阴道分泌物涂片行革兰氏染色或药敏试验，找到致病菌细菌（包括淋病奈瑟菌、支原体、衣原体等）以明确病原体便于诊断，药敏试验便于治疗。

（3）如治疗效果不佳，需注意生殖道异物、肿瘤的可能。必要时行宫腔镜检查幼儿阴道。

27．如何治疗婴幼儿外阴阴道炎？

（1）保持外阴清洁干燥：不穿开裆裤，减少外阴受污染的机会，大小便后尤其大便后应清洁外阴，避免用刺激性强的肥皂或浴液，清洁后外扑婴儿粉或氧化锌粉保持局部干燥。

（2）急性期治疗：以 1∶5000 高锰酸钾溶液坐浴，2～3 次／日，每次 10～15 min，坐浴后用布擦干，阴部涂以抗生素软膏，如红霉素或金霉素软膏。

（3）针对病原体用药：选择相应口服抗生素治疗或用吸管将抗生素溶液滴入阴道。

（4）对症处理：有蛲虫者给予驱虫治疗，若阴道有异物应及时取出。

（5）小阴唇已形成粘连者：可涂擦 0.1％雌激素软膏 10～14 日，粘连较牢固者，应分离粘连，并涂以抗生素软膏。

第三节　宫　颈　炎

1．宫颈炎的病因有哪些？

宫颈炎是指宫颈阴道部及宫颈黏膜组织发生的炎症，多发于育龄期女性，临床多见的是宫颈管黏膜炎，其病因主要有如下两种。

（1）与性传播疾病病原体相关，如淋病奈瑟菌、沙眼衣原体。淋病奈瑟菌除侵袭宫颈管柱状上皮外，还累及尿道、尿道旁腺以及前庭大腺。

（2）可能与支原体感染、细菌性阴道病、阴道长期菌群异常、阴道灌洗等有关。

2．宫颈炎的症状和体征有哪些？

（1）症状：大多无症状。多表现为阴道分泌物增多，经间期出血等。其分泌物呈黏液脓性，刺激外阴后可引起瘙痒、灼热，常伴有腰酸、下腹部坠痛。也可合并泌尿道感染出现相应症状。

（2）体征：宫颈充血、红肿，有黏液脓性分泌物自颈管流出，颈管黏膜水肿、外翻，可有接触性出血。淋病奈瑟菌感染还可见到尿道、阴道黏膜充血、水肿及大量脓性分泌物。

3. 如何诊断宫颈炎？

（1）两个特征性体征，具备其一：①在颈管或颈管棉拭子标本上，肉眼可见脓性或黏液脓性分泌物；②用棉拭子擦拭颈管时，易诱发持续的颈管内出血。

（2）白细胞检测：排除阴道炎症后，阴道分泌物涂片检查白细胞每高倍视野超过 10 个。

（3）病原体检测：出现两个特征性体征，阴道分泌物涂片检查白细胞计数增多，即可作出宫颈炎症的诊断，然后需进一步检测有无衣原体、淋病奈瑟菌感染，以及有无细菌性阴道病、滴虫感染。

4. 宫颈炎如何治疗？ 治疗时有哪些注意事项？

全身治疗为主，抗生素选择、给药途径、剂量和疗程需根据病原体和病情严重程度决定。

1）对有性传播疾病高危因素的年轻女性，阿奇霉素 1 g 单次顿服或多西环素 100 mg 口服，每日 2 次，连用 7 日。

2）对获得病原体者，主要采用针对病原体的抗生素治疗：

（1）淋病奈瑟菌感染：大剂量、单次给药，常用药物有第三代头孢菌素。

（2）沙眼衣原体感染：主要有四环素类及红霉素类等。由于淋病奈瑟菌感染多伴有衣原体感染，故若为淋菌性宫颈炎，治疗时也应同时应用抗衣原体感染药物。

3）注意事项：对于持续性的宫颈炎症，需明确有无性传播疾病的再次感染、是否合并细菌性阴道病、性伴侣是否已经进行了治疗等；由性传播疾病病原体引起的宫颈炎，性伴侣应进行治疗，治疗期间应避免性交；治疗后若症状持续存在，应告知患者随诊。

5. 慢性宫颈炎的病因是什么？

慢性宫颈炎多由急性宫颈炎治疗不彻底，病原体隐居于宫颈黏膜内形成，也有些患者不显示急性症状，直接发生慢性宫颈炎。其病原体一般为葡萄球菌、链球菌、沙眼衣原体、大肠埃希菌、淋球菌及厌氧菌。

6. 慢性宫颈炎的主要临床表现是什么？ 临床上需与哪些疾病相鉴别？

（1）症状：主要表现为阴道分泌物增多，常刺激外阴引起外阴不适和瘙痒。阴道分泌物多呈淡黄色脓性、血性。部分患者可出现腰骶部疼痛、下腹部坠胀等。另外，宫颈黏稠的脓性分泌物不利于精子穿过，可导致不孕。

（2）病原体诊断：根据临床表现作出慢性宫颈炎的诊断不困难，但明确病原体较困难。对于有性传播疾病的高危女性，应检查有无淋病奈瑟菌及衣原体感染。

7. 慢性宫颈炎如何进行治疗？

慢性宫颈炎治疗前需常规行宫颈细胞学检查，排除宫颈上皮内瘤样病变或早期宫颈癌后再进行治疗。以局部治疗为主，可采用物理治疗、药物治疗及手术治疗。

1）物理治疗：单纯的宫颈柱状上皮外移且宫颈刮片无异常时无需治疗，但当患者出现阴道分泌物增多、接触性出血或合并不孕时，可选择物理治疗，其原理是以各种物理方法将宫颈表面单层柱状上皮破坏，使其坏死脱落，新生的复层鳞状上皮覆盖其上，常用的有激光治疗、电熨、冷冻治疗、红外线凝结疗法及微波疗法等。

2）药物治疗：

（1）局部用药：对于炎症浸润较浅的病例可局部药物治疗，目前有许多中药验方或阴道栓剂，有一定临床效果。

（2）全身用药：宫颈黏膜炎局部用药疗效差，可取宫颈管分泌物作培养及药敏试验，同时查找淋病奈瑟菌及沙眼衣原体，根据药敏结果进行全身抗感染药物治疗。

3）手术治疗：炎症浸润严重者可行宫颈环形电切术，优点是手术时间短、术后出血少等。

宫颈息肉有恶变可能,应摘除并送病理组织学检查。

宫颈腺囊肿和宫颈肥大多无临床症状,一般不需治疗。

8. 什么是黏液脓性宫颈炎? 病原体有哪些?

黏液脓性宫颈炎(MPC)属女性下生殖道感染,因宫颈的特殊解剖位置,若诊治不及时或不正确,很容易使感染上行至子宫、输卵管等器官,造成盆腔感染等不良后果,MPC 对妊娠、HIV 等方面有诸多不利影响。

致病病原体如下。

(1)淋病奈瑟菌、沙眼衣原体、单纯疱疹病毒和某些支原体等。沙眼衣原体及淋病奈瑟菌均感染宫颈管柱状上皮,沿黏膜面扩散引起浅层感染,病变以宫颈管明显。

(2)其他病原体:包括需氧菌、厌氧菌,以及细菌阴道病有关的病原体。还有一些 MPC 的致病微生物。

9. 黏液脓性宫颈炎的治疗策略是什么? 如何随访?

黏液脓性宫颈炎主要采用抗生素药物治疗。对于获得性病原体患者,要针对病原体类型选择抗生素。以下情况可选择经验性治疗:对于具有性传播疾病高危因素的患者,尤其是年龄小于 25 岁,有新性伴侣或多个性伴侣,未使用避孕套的妇女,应使用针对沙眼衣原体的经验性抗生素治疗。对于低龄和易患淋病的患者,应使用针对淋病奈瑟菌的经验性抗生素治疗。对病原体不清楚的患者可采取广谱经验性抗生素治疗,包括需氧菌、厌氧菌、衣原体和(或)淋病奈瑟菌、支原体等。

治疗后症状持续存在者,应告知患者随诊。对持续性宫颈炎,需了解有无再次感染性传播疾病,性伴侣是否已进行治疗,阴道菌群失调是否持续存在。

第四节　盆腔炎性疾病

1. 何为盆腔炎性疾病? 为什么"急性盆腔炎"改称为"盆腔炎性疾病"?

盆腔炎性疾病(pelvic inflammatory disease,PID)为女性上生殖道(宫颈内口水平以上)感染性疾病。炎症可局限于一个部位,也可随着感染进展蔓延,累及盆腔多个部位。

过去称为急性盆腔炎,人民卫生出版社出版的统编教材自第 7 版始称为"盆腔炎性疾病"。这是由于部分 PID 可表现为亚临床型,即无明显临床表现,或临床表现轻微、模糊,临床可能忽略或延迟诊治。许多患者往往是因不孕或其他妇科疾病就诊,腹腔镜或开腹时发现合并盆腔炎性疾病或后遗症。故"盆腔炎性疾病"较"急性盆腔炎"的病名更为恰当和全面。

2. 盆腔炎性疾病的病原体有哪些? 厌氧菌感染有何特点?

(1)内源性病原体:来自原寄居于患者自身阴道内的菌群,以需氧菌及厌氧菌的混合感染多见。主要有葡萄球菌、溶血性链球菌、大肠埃希菌、脆弱类杆菌、消化球菌、消化链球菌等。厌氧菌感染的特点是容易形成盆腔脓肿、感染性血栓性静脉炎,脓液有粪臭味并有气泡。

(2)外源性病原体:主要为性传播疾病的病原体,如沙眼衣原体、淋病奈瑟菌及支原体。西方发达国家 PID 主要的病原体是沙眼衣原体和淋病奈瑟菌,在我国也有逐渐增多的趋势。

3. 盆腔炎性疾病的感染途径有哪些?

(1)沿生殖道黏膜上行蔓延:非妊娠期、非产褥期 PID 的主要感染途径。

(2)经淋巴系统蔓延:病原体经外阴、阴道、宫颈及宫体创伤处的淋巴管侵入内生殖器及盆腔结缔组织等,是产褥感染、流产后感染、手术后及放置宫内节育器后感染的主要感染途径。

(3)经血液循环传播:病原体先侵入人体的其他系统,再经血液循环到达内生殖器,如结核分枝杆菌的感染。

（4）直接蔓延：盆腹腔其他脏器感染后，直接蔓延到内生殖器，如阑尾炎可蔓延至右侧输卵管及盆腔腹膜。

4. 盆腔炎性疾病发病的常见高危因素有哪些？

（1）性活动与年龄：PID 多发生在性活跃期的妇女，这与 PID 的病原体多由阴道上行感染有关。

（2）下生殖道感染：如淋病奈瑟菌感染、衣原体感染以及细菌性阴道病。

（3）宫腔手术操作：如刮宫、输卵管通液、子宫输卵管造影及放置宫内节育器等手术。

（4）性卫生不良：如经期性交、使用不洁月经垫、阴道灌洗等。

（5）邻近器官炎症直接蔓延：如阑尾炎、腹膜炎等蔓延至盆腔。

5. 盆腔炎性疾病的具体病理表现形式有哪些？

（1）急性子宫内膜炎及子宫肌炎。

（2）急性输卵管炎、输卵管积脓、输卵管卵巢脓肿。

（3）急性盆腔腹膜炎。

（4）急性盆腔结缔组织炎。

（5）败血症及脓毒血症。

（6）肝周围炎。

6. 输卵管卵巢脓肿及输卵管卵巢囊肿是如何形成的？其临床意义如何？

输卵管炎、输卵管卵巢炎是 PID 最多见的病理类型。卵巢的白膜，是卵巢良好的防御屏障，故卵巢很少单独发生炎症而常由输卵管炎症波及，即输卵管卵巢炎，习称附件炎。炎症可通过排卵的破孔侵入卵巢实质形成卵巢脓肿，脓肿壁与输卵管积脓粘连穿通，形成输卵管卵巢脓肿。输卵管卵巢脓肿的脓液吸收，被浆液性渗出物代替形成输卵管积水或输卵管卵巢囊肿。

输卵管卵巢脓肿及输卵管卵巢囊肿临床上需与卵巢赘生性肿瘤、卵巢巧克力囊肿进行鉴别。有时需开腹或腹腔镜进行鉴别。

7. 输卵管积脓及输卵管积水是如何形成的？

输卵管黏膜炎症严重者发生退行性变或成片脱落，导致输卵管黏膜粘连、管腔及伞端闭锁，若有脓液积聚则形成输卵管积脓。输卵管积脓在炎症消退后，脓液逐渐被吸收，腔内积液由脓性变为浆液性，则成为输卵管积水。

8. 何为肝周围炎？肝周围炎的临床意义是什么？

肝周围炎即 Fitz-Hugh-Curtis 综合征，是 PID 累及肝包膜但无肝实质性损害的疾病。临床表现为继下腹痛后出现右上腹痛，或下腹痛与右上腹痛同时出现。

临床意义：Fitz-Hugh-Curtis 综合征在输卵管妊娠及不孕的比例分别为 13.8% 和 25%，反映了 PID 在异位妊娠及不孕中起着重要作用。对以上腹痛为主诉就诊的患者，要考虑本综合征，以免漏诊和误诊。

9. 盆腔炎性疾病的症状和体征有哪些？妇科检查时有哪些表现？

1）症状：轻者可无明显症状。

（1）阴道分泌物增多、下腹痛：常见症状为阴道分泌物增多、下腹痛，可伴发热；腹痛常为持续性下腹痛，活动或性交后加重。

（2）经量增多、经期延长：月经期可表现为经量增多、经期延长。

（3）其他症状：若有腹膜炎，可出现恶心、呕吐、腹胀、腹泻等消化系统症状；若有脓肿形成，可触及下腹包块及局部压迫刺激症状；若包块位于子宫前方或后方，可有膀胱刺激症状或直肠刺激症状;若病情严重可出现发热前寒战、头痛、食欲下降等症状。

2) 体征:

(1) 典型病例患者呈急性病容,体温升高,心率加快。

(2) 下腹部有压痛、反跳痛及肌紧张的腹膜炎体征,叩诊鼓音明显,肠鸣音减弱或消失。

(3) 妇科检查:①阴道:充血,有脓性臭味分泌物,穹隆饱满,触痛明显,若有盆腔脓肿形成且位置较低,可于穹隆触及肿块且有波动感。②宫颈:充血水肿,可见脓性分泌物自宫颈口流出,可伴恶臭,宫颈举痛。③宫体:稍大,有压痛,活动性受限。④附件:可触及增粗的输卵管、不活动的包块或片状增厚,且压痛明显。

10. 如何诊断盆腔炎性疾病?

由于 PID 的临床表现差异较大,临床诊断准确性不高,目前多以 2010 年美国疾病控制中心(CDC)推荐的 PID 的诊断标准为参考。

(1) 最低标准:①宫颈举痛;②子宫压痛;③附件区压痛。性活跃的年轻妇女和具有性传播疾病的高危人群,出现下腹痛,并排除其他引起下腹痛的原因和符合最低诊断标准 1 条以上时,即可给予经验性抗生素治疗。如果患者同时有下生殖道炎症表现,就更增加了诊断的特异性。

(2) 附加标准:①口腔温度超过 38.3 ℃;②宫颈或阴道异常黏液脓性分泌物;③阴道分泌物用 0.9%氯化钠溶液涂片见到大量白细胞;④红细胞沉降率升高;⑤血 C-反应蛋白升高;⑥实验室证实的淋病奈瑟菌或衣原体性宫颈感染。附加标准增加了 PID 诊断的特异性,大多 PID 患者有宫颈黏液脓性分泌物,或阴道分泌物涂片中可见到白细胞,如果这两项无异常,PID 的诊断需慎重。

(3) 特异标准:①子宫内膜活体组织检查组织学证实子宫内膜炎;②阴道超声或磁共振(MRI)检查显示输卵管增粗、输卵管积液,伴或不伴有盆腔积液、输卵管卵巢肿物,以及多普勒提示盆腔感染征象;③腹腔镜检查发现 PID 的表现。特异标准基本上可以诊断 PID,但适用于一些有选择的病例,临床应用有一定的局限性。

(4) 病原体诊断:在作出 PID 的诊断后,需进一步明确病原体。根据条件可行盆腔脓肿脓壁分泌物、宫颈管分泌物及后穹隆穿刺液的涂片、培养及核酸扩增检测病原体。

11. 盆腔炎性疾病应与哪些疾病相鉴别?

PID 应与急性阑尾炎、输卵管妊娠流产或破裂、卵巢囊肿蒂扭转或破裂等急腹症相鉴别。

(1) 急性阑尾炎:转移性右下腹痛是其主要体征,早期自觉腹痛尚未固定时,右下腹就有压痛存在,可有恶心、呕吐等胃肠道症状。早期可无发热,当阑尾化脓、坏死或穿孔时即有明显的发热和其他全身中毒症状。B 超检查显示阑尾低回声管状结构,其截面呈同心圆影像,可诊断。

(2) 输卵管妊娠流产或破裂:有停经史,停经后少量阴道流血,伴下腹疼痛,盆腔检查示子宫增大、变软,可有漂浮感,附件区压痛,有边界不清的包块。尿 HCG 阳性,超声检查见宫腔内没有孕囊,附件区有不均质包块,可有后穹隆积液。

(3) 卵巢囊肿蒂扭转或破裂:无停经史,既往有卵巢囊肿史,突发一侧下腹痛,无阴道流血及肛门坠胀,血 HCG 阴性,超声检查见子宫正常,一侧附件包块,盆腔检查宫颈举痛、摇摆痛不明显,子宫正常大小,附件区可及触痛明显、张力较大的包块。

12. 盆腔炎性疾病的治疗原则是什么?抗生素选择的原则是什么?

PID 的治疗原则:以抗菌药物治疗为主,必要时可行手术治疗。

抗生素选择的原则:①经验性:在未获得病原体检查结果前可根据经验给予抗菌药物杀灭可能的病原体。②广谱:由于 PID 的病原体多为淋病奈瑟菌、沙眼衣原体及需氧菌、厌氧菌的混合感染,故应选择广谱抗菌药物以及联合用药,特别是应对淋病奈瑟菌和沙眼衣原体有效。

③及时：在诊断 48 h 内及时用药可明显降低后遗症的发生。④个体化：根据费用、患者的接受程度、药物的有效性及药敏试验结果等各方面情况综合考虑选择治疗方案。

13. 如何决定盆腔炎性疾病患者是门诊治疗还是住院治疗？

（1）门诊治疗：患者一般状况好且症状轻，可耐受口服抗菌药物，并有随访条件者，可在门诊给予口服抗菌药物治疗，72 h 无明显效果者应考虑诊断是否正确，或改为注射治疗或住院治疗。

（2）住院治疗：患者一般情况差，病情严重，或门诊治疗无效；不能排除外科急腹症；合并妊娠；不能耐受口服抗菌药物；输卵管卵巢脓肿。

14. 盆腔炎性疾病患者支持治疗包括哪些内容？其重要性是什么？

（1）患者应注意休息，采取半卧位，有利于盆腔炎性分泌物积聚于直肠子宫陷凹而使炎症局限。

（2）给予高热量、高蛋白质、高维生素流食或半流食。如患者已出现腹膜炎、麻痹性肠梗阻表现，需行胃肠减压，补充液体。

（3）满足每日生理需要量能量、入液量，纠正电解质紊乱及酸碱失衡；高热时物理降温；避免不必要的妇科检查。

（4）严重感染可导致全身性炎症反应，如病情在短期内可望控制，3～5 日内胃肠功能恢复，则无需肠外营养支持，否则应给予肠外营养支持。

重型盆腔腹膜炎常因胃肠功能受到抑制而出现恶心、呕吐，不能进食，不能从胃肠道补充足够的热量及营养，能量的摄入受到抑制。如果全身炎症反应过于严重或持续时间较长，出现糖、脂、蛋白质代谢严重失调，出现代谢亢进和分解代谢增加，可引起营养不良、免疫功能低下、脏器功能障碍，进而降低治愈率，增加死亡率。因此，支持治疗在严重盆腔感染中占有重要地位。

15. 盆腔炎性疾病常用的抗菌药物配伍方案有哪些？

（1）口服或肌内注射方案：①头孢曲松钠 250 mg，单次肌内注射；多西环素 100 mg，口服，每日 2 次；甲硝唑 400 mg 口服，每日 2 次，连用 14 日。②头孢西丁钠 2 g 单次肌内注射；多西环素 100 mg 口服，每日 2 次；甲硝唑 400 mg 口服，每日 2 次，连用 14 日。③氧氟沙星 400 mg 口服，每日 2 次；甲硝唑 400 mg 口服，每日 3 次，连用 14 日。④左氧氟沙星 500 mg 口服，每日 1 次；甲硝唑 400 mg 口服，每日 3 次，连用 14 日。⑤莫西沙星 400 mg 口服，每日 1 次，连用 14 日。

（2）静脉滴注方案：①头孢菌素与多西环素联合：头孢西丁钠 2 g，静脉注射，每 6 h 一次，加多西环素 100 mg 口服，每 12 h 一次。临床症状改善 24 h 后转为口服给药，常用多西环素 100 mg，每 12 h 一次，连用 14 日。对于输卵管卵巢脓肿的患者，加用克林霉素或甲硝唑，从而可有效对抗厌氧菌。头孢菌素类药物还可选用头孢呋辛、头孢唑肟、头孢曲松、头孢噻肟等。②青霉素类与四环素类药物联合：氨苄西林或舒巴坦 3 g，静脉滴注，每 6 h 一次，加多西环素 100 mg，每日 2 次，连用 14 日。③克林霉素与氨基糖苷类药物联合：克林霉素 900 mg，静脉滴注，每 8 h 一次；庆大霉素先给予负荷量（2 mg/kg），后给予维持量（1.5 mg/kg），每 8 h 一次，静脉滴注。在临床症状改善后 24 h 可改口服克林霉素，每次 450 mg，每日 4 次，或多西环素 100 mg 口服，每日 2 次，连用 14 日。对于输卵管卵巢脓肿的患者，加用克林霉素更能有效地对抗厌氧菌。

16. 盆腔炎性疾病的手术指征是什么？

（1）药物治疗无效：输卵管卵巢脓肿或盆腔脓肿形成，经抗菌药物治疗 48～72 h，体温持续不降，中毒症状加重或包块增大者，应及时手术，以免发生脓肿破裂、脓毒血症、感染性休克。脓肿直径较大,中毒症状明显,无生育要求者,应缩短药物保守治疗时间,尽早手术。

（2）脓肿持续存在:经药物治疗病情有好转,继续控制炎症数日(2～3周),包块仍未消失但已局限化,应行手术切除,以免日后再次急性发作。

（3）脓肿破裂:突然腹痛加剧,伴寒战、高热、恶心、呕吐、腹胀,检查腹部拒按或有中毒性休克表现,均应怀疑为脓肿破裂,需立即进行抗生素治疗同时行手术治疗。

17. 盆腔炎性疾病手术治疗方式有哪些?

（1）阴道后穹隆引流术。

（2）开腹或腹腔镜下手术:①盆腔脓肿清除及引流术。②根据感染累及部位及生育要求,决定切除范围。对无生育要求者,应至少切除双侧输卵管。如累及卵巢,形成卵巢脓肿,可部分或全部切除患侧卵巢。如形成宫腔积脓,应切除子宫。③手术应同时探查腹腔,尤其是阑尾区,以免遗漏由阑尾炎导致的盆腔脓肿。

18. 腹腔镜手术处理盆腔脓肿有何优势?

盆腔脓肿手术的主要内容为粘连分离、寻找脓肿、取脓肿壁分泌物病原体检查、清除脓肿、切除输卵管、放置盆腔引流。随着腹腔镜技术日趋成熟和普及,即使在基层医院,这些操作也比较容易掌握。相对于开腹手术,腹腔镜手术处理盆腔脓肿具有显著的优势。

（1）腹腔镜下视野宽广、清楚,擅长分离盆腹腔粘连。脓肿形成早期,盆腹腔脏器浆膜面粘连比较疏松,大网膜、肠管与前腹壁亦未形成致密粘连,此时行分离粘连、寻找脓肿比较容易,可以减少肠管损伤概率。并且在腹腔充气状态下,气压即可分离部分疏松粘连。

（2）PID多由下生殖道经宫颈管、子宫腔、输卵管上行感染,盆腔脓肿亦多见于输卵管脓肿,腹腔镜下可以轻松完成输卵管切除手术。术后经手术辅助孔留置腹腔引流管。手术创伤小、不易复发。

（3）盆腔脓肿开腹手术后容易出现手术切口感染、脂肪液化。腹腔镜手术避免了腹部手术切口延期愈合的可能,手术后病情恢复快。

19. 盆腔炎性疾病开腹手术时有哪些需要注意的技术问题?

盆腔炎性疾病引起的炎症反应、粘连、盆腔组织破坏,以及脓肿侵及邻近腹腔脏器如结肠、膀胱、输尿管增加了手术治疗的难度,分解粘连时易发生损伤及出血,故需注意以下问题。

1）切口:必须能充分暴露手术视野,能够探及整个腹腔,以找出隐藏在陷凹中的脓肿。

2）操作技巧:打开腹腔,仔细探查上腹部和各陷凹,寻找需引流的游离脓液和脓肿,并估计感染程度,结合患者年龄及对生育的要求,最后决定手术范围。

（1）输卵管切除术和卵巢部分切除术:对于无生育要求但需保留内分泌功能的患者,可行输卵管切除术和卵巢部分切除术。此手术范围既可切除感染病灶,又因切除输卵管而阻断了上行性感染的通路以避免以后感染复发。在切除输卵管时,如粘连严重,急性炎症期组织水肿充血无弹性,手术极易损伤周围脏器,尤其是肠管,为避免损伤肠管,可逆行切除输卵管,即从子宫角部向伞端方向切除输卵管,如果伞端已粘连包埋在肠管之间,此时不必追求全部切除,在此放置引流管即可。如果粘连致密,无法暴露输卵管系膜,可打开输卵管壁暴露黏膜面管腔,切除输卵管黏膜并电灼创面。

（2）子宫切除术:子宫切除应根据情况选择切除范围,如宫颈细胞学正常,可选择子宫次全切除术。

3）放置引流管:如行子宫全切术,为避免阴道残端因盆腔面炎性渗出浸润而不愈合,可开放阴道残端,间断锁扣缝合阴道断端,引流管由开放的阴道残端引出。如未行宫全切除术,可将引流管从下腹壁引出,引流管数量及位置应根据脓肿数目决定,至少子宫直肠凹应放置引流管。也有医生切开阴道后穹隆,并放置引流管,术后引流管无引流液24 h拔除引流管。

4）关腹前:用大量温生理盐水冲洗腹腔。冲洗可减少细菌和炎症碎屑的接种。冲洗完毕后,必须尽可能吸干水分,以增强多核白细胞和巨噬细胞的作用。

5）关腹:因输卵管卵巢脓肿是感染性疾病,故应加强缝合强度,必要时行减张缝合并于腹壁切口放置皮片引流,术后每日检查伤口,及时发现切口脂肪液化或浸润。

6）术后:继续抗菌药物治疗并根据术中留取的分泌物细菌培养和药物敏感试验调整抗菌药物。必要时应用胃肠减压,营养支持治疗。积极治疗合并症,如糖尿病,以提高身体抵抗力。

20. 进行阴道后穹隆引流术需注意哪些问题?

（1）阴道后穹隆引流术结合抗菌药物治疗十分有效,但现在已较少使用,因为其并发症发病率较高,随后可能需要更多的手术治疗并且大多数输卵管卵巢脓肿不符合经阴道穿刺的条件。故必须符合以下条件才考虑采用此术式:①脓肿中线有波动感;②脓肿紧贴着壁层腹膜;③脓肿局限于直肠阴道隔中。

（2）手术方法:手术应在全身麻醉下进行,患者取膀胱截石位,排空膀胱,在全身麻醉下行盆腔检查以确定是否适合行后穹隆引流术。术中利用超声波定位脓肿,聚维酮碘消毒阴道,宫颈钳钳夹宫颈后唇以暴露阴道后穹隆,横行切开宫颈与穹隆之间的黏膜,扩大切口,适当取材用于培养,尤其要做厌氧菌培养及药敏。手指分离脓腔中的粘连,将闭式引流管插入脓腔中引流。无引流液24～48 h后拔去引流管。

21. 何为盆腔炎性疾病后遗症?

若盆腔炎性疾病未得到及时正确治疗,可能会发生一系列后遗症,即盆腔炎性疾病后遗症。主要的病理改变为组织破坏、广泛粘连、增生及瘢痕形成。

22. 盆腔炎性疾病后遗症的病理表现有哪些?

（1）输卵管阻塞、输卵管增粗。

（2）输卵管卵巢粘连形成输卵管卵巢肿块。

（3）若输卵管伞端闭锁,炎性渗出物积聚,可形成输卵管积水或输卵管积脓;脓肿的脓液吸收,被浆液性渗出物代替可形成输卵管积水或输卵管卵巢囊肿。

（4）盆腔结缔组织炎可使子宫固定。

23. 盆腔炎性疾病后遗症的临床表现有哪些?

（1）慢性盆腔痛:由盆腔炎性粘连及盆腔充血所致。

（2）不孕症、异位妊娠:由输卵管炎性病变所致。

（3）月经异常,如经量增多或月经失调。

（4）盆腔炎性疾病反复发作。

（5）妇科检查:子宫常呈后倾后屈,活动受限,宫骶韧带常增粗、变硬,有触痛;在子宫一侧或两侧触到增粗的输卵管、片状增厚或囊性肿物,活动多受限,并伴有轻度压痛。

24. 盆腔炎性疾病后遗症的治疗方法有哪些?

盆腔炎性疾病后遗症目前无确切有效的治疗方法,患者应增加营养、适当体育锻炼、增强体质,根据不同情况选择治疗方案。

（1）慢性盆腔痛者给予对症处理或中药、物理疗法等综合治疗。

（2）不孕症患者可借助辅助生育技术受孕。

（3）对于盆腔炎性疾病反复发作者,在抗生素治疗基础上可根据情况选择手术治疗,如可行腹腔镜手术如盆腔粘连松解术,输卵管积水者行造口术等。

25. 如何预防盆腔炎性疾病后遗症的发生？

(1) 避免不洁性生活,减少性传播疾病的发生。

(2) 及时、正确诊断治疗下生殖道感染。

(3) 注意卫生,避免不正确的卫生习惯,经期禁止性生活。

(4) 一旦出现腹痛、发热、阴道分泌物增多,及时到医院就诊。

(5) 在 48 h 内作出急性盆腔炎的诊断及治疗,将明显降低盆腔炎性疾病后遗症的发生。

第五节　生殖器结核

1. 什么是生殖器结核？ 其传播途径有哪些？

生殖器结核(genital tuberculosis)又称结核性盆腔炎,是由结核分枝杆菌引起的女性生殖器炎症,是全身结核的一个表现,常继发于肺结核、肠结核、腹膜结核、骨结核等,约 10% 的肺结核患者伴有生殖器结核。常见的传播途径如下。

(1) 血行传播:最主要的传播途径,结核分枝杆菌一般首先感染肺部,大约一年内可感染内生殖器。结核分枝杆菌首先侵犯输卵管,再依次扩散到子宫内膜、卵巢、宫颈、阴道,侵犯宫颈、阴道、外阴者较少。

(2) 直接传播:腹膜结核、肠结核可直接蔓延到内生殖器。

(3) 淋巴传播:消化道结核可通过淋巴管传播感染内生殖器,较少见。

(4) 性交传播:男性患泌尿生殖系统结核,通过性交传播,上行感染,罕见。

2. 生殖器结核的组织器官病理变化有哪些？

(1) 输卵管结核:占女性生殖器结核的 90%～100%,常累及双侧。其特有表现是输卵管增粗肥大,伞端外翻如烟斗嘴状;也可表现为伞端封闭,管腔内充满干酪样物质;有的输卵管增粗,管壁内有结核结节;有的输卵管僵直变粗,峡部有多个结节隆起。输卵管浆膜面可见多个粟粒结节。输卵管常与周围邻近器官广泛粘连。

(2) 子宫内膜结核:占生殖器结核的 50%～80%。常由输卵管结核蔓延而来,早期病变出现在宫腔两侧角,子宫大小、形态无明显变化,随病情进展,子宫内膜受到不同程度的破坏,最后代以瘢痕组织,使宫腔粘连变形,缩小。

(3) 卵巢结核:占生殖器结核的 20%～30%,主要由输卵管结核蔓延而来,较少浸润卵巢深层。

(4) 宫颈结核:占生殖器结核的 10%～20%,常由子宫内膜结核蔓延而来或经淋巴或血液循环传播,病变可表现为乳头状增生或溃疡。

(5) 盆腔腹膜结核:根据病变特征不同分渗出型及粘连型。渗出型以渗出为主,特点为腹膜及盆腔脏器浆膜面布满无数大小不等的散在灰黄色结节,渗出物为浆液,常因粘连形成多个包裹性囊肿;粘连型以粘连为主,特点为腹膜增厚,与邻近组织脏器之间紧密粘连。

3. 生殖器结核的临床表现有哪些？

1) 全身症状:若为活动期,可有结核的一般症状,如发热、盗汗、乏力、食欲下降、体重减轻等。轻者全身症状不明显,重者可出现高热等全身中毒症状。

2) 生殖器结核症状:

(1) 不孕:在原发不孕患者中生殖器结核为常见原因之一。由于输卵管黏膜破坏与粘连,常使管腔阻塞,或因输卵管周围粘连,有时管腔尚保持部分通畅,但黏膜纤毛被破坏,输卵管僵硬、蠕动受限,丧失运输功能;子宫内膜结核妨碍受精卵的着床与发育,导致不孕。

（2）月经不调：早期因子宫内膜充血及溃疡，可出现经量过多；晚期因子宫内膜有不同程度的破坏而表现为月经稀发或闭经。

（3）下腹坠痛：由于盆腔炎性疾病和粘连，可出现不同程度的下腹坠痛，经期加重。

3）全身及妇科检查：较多患者无明显体征。子宫往往发育较差，活动受限；子宫两侧可触及增粗变硬的条索状输卵管，或大小不等、形状不规则的肿块，质硬、表面不平，活动差；宫颈、外阴、阴道的溃疡等。严重者若合并腹膜结核，检查腹部有揉面感或腹水征，形成包裹性积液时可触及边界不清、不活动的囊性肿块。

4. 诊断生殖器结核时需注意哪些问题？

多数患者由于缺乏典型的临床表现而容易漏诊误诊。应详细询问病史，尤其对于原发不孕、月经稀少或闭经、下腹痛的患者，未婚女青年有盆腔炎或腹水时，盆腔炎性疾病久治不愈时，既往有结核病接触史或本人曾患其他部位结核时，均应考虑生殖器结核的可能。

5. 诊断生殖器结核常用的辅助检查方法有哪些？

（1）子宫内膜病理检查：诊断子宫内膜结核最可靠的依据。

（2）考虑为宫颈、外阴、阴道结核者，应于局部溃疡面行活体组织检查。

（3）X线摄片检查：胸部、消化道或泌尿系统X线检查，可协助发现原发病灶。盆腔X线检查若发现孤立钙化点，提示曾有盆腔淋巴结结核。

（4）子宫输卵管碘油造影。

（5）腹腔镜检查：能直接观察子宫、输卵管浆膜面有无粟粒结节，并可取腹腔液行结核菌培养，或在病变处做活体组织检查。

（6）结核菌检查：取月经血、宫腔刮出物或腹腔液做结核菌检查。方法如下：涂片抗酸染色查找结核菌；结核菌培养；核酸扩增等分子生物学方法及动物接种等。

（7）结核菌素试验：阳性说明体内曾有结核分枝杆菌感染；强阳性说明目前仍有活动性病灶，但不能说明病灶部位；阴性一般表示未感染过结核分枝杆菌。

（8）其他：红细胞沉降率、血常规、血结核抗体的检测等，但这些指标为非特异性，仅作参考。

6. 生殖器结核行诊断性刮宫术时的注意事项有哪些？

（1）术前及术后应抗结核治疗以预防刮宫引起的结核病灶扩散。

（2）选择在月经前1周或月经来潮6 h内进行。

（3）因内膜结核多来自输卵管，因此刮宫时应注意刮取两侧宫角，并将刮出物送病理检查。

（4）如找到典型结核结节，即可确诊，但阴性并不能排除结核。

7. 生殖器结核患者进行子宫输卵管碘油造影可见到哪些征象？

生殖器结核患者进行子宫输卵管碘油造影可见到以下征象：①宫腔呈不同形态和不同程度狭窄或变形，边缘呈锯齿状；②输卵管管腔有多个狭窄部分，呈典型串珠状或显示管腔细小而僵直；③在相当于盆腔淋巴结、输卵管、卵巢部位有钙化灶；④若碘油进入子宫内膜一侧或两侧静脉丛，应考虑患者有子宫内膜结核的可能。

8. 生殖器结核需与哪些疾病进行鉴别诊断？

生殖器结核应与盆腔炎性疾病后遗症、子宫内膜异位症、卵巢肿瘤特别是卵巢癌相鉴别，诊断困难时，可做腹腔镜检查或剖腹探查确诊。宫颈结核与宫颈癌有时不易鉴别，需行宫颈活体组织检查。

9. 生殖器结核的治疗原则是什么？

生殖器结核采用抗结核药物治疗为主，休息营养为辅的治疗原则。抗结核药物治疗应遵循早期、联合、规律、适量、全程的原则。急性患者至少应休息 3 个月,慢性患者可以参加部分工作和学习,但要注意劳逸结合,加强营养,适当锻炼。

10. 常用的抗结核药物治疗方案有哪些?

1) 采用利福平、异烟肼、链霉素、乙胺丁醇及吡嗪酰胺等抗结核药物联合治疗,疗程为 6～9 个月。

(1) 利福平:对结核分枝杆菌有明显杀菌作用。早饭前顿服,便于吸收。副反应极轻,主要为肝损害,多发生于原有肝疾病的患者。利福平对孕妇有引起胎儿畸形的潜在可能性。450～600 mg,每日顿服或每次 600～900 mg,每周 2～3 次。

(2) 异烟肼:对结核分枝杆菌杀菌力强,用量较小,口服副反应小,常规剂量很少发生不良反应,价廉,为广泛应用的抗结核药。300 mg,每日顿服,或每次 600～800 mg,每周 2～3 次。

(3) 链霉素:单独使用易产生耐药性,多与其他抗结核药物联合使用。长期用药须注意其副反应(眩晕、口麻、四肢麻木感、耳鸣,重者可致耳聋),老年妇女慎用。750 mg 肌内注射,每日 1 次。

(4) 乙胺丁醇:对结核分枝杆菌有较强抑制作用,与其他抗结核药无交叉耐药性,联合使用可增强疗效,延缓耐药性。主要副反应为球后视神经炎,大剂量应用时易于发生。0.75～1 g,每日 1 次或每次 1.5～2 g 口服,每周 2～3 次。

(5) 吡嗪酰胺:副反应以肝损害常见,还可有高尿酸血症、关节痛和胃肠道反应。毒性大,易产生耐药性,抑菌作用不及链霉素。但对于细胞内缓慢生长的结核菌有效。1.5～2 g,每日分 3 次口服。

2) 目前的短程治疗方案分为前 2～3 个月的强化治疗和后 4～6 个月的巩固治疗。

(1) 强化期每日链霉素、异烟肼、利福平、吡嗪酰胺 4 种药联合应用 2 个月,后 4 个月连续应用异烟肼、利福平;或巩固期每周 3 次间歇应用异烟肼、利福平。多用于初次治疗的患者。

(2) 强化期每日链霉素、异烟肼、利福平、吡嗪酰胺 4 种药联合应用 2 个月,然后每日应用异烟肼、利福平、乙胺丁醇连续 6 个月;或巩固期每周 3 次异烟肼、利福平、乙胺丁醇连用 6 个月;也可全程采用间歇疗法,强化期 2 个月,每周 3 次联合应用异烟肼、利福平、吡嗪酰胺、链霉素,巩固期 6 个月,每周 3 次应用异烟肼、利福平、乙胺丁醇。多用于治疗失败或复发的患者。

上述各方案应根据病情,酌情选用。

11. 什么情况下生殖器结核需手术治疗? 手术前后有哪些注意事项?

(1) 盆腔包块经药物治疗后缩小,但不能完全消退,特别是不能排除恶性肿瘤者。

(2) 子宫内膜广泛破坏,药物治疗无效者。

(3) 形成盆腔包裹性积液者。

(4) 治疗无效或治疗后又反复发作者。

手术前后应采用抗结核药物治疗,以避免术时感染扩散,提高术后疗效。手术范围应综合考虑患者的年龄和病灶情况决定。对年轻妇女根据情况可切除双侧输卵管,尽量保留卵巢功能。术前应做肠道准备,术中避免损伤。

第六节　性传播疾病

1. 什么是性传播疾病?

性传播疾病(sexually transmitted disease,STD)是指以性行为为主要传播途径的一组传染病,包括梅毒、淋病、尖锐湿疣、巨细胞病毒感染、生殖器疱疹、沙眼衣原体感染、获得性免疫缺陷综合征等。

2. 性传播疾病对于妊娠的危害有哪些？

孕妇一旦感染，可以通过垂直传播感染胎儿，引起流产、早产、死胎、胎儿畸形、新生儿感染，严重影响下一代健康。所以美国 CDC 推荐孕妇应常规检查人类免疫缺陷病毒（HIV）、梅毒及沙眼衣原体等。

3. 何为梅毒？

梅毒（syphilis）是由苍白密螺旋体感染引起的慢性全身性传染病。其传染性强，病程长，危害大，应予以高度重视。

4. 梅毒的病原体及传播途径是什么？

梅毒是由苍白密螺旋体感染引起的慢性全身性传染病，对人体的黏膜及皮肤有亲和性。梅毒患者是唯一传染源。主要的传播途径为性接触直接传播，占 95%，其次为垂直传播，少数可经接触污染的衣物及器械、输入污染的血液、接吻、哺乳等而感染。

5. 梅毒的临床表现有哪些？

根据感染途径不同，梅毒分为先天（胎传）梅毒和后天（获得性）梅毒。

（1）早期梅毒：包括一期、二期和早期潜伏梅毒，病程在两年内。主要表现为皮肤黏膜损害。

一期梅毒主要表现为硬下疳，常见的为溃疡或糜烂面，多见于大小阴唇、阴蒂和宫颈等部位。1～2 周后可出现腹股沟淋巴结肿大。二期梅毒表现为在硬下疳出现后 4～10 周出现皮肤黏膜的损害，如斑疹、斑丘疹、丘疹、扁平湿疣等，还可出现梅毒性脱发、黏膜斑及关节、眼、神经相关系统的损害。

（2）晚期梅毒：包括晚期潜伏梅毒和三期梅毒，病程在两年以上。主要累及皮肤黏膜、心血管系统、神经系统、骨骼、眼等，严重时可危及生命。

（3）先天梅毒：2 岁以内发病为早期梅毒，2 岁以后发病为晚期梅毒。

6. 如何诊断梅毒？

1）病史：根据患者有不良性接触史及相应的临床表现进行诊断。

2）实验室检查：

（1）病原体检查：一期梅毒在硬下疳部位取少许血清渗出液和淋巴穿刺液放于玻片上，滴加 0.9% 的氯化钠溶液后置于暗视野显微镜下观察，找到梅毒螺旋体即可确诊。

（2）血清学检查：包括梅毒螺旋体抗原试验和非梅毒螺旋体抗原试验。

7. 如何应用梅毒螺旋体血清学检查进行诊断和治疗？

梅毒螺旋体血清学检查有如下两类。

（1）梅毒螺旋体抗原试验：直接用经过处理的梅毒螺旋体作为抗原检测受检者是否存在特异性抗体。具有快速、敏感、特异性强的特点，大多数患者终生阳性，与疗效及疾病进展无关。临床用于证实试验。常用的方法如下：①梅毒螺旋体血凝试验（TPHA）；②梅毒螺旋体颗粒凝集试验（TP-PA）。

（2）非梅毒螺旋体抗原试验：敏感性高而特异性低，抗体滴度可反映疾病进展情况。常用的方法如下：①快速血浆反应素环状卡片试验（RPR）；②血清不加热反应素玻片试验（USR）；③性病研究实验室试验（VDRL）。

临床上一般先做梅毒螺旋体抗原试验（证实试验），阳性者再行非梅毒螺旋体抗原试验，由于其抗体滴度可反映疾病进展情况，故需根据滴度决定是否进行治疗并观察疗效。

8. 梅毒的治疗原则是什么？

梅毒的治疗原则:早期诊断,及时治疗,用药足量,疗程规范。性伴侣应同时治疗,治疗期间禁止性生活。

9. 各期梅毒的治疗方案有哪些？

(1) 早期梅毒:首选青霉素疗法。①普鲁卡因青霉素 80 万 U,肌内注射,每日 1 次,连用 10～15 日。②苄星青霉素 240 万 U,两侧臀部肌内注射,每周 1 次,连续 3 次,若青霉素过敏,应改用红霉素 0.5 g,每 6 h 一次口服,连服 15 日。或多西环素 100 mg,每日 2 次口服,连用 15 日。

(2) 晚期梅毒:首选青霉素疗法。①普鲁卡因青霉素 80 万 U,肌内注射,每日 1 次,连用 20 日,必要时间隔两周后重复治疗 1 个疗程;②苄星青霉素 240 万 U,两侧臀部肌内注射,每周 1 次,连续 3 次,若青霉素过敏,应改用红霉素 0.5 g,每 6 h 一次口服,连服 15 日。或多西环素 100 mg,每日 2 次口服,连服 30 日。

(3) 先天梅毒:适用于所有确诊为先天梅毒的新生儿。普鲁卡因青霉素 5 万 U/(kg·d),肌内注射,连续 10～15 日。青霉素过敏者,应改用红霉素 7.5～12.5 mg/(kg·d),分 4 次口服,连续 30 日。

10. 梅毒的治愈标准是什么？

梅毒的治愈标准包括临床治愈及血清学治愈。各种损害消退及症状消失为临床治愈。抗梅毒治疗 2 年内,梅毒血清学试验由阳性转为阴性,脑脊液检查阴性,为血清学治愈。

11. 梅毒对妊娠的危害有哪些？

(1) 患梅毒孕妇能通过胎盘将螺旋体传给胎儿,引起流产、早产、死胎、死产或分娩先天梅毒儿。

(2) 新生儿在分娩时通过软产道感染。

(3) 一般先天梅毒儿占死胎 30% 左右。若胎儿幸存,即为先天梅毒儿,早期表现为皮肤大疱、皮疹、鼻炎、肝脾大、骨软骨炎等,晚期表现为楔状齿、鞍鼻、间质性角膜炎、骨膜炎、神经性耳聋等。

12. 妊娠合并梅毒如何治疗？

(1) 孕妇:首选青霉素疗法,对青霉素过敏者可脱敏后应用青霉素治疗。根据不同的分期选择相应的治疗方案。也可用红霉素或阿奇霉素,禁用四环素及多西环素。

(2) 婴儿、新生儿:先天性梅毒的诊断一经确定应立即治疗。因梅毒螺旋体对青霉素非常敏感,用青霉素治疗是唯一的选择,且青霉素药物毒性低、价廉,但要用足量及足疗程,这样才是治疗成功的关键,规范治疗是可以治愈的。

13. 何为淋病？

淋病(gonorrhea)是由淋病奈瑟菌引起的以泌尿生殖系统化脓性感染为主要表现的性传播疾病。近年来其发病率居我国性传播疾病首位。淋病潜伏期短,传染性强。

14. 淋病病原体特点及其传播途径是什么？

淋病的病原体是淋病奈瑟菌,为革兰氏阴性双球菌,呈肾形,成双排列,离开人体不易生存,消毒剂易将其杀灭。对柱状上皮及移行上皮有亲和力,可引起宫颈管、尿道、尿道旁腺、前庭大腺等感染,严重时引起子宫内膜、输卵管及盆腔的感染。

成人主要通过性接触感染,儿童多为间接传染,新生儿在分娩时通过感染的软产道被传染。

15. 淋病的临床表现有哪些？

淋病的临床表现如下:①脓性白带、外阴烧灼等宫颈炎表现;②可伴有尿频、尿痛等泌尿系统症状;③若累及前庭大腺,可出现前庭大腺炎症;④严重时淋菌通过血行播散引起菌血症,出现高热、寒战、关节炎、心内膜炎及脑膜炎等症状,称为播散性淋病;⑤如急性淋病治疗不及时不彻底,可转为慢性,表现为下腹坠胀、腰酸背痛,白带较多,月经量增多;⑥女性可合并淋菌性盆腔炎性疾病,由于炎症反复发作,可使输卵管狭窄而造成继发不孕。

16. 淋病如何诊断? 各种诊断方法的价值如何?

1)病史:不良性接触史及相应的临床表现。

2)实验室检查:如果淋病奈瑟菌检查为阳性,还需对其他性传播疾病病原体如衣原体、梅毒和 HIV 进行检测。

(1)分泌物涂片检查:取宫颈管或尿道口脓性分泌物涂片行革兰氏染色,在中性粒细胞中可见革兰氏阴性双球菌。女性宫颈分泌物中杂菌多,敏感性和特异性较差,阳性率仅为 50%~60%,且有假阳性。

(2)淋菌培养:取宫颈管或尿道口脓性分泌物送培养及药敏试验,为诊断淋病的金标准。高热患者可做淋菌血培养。

(3)核酸检测:利用 PCR 技术检测淋病核酸片段,可以直接检测临床标本中极微量的病原体。此方法具有快速、灵敏、特异、简便的优点,但操作时要防止污染,以免出现假阳性。

17. 淋病的治疗原则是什么?

淋病的治疗应遵循及时、足量、规范用药原则。部分淋病同时合并沙眼衣原体感染,可同时应用抗衣原体药物。

18. 抗菌药物治疗方案有哪些? 治疗期间注意事项是什么?

(1)头孢曲松,250 mg 单次肌内注射;或头孢克肟 400 mg,1 次口服;或其他头孢菌素单次肌内注射。

(2)因部分淋病同时合并沙眼衣原体感染,故可同时应用抗衣原体药物。即加用阿奇霉素 1 g 单次口服;或多西环素 100 mg 口服,每日 2 次,连用 7 日。

(3)治疗期间禁性生活,性伴侣需同时治疗。治疗结束后 4~7 日取宫颈管分泌物做涂片及细菌培养,连续 3 次均为阴性为治愈。

19. 淋病对妊娠的危害有哪些?

(1)妊娠早期感染可导致感染性流产或人工流产后感染。

(2)妊娠晚期感染可导致胎膜早破、绒毛膜羊膜炎。

(3)分娩后易发生子宫内膜和输卵管感染,严重者可导致播散性淋病。

(4)对胎儿的影响为胎儿生长受限、早产和胎儿宫内感染,甚至导致死胎、死产。

(5)新生儿通过产妇软产道时可感染淋菌,发生新生儿淋菌性结膜炎、肺炎,甚至出现淋菌败血症。

20. 如何治疗妊娠合并淋病?

(1)可首选头孢曲松钠 250 mg,单次肌内注射,合并衣原体感染加用阿奇霉素 1 g 顿服。孕妇禁用喹诺酮类及四环素类药物。

(2)淋病产妇娩出的新生儿应预防用药:1%硝酸银溶液滴眼,预防淋菌眼炎;头孢曲松钠 25~50 mg/kg(最大剂量不超过 125 mg)肌内注射或静脉注射。

(3)患儿双亲必须同时治疗。

21. 何为尖锐湿疣?

尖锐湿疣(condyloma acuminatum)是由人乳头瘤病毒(human papilloma virus,HPV)感染引起的皮肤黏膜疣状增生病变的性传播疾病,发病仅次于淋病。

22. 尖锐湿疣病原体特点及传播途径是什么?

HPV 病毒属环状双链 DNA 病毒,有 100 多个型别。根据引起生殖器肿瘤的可能性,分为低危型、中危型和高危型。生殖道尖锐湿疣主要与低危型 HPV6、HPV11 感染有关。

性交直接传播也可通过污染的物品间接传播；母婴间通过母亲软产道感染。

23. 尖锐湿疣的临床表现是什么？

大多患者无明显症状，少数可伴有外阴瘙痒、灼痛或白带增多。病变好发于外阴部，如阴唇后联合、小阴唇内侧、阴道前庭、尿道口、肛周等部位，其次为宫颈、阴道。初为散在或呈簇状的粉红色、柔软细小乳头状疣，病灶逐渐增大后互相融合，呈鸡冠状、菜花状或乳头状，表面粗糙，可发生糜烂破溃。

24. 如何诊断尖锐湿疣？

根据病史及临床表现容易作出初步诊断，病理组织学检查可见挖空细胞，也可以刮取组织表面细胞利用 PCR 技术检测 HPV 并确定其型别。

25. 如何治疗尖锐湿疣？

目前尚无根治方法，以局部治疗祛除疣体为主，同时性伴侣应进行检查和治疗。治愈标准为疣体消失，但易复发，必要时应取组织检查排除恶变。

（1）局部药物治疗：0.5%足叶草毒素酊外用，每日 2 次，连用 3 日，停药 4 日，为 1 个疗程，可用 1～4 个疗程，每日用量不超过 0.5 mL；5%咪喹莫特乳膏睡前用 1 次，每周 3 次，6～10 h 后用清水和肥皂将药物洗去，可用至 16 周；15%赛儿茶素软膏每日 3 次，用后不洗，不超过 16 周；50%三氯醋酸外用，每周 1 次，最多连用 6 次。

（2）局部物理治疗：包括激光、微波、冷冻、电灼等方法，适用于带蒂或体积大的疣体，巨大尖锐湿疣可直接行手术切除，待愈合后采用药物局部治疗。

（3）全身药物治疗：主要为调节免疫治疗，如干扰素等。

26. 妊娠合并尖锐湿疣对母婴的影响有哪些？

（1）妊娠期由于体内甾体激素水平增高，细胞免疫功能降低，局部血循环丰富，且阴道分泌物增多，外阴湿热，不但使得孕妇容易患尖锐湿疣，而且致使尖锐湿疣生长迅速，面积增大，但产后部分尖锐湿疣面积迅速缩小，甚至可能自然消退。

（2）巨大尖锐湿疣可阻塞产道，并且疣体组织脆弱，分娩时可引起大出血。

（3）孕妇患尖锐湿疣，有垂直传播的危险。胎儿宫内感染少见，婴幼儿感染有发生喉乳头瘤的可能，但少见，一般认为是通过软产道感染所致，因此对新生儿产后要密切随访。

27. 妊娠合并尖锐湿疣时如何治疗？

（1）孕妇患尖锐湿疣时，如病灶小、仅位于外阴者，可选用局部药物治疗，如 50%三氯醋酸涂擦病灶局部，禁用咪喹莫特、赛儿茶素、足叶草毒素等。

（2）较大病灶可以选择物理治疗或手术切除。

（3）妊娠近足月或足月时，如病灶局限于外阴者，可行冷冻或手术切除病灶，并经阴道分娩；若病灶易引起大出血或巨大病灶堵塞软产道，应选择剖宫产术。

28. 巨细胞病毒感染的传播途径是什么？

巨细胞病毒为 DNA 病毒，具有潜伏性活动的生物特征，多为潜伏感染。

（1）孕妇感染：一般通过飞沫、唾液、尿液和性接触感染，还可通过输血、人工透析、器官移植感染。

（2）胎儿及新生儿感染：通过宫内感染、产道感染、出生后感染。

29. 巨细胞病毒感染如何诊断？

临床表现无特异性，确诊需病原学和血清学检查。

（1）酶联免疫吸附试验：检测患者血清巨细胞病毒 IgG、IgM。

（2）宫颈脱落细胞或尿液涂片：Giemsa 染色后，光镜下检测巨大细胞及核内、浆内有无嗜酸性包含体（称为猫头鹰细胞），具有诊断价值。

（3）应用 DNA 分子杂交技术可检测巨细胞病毒 DNA。

（4）PCR 技术。

30. 巨细胞病毒感染如何治疗？

可应用各种抗病毒制剂、抗巨细胞病毒的免疫球蛋白制剂、干扰素及转移因子等，但这些药物并不能解决根本问题，停药后易复发。

31. 何为生殖器疱疹？

生殖器疱疹（genital herpes）是单纯疱疹病毒（herpes simplex virus，HSV）引起的一种慢性、易复发的性传播疾病，以青年女性居多。

32. 生殖器疱疹的病原体及传播途径是什么？

单纯疱疹病毒为双链 DNA 病毒，包括 HSV-1 和 HSV-2。HSV-1 主要引起腰以上皮肤、黏膜或器官疱疹，极少感染胎儿；HSV-2 感染主要表现为生殖器以及肛门周围、腰以下的皮肤疱疹。

主要的传播途径如下：①直接性接触传播占 70%～90%。HSV 可以存在于皮损渗液、精液、白带中，在细胞核内繁殖，引起皮肤黏膜损伤。②母婴传播。

33. 生殖器疱疹的临床表现有哪些？

（1）原发性生殖器疱疹：初次感染后经过 2～14 日的潜伏期，表现为外阴疼痛及瘙痒，可伴发热、乏力等全身症状。检查初期见于大小阴唇、阴阜、阴蒂等处，也可见于肛周、腹股沟等处，表现为簇状或散在的水疱，破溃后糜烂，7～10 日可自愈，病灶干燥结痂，痊愈后不留瘢痕或硬结。病程为 2～3 周，孕妇需 3～4 周。

（2）复发性生殖器疱疹：原发性生殖器疱疹皮损消退后 1～4 月内复发。一般在原发部位出现，反复发作，但病情较轻，病程较短，多为 7～10 日。

（3）亚临床型生殖器疱疹：无明显症状，易被忽略。

34. 如何诊断生殖器疱疹？

根据病史和典型的临床表现，可以诊断，但许多患者无典型皮肤黏膜的小疱或溃疡。常用的实验室辅助检查如下：细胞的病毒培养，其灵敏度较低且费用高；PCR 技术扩增 HSV-DNA，应用较多且可进行分型；酶免疫吸附试验法检测孕妇血清及新生儿脐血清特异 IgG、IgM。

35. 如何治疗生殖器疱疹？

生殖器疱疹治疗原则是减轻症状，缩短病程，抑制 HSV 的增殖与感染。患者的性伴侣如有典型临床表现，则应经辅助检查证实后进行治疗，无症状者应详细询问病史，必要时进行相应的血清学检查。

药物选用：阿昔洛韦 400 mg 口服，每日 3 次；或阿昔洛韦 200 mg 口服，每日 5 次；或泛昔洛韦 250 mg 口服，每日 3 次；或伐昔洛韦 1 g 口服，每日 2 次。均连用 7～10 日为 1 个疗程。局部应用阿昔洛韦软膏或霜剂，病情严重时可阿昔洛韦静脉滴注。

36. 妊娠合并生殖器疱疹对母儿的影响有哪些？

（1）可通过胎盘感染胎儿，妊娠 20 周前可以引起流产、胎儿畸形等，妊娠 20 周后可导致早产、死胎、胎儿宫内生长发育受限等，如脐血特异 IgM 阳性，提示宫内感染。

（2）产道感染更常见，占 80% 以上。新生儿常表现为全身性病变，多在出生后 4～7 日发病，表现为发热、水疱疹、肝脾大、黄疸等，病死率高，多在出生后 10～14 日因全身状态恶化而死亡，幸存者多数遗留中枢神经系统后遗症。

37. 妊娠合并生殖器疱疹应如何处理？

（1）原发型生殖道疱疹对胎儿危害大，妊娠早期应建议终止妊娠。

（2）感染孕妇可服用阿昔洛韦，局部应用阿昔洛韦膏剂。

（3）分娩时对于软产道有疱疹病变的孕妇应行剖宫产，发病超过1周以上的复发型可经阴道分娩。

（4）新生儿需密切随访。

38. 何为沙眼衣原体感染？

沙眼衣原体（chlamydia trachomatis，CT）感染是西方发达国家最常见的性传播疾病，可以引起一系列后遗症，如盆腔炎性疾病、异位妊娠或不孕等。

39. 沙眼衣原体的微生物学特征及其传播途径是什么？

沙眼衣原体寄生于细胞内，有3个亚型、18个血清型，对热敏感。其中8个血清型与泌尿生殖系统感染有关，主要感染柱状上皮及移行上皮，可引起宫颈黏膜、子宫内膜、输卵管及盆腔感染。

沙眼衣原体主要的传播途径如下：①性接触传播；②间接经污染的衣物、器械传播，少见；③母婴传播。

40. 沙眼衣原体感染的临床表现是什么？

多数患者无明显症状或症状轻微。临床上以宫颈管炎、子宫内膜炎居多，严重者可导致输卵管炎及盆腔炎性疾病，可伴有尿频、尿痛等泌尿系统症状。检查可见白带呈脓性，宫颈充血、接触性出血，有黄色脓性分泌物自宫颈管流出，子宫压痛等。

41. 如何诊断沙眼衣原体感染？

需借助辅助检查明确病原体：①沙眼衣原体培养：最敏感和特异的诊断方法，但费用昂贵且需一定的实验设备。②直接免疫荧光实验：此法敏感性及特异性均较高。③PCR技术：行沙眼衣原体DNA核酸扩增和核酸杂交检测，敏感性高，但易于污染，不能用于疗效的判定。④检测血清特异抗体IgG、IgM。

42. 沙眼衣原体感染的治疗方法是什么？

沙眼衣原体感染常用阿奇霉素1 g顿服或多西环素100 mg口服，每日2次，连用7日。另外，也可用红霉素500 mg口服，每日4次，连用7日；或左氧氟沙星500 mg，每日1次，连用7日；或氧氟沙星300 mg，每日2次，连用7日。性伴侣应同时治疗。

43. 妊娠合并沙眼衣原体感染对母儿的影响有哪些？

多认为与妊娠的不良预后有关。

（1）孕妇：可以引起绒毛膜羊膜炎、流产、早产、胎膜早破及出生低体重儿等，以及流产及产后的子宫内膜炎。

（2）胎儿或新生儿：可通过宫内、产道及产后感染，50%～60%为经产道时受宫颈感染，如出生新生儿血清衣原体IgM阳性，表明为宫内感染。新生儿沙眼衣原体感染主要表现为眼结膜炎与肺炎。结膜炎多在产后5～12日出现症状，常见眼分泌物增多。沙眼衣原体肺炎多在产后1～3个月内发生，表现为间断咳嗽等。

44. 如何治疗妊娠合并沙眼衣原体感染？

孕妇禁用多西环素及氧氟沙星类药物。可用阿奇霉素1 g顿服或阿莫西林500 mg，每日3次，连用7日，或红霉素500 mg口服，每日4次，连用7日。对可能感染的新生儿，红霉素50 mg/kg口服，每日分4次，连用14日，如有衣原体结膜炎可用1%硝酸银液滴眼或局部用红霉素眼膏。

45．何为获得性免疫缺陷综合征?

获得性免疫缺陷综合征(acquired immunodeficiency syndrome,AIDS)又称艾滋病,是由人类免疫缺陷病毒(human immunodeficiency virus,HIV)引起的 T 淋巴细胞损害的性传播疾病,它可导致多个器官出现机会性感染及罕见的恶性肿瘤。

46．HIV 的微生物学特点及其传播途径是什么?

HIV 为一种逆转录病毒,有两型:HIV-1 引起世界流行,HIV-2 多见于西非。HIV 可存在于患者的血液、精液、阴道分泌物、泪液、尿液、乳汁、脑脊液等中,均有传染性。

HIV 主要的传播途径如下:①性接触传播;②血液传播;③垂直传播。HIV 在外界环境中的生存能力弱,尚无证据说明握手、共餐、共用厕所等日常生活接触会造成传播。

47．AIDS 的临床表现有哪些?

感染初期的患者通常症状较轻,如发热、乏力、咽痛等。潜伏期为数月至数年,平均约 11年,后期可出现浅表淋巴结肿大、低热、肌肉疼痛及反复的各种感染。进入艾滋病期则主要表现为 HIV 相关症状:持续的发热、腹泻、全身性淋巴结肿大等;各种机会性感染,如卡氏肺孢子虫肺炎、肺结核等;罕见恶性肿瘤,如恶性淋巴瘤、卡波西肉瘤等。

48．如何诊断 AIDS?

根据临床病史(如不洁性生活史、吸毒史、输血史等)、临床表现及实验室检查(具体参考我国卫生部行业标准《HIV/AIDS 诊断标准及处理原则》)可确诊。抗 HIV 检测阳性,经确认试验证实;CD_4 淋巴细胞总数小于 $200/mm^3$,或介于 $200\sim500/mm^3$ 之间;$CD_4/CD_8<1$;血清 p24 抗原阳性;外周血白细胞计数及血红蛋白含量下降;β_2 微球蛋白水平增高。这些可协助诊断。

49．AIDS 的治疗包括哪些方面?

目前尚无治愈方法,主要采取抗病毒、抗感染、抗肿瘤的对症处理。临床观察能延长患者生命,但不能治愈。

(1)抗病毒药物:常用三类药物。①核苷类反转录酶抑制剂:如齐多夫定、司坦夫定、拉米夫定等。②蛋白酶抑制剂:茚地那韦、奈非那韦、利托那韦等。③非核苷类反转录酶抑制剂:如台拉维定、依非韦伦、奈韦拉平等。为减少单独用药引起的耐药及不良反应并增加疗效,现多采用高效抗逆转录病毒联合疗法即鸡尾酒疗法。

(2)机会性感染:选择敏感性药物进行治疗,如卡氏肺孢子虫肺炎可选择复方新诺明等,肺结核进行抗结核治疗等其他对症治疗。

(3)其他:如免疫调节治疗、中医药治疗等也在不断研究及应用当中。

50．妊娠合并 HIV 感染对母儿有何影响?

大约 82% 的 HIV 感染孕妇没有临床症状,12% 有 HIV 相关症状,仅有 6% 为艾滋病。关于 HIV 感染是否增加妊娠的不良预后,尚存争议。

(1)妊娠期因免疫受抑制,可能加速了 HIV 患者从无症状期发展为艾滋病,45%~75% 无症状孕妇在产后 28~30 个月出现症状。

(2)15%~25% 未经治疗的 HIV 孕妇可以将病毒垂直传播给胎儿感染,可以通过胎盘或分娩时经软产道或产后母乳喂养感染新生儿。

51．妊娠合并 HIV 感染应如何处理?

通过抗逆转录病毒的治疗(如齐多夫定等药物)和产科干预后(妊娠 38 周选择性剖宫产、避免哺乳等),围产期 HIV 的传播风险可以降到 2% 以下。孕妇治疗首先推荐齐多夫定的使用,它是核苷类逆转录酶抑制剂,其他如拉米夫定等也可联合应用。新生儿使用逆转录病毒抑制剂。

(尚海霞　牛战琴　吕慧敏)

第十五章 子宫内膜异位症及子宫腺肌病

第一节 子宫内膜异位症

1. 什么叫子宫内膜异位症？

具有生长功能的子宫内膜组织(腺体和间质)出现在子宫腔以外的身体其他部位,生长、浸润、反复出血,可形成结节及包块,引起疼痛和不育等症状,称为子宫内膜异位症(endometriosis,EMT,内异症)。子宫内膜异位症在形态学上呈良性表现,但具有类似恶性肿瘤的临床特点,如种植、侵袭及远处转移等。

2. 子宫内膜异位症的发病年龄及发病趋势是什么？

子宫内膜异位症是育龄妇女的常见病、多发病,是一种激素依赖性疾病。多发生于25~45岁妇女,尚未发现初潮前发病者,绝经后或切除卵巢后异位内膜组织可逐渐萎缩吸收,妊娠或使用性激素抑制卵巢功能可暂时阻止本病的发展。近年其发病率呈明显上升趋势,达10%~15%。

3. 子宫内膜异位症的发病部位有哪些？

子宫内膜异位症病灶可侵犯全身任何部位,但绝大多数异位病灶局限于盆腔内生殖器官和相邻器官的腹膜上,以卵巢、宫骶韧带最为常见,其次为子宫、盆腔腹膜脏层及阴道直肠膈等,故临床又称之为盆腔子宫内膜异位症。身体的其他部位也可发病,但极少见。

4. 子宫内膜异位症的发病机制是什么？

大多数学者认为本病可能是多途径起源。目前主要的学说如下。

(1)子宫内膜种植学说:于1921年由Sampson最早提出,认为经血中的子宫内膜腺上皮和间质细胞可随经血经输卵管逆流进入盆腔,种植于盆腔脏器,继续生长、蔓延,形成盆腔子宫内膜异位症,也称之为经血逆流学说。目前多数临床和实验数据均支持这一学说。已有研究发现,在盆腔淋巴管、淋巴结和静脉中存在子宫内膜组织,因而提出子宫内膜可通过淋巴或静脉播散,该学说被认为是子宫内异位种植学说的组成部分。

(2)体腔上皮化生学说:卵巢生发上皮、盆腔腹膜都是由胚胎期具有高度化生潜能的体腔上皮分化而来,有学者认为在卵巢激素、经血或炎症的持续、反复刺激下,腹膜或卵巢生发上皮可被激活,转化为子宫内膜样组织,形成病灶,但目前此学说缺少临床或实验依据。

(3)诱导学说:未分化的腹膜组织在内源性生物、化学因素的诱导下,可发展成子宫内膜样组织,种植的内膜组织也可以释放化学物质诱导未分化的间充质形成子宫内膜异位组织,该学说被认为是体腔上皮化生学说的延伸,但在人类尚无证据证明。

(4)遗传因素:临床研究发现该疾病有家族聚集性。患者一级亲属的发病风险远远高于无家族史者,而且有研究发现存在染色体的异常倍体以及片段丢失。

（5）免疫学说：认为此病可能是一种自身免疫性疾病，表现为免疫监视功能、杀伤细胞的细胞毒作用减弱导致异位内膜不能被有效清除。

5. 子宫内膜异位症的基本病理变化是什么？

异位的子宫内膜随卵巢激素周期性变化而发生出血和周围纤维组织增生和形成囊肿、粘连。在病变部位可形成紫褐色斑点或小疱，甚至发展成为大小不一的紫褐色、实质性结节或包块。

6. 子宫内膜异位症的临床病理类型有哪些？

（1）腹膜型内异症（peritoneal endometriosis，PEM）：指发生在盆腹腔腹膜的各种内异症病灶，主要包括红色病变（早期病变）、蓝色病变（典型病变）及白色病变（陈旧病变）。

（2）卵巢型内异症（ovarian endometriosis，OEM）：卵巢子宫内膜异位症的典型病灶为形成囊肿，称为子宫内膜异位囊肿（内异症囊肿），又称巧克力囊肿。

（3）深部浸润型内异症（deep infiltrating endometriosis，DIE）：指病灶浸润深度≥5 mm，常见于宫骶韧带、子宫直肠陷凹、阴道穹隆、直肠阴道隔等。

（4）其他部位的内异症：可累及消化系统、泌尿系统、呼吸系统，可形成瘢痕内异症及其他少见的远处内异症等。

7. 何谓卵巢巧克力囊肿？它是如何形成的？有何临床特征？

异位的子宫内膜组织早期在卵巢表面形成红色、褐色或紫蓝色斑点及数毫米大的小囊，随着病变发展，异位内膜反复周期性出血形成单个或多个囊肿，称为卵巢子宫内膜异位囊肿，此系卵巢子宫内膜异位症的典型病灶。囊肿大小不一，直径多为 5～6 cm，有时甚至可达 20 cm，内含暗褐色黏稠陈旧血样液体，状似巧克力，故又称为卵巢巧克力囊肿。

月经期囊肿出血增多，张力大，囊液外渗，刺激周围组织纤维化，使卵巢和邻近组织器官紧密粘连，手术不易剥离易破裂，流出咖啡色液体。这是卵巢子宫内膜异位囊肿的临床特征之一，可借此与其他出血性卵巢囊肿鉴别。

8. 卵巢子宫内膜异位症如何分型？

卵巢子宫内膜异位症根据囊肿大小和异位病灶浸润程度分为以下几型。

（1）Ⅰ型：囊肿直径多小于 2 cm，囊壁有粘连、层次不清，手术不易剥离。

（2）Ⅱ型：又分为 A、B、C 三个亚型。

① ⅡA：病灶表浅，累及卵巢皮质，未达囊肿壁，常合并功能性囊肿，手术易剥离。

② ⅡB：病灶已累及巧克力囊肿壁，但与卵巢皮质的界限清楚，手术较易剥离。

③ ⅡC：病灶穿透到囊肿壁并向周围扩展，囊肿壁与卵巢皮质粘连紧密，并伴有纤维化或多房。卵巢囊肿与盆侧壁粘连，体积较大，手术不易剥离。

9. 子宫内膜异位症镜下有何病理变化？

典型病灶内可见子宫内膜的上皮、腺体、内膜间质、纤维素及出血成分等。但由于异位的内膜组织反复出血，典型组织结构常被破坏，临床上常出现表现极其典型而组织学特征极少的不一致的现象，只要在镜下找到少量内膜间质细胞即可确诊子宫内膜异位症。甚至若临床表现和术中所见很典型，即使镜下仅能在卵巢囊壁上找到红细胞或含铁血黄素细胞，也可视为内异症。

异位的内膜可随卵巢周期变化而发生增生和分泌改变，但其改变多与在位内膜不同步，常为增生期改变，且很少恶变。

10. 子宫内膜异位症有哪些临床症状？

（1）痛经：典型症状是继发性痛经，进行性加重。痛经常于经前 1～2 日开始，月经第 1 日最重，以后逐渐减轻。疼痛的部位多在下腹部、腰骶部及盆腔中部，有时可放射到阴道、会阴、肛门及大腿。疼痛程度与病灶大小不一定成正比，粘连严重者、卵巢异位囊肿者可能并无疼痛，而盆腔内小的、散在的病灶可引起难以忍受的疼痛。少数患者可表现为持续性的下腹痛，经期加重。

卵巢子宫内膜异位囊肿破裂时，囊内液流入盆腹腔可引起突发性腹部剧痛，伴恶心、呕吐、肛门坠胀感等症状，为妇科急腹症之一，破裂多发生于月经前后、经期或性交后。类似输卵管异位妊娠破裂症状，但无腹腔内出血表现。

（2）不孕：子宫内膜异位症患者中不孕率为 30%～50%。引起不孕的原因有盆腔微环境的改变、免疫功能异常、卵巢功能异常以及严重的粘连等。

（3）月经异常：15%～30%的患者有经量增多、经期延长、经前点滴出血或月经淋漓不尽等症状，可能与异位的内膜引起卵巢实质病变或功能紊乱如不排卵、黄体功能不足等有关，或与合并子宫腺肌病和子宫肌瘤有关。

（4）性交不适：一般表现为深部性交痛，月经来潮前性交最为明显。多见于直肠子宫陷凹有异位病灶或由于局部粘连使子宫后倾固定的患者。

（5）其他症状：盆腔外异位内膜生长时均可在相应部位出现周期性疼痛、出血或肿块，并出现相应症状。膀胱内异症常于经期出现尿痛和尿频，但多被痛经症状掩盖；异位内膜侵及和（或）压迫输尿管时，可引起输尿管狭窄、阻塞从而导致腰痛和血尿，甚至形成肾盂积水和继发性肾萎缩；肠道内异症可有腹泻、腹痛、便秘或周期性少量便血，严重者可因肿块压迫肠腔而引起肠梗阻表现；手术瘢痕异位内膜常在剖宫产或会阴侧切术后数月或数年出现周期性瘢痕处疼痛，在瘢痕深部可触及痛性包块，随病变时间延长包块渐增大，疼痛加剧。

11. 子宫内膜异位症有哪些临床体征？

（1）双合诊检查：典型盆腔子宫内膜异位症可发现子宫后倾，活动度差或固定，直肠子宫陷凹、子宫骶骨韧带或子宫后壁下方可触及痛性结节，形态不规则，三合诊时更为清楚。

（2）较大的卵巢子宫内膜异位囊肿：附件区可触及与子宫相连的包块，囊实性，活动度差，有压痛。破裂时可有腹膜刺激征。

（3）阴道或宫颈部位的病灶，在阴道后穹隆或宫颈黏膜下可看到凸出的紫蓝色或暗红色小结节。

（4）腹壁瘢痕、会阴侧切等处的子宫内膜异位症可触及肿大的结节，经期增大。

12. 如何诊断子宫内膜异位症？

育龄期妇女有继发性痛经、进行性加重、不孕及慢性盆腔痛的病史，双合诊检查发现子宫后倾固定、附件区有与子宫相连的囊实性包块或直肠子宫陷凹有触痛结节，即可初步诊断为子宫内膜异位症。但确诊和确定临床分期需经腹腔镜检查和活体组织病理检查。

13. 哪些辅助检查有助于子宫内膜异位症的诊断？

（1）影像学检查：阴道或腹部 B 超检查可明确子宫内膜异位囊肿的位置、大小和形状，囊壁的厚度，囊液的性质等，并动态比较经期和月经中期的影像，有助于诊断。典型的超声影像为附件区圆形或椭圆形包块，可与周围组织粘连，囊壁厚而粗糙，内有强光点。超声检查是诊断卵巢子宫内膜异位囊肿和膀胱、直肠内异症的重要方法。盆腔 CT 及 MRI 对盆腔内异症有诊断价值，但费用较高。

（2）血清 CA_{125} 测定：非特异性指标。腹腔液中 CA_{125} 值较血清值在诊断早期内异症方面更有意义。但血清 CA_{125} 的浓度变化与病灶的大小、病变的严重程度成正相关，药物或手术治疗有效时 CA_{125} 下降，病变复发时又升高，故临床可用于监测疗效和预测复发。

（3）抗子宫内膜抗体测定：此抗体是内异症的标志抗体，特异性为 90%～100%，但测定方法烦琐,敏感性差。

(4) 腹腔镜检查:目前国际公认的诊断子宫内膜异位症的最佳方法,尤其是对疑为内异症导致不孕的患者,盆腔检查和 B 超检查均无阳性发现的慢性盆腔疼痛及痛经进行性加重患者,对有症状特别是血清 CA_{125} 水平升高者更是唯一手段。腹腔镜可直视病灶,确定临床分期,对可疑病变进行活体组织检查,亦可在检查中行囊肿剥除、病灶清除、粘连松解等治疗。

(5) 病理检查:位于体表(如阴道、宫颈、腹壁等处)的病灶,可直接取活组织送病理检查,以明确病灶性质,有助于诊断。

14. 子宫内膜异位症在什么情况下容易恶变?

(1) 异位囊肿超过 10 cm 或有明显增大趋势。

(2) 绝经后又复发。

(3) 疼痛节律改变。

(4) 血清 CA_{125} 过高(超过 200 IU/L)。

(5) 影像学检查发现囊肿内有实质性或乳头状结构,或病灶血流丰富。

15. 子宫内膜异位症需要与哪些疾病进行鉴别?

(1) 卵巢恶性肿瘤:患者一般情况较差,病情发展迅速,持续腹痛、腹胀。与月经无明显关系。检查除有盆腔包块外,常有腹水。测血清 CA_{125} 显著升高,B 超图像见包块为实性或混合性,形态多不规则,有时可见乳头状生长,血流丰富。凡诊断不明确时,应尽早行腹腔镜检查术或剖腹探查术。

(2) 盆腔炎性包块:患者既往曾有急性盆腔炎病史,并有反复感染发作史。疼痛无周期性变化,平素也有腹部隐痛,可伴有发热,血白细胞计数升高,红细胞沉降率快,抗感染治疗有效。

(3) 子宫腺肌病:痛经症状与子宫内膜异位症相似,甚至更严重。子宫多呈均匀性增大,且质地较正常子宫硬。经期检查时,子宫有明显压痛。如为子宫腺肌瘤则子宫不对称或结节状增大。应注意此病可与子宫内膜异位症合并存在。B 超检查可见肌层中种植内膜所引起的不规则回声增强。

16. 子宫内膜异位症如何分期?

根据腹腔镜或剖腹探查手术中观察到的异位内膜病灶的部位、大小、数目、粘连程度等进行客观评分。该分期有助于评估疾病严重程度、选择治疗方案、比较和评价不同疗法的疗效、判断预后(表 15-1)。

表 15-1　AFS 修正子宫内膜异位症分期法(1985)

患者姓名＿＿＿＿＿＿　　日期＿＿＿＿＿＿

Ⅰ期(微型):1~5 分;腹腔镜＿＿＿＿　剖腹手术＿＿＿＿　病理＿＿＿＿

Ⅱ期(轻型):6~15 分;推荐治疗＿＿＿＿＿＿＿＿＿＿＿＿＿

Ⅲ期(中型):16~40 分;＿＿＿＿＿＿＿＿＿＿＿＿＿

Ⅳ期:>40 分

总分＿＿＿＿＿＿　　预后＿＿＿＿＿＿

异位病灶		病灶大小			粘连范围		
		<1 cm	1~3 cm	>3 cm	1/3 包裹	1/3~2/3 包裹	2/3 包裹
腹膜	浅	1	2	4			
	深	2	4	6			

续表

异位病灶	<1 cm	1~3 cm	>3 cm		1/3包裹	1/3~2/3包裹	2/3包裹
卵巢 右浅	1	2	4	薄膜	1	2	4
右深	4	16	20	致密	4	8	16
左浅	1	2	4	薄膜	1	2	4
左深	4	16	20	致密	4	8	16
输卵管 右				薄膜	1	2	4
				致密	4	8	16
左				薄膜	1	2	4
				致密	4	8	16
直肠子宫陷凹	部分封闭 4				全部封闭 40		

注:若输卵管全部被包裹,应为16分。

17. 子宫内膜异位症的治疗原则是什么?

子宫内膜异位症的治疗应根据患者的年龄、症状、病变的部位和范围,以及对生育的要求进行个体化的治疗。无症状或症状轻的轻微病变患者应采用期待疗法,如未生育应尽早受孕;有生育要求的轻度患者可经全面评估后先行药物治疗,有生育要求的重度患者应行保留生育功能手术;年轻且无生育要求的重度患者可行保留卵巢功能的手术,并辅以激素治疗;症状及病变均严重且无生育要求者可考虑行根治性手术。

18. 子宫内膜异位症的治疗方法有哪些?

(1) 期待疗法:每半年随访1次,适用于无症状或症状轻微者。轻微痛经者,可给予前列腺素合成酶抑制剂及解热镇痛药。希望生育者应尽早受孕。一旦妊娠,异位内膜病灶坏死、萎缩,分娩后症状缓解甚至完全消失不再复发达到治疗目的。

(2) 药物治疗:适用于慢性盆腔痛、痛经症状明显、有生育要求及无卵巢囊肿形成的患者。治疗目的是抑制疼痛的对症治疗,抑制卵巢功能,阻止内异症进展,减少内异症病灶的活性以及减少粘连的形成。疗程一般6~9个月。但对卵巢内膜异位囊肿较大、性质不明或肝功能异常者,不宜用药物治疗。

(3) 手术治疗:适用于药物治疗后痛经症状不缓解、局部病变加剧、不孕、盆腔内膜异位包块大于5 cm或怀疑有异位囊肿恶变者。手术目的是去除病灶。腹腔镜手术是治疗本病的首选方法。目前认为腹腔镜确诊、手术结合药物治疗是内异症诊治的金标准。

(4) 药物与手术联合治疗:术前用3~6个月达那唑或GnRH-a药物治疗可以使内膜异位灶软化、缩小,腹腔内充血减少,能缩小手术范围以利于操作。对于保守性手术、手术不彻底或术后疼痛不缓解者也可术后给予6个月的药物治疗,使肉眼看不见的或深部无法切除的病灶萎缩、退化,从而降低复发率。

19. 何为子宫内膜异位症的假孕疗法、假绝经疗法?

1) 假孕疗法:长期持续服用避孕药造成类似妊娠的人工闭经,称为假孕疗法。适用于轻度子宫内膜异位症患者。

目前临床上常用低剂量高效孕激素和炔雌醇复合制剂,用法为每日1片,持续6~9个月。醋酸甲羟孕酮(安宫黄体酮)20~30 mg口服,每日1次,或醋酸炔诺酮15 mg口服,每日1次,连用6个月。不良反应有恶心、水钠潴留、轻度抑郁、体重增加、阴道不规则点滴出血等。应警惕血栓形成的风险。患者在停药数月后痛经可缓解，月经恢复。

2) 假绝经疗法：药物造成体内低雌激素状态，最终导致在位和异位内膜萎缩、闭经，类似绝经后变化，称为假绝经疗法。药物有以下三种。

(1) 达那唑(danazol)：为合成的 17α-乙炔睾酮衍生物。适用于轻度及中度内异症痛经症状明显的患者。用法：200 mg 口服，每日 2~3 次，于月经第 1 日开始，连服 6~9 个月。若痛经症状不缓解或未闭经，可加至每日 4 次。停药后 4~6 周即恢复排卵和月经。可待月经恢复正常2 次后再考虑受孕。不良反应有恶心、头痛、潮热、体重增加、乳房缩小、痤疮、多毛、声音改变、性欲减退、皮脂增加、肌痛性痉挛等，一般能耐受。肝功能有损害、高血压、心力衰竭、肾功能不全者慎用，妊娠禁用。

(2) 孕三烯酮(gestrinone)：为 19-去甲睾酮的衍生物，有抗孕激素和中度抗雌激素、抗性腺效应。用法：2.5 mg，每周 2 次，于月经第 1 日开始，连服 6 个月。症状缓解率为 95% 以上。妊娠期忌服。

(3) 促性腺激素释放激素类似物(gonadotropin releasing hormone analogue，GnRH-a)：人工合成的十肽类化合物，其活性为天然 GnRH 的 10~100 倍，可以与体内的 GnRH 竞争受体，促进垂体细胞释放 LH 和 FSH。因此，在用药初期可出现短暂的 FSH、LH 升高，若长期连续应用 GnRH-a，垂体 GnRH 受体可被耗尽，对垂体产生降调节作用，从而导致卵巢分泌的性激素显著下降，出现暂时性绝经，故此疗法被称为"药物性卵巢切除"。

于月经来潮的第 1 日皮下注射，以后每隔 28 日再注射 1 次，共 3~6 次。目前的常用药物有亮丙瑞林 3.75 mg，月经第 1 日始皮下注射，每 28 日注射 1 次，共 3~6 次；戈舍瑞林3.6 mg，用法同前。

20. 促性腺激素释放激素类似物的不良反应及反加疗法如何？

一般用药第 2 个月开始闭经，痛经症状可缓解，停药后短期内排卵可恢复。主要不良反应为潮热、阴道干燥、骨质丢失、性欲减退等绝经症状，停药后可消失。但骨质丢失需 1 年才能逐渐恢复。为预防 GnRH-a 所致的低雌激素影响，可给予"反加疗法"(add-back therapy)，即在使用 GnRH-a 的同时，每日口服结合雌激素 0.3~0.625 mg 和甲羟孕酮 2 mg，或替勃龙1.25 mg/d。

21. 子宫内膜异位症的手术治疗方式有哪些？

子宫内膜异位症的手术方式有以下四种。

(1) 保守性手术：即保留生育功能手术，切净或破坏所有可见的异位内膜病灶，分离粘连，恢复正常的解剖结构，保留子宫和一侧或双侧卵巢。适用于药物治疗无效、年轻和有生育要求的患者。术后应尽早妊娠或使用药物治疗以减少复发。

(2) 半根治性手术：即保留卵巢功能手术，手术切除子宫及盆腔内病灶，保留至少一侧或部分正常卵巢组织。可根治痛经。适用于 45 岁以下、症状明显且无生育要求的 Ⅲ、Ⅳ 期患者。

(3) 根治性手术：即切除子宫、双附件及盆腔内所有异位内膜病灶术，适用于 45 岁以上重度患者。双卵巢切除后，即使盆腔内还有残留的部分异位内膜，亦可逐渐自行萎缩退化。

(4) 辅助性手术：如子宫神经去除术以及骶前神经切除术，适用于中线部位疼痛患者。

22. 子宫内膜异位症应如何进行术前准备？

术前准备中最重要的内容是准确评估病情的严重程度，充分地与患者或家属沟通，并获得理解和知情同意。

评估手术的风险、手术损伤特别是泌尿系统与肠道损伤的可能性，以及腹腔镜手术转开腹手术的可能。对深部浸润型内异症,特别是病变累及阴道直肠部位者,应做好充分的肠道准备;有明显宫旁深部浸润病灶者,术前应检查输尿管和肾是否有异常,必要时需泌尿外科以及普通外科的协助。

23. 子宫内膜异位症不孕的治疗原则及治疗方法是什么?

(1)全面检查和评估,排除其他不孕因素。

(2)单纯药物治疗无效,腹腔镜检查可用于评估内异症病变及分期,同时行输卵管通液并行宫腔镜检查,了解输卵管通畅情况及宫腔情况。

(3)年轻的轻中度内异症者,术后期待自然受孕半年,并给予生育指导。

(4)有高危因素者(年龄35岁以上,卵管粘连,功能评分低,不孕时间超过3年,尤其是原发不孕者),中重度内异症,盆腔粘连,病灶切除不彻底者),应积极采用辅助生殖技术助孕。

24. 何为内异症复发? 如何治疗?

内异症复发是指在手术和规范药物治疗后病灶缩小或消失以及症状缓解后,再次出现临床症状且恢复至治疗前水平或加重,或再次出现子宫内膜异位病灶。

在治疗方面基本遵循初治原则,但应个体化。卵巢子宫内膜异位囊肿可进行手术或超声引导下穿刺,术后药物治疗。如药物治疗痛经后复发,应手术治疗;术后复发,可先用药物治疗,仍无效,应考虑手术;如年龄较大、无生育要求且症状重者,可考虑根治性手术。

25. 如何预防子宫内膜异位症?

(1)防止经血逆流:及时治疗可能引起经血潴留的疾病,如先天性无处女膜孔、阴道横隔、颈管粘连、宫颈狭窄等。避免月经期和经前期性交。

(2)避免医源性种植:①经期禁行妇科检查,月经来潮前应禁做各种输卵管通畅试验;②宫颈及阴道手术均应于月经干净后3~7日内进行;③进入宫腔的手术,特别是中期妊娠剖宫取胎术,应保护术野和子宫切口,缝合子宫壁时缝线不可穿透子宫内膜层,关腹后应冲洗腹壁切口;④宫外孕手术时应尽量避免胎囊破裂,以防含蜕膜的液体流入腹腔或进入血管、淋巴管;⑤人工流产吸宫时,应避免宫腔内负压过高及突然将吸管取出。

(3)适龄结婚和药物避孕:对于适婚年龄或婚后痛经的患者可以及时婚育,因为妊娠时高孕激素状态导致异位的子宫内膜萎缩、坏死,可以延缓本病的发生发展。对于已有子女的患者,长期服用避孕药可以抑制排卵,达到同样的效果。

26. 深部浸润型内异症的特点是什么? 应如何处理?

深部浸润型内异症(deep infiltrating endometriosis,DIE)是指异位病灶浸润后腹膜深度≥5 mm,常侵犯的部位包括子宫骶骨韧带、直肠阴道隔、阴道后穹隆、直结肠和膀胱输尿管等。

患者出现深部性交痛、经期排便痛,甚至黏液便或血便、慢性盆腔痛以及肾积水或直肠狭窄常提示有DIE。盆腔三合诊检查有时可见穹隆蓝结节,或有触痛硬结,若合并巧克力囊肿则包块活动差,子宫多为后位。磁共振检查可协助诊断。术中若发现子宫直肠陷凹消失,提示直肠阴道隔有DIE,也表明局部区域包括肠管、阴道穹隆、子宫颈后方、输尿管和大血管等解剖异常。需要注意的是,巧克力囊肿侧子宫骶骨韧带更容易有DIE。

手术切除是主要治疗方法,切除病灶是治疗的关键。腹腔镜比较容易进入腹膜后间隙,又有放大作用,对辨别病灶有优势,因此建议腹腔镜下处理DIE。但易造成膀胱、输尿管和直肠的损伤等大的并发症,必要时应与肠道外科和(或)泌尿科医生联合手术。

27. 腹壁子宫内膜异位症的临床表现及处理方法如何?

1)典型的腹壁子宫内膜异位症的临床表现:

(1)腹部手术史,尤其剖宫产史。

（2）切口部位的肿物。

（3）肿物与月经相伴的周期性疼痛或触痛。

对于症状不典型的腹壁子宫内膜异位症，术前需要与切口硬结、切口缝线肉芽组织、切口疝、脓肿、血肿、腹壁肿瘤等其他疾病相鉴别。

2）腹壁子宫内膜异位症的处理：首选手术治疗，切除内异症结节。手术范围最好在病灶外缘再多切除 0.5 cm，以保证彻底切除病灶，降低复发的风险。较小的病灶切除后可减张缝合，对于病灶巨大、侵犯筋膜，筋膜切除后缺损过多的患者，可行生物补片。对于病灶巨大、估计切除困难的病例，术前应用 GnRH-a 类药物治疗，使其病灶缩小后尽快手术，可以达到降低手术难度、减少并发症的目的。

第二节　子宫腺肌病

1. 什么叫子宫腺肌病？

当具有生长功能的子宫内膜腺体及间质侵入子宫肌层时，称为子宫腺肌病（adenomyosis）。该病好发于 30～50 岁经产妇，常合并子宫内膜异位症和子宫肌瘤。该疾病对孕激素不敏感。

2. 子宫腺肌病的发病原因是什么？

本病病因至今尚不清楚。主要有子宫内膜侵入学说，其他原因包括血管、淋巴管播散、上皮化生以及激素影响等。本病常合并有子宫内膜增生和子宫肌瘤，提示高水平雌激素、孕激素也可能是促进内膜向肌层生长的原因之一。

3. 子宫腺肌病在病理上有何特点？

病理变化大体分为弥漫型及局限型两种。

（1）弥漫型：多数异位内膜弥漫性生长于子宫肌层，累及后壁尤甚，子宫呈均匀增大，呈球形，一般不超过妊娠 3 个月子宫大小，切面见肌层显著增厚且硬，无漩涡状结构，有散在的紫褐色斑点和微囊腔。与子宫平滑肌瘤合并时子宫可不均匀增大。

（2）局限型：少数子宫内膜在子宫肌层中呈局限性生长形成结节或团块，类似子宫肌壁间肌瘤，称为子宫腺肌瘤（adenomyoma）。因局部反复出血导致病灶周围纤维组织增生，与周围肌层无明显界限，更无子宫肌瘤的包膜样组织，因而手术时难以将其自肌层剥出。在结节内可有陈旧性出血灶。

镜检可见子宫肌纤维中岛状分布的子宫内膜腺体与间质。由于异位内膜细胞属基底层内膜，对孕激素反应不敏感，故常呈增生期改变，偶见局部区域有分泌期改变。

4. 如何诊断子宫腺肌病？

（1）症状：经量增多、经期延长；继发性的渐进性加重痛经，痛经位于下腹中部，常于经前 1 周开始持续至月经干净结束。月经异常可能是由于子宫内膜面积增大或子宫收缩不良所致。

（2）妇科检查：子宫呈均匀性增大或有局限性隆起结节，质硬而有压痛，经期压痛尤为显著。

（3）超声检查：B 超检查示子宫球形增大，肌层增厚，后壁更明显，内膜线前移，病变部位为等回声或回声增强，其间可见点状低回声，病灶与周围无明显界限。

（4）确诊需组织病理学检查。

5. 子宫腺肌病的治疗现状如何？

应视患者年龄、症状和生育要求决定。由于异位内膜对孕激素不敏感，所以孕激素治疗无效。

（1）期待治疗：对无症状、无生育要求者可定期观察。痛经症状可采用前列腺素合成酶抑制剂及解热镇痛药如吲哚美辛、萘普生或布洛芬等。

（2）手术治疗：主要的治疗方法，其中子宫切除是根治性手术。对年轻需要保留生育功能者，可以进行病灶切除或者子宫楔形切除，也可辅助行子宫神经去除术、骶前神经切除术或者子宫动脉阻断术。无生育要求伴月经量增多者，可进行子宫内膜去除术。

（3）药物治疗：同内异症。

（4）介入治疗。

（5）辅助生育治疗：对不孕患者可先用 GnRH-a 治疗 3～6 个月，再行助孕治疗，对病变局限或子宫腺肌病者，可先行手术和 GnRH-a 治疗，再行助孕治疗。

6. 曼月乐环是什么？作用机制如何？如何应用？

曼月乐环又称为左炔诺孕酮宫内缓释系统，是一种女性避孕的节育器，但并非传统的含铜避孕环，它含有一种称为左炔诺孕酮(LNG)的药物，这种药物被巧妙地包被在曼月乐环的纵臂上，通过特殊的缓释技术，每日都会释放 20 μg 的药物，持续作用在子宫内膜，导致子宫内膜不能跟随卵巢排卵的步伐进行同步的增厚。

曼月乐环治疗子宫内膜异位症及子宫腺肌病，可改善痛经、月经量增多、经期延长、继发性贫血症状，是一种安全、保留生育功能、又能控制严重症状的方法。但临床应用应选择最适合的患者，使用前充分交代治疗的预期以及可能出现的问题，同时，随时针对性地解决患者可能出现的副反应，避免一部分患者由于一些小的风吹草动就轻率取环而导致治疗失败。

（尚海霞）

第十六章　盆底功能障碍性疾病及生殖器官发育异常、损伤性疾病

第一节　盆底功能障碍性疾病概述及子宫脱垂

1. 什么是盆底功能障碍性疾病?

盆底功能障碍又名盆底缺陷或盆底支持组织松弛,是各种病因导致的盆底支持力量薄弱,进而盆腔脏器移位,连锁引发其他盆腔器官的位置和功能异常。临床上常见有盆腔脏器脱垂(包括子宫脱垂、阴道前后壁脱垂等)、压力性尿失禁等疾病。如损伤导致女性内生殖器官与相邻的泌尿系统、肠道出现异常通道,临床上则表现为尿瘘和(或)粪瘘。盆底功能障碍性疾病在中老年女性中非常常见,虽非致命性疾病,却严重影响其生活质量。20 世纪 90 年代中期后被认为是影响人类的五大疾病之一。

2. 盆底组织主要的解剖结构有哪些?

女性盆底是由封闭骨盆出口的多层肌肉和筋膜组成,尿道、阴道和直肠经此贯穿而出。盆底组织承托并保持子宫、膀胱和直肠等盆腔脏器于正常位置。

盆底前方为耻骨联合下缘,后方为尾骨,两侧为耻骨降支、坐骨升支及坐骨结节。盆底由外、中和内共三层组织构成。外层为浅层筋膜与肌肉;中层即泌尿生殖隔,由上、下两层坚韧的筋膜及一层薄肌肉组成;内层为盆底最坚韧的一层,由肛提肌及其筋膜组成。盆底肌肉是维持盆底支持结构的主要成分,其中肛提肌起着最为主要的支持作用。肛提肌是一对宽厚的肌肉,两侧肌肉相互对称,向内下聚拢呈漏斗状,每侧肛提肌从前向后外由耻尾肌、髂尾肌和坐尾肌三部分组成。肛提肌的内、外面还各覆盖了一层筋膜。内层位于肛提肌上面,又称盆筋膜,为坚韧的结缔组织膜,覆盖骨盆底及骨盆壁,其某些部分的结缔组织较肥厚,向上与盆腔脏器的肌纤维汇合,形成相应的韧带,对盆腔脏器产生很强的支持作用。

3. 盆底肌力如何分级?

医师将两手指放入患者阴道,手指与阴道肌肉接触,根据阴道肌肉的收缩状况评估盆底肌力,按 0～Ⅴ 分级。

0 级:检测手指未感觉到阴道肌肉收缩。

Ⅰ级:检测手指感觉阴道肌肉颤动。

Ⅱ级:检测手指感觉阴道肌肉不完全收缩,持续 2 s,重复 2 次。

Ⅲ级:检测手指感觉阴道肌肉完全收缩,持续 3 s,重复 3 次,没有对抗。

Ⅳ级:检测手指感觉阴道肌肉完全收缩,持续 4 s,重复 4 次,有轻微对抗。

Ⅴ级:检测手指感觉阴道肌肉完全收缩,持续 5 s 及 5 s 以上,重复 5 次,有持续对抗。

4. 什么是子宫脱垂?

子宫脱垂是子宫从正常位置沿阴道下降,宫颈外口达坐骨棘水平以下,甚至子宫全部脱出阴道口以外。

5. 子宫脱垂的病因有哪些?

1) 分娩损伤:分娩过程中软产道及其周围的盆底组织极度扩张,肌纤维拉长或撕裂,特别是第二产程延长和阴道助产手术所导致的损伤。若产后过早参加重体力劳动,可导致未复旧的子宫有不同程度下移。常伴发阴道前后壁脱垂。

2) 子宫支持组织疏松薄弱:

(1) 绝经后雌激素减低、盆底组织萎缩退化而薄弱。

(2) 营养不良引起支持子宫的组织薄弱。

(3) 盆底组织先天发育不良,偶可见无分娩史者发生子宫脱垂。

3) 遗传易感性:这是近年研究热点。传统的衰老、绝经、阴道分娩史等病因不足以解释一些未婚未孕妇女发生生殖器官脱垂的情况,从而推理遗传因素在其中可能发挥作用。

在上述病因基础上,有慢性咳嗽、便秘、经常重体力劳动等造成长期腹内压增加者,可加重或加快发生子宫脱垂。

6. 子宫脱垂的临床表现有哪些?

(1) 症状:轻症患者可以没有症状。重症子宫脱垂的患者有不同程度的腰骶部酸痛或下坠感,站立过久或劳累后症状明显,卧床休息则症状减轻。常伴有排便排尿困难、便秘、遗尿、尿潴留或尿失禁,易并发尿路感染。外阴肿物脱出后经卧床休息,有的能自行回缩,有的患者经手也不能还纳。暴露在外的宫颈长期与衣裤摩擦,可致宫颈和阴道壁发生溃疡出血,如感染则有脓性分泌物。子宫脱垂很少影响月经,轻症子宫脱垂也不影响受孕、妊娠和分娩。

(2) 体征:不能还纳的脱垂子宫常伴有阴道前后壁脱垂,妇科检查见脱出的肿块常为子宫颈、阴道前后壁,甚至子宫体亦可脱出阴道口外。宫颈因出血、水肿及增厚,宫颈阴道部延长,有时可达 4~5 cm(正常在 4 cm 以下),常伴有宫颈炎症,分泌物增多。阴道黏膜增厚角化,随脱垂子宫的下移,膀胱、输尿管下移与尿道开口形成正三角区。

7. 子宫脱垂如何进行临床分度?

(1) 依据我国在 1981 年部分省、市、自治区"两病"科研协作组的意见,检查时以患者平卧用力向下屏气时子宫下降的最大程度,将子宫脱垂分为 3 度,见表 16-1。

表 16-1　子宫脱垂分度

分度	临床表现
Ⅰ度	轻型:宫颈外口距处女膜缘 4 cm 以内,未达处女膜缘 重型:宫颈已达处女膜缘,阴道口可见子宫颈
Ⅱ度	轻型:宫颈脱出阴道口,宫体仍在阴道内 重型:宫颈及部分宫体脱出阴道口
Ⅲ度	宫颈与宫体全部脱出阴道口外

(2) 目前国际上多采用盆腔器官脱垂定量分期法(POP-Q 分期),该系统是利用阴道前壁、阴道顶端、阴道后壁与处女膜之间的关系以及阴裂、会阴体长度、阴道总长度等 9 个指标来评价脱垂的程度(适用于子宫脱垂、阴道前壁脱垂、阴道后壁脱垂以及阴道穹隆脱垂等的分度)。共分四度,其中Ⅲ、Ⅳ度为重度脱垂。

8. 子宫脱垂的诊断依据有哪些?

根据病史及阴道检查所见很容易确诊。妇科检查前,应嘱患者向下屏气或加腹压(如主动咳嗽等),判断子宫脱垂的最严重程度,并予以分度。同时注意有无溃疡存在,其部位、大小、深浅、是否合并感染等。并嘱患者在膀胱充盈时咳嗽,观察有无漏尿,即压力性尿失禁情况。并注意宫颈的长短,做宫颈细胞学检查。如为重症子宫脱垂,可触摸子宫大小,将脱出的子宫还纳,做双合诊检查子宫两侧有无包块。还应注意阴道前壁及后壁脱垂程度,肛门检查可了解直肠疝囊与视诊是否吻合。双合诊检查泌尿生殖裂隙宽松情况及肛提肌损伤和松弛程度(即盆底肌力情况)。

9. 子宫脱垂应如何进行鉴别诊断?

(1)阴道壁肿物或膀胱膨出:阴道壁肿物在阴道壁内,固定、边界清楚。膀胱膨出时可见阴道前壁有半球形块物膨出,柔软,指诊可于肿块上方触及宫颈和宫体。

(2)宫颈延长:双合诊检查阴道内宫颈虽长,但宫体在盆腔内,屏气并不下移。

(3)子宫黏膜下肌瘤:有月经过多病史,宫颈口见红色、质硬之肿块,表面找不到宫颈口,但在其周围或一侧可扪及被扩张变薄的宫颈边缘。

(4)慢性子宫内翻:很少见。阴道内见翻出的宫体,被覆暗红色绒样子宫内膜,两侧宫角可见输卵管开口,三合诊检查盆腔内无宫体。

10. 子宫脱垂程度的检查应注意哪些问题?

子宫脱垂程度的检查应在尽力向下屏气的情况下进行,如果不能获得最大的脱垂程度,则应在排空膀胱后行站立位向下用力屏气可能会获得满意的效果。

11. 什么样的患者容易患子宫脱垂?

中老年人尤其是绝经后雌激素水平低下的老年女性容易患子宫脱垂,而妊娠本身以及阴道分娩都会增加女性患子宫脱垂的风险,并且随着妊娠分娩次数的增加风险增大。另外,患有慢性腹内压增加疾病如慢性咳嗽、便秘以及肥胖、吸烟、手术史、慢性盆腔痛等女性都是罹患子宫脱垂的高危人群。需要强调的是,子宫脱垂的发生常常并非单一因素所致,而是多种危险因素叠加作用的结果。

12. 子宫脱垂只有手术治疗一种方法吗?

子宫脱垂的治疗包括生活方式干预、非手术治疗和手术治疗。

13. 子宫脱垂手术治疗的目的及适应证是什么?

子宫脱垂手术治疗的目的是为了缓解症状,改善生活质量,还能重建阴道的解剖来维持或改善性功能,而没有严重的不良反应和并发症。手术适用于那些尝试过保守性治疗而效果不满意者,或者不愿意保守治疗的中重度患者。主要是有症状的脱垂,或者脱垂程度在Ⅱ度以上伴有明显进展的患者。值得强调的是,所有患者都应该给予选择尝试非手术治疗的机会。

14. 子宫脱垂手术治疗的方法以及类型有哪些?

手术路径包括经阴道、经腹部和腹腔镜,或者这几种方法的联合。依据脱垂的程度和部位,手术包括阴道前壁、阴道顶端、阴道后壁和会阴体的修补。还可能同时进行尿失禁和便失禁的手术。手术方式的选择要根据脱垂的类型和严重程度、术者的训练和经验、患者的意愿倾向和手术的预计目标等来决定。对于国内分期Ⅱ度及以上或POP-Q分期Ⅲ度及以上子宫脱垂或保守治疗无效者,手术治疗原则为恢复正常子宫解剖位置或切除子宫,切除阴道壁多余黏膜,缝合修补盆底肌肉,特别是肛提肌,重建会阴体,合并中度以上压力性尿失禁应同时行膀胱颈悬吊手术或悬吊带术。根据患者不同年龄、生育要求及全身健康状况,治疗应个体化。可以选择的常用术式有曼氏手术、经阴道子宫全切除及阴道前后壁修补术、阴道封闭术等。对于POP-Q分期Ⅲ度以上脱垂患者,应考虑行盆底重建手术。目前常用盆底重建术式包括骶骨子宫悬吊术、骶骨阴道固定术、骶棘韧带固定术等。

15. 为什么子宫切除后生殖器官脱垂还会发生？

子宫脱垂主要是由于盆底的肌肉、韧带和筋膜组织的松弛而造成的，其中子宫脱垂最为常见。而子宫切除以后，由于患者自身盆底组织的松弛，剩余的阴道前后壁以及阴道穹隆的薄弱支持未得到根本改善，仍然可以发生脱垂。

16. 子宫脱垂的生活方式干预包括哪些内容？

（1）保持足够的水分摄入以及定时排尿：每日摄入的液体总量为 6～8 杯水，并鼓励其每日定时排尿，通常间隔时间不应该超过 4 h，规律的排尿可以降低泌尿系统感染的发生。

（2）建议便秘的妇女增加纤维摄入：推荐每日纤维摄入的标准量是 25～30 g。

（3）避免一过性或慢性的腹腔内压力增高（如慢性咳嗽、便秘或经常负重）。当负重时应该采取正确的姿势（如举重物时弯曲膝盖，背部挺直）。

（4）减肥：肥胖是子宫脱垂患病的危险因素，且能够加重业已存在的脱垂程度。

（5）治疗内科合并症，如糖尿病、泌尿系统感染、慢性咳嗽、便秘等。

17. 什么是子宫脱垂的非手术治疗？

子宫脱垂的非手术治疗包括保守性的盆底肌肉锻炼和应用器具（如子宫托等）。通常非手术疗法用于轻度到中度的脱垂患者，希望保留生育功能，以及不适宜手术或者拒绝手术者。

18. 盆底肌肉锻炼的频率以及如何评价锻炼方法是否正确？

Kegel 训练：每日做 3 套缩肛运动，坐着、站着、躺着各做一套。每套做法：首先进行 8～12 次最大程度的自主收缩，每次持续 6 s，然后紧接着进行 3 次快速的收缩。6～8 周为 1 个疗程。若能够使排尿中断则为有效收缩。治愈率或改善率为 30%～80%。训练时切忌使用腹部和臀部力量。

19. 子宫脱垂非手术治疗方法的目标是什么？

（1）预防脱垂加重。

（2）减轻症状的严重程度。

（3）增加盆底肌肉的强度、耐力和支持力，避免或延缓手术干预。

20. 什么情况下使用子宫托治疗子宫脱垂？

子宫托治疗脱垂通常用于医学原因不能手术、希望避免手术或者脱垂的严重程度使得其他非手术方法不可行的患者。妊娠相关的脱垂也可以使用子宫托治疗。65 岁以上的老年患者，有严重医学合并症不能耐受手术的老年女性、性功能障碍者往往是有效的子宫托应用者。目前子宫托的应用范围扩大到 POP-Q 分期诊断为Ⅱ度及以上脱垂，无生殖器官恶性肿瘤以及溃疡等放置禁忌的患者均可以首先尝试进行子宫托治疗子宫脱垂。

21. 阴道前壁脱垂的病因是什么？

阴道前壁脱垂多因膀胱和尿道膨出所致，以膀胱膨出常见，常伴有不同程度的子宫脱垂。阴道前壁脱垂可单独存在，或同时合并阴道后壁脱垂。阴道前壁主要由耻骨尾骨肌、膀胱宫颈筋膜和泌尿生殖隔的深筋膜支持。分娩时，这些韧带、筋膜和肌肉撕裂，特别是膀胱宫颈筋膜、阴道前壁及其周围的耻骨尾骨肌损伤，和膀胱紧连的阴道前壁向下脱垂，在阴道口或阴道口外可见，称膀胱膨出。若支持尿道的膀胱宫颈筋膜受损严重，尿道紧连的阴道前壁下 1/3 以尿道口为支点向下膨出，称尿道膨出。

22. 阴道前壁脱垂的临床表现有哪些？

（1）症状：轻者无症状；重者自述阴道内有肿物脱出，伴腰酸、下坠感。阴道脱出肿物在休息时小，站立过久或活动过度时增大。膀胱难于排空小便时，有残余尿存在，易发生膀胱炎，患者可出现尿频、尿急、尿痛等症状。重度膀胱膨出多伴有尿道膨出，此时，常伴有压力性尿失禁症状。如尿道膀胱后角明显呈角度改变,可导致排尿困难,需用手将阴道前壁向上抬起方能排尿。

（2）体征:检查可见阴道前壁呈球状膨出,阴道口松弛,膨出膀胱柔软,该处阴道壁黏膜皱襞消失,如反复摩擦,可发生溃疡。

23. 阴道前壁脱垂的临床分度是什么?

临床上分为 3 度。以屏气下脱垂最大程度来判定。

Ⅰ度:阴道前壁形成球状物,向下突出,达处女膜缘,但仍在阴道内。

Ⅱ度:阴道壁展平或消失,部分阴道前壁突出于阴道口外。

Ⅲ度:阴道前壁全部突出于阴道口外。

24. 阴道前壁脱垂如何诊断?

根据病史及患者主诉阴道有肿物脱出,检查时容易发现脱垂的阴道前壁,不难诊断。但要注意阴道前壁脱垂是膀胱膨出还是尿道膨出,或者两者合并存在。此外,还要了解有无压力性尿失禁存在。

25. 阴道前壁脱垂的治疗原则是什么?

无症状的轻度患者不需治疗。重度有症状的患者应行阴道前壁修补术,合并压力性尿失禁者应充分估计单纯阴道前壁修补术能否得到预期治疗效果。中度以上压力性尿失禁时,应同时行膀胱颈悬吊手术或悬吊带术。

26. 阴道后壁脱垂的病因是什么?

阴道后壁脱垂常伴直肠膨出。阴道后壁脱垂常与阴道前壁脱垂并存,也可单独存在。经阴道分娩时第二产程延长,直肠阴道间筋膜与阴道两侧的耻骨尾骨肌纤维因长时间受压而过度伸展或撕裂,导致直肠前壁似盲袋凸向阴道后壁,形成伴直肠膨出的阴道后壁脱垂。阴道后壁脱垂较阴道前壁脱垂少见。年迈体弱或增加腹压时可加剧其脱垂程度。若损伤发生在较高部位的耻骨尾骨肌纤维,可引起直肠子宫陷凹疝,疝囊内往往有肠管,故又名肠膨出。

27. 阴道后壁脱垂的临床表现有哪些?

阴道后壁黏膜在阴道口刚能看到者,多无不适。阴道后壁明显凸出于阴道口外者,有外阴异物感。重者有下坠感、腰酸痛、便秘和排便困难。检查可见阴道后壁黏膜呈球状物膨出,阴道松弛,多伴有陈旧性会阴裂伤。肛门检查手指向前方可触及向阴道凸出的直肠,呈盲袋,如无盲袋的感觉,可能仅为阴道后壁黏膜脱垂。阴道后壁有两个球状突出时,位于阴道中段的球形膨出为直肠膨出,而位于后穹隆部的球形突出是肠膨出,指诊可触及疝囊内的小肠。

28. 阴道后壁脱垂如何诊断?

妇科检查时可见患者常伴陈旧性会阴裂伤,阴道后壁呈半球状块物膨出,直肠指诊时指端向前可进入直肠膨出之盲袋内。其临床分度与阴道前壁脱垂相似。

29. 阴道后壁脱垂的治疗原则是什么?

阴道后壁脱垂轻者无需治疗。严重者多伴有阴道前壁脱垂,应行阴道前后壁修补术及会阴修补术。

30. 阴道穹隆脱垂的概念及病因是什么?

子宫切除术后因年龄、绝经和损伤等因素导致的盆底筋膜结构支持减弱,阴道穹隆顶端发生向下移位,发生阴道穹隆脱垂。病因诸多,目前尚不清楚。正常成年妇女的盆腔器官是互相协调并保持平衡的,任何影响、减弱各组织器官作用和破坏其协调与平衡的因素都可以导致盆腔脏器脱垂。子宫切除后,去除了女性盆腔的一个重要脏器,可能也打破了原有的协调与平衡,进而影响了阴道穹隆固定,发生穹隆位置下移。

31. 阴道穹隆脱垂的临床表现有哪些?

轻度阴道穹隆脱垂患者时有下坠感、腰部酸痛不适感。重者明显凸出于阴道口外者,有外阴异物感,行走不便。妇科检查可见阴道口有黏膜呈球状物膨出,阴道松弛。如合并有肠膨出,指诊可触及疝囊内的小肠。

32. 阴道穹隆脱垂的临床分度是什么?

目前国内尚无确定的分期标准。1998 年美国威斯康星州大学的 Julian 教授通过阴道穹隆相对阴道口距离长度将阴道穹隆脱垂分为 4 度。以屏气下脱垂最大程度来判定。

Ⅰ度:穹隆下降达坐骨棘水平。

Ⅱ度:穹隆下降超过坐骨棘水平但未达到阴道外口。

Ⅲ度:穹隆下降已到阴道外口。

Ⅳ度:穹隆下降超过阴道外口。

33. 阴道穹隆脱垂如何诊断?

仔细询问现病史,特别要注意患者主诉,主观症状、排便习惯等。通过妇科检查诊断并不困难。注意了解有无肠膨出情况,必要时可行钡灌肠等检查。

34. 阴道穹隆脱垂的治疗方法有哪些?

(1)非手术治疗:中药补中益气汤;盆底肌肉锻炼和物理疗法可增加盆底肌肉群的张力;也可放置子宫托,但效果并不理想。

(2)手术治疗:近年来手术治疗发展较快。术式选择应根据其年龄、对性功能保留的要求、阴道壁脱垂程度、宫颈长度和有无病变、有无子宫和附件疾病、内科合并症及以往治疗情况等综合分析考虑。阴道封闭术也可用于该病治疗,但有 30%~50% 的术后尿失禁的发生率。可以考虑行盆底重建手术。

第二节　压力性尿失禁

1. 什么是压力性尿失禁?

压力性尿失禁是腹压的突然增加导致尿液不自主流出的症状。压力性尿失禁不是由逼尿肌收缩压或膀胱壁对尿液的张力压引起的。其特点是正常状态下无漏尿,而腹压突然增高时尿液自动流出。压力性尿失禁在绝经后妇女的发生率为 17.1%~38%。

2. 为什么会发生压力性尿失禁?

尿液滴滴答答的尴尬,多在产后和年龄较大的妇女身上发生。医学上把这种不影响生命,只是在咳嗽、喷嚏或大笑等腹压增加时才出现的尿液外漏现象称作压力性尿失禁。它虽非致命性疾病,却给女性生活带来诸多不便,令患者苦恼无比。据统计,约有 20% 的绝经后女性深受其害。

压力性尿失禁是由于生育损伤和绝经等因素,导致盆腔底部的肌肉发生松弛,使尿道对尿液的控制能力降低所致。临床上,80% 的女性压力性尿失禁伴有不同程度的膀胱膨出,50% 的膀胱膨出有不同程度的压力性尿失禁。正常情况下,当腹压增加时,压力等量地传给膀胱和尿道,不会发生尿失禁。产后和绝经导致盆底支持障碍,膀胱和尿道连接处位置下移,腹压增加时压力仅传向膀胱,而不能传向位置下移的尿道,膀胱和尿道的压力差导致尿液不由自主地流出来。

3. 压力性尿失禁的临床表现有哪些?

几乎所有的下尿路症状及许多阴道症状都可见于压力性尿失禁。腹压增加下不自主溢尿是最典型的症状,而尿急、尿频、急迫性尿失禁和排尿后膀胱区胀满感亦是常见的症状。80%的压力性尿失禁患者伴有膀胱膨出。

4. 压力性尿失禁的临床分度是什么?

有主观分度和客观分度。客观分度主要基于尿垫试验,临床常用简单的主观分度。

(1)主观分度:

轻度:尿失禁发生在咳嗽和打喷嚏时,至少每周发作 2 次。

中度:尿失禁发生在快步行走等日常活动时。

重度:在站立位时即发生尿失禁。

(2)客观分度:目前推荐的是 1 h 尿垫试验。

轻度:1 h 尿垫试验小于 2 g。

中度:1 h 尿垫试验 2~10 g。

重度:1 h 尿垫试验大于 10 g。

5. 压力性尿失禁如何诊断?

目前尚无单一的压力性尿失禁的诊断性试验。以患者的主诉、症状为主要依据,压力性尿失禁除常规查体、妇科检查及相关的神经系统检查外,还需相关压力试验、指压试验、棉签试验和尿动力学检查等辅助检查,排除急迫性尿失禁、充盈性尿失禁及感染等情况。

(1)压力试验:将一定量的液体(一般为 300 mL)注入膀胱后,嘱患者取站立位,用力咳嗽 8~10 次,观察阴部有无尿液漏出。如有尿液流出,为阳性。

(2)指压试验:检查者把中指、示指放入阴道前壁的尿道两侧,指尖位于膀胱与尿道交接处,向前上抬高膀胱颈,再行诱发压力试验,如压力性尿失禁现象消失,则为阳性。

(3)棉签试验:患者取仰卧位,将涂有利多卡因凝胶的棉签置入尿道,使棉签头处于尿道膀胱交界处,分别测量患者在静息时及 Valsalva 动作(紧闭声门的屏气)时棉签棒与地面之间形成的角度。在静息及做 Valsalva 动作时该角度差小于 15°为良好的结果,说明有良好的解剖学支持;如角度差大于 30°,说明解剖学支持薄弱;角度为 15°~30°时,结果不能确定。

6. 压力性尿失禁的鉴别诊断是什么?

压力性尿失禁在症状和体征上最易混淆的是急迫性尿失禁,可通过尿动力学检测来鉴别、明确诊断。

7. 压力性尿失禁的治疗方法有哪些?

1)非手术治疗:用于轻、中度压力性尿失禁治疗和手术治疗前后的辅助治疗。非手术治疗包括盆底肌肉锻炼、盆底电刺激、膀胱训练、尿道周围填充物注射、α-肾上腺素能激动剂和雌激素替代药物治疗。非手术治疗可使 30%~60%的患者症状得以改善。

2)手术治疗:压力性尿失禁的手术方法很多。种类有 100 余种。归纳起来,可分为以下三类。

(1)阴道前壁修补术:手术方法比较简单,但解剖学和临床效果均较差,术后一年治愈率约为 30%,并随时间推移而下降。目前,认为阴道前壁修补术仅适用需同时进行手术的轻度压力性尿失禁患者。

(2)耻骨后膀胱尿道悬吊术:术式很多,有经腹途径和"缝针法"途径。不同术式仅在应用上有所差别,但均遵循两个基本原则:缝合尿道旁阴道或阴道周围组织,以提高膀胱尿道交界处;缝合在相对结实和持久的结构上,最常见为髂耻韧带,即 Cooper 韧带(称 Burch 手术)悬吊术。Burch 手术目前应用最多,可以说是压力性尿失禁的金标准术式,可开腹途径完成和腹腔镜途径完成。治愈率为 85%~90%。

（3）悬吊带术：可用自身筋膜或合成材料。治愈率为90%左右，为微创手术，尤其对年老和体弱患者增加了手术安全性，但需要警惕合成材料暴露、排异的问题。

8. 压力性尿失禁如何预防？

盆底肌肉锻炼是通过重复收缩肛提肌，尤其是耻尾肌，达到加强盆底肌肉张力的目的。盆底肌肉锻炼可以治疗轻症的压力性尿失禁，预防产后和绝经后压力性尿失禁的发生。盆底肌肉锻炼简单、易学，不受时间、地点的限制。具体方法参照子宫脱垂章节 Kegel 训练。

可以把盆底肌肉锻炼融入日常生活中。蹲着小便，本身就是盆底肌肉锻炼运动，会比坐在马桶小便好，但注意不要加腹压。平时坐着、躺着、站着时想象自己正在解大小便，而试着要忍住解大小便，夹紧肛门周围及会阴部肌肉，当患者感受此肌肉时，则反复练习此收缩，心中默念1、2、3、4、5再放松。盆底肌肉锻炼只要持之以恒，就会收到效果。

9. 压力性尿失禁是否需要去看医生？

据调查，2/3的患者觉得尿失禁让人难以启齿，不好意思向医生诉说，宁愿勤换裤子也不去看医生。习惯性地认为尿失禁是年龄衰老的一种表现，控制不住小便，漏点尿也算正常，没必要看医生。其实，尿失禁不是小毛病。经常遗尿、漏尿，可能会引起湿疹、压疮、皮肤感染及泌尿系统炎症。而尿失禁所致的焦虑、尴尬和沮丧等不良情绪还会严重影响其生活质量，影响与朋友、家人的正常社交活动，甚至影响性生活。

10. 什么是良好的膀胱习惯？

（1）饮水：除医生的特别嘱托外，每日至少要喝 1.5 L（6～8 杯）水。因为咖啡因和乙醇对膀胱有激惹作用，每日要限制咖啡、酒、茶叶和可乐的饮量。

（2）良好的排尿习惯：不能养成为"以防万一"去厕所的习惯，长期这种习惯会导致膀胱容量减小。试着在觉得膀胱充盈和必须小便时方去厕所（但睡前例外，以排空膀胱为好）。正常情况下每日排尿 4～8 次，夜里排尿少于 1 次。在排尿时不能匆忙，以利于膀胱的充分排空。对于女性来说，坐位姿势排尿为好。如果排尿匆忙，膀胱排空不够，易患泌尿系统感染。

（3）养成良好的排便习惯：保持每日定时排便的习惯可以避免便秘的发生。因大便干结而经常用力排便易造成盆底肌肉的支持结构虚弱。

（4）保护好盆底肌肉：做规律的盆底肌肉锻炼有助于增加盆底肌肉的张力。盆底肌肉锻炼以收缩锻炼耻尾肌为主。锻炼收缩肛门动作持续 3 s 以上为 1 次有效收缩，每日可以不定时做一些锻炼。

第三节　生殖器官发育异常

1. 女性生殖器官的基本发育过程如何？

（1）生殖腺的发生：生殖腺由原始生殖细胞、体腔上皮和上皮下间质三部分胚胎组织共同组成。自第 7 周开始，生殖腺进一步分化取决于 Y 染色体短臂上有无睾丸决定因子（TDF），如有 TDF，分化为睾丸，如无 TDF，则在胚胎第 8 周分化为卵巢。

（2）生殖管道的发生：两对原始生殖管道，一对为中肾管，另一对为副中肾管。当胚胎为女性生殖腺分化为卵巢时，中肾管退化消失，副中肾管继续发育，头段形成输卵管。两管的中段和尾段在中线会合形成子宫及阴道上段。

（3）外生殖器的发生：向雌性方向分化是胚胎发育的自然规律，向雄性方向分化依赖睾酮存在，但必须通过 5cx 还原酶衍化为二氢睾酮，并与二氢睾酮受体结合后方使外阴向雄性分化。

2. 影响女性生殖器官发育的因素有哪些?

(1) 内在因素:生殖器官的发育取决于父母生殖细胞性染色体。Y 染色体决定性腺向男性发展,无 Y 染色体向女性发育,生殖细胞成熟分裂过程中染色体出现不分离或嵌合体,其组型可能发生异常。

(2) 外在因素:主要为激素类药物。雄激素及有雄激素作用的合成孕激素,对泌尿生殖窦发育的影响最敏感,导致女性生殖器官男性化。妊娠早期服用雄激素类药物可导致女性胎儿阴道下端发育不良、阴唇融合或阴蒂肥大等。另外,己烯雌酚对女性生殖器官的发育亦会产生不良影响。

3. 常见的女性生殖器官发育异常有哪些?

(1) 正常管道形成受阻所致的异常:处女膜闭锁、阴道横隔、阴道纵隔、阴道闭锁和宫颈闭锁等。

(2) 副中肾管衍化物发育不全所致的异常:先天性无子宫、无阴道、痕迹子宫、子宫发育不良、单角子宫、始基子宫、输卵管发育异常等。

(3) 副中肾管衍化物融合障碍所致的异常:双子宫、双角子宫、鞍状子宫和纵隔子宫等。

4. 先天性处女膜闭锁的临床表现是什么?应如何治疗?

先天性处女膜闭锁临床表现为青春期后出现进行性加剧的周期性下腹痛,但无月经来潮,严重者伴有便秘、肛门坠胀、尿频或尿潴留等症状,检查时见处女膜向外膨隆,表面呈紫蓝色,无阴道开口,直肠指诊可扪及阴道内有球形包块向直肠前壁突出,在下腹部位于阴道包块上方可触及另一较小包块,压痛明显。

先天性处女膜闭锁确诊后应立即手术。先用粗针穿刺处女膜正中膨隆部,抽出褐色积血证实诊断后,即将处女膜作"X"形切开,引流积血,可吸收线缝合切口边缘黏膜以防粘连,术后使用广谱抗生素预防感染。

5. 什么是先天性无阴道?

先天性无阴道是由于副中肾管未发育,或副中肾管尾端发育停滞未向下延伸。患者的会阴部中间原阴道所在处平整或仅有浅凹陷,有时可见较浅的阴道下端。其中,以下类型的患者最为多见:正常女性染色体核型,女性第二性征发育正常,外阴正常,阴道缺失,无子宫或仅有始基子宫,输卵管细小,卵巢发育及功能正常的 Mayer-Rokitansky-Kustner-Hauser(MRKH)综合征。另外,极少数为真两性畸形、雄激素不敏感综合征、睾丸退化等性分化和发育异常患者。

6. MRKH 综合征的临床表现有哪些?

(1) 原发性闭经:幼年时无症状,大多是青春期因原发性闭经而就诊时被发现的。

(2) 性交困难:婚后发现性交困难而就诊。

(3) 周期性腹痛:个别患者子宫部分发育,月经来潮时经血不能排出,滞留于宫腔引起周期性腹痛。

7. MRKH 综合征需要与哪些疾病相鉴别?

MRKH 综合征与阴道闭锁、处女膜闭锁、真假两性畸形等均有原发闭经的临床表现,在诊断上需注意鉴别。通过病史、体格检查、辅助 B 超检查、染色体检查等可以和其他疾病相鉴别。MRKH 综合征染色体核型正常,卵巢发育及功能正常,表现为正常女性体态。真假两性畸形染色体异常或性腺发育、性激素水平异常,女性第二性征有时异常。阴道闭锁、处女膜闭锁周期性腹痛症状较重,月经来潮后能较早发现。

8. MRKH 综合征的非手术治疗有哪些?

MRKH 综合征的非手术治疗主要是顶压法,即用不同尺寸的阴道模子逐号顶压阴道,直至达到合适的长度,这种方法最简单,效果也不错。不用手术,费用较低,但需在医生的指导和随诊下进行。

9. 先天性阴道闭锁的临床表现与治疗方法如何?

先天性阴道闭锁为泌尿生殖窦未参与形成阴道下段所致。闭锁位于阴道下段,长 2～3 cm,其上多为正常阴道。阴道闭锁症状与子宫发育状态有关。若子宫发育异常,因无月经,故临床上无症状;若子宫发育正常,其症状与处女膜闭锁相似,但闭锁处黏膜表面色泽正常,亦不向外膨隆,直肠指诊扪及向直肠凸出的阴道积血包块,较处女膜闭锁位置高。诊断明确后应尽早手术切除,术后定期扩张阴道以防瘢痕挛缩。

10. 常用的人工阴道成形术有哪些?

(1) 羊膜法:在尿道和直肠之间造穴,然后用羊膜衬在造穴后的"人工阴道"创面,让阴道黏膜慢慢生长过去。术后需要佩戴模具较长时间。

(2) 腹膜法:可开腹或腹腔镜下完成,将始基子宫表面的腹膜及部分膀胱浆膜和直肠浆膜垫衬至造穴后的"人工阴道",术后亦需佩戴模具较长时间。

(3) 肠道法:可以选用直肠、乙状结肠、回肠作为供体。以乙状结肠较常用,不容易引起穴道狭窄,肌层更厚,形成的阴道可有收缩功能。术后不需佩戴模具。

(4) 皮瓣或皮片法:一般取自体腹部或大腿的中厚皮片、腹股沟皮瓣、自体阴唇皮瓣、自体颊黏膜等做"里衬"形成人工阴道。术后需佩戴一定时间的模具。

(5) 生物补片法:近年兴起的一种术式,选择生物材料填衬在腔穴表面,因为材料的特点,所形成的阴道黏膜较为肥厚,阴道黏膜上皮化时间较短,与正常阴道组织接近。术后需要佩戴一定时间的模具。

11. 阴道横隔的临床表现与治疗方法有哪些?

阴道横隔为两侧副中肾管会合后的尾端与尿生殖窦相接处未贯通或部分贯通所致。横隔可位于阴道内任何部位,但以上、中段交界处为多见,其厚度约为 1 cm。无孔者称完全性横隔,较罕见。隔的中央或侧方有一小孔称不完全性横隔。位于阴道上段的横隔多为不完全性横隔;阴道下部的横隔多为完全性横隔。不完全性横隔位于上段者,不影响性生活及受孕,一般无症状,阴道分娩时影响先露部下降。妇科检查见阴道较短或仅见盲端,横隔中部可见小孔。三合诊时可扪及宫颈及宫体。完全性横隔由于经血潴留,临床表现类似于阴道或处女膜闭锁,可在相当于横隔上方部位触及块物。治疗方面,一般应将横隔切开并切除其多余部分。术后短期放置模型以防止瘢痕挛缩。

12. 阴道纵隔的临床表现及治疗方法有哪些?

阴道纵隔为双侧副中肾管会合后,纵隔未消失或未完全消失所致。有完全纵隔和不完全纵隔两类。完全纵隔形成双阴道,常合并双宫颈、双子宫、纵隔子宫等畸形。不完全纵隔者可因性生活困难或不适被发现,分娩时产程进展缓慢才确诊。阴道检查可见阴道被一纵向黏膜壁分为两条纵向通道,黏膜壁上端近宫颈,完全纵隔下端达阴道口,不完全纵隔未达阴道口。治疗方面,纵隔若妨碍经血排出或纵隔影响性交时,应将其切除。若临产后发现纵隔阻碍胎先露部下降,可沿隔的中部切断,分娩后缝合切缘止血。

13. 什么是阴道斜隔综合征?

阴道斜隔综合征是指双子宫、双宫颈、双阴道,一侧阴道完全或不完全闭锁的先天畸形,多伴闭锁阴道侧泌尿系统畸形,以肾缺如多见。其存在的阴道斜隔表现为两面均覆盖阴道上皮的膜状组织,起源于两侧宫颈之间,斜行附着于一侧阴道壁,遮蔽该侧宫颈,隔的后方与宫颈之间形成"隔后腔"。1922 年由 Purslow 首先提出,此后国内外陆续有相关报道。目前国际上尚无统一命名,国内称其为阴道斜隔综合征。

14. 临床上将阴道斜隔综合征分为哪几个亚型?

Ⅰ型:无孔斜隔型。一侧阴道完全闭锁,隔后的子宫与外界及对侧子宫完全隔离,两子宫间和两阴道间均无通道,积血聚集在隔后阴道腔,严重时子宫腔积血并倒流致腹腔。常伴斜隔侧(多为右侧)的肾缺如。

Ⅱ型:有孔斜隔型。一侧阴道不完全闭锁,隔上有一个直径数毫米的小孔,隔后子宫亦与对侧隔绝,经血可通过小孔滴出,但引流不畅。常伴斜隔侧(多为右侧)的肾缺如。

Ⅲ型:无孔斜隔合并宫颈瘘管型。一侧阴道完全闭锁,在两侧宫颈之间或隔后阴道腔与对侧宫颈之间有一小瘘管,有隔一侧的经血可通过另一侧宫颈排出,但引流亦不通畅。常伴斜隔侧(多为右侧)的肾缺如。

Ⅳ型:无孔斜隔合并隔后宫颈闭锁型。一侧阴道完全闭锁,隔后宫颈发育不良而完全闭锁,经血无法流入阴道闭锁的斜隔内。常伴斜隔侧(多为右侧)的肾缺如。

其中,Ⅰ型和Ⅳ型发病年龄早,多以痛经为主诉,初潮至发病时间短。若不及时治疗,可继发严重的子宫内膜异位症,盆腔粘连,输卵管积脓和阴道积脓。

Ⅱ型和Ⅲ型(尤其是Ⅱ型)患者发病年龄较晚,常在初潮数年后发病,主要以阴道脓性或血性分泌物为主诉,易发生上行生殖道感染。

15. 阴道斜隔综合征的治疗方法有哪些?

手术治疗是本病唯一有效的方法,目的是缓解症状和保留生育能力。Ⅰ型、Ⅱ型和Ⅲ型经阴道斜隔切除术是最理想的手术方式,也是解除生殖道梗阻最有效且简易的方法,绝大部分患者可获得治愈。手术时机选择月经期较好,尤其是Ⅰ型患者阴道壁肿物张力大,易于定位。手术时由囊壁小孔或阴道内包块最突出处穿刺定位,抽出陈旧血或脓液进一步确诊后,顺针头纵行切开阴道隔膜达足够长,上至穹隆,下至囊肿最低点,便于引流。有学者建议对存在大量经血逆流的患者行腹腔镜检查,有助于子宫内膜异位症的早期诊断。

16. 宫颈及子宫发育异常的常见类型有哪些?

(1)副中肾管发育不全:先天性无子宫、始基子宫、幼稚子宫、残角子宫、单角子宫等。

(2)副中肾管融合障碍:双子宫、双角子宫、纵隔子宫等。

(3)宫颈发育异常:宫颈缺如、宫颈闭锁、先天性宫颈管狭窄、宫颈角度异常、先天性宫颈延长症伴宫颈管狭窄、双宫颈等。

17. 宫颈及子宫发育异常的治疗方法有哪些?

宫颈及子宫发育异常明确诊断后,治疗原则依其畸形类型及患者的意愿而定。对于无临床症状或不需要解决生育问题的患者可不进行治疗。

(1)无子宫、始基子宫及幼稚子宫:此类患者如卵巢发育正常,第二性征发育不受影响,无论如何治疗都不能妊娠,故可以不治疗;如伴有卵巢发育不全及其所导致的雌激素水平低下或缺乏,可根据患者意愿进行激素补充治疗。

(2)残角子宫:残角子宫妊娠或残角子宫有功能内膜致经血潴留时,须做残角子宫切除,同时切除同侧输卵管,以免以后异位妊娠的发生。

(3)单角子宫:生育功能可能正常,但反复流产和早产较多见,目前尚无适宜的趋于统一的治疗方法。

(4)子宫纵隔、鞍状子宫或双角子宫:此类疾病造成的不孕或反复流产的患者可行矫正畸形手术。如可经腹部或宫腔镜手术切除子宫纵隔;双角子宫有反复流产者,可行子宫融合术,使宫腔扩大,预防流产或早产的发生。

（5）双子宫：一般无症状，也不影响月经及生育功能，不需治疗。只是在妊娠晚期胎位异常的概率增加，分娩时，子宫收缩乏力多见。

（6）宫颈发育异常：可以在子宫与阴道之间，经手术塑造一个宫颈管道，使经血引流通畅，并能受孕生育。手术近期效果好，经血得以引流。

18. 什么是两性畸形？

两性畸形是指患者生殖器官同时具有男、女两性特征，是生殖器官发育畸形的特殊类型。外生殖器出现两性畸形，均是由于胚胎或胎儿在宫腔内接受了过高或不足量的雄激素刺激所致。

19. 两性畸形有哪些类型？其主要临床表现是什么？

根据发病原因不同，将两性畸形分为三类：女性假两性畸形、男性假两性畸形和生殖腺发育异常。后者又包括真两性畸形、混合型生殖腺发育不全和单纯型生殖腺发育不全三种类型。

1）女性假两性畸形：患者生殖腺为卵巢，染色体核型为 46，XX，内生殖器子宫、宫颈和阴道均存在，但外生殖器出现部分男性化。雄激素过高的原因可以是先天性肾上腺皮质增生所致，也可能是非肾上腺来源。

2）男性假两性畸形：患者生殖腺为睾丸（多为隐睾），而外生殖器具有女性特征，无子宫，但因阴茎极小，生精功能异常，一般无生育能力。染色体核型为 46，XY。因本病多为外周组织雄激素受体缺乏所致，临床上又称此病为雄激素不敏感综合征。

3）生殖腺发育异常：

（1）真两性畸形：患者体内同时存在睾丸和卵巢两种性腺组织。染色体核型多为 46，XX，其次是 46，XX/46，XY 嵌合型。46，XY 较少见。

（2）混合型生殖腺发育不全：混合型是指一侧为异常睾丸，另一侧为未分化生殖腺、生殖腺呈索状痕迹或生殖腺缺如。染色体核型为 45，X 与另一含有至少一个 Y 的嵌合型，以 45，X/46，XY 多见。其他如 45，X/47，XYY；45，X/46，XY/47，XXY 亦有报道。

（3）单纯型生殖腺发育不全：染色体核型为 46，XY，但生殖腺未能分化为睾丸而呈索状，故无男性激素分泌。

20. 两性畸形的诊断方法有哪些？

（1）病史和体格检查：应询问患者母亲在妊娠早期是否曾接受具有雄激素作用的药物和治疗，家族中有无类似畸形患者。检查时应了解阴蒂大小，尿道口与阴道口的位置，有无阴道和子宫。同时检查腹股沟与大阴唇，了解有无异位睾丸。

（2）实验室检查：怀疑为真两性畸形或先天性肾上腺皮质增生时，应检查染色体核型。前者染色体核型多样，后者则为 46，XX，血雌激素呈低值，雄激素呈高值，并伴有血清 17α-羟孕酮值升高和尿 17 酮含量增加。

（3）性腺活体组织检查：必要时可通过性腺活体组织检查，确诊是否为真两性畸形。

21. 两性畸形的治疗方法有哪些？

诊断明确后应根据患者本人愿望、原社会性别及畸形程度予以矫治。原则上无论何种两性畸形，除阴茎发育良好外，均按女性抚养为宜。常见矫正方法如下。

（1）先天性肾上腺皮质增生：确诊后即应开始并终生给予可的松类药物治疗，抑制分泌过量的垂体促肾上腺皮质激素和阻止外阴进一步男性化，可促进女性生殖器官发育和月经来潮，甚至还有受孕、分娩的可能。肥大阴蒂应部分切除，保留阴蒂头的大小以接近正常女性阴蒂大小为宜。外阴部有融合畸形者应予手术矫治。

（2）雄激素不敏感综合征：完全型或不完全型均按女性抚养为宜。完全型患者可待其青春期发育成熟后切除双侧睾丸以防恶变,术后长期给予雌激素维持女性第二性征即可。不完全型患者有外生殖器男性化畸形,睾丸有恶变可能,应尽早做整形术并切除双侧睾丸。阴道过短影响性生活者,应行阴道成形术。

（3）其他男性假两性畸形:混合型生殖腺发育不全或单纯型生殖腺发育不全患者的染色体核型中含有 XY 者,生殖腺发生恶变可能性大,故在确诊后应尽早切除未分化的生殖腺。

（4）真两性畸形:性别的确定取决于外生殖器的功能状态,将不需要的性腺切除,保留与外生殖器相适应的性腺,并以此性别养育。

第四节　生殖器官损伤性疾病

1. 什么是尿瘘?

尿瘘是指生殖系统与泌尿系统之间形成的异常通道,常表现为尿液自阴道外流。根据泌尿生殖道瘘的发生部位,分为膀胱阴道瘘、膀胱宫颈瘘、尿道阴道瘘、膀胱尿道阴道瘘、膀胱宫颈阴道瘘以及输尿管阴道瘘。临床上以膀胱阴道瘘最多见,有时可有两种或多种尿瘘并存。

2. 尿瘘的病因有哪些?

（1）产伤:引起尿瘘的主要原因,多为难产处理不当引起,有坏死型和创伤型两类。坏死型尿瘘是由于滞产过程中胎儿先露部长时间停留在骨盆某一平面,使阴道前壁、膀胱及尿道被挤压于耻骨联合与胎先露之间,导致局部缺血、坏死脱落形成的尿瘘;创伤型尿瘘是产科助产术或剖宫产术时操作不当直接损伤所致。

（2）手术损伤:经腹或经阴道妇科手术时,可因操作不仔细、对解剖层次不清或盆腔广泛粘连而损伤输尿管、膀胱、尿道,如损伤后未发现或修补失败,均可形成尿瘘。

（3）其他损伤:阴道内放置腐蚀性药物治疗阴道炎、膀胱结核、生殖器放疗后、晚期生殖道或膀胱肿瘤、宫旁注射硬化剂治疗子宫脱垂不当、长期放置子宫托、膀胱结石以及先天性输尿管口异位畸形等,均能导致尿瘘,但并不多见。

3. 尿瘘的临床表现有哪些?

漏尿为尿瘘的主要症状。出现的时间与产生瘘孔的原因有关。坏死型尿瘘,多在产后或手术后 3～7 日开始漏尿。手术时直接损伤者术后立即开始漏尿。漏尿量的多少与瘘孔的部位、大小及患者的体位不同有关。膀胱阴道瘘或膀胱宫颈瘘瘘孔较大者,患者完全不能控制排尿。尿道阴道瘘如尿道内括约肌未损伤或瘘孔小或瘘道弯曲,则在膀胱充盈时或体位改变时才有尿液漏出。单侧输尿管阴道瘘,尿液流入阴道,对侧输尿管正常,尿液流入膀胱,故患者可表现为漏尿的同时仍有自主排尿。由于尿液长期浸渍刺激,外阴部甚至臀部及股内侧常出现不同程度的皮炎、皮疹和湿疹,有时可感到外阴灼痛,行动不便。尿瘘者常合并有尿路感染,伴有膀胱结石者多有尿频、尿急、尿痛等症状。另外,许多尿瘘患者长期闭经、月经稀发或不孕,其原因尚不清楚,可能与精神创伤有关。也可因阴道瘢痕、狭窄致性交困难,影响生育。

4. 尿瘘的诊断有哪些?

1）病史:自诉经常有尿液自阴道流出,有滞产、难产手术或妇科手术等病史。

2）妇科检查:发现阴道有漏尿孔道。大瘘孔极易发现,小瘘孔则通过触摸瘘孔边缘的瘢痕组织可明确诊断,阴道窥器检查可以发现瘘孔位置。如患者系盆腔手术后,检查未发现瘘孔,仅见尿液自阴道穹隆一侧流出,多为输尿管阴道瘘。检查暴露不满意时,患者可取膝胸卧位,用单叶拉钩将阴道后壁上提,可见位于耻骨后或较高位置的瘘孔。

3）妇科检查较难确诊时,可行下列辅助检查。

（1）亚甲蓝试验：目的在于鉴别尿瘘的类型，并可协助辨认位置不明的极小瘘孔。将200 mL稀释亚甲蓝溶液经尿道注入膀胱，若见到蓝色液体经阴道壁小孔溢出者为膀胱阴道瘘；蓝色液体自宫颈外口流出者为膀胱宫颈瘘；阴道内流出清亮尿液，说明流出的尿液来自肾脏，则属输尿管阴道瘘。

（2）靛胭脂试验：亚甲蓝试验阴性者可静脉推注靛胭脂5 mL，10 min内见到瘘孔流出蓝色尿液，为输尿管阴道瘘。

（3）膀胱镜检查：可了解膀胱情况，明确膀胱瘘孔位置、数目、大小、瘘孔与输尿管口和尿道内口的关系等。

（4）肾显像：能了解双侧肾功能及上尿路通畅情况。若初步诊断为输尿管阴道瘘，肾显像显示一侧肾功能减退和上尿路排泄迟缓，即表明输尿管瘘位于该侧。

（5）排泄性尿路造影：能了解双侧肾功能和输尿管有无异常。

5. 尿瘘的治疗方法有哪些？

尿瘘均需手术治疗，但结核、肿瘤所致者应先进行病因治疗。

（1）手术时间：创伤型新鲜瘘孔应立即修补，如因感染、组织坏死当时不宜手术或手术失败者，应等待3～6个月，局部炎症水肿充分消退后再行修补术。手术于月经干净后3～7日进行。新形成的较小瘘孔，可留置导尿管持续开放，应用抗生素预防感染，瘘孔有自愈的可能。

（2）手术途径：手术有经阴道、经腹和经阴道腹部联合途径之分。原则上应根据瘘孔类型和部位选择不同途径。绝大多数膀胱阴道瘘和尿道阴道瘘经阴道手术，输尿管阴道瘘多需经腹手术。

（3）术前准备：其目的是为手术创造有利条件，促进伤口愈合。①术前3～5日以1：5000高锰酸钾液坐浴。有外阴湿疹者，坐浴后局部涂擦氧化锌油膏，痊愈后再行手术；②老年女性或闭经患者，术前应口服雌激素制剂半个月，促进阴道上皮增生，有利于伤口愈合；③常规尿液检查，有尿路感染者应先控制感染再行手术；④术前数小时开始应用抗生素预防感染；⑤必要时术前可给予地塞米松促使瘢痕软化。

（4）术后护理：保证手术成功的重要环节。①应用抗生素预防感染；②保持导尿管或膀胱造瘘管通畅，导尿管保留7～14日不等；③术后每日进液量不应少于3000 mL，大量尿液冲洗膀胱，防止尿路感染；④外阴保持清洁；⑤已服用雌激素制剂者，术后继续服用1个月。

6. 尿瘘可以避免或预防吗？

加强产前检查，正确处理分娩过程，规范手术操作，及早发现尿路损伤并积极修补。提高产科工作质量和妇科手术技巧，绝大多数尿瘘是可以避免的。

7. 什么是粪瘘？

粪瘘是指肠道与生殖器官之间有异常通道，致使粪便由阴道后壁排出，以直肠阴道瘘居多。

8. 粪瘘的病因是什么？

粪瘘的发病原因与尿瘘基本相同。分娩时胎头长时间滞留在阴道内，阴道后壁及直肠受压，造成缺血、坏死是形成粪瘘的主要原因。会阴Ⅲ度裂伤未缝合，或会阴切开缝合时，缝线穿透直肠黏膜而未被发现，感染后形成直肠阴道瘘；长期放置子宫托不取出、生殖道肿瘤晚期破溃或放疗不当，均可发生粪瘘。此外，新生儿先天性直肠阴道瘘常常合并肛门闭锁。

9. 粪瘘的临床表现有哪些？

粪瘘以漏粪为主要症状。瘘孔较大者，粪便可经阴道排出，稀便时更明显。若瘘孔小，且粪便成形时，虽无粪便自阴道排出，但阴道有阵发性排气现象。阴道及外阴长期受粪便刺激可导致阴道、外阴炎症。

10. 粪瘘应如何诊断？

较大的瘘孔可在阴道窥器暴露下直接窥见瘘孔；瘘孔小者往往仅在阴道后壁见到一鲜红的肉芽组织，插入探针，另一手指伸入直肠内可触及探针。

11. 粪瘘的治疗原则是什么？

治疗原则与尿瘘相同，均需手术治疗。

（1）手术时间：产伤或手术引起的粪瘘应即时修补。先天性直肠阴道瘘无肛门闭锁者应于月经来潮后进行修补，过早手术可致阴道狭窄。压迫坏死所致粪瘘，应等待 3～6 个月，待炎症完全消退后再行手术。

（2）术前准备：①每日用 1∶5000 高锰酸钾液坐浴 1～2 次；②术前 3 日进少渣饮食；③口服肠道抗生素、甲硝唑等控制肠道细菌；④手术前晚及手术当日晨行清洁灌肠。

（3）术后注意：①保持局部清洁，每日用苯扎溴铵（新洁尔灭）棉球擦洗会阴 2 次；②进少渣饮食 4 日，口服阿片全碱 10 mg，每日 3～4 次，连服 3～4 日，控制 4～5 日不排便；③术后第 5 日，口服缓泻剂；④通常于排便后拆线。

12. 粪瘘的预防措施有哪些？

分娩时正确处理产程，避免滞产。保护会阴，避免会阴Ⅲ度撕裂，缝合后常规直肠指检，如有缝线穿透直肠黏膜，应立即拆除重缝。生殖道肿瘤放疗时，应掌握放射剂量和操作技术。避免子宫托长期放置不取出。手术剥离粘连时应避免损伤肠黏膜。

（刘小春）

第十七章 妇科内分泌疾病

第一节 功能失调性子宫出血

1. 何谓功能失调性子宫出血？

功能失调性子宫出血(dysfunctional uterine bleeding,DUB),简称功血,是由于生殖内分泌轴功能失调,而排除全身及内、外生殖器官器质性病变引起的异常子宫出血,是以月经失调为特征的妇科常见病。

2. 功血如何分类？

临床上按卵巢是否排卵分为排卵性和无排卵性两类,其中80%～90%功血属无排卵性,多发生于青春期和绝经过渡期妇女,而有排卵性功血则多发生于育龄期妇女。

3. 无排卵性功血的病因及发病机制有哪些？

不同发病时期发病机制不同,是因单一雌激素刺激而无孕酮对抗而引起的雌激素撤退性出血或雌激素突破性出血。

(1)青春期女性:月经初潮后不久,下丘脑和垂体的调节功能尚未完全成熟,促卵泡刺激素(FSH)虽刺激卵泡发育并产生雌激素,但月经中期雌激素的正反馈机制异常,不能出现黄体生成素(LH)高峰,故卵巢无排卵,而致月经异常。

(2)育龄期妇女:可因精神紧张、环境气候变化、营养不良等外界因素影响偶尔无排卵或持续无排卵。临床多见于肥胖、多囊卵巢综合征、高催乳素血症等疾病。

(3)绝经过渡期妇女:剩余卵泡对FSH的刺激不敏感,虽也有卵泡发育但产生雌激素水平低,不能形成排卵前LH高峰,卵巢也不排卵,同样表现为月经异常。

(4)持续无排卵:子宫内膜在单一雌激素长期刺激下增生过长,无致密坚固的间质支持,牢固性差,易自发突破性出血;同时内膜中的血管缺乏螺旋化,不发生节段性收缩和松弛,又造成子宫内膜不能同步脱落,流血量多且不易自止。若有一批卵泡闭锁,雌激素水平突然下降,内膜因失去雌激素支持而发生撤退性出血。

4. 无排卵性功血时子宫内膜的病理类型有哪些？

(1)子宫内膜增生(endometrial hyperplasia):国际妇科病理协会(ISGP,1998)将其分为单纯型增生、复杂型增生及不典型增生。

(2)增生期子宫内膜(proliferative phase endometrium):在整个月经周期甚至月经期,镜下特点与正常月经周期中的增生期内膜基本相同。

(3)萎缩型子宫内膜(atrophic endometrium):子宫内膜萎缩变薄,腺体少而小,腺管狭直,腺上皮为单层立方形或矮柱状细胞,间质少而致密,胶原纤维相对增多。

5. 无排卵性功血时子宫内膜增生的病理改变如何?

(1) 单纯型增生(simple hyperplasia):即腺囊型增生。大体观子宫内膜局部或全部增厚,或呈息肉样增生。镜下特点:为腺体数目增多,腺腔囊性扩大,大小不一,犹如瑞士干酪样外观,故又称瑞士干酪样增生过长。腺上皮细胞为高柱状,可增生形成假复层,但无分泌表现。良性病变,长期发展为子宫内膜癌的概率为1%。

(2) 复杂型增生(complex hyperplasia):即腺瘤型增生。大体观子宫内膜局部或全部增厚或变薄。镜下特点:子宫内膜腺体高度增生,出现拥挤且结构复杂,形成子腺体或突向腺腔,腺体数目增多明显,且出现背靠背现象,间质明显减少。腺上皮呈复层或假复层排列,细胞核大、深染、有核分裂,但无不典型性改变。良性病变,发展为子宫内膜癌的概率约3%。

(3) 不典型增生(atypical hyperplasia):子宫内膜癌癌前期病变。镜下:在前两型的基础上只要腺上皮细胞出现不典型增生改变,都归类于不典型增生。此类已不属于功血的范畴,其中约23%可转化为子宫内膜癌。

6. 无排卵性功血的临床表现有哪些?

典型临床表现为月经周期不定,经期长短不一,出血量多少不一,出血期间一般无不适。更有甚者可出现大量阴道出血,继发贫血,甚至休克。贫血者可出现脸色苍白、头晕心悸、气短乏力、水肿、食欲下降等症状。

7. 临床上如何诊断无排卵性功血?

无排卵性功血的定义即为诊断的基础,要排除全身及内、外生殖器器质性病变所致,并排除医源性因素,如滥用性激素药物或异物引起等。在诊断未明确前不可盲目进行治疗。临床主要依据病史、体格检查及辅助检查作出诊断。

(1) 病史:包括初潮年龄、月经生育史、避孕史、发病年龄及发病可能诱因。排除其他内分泌系统如甲状腺、肾上腺等疾病引起,有无肝疾病与血液病、性激素用药情况等。

(2) 体格检查:注意全身发育、营养及精神状况,有无贫血、肥胖及多毛,有无泌乳、肝脾大及出血倾向。

(3) 妇科检查:已婚者行阴道检查并行双合诊,未婚者可行直肠指检,排除器质性病变。

(4) 辅助检查:血液检查、超声检查、激素测定等,必要时做诊断性刮宫或宫腔镜检查。

8. 无排卵性功血的辅助诊断方法有哪些?

(1) 基础体温测定(basal body temperature,BBT):这是功血诊断中最常用的简单易行的方法之一,单相型曲线提示无排卵。

(2) 阴道细胞学检查:根据阴道脱落细胞表层、中层和底层细胞的百分比来判断雌激素影响的程度。表层细胞百分率越高提示雌激素影响越高。

(3) 宫颈黏液结晶检查:受雌激素影响,宫颈黏液量多、透亮拉丝度长。方法为取宫颈黏液制成薄片,显微镜下见典型羊齿植物状结晶,见不到成排的椭圆体提示为雌激素作用,无孕激素影响。

(4) 激素测定:反映体内生殖内分泌状态和卵巢功能最确切的指标。在月经周期不同的时间抽血测定判断不同的内分泌状态。如在月经周期黄体期测定孕酮值,如升高则提示排卵。另外,测定血睾酮、血催乳素水平以及甲状腺功能可以排除其他内分泌疾病。

(5) 诊断性刮宫(dilation and curettage):其目的是止血和明确子宫内膜病理。年龄大于35岁、药物治疗无效或存在子宫内膜癌高危因素者,应行诊断性刮宫。刮宫时机的选择:了解有无排卵和黄体功能,应在经前期或月经来潮6 h内刮宫;不规则阴道流血或大量出血可随时刮宫。诊断性刮宫时必须搔刮整个宫腔,尤其是两侧宫角。疑有子宫内膜癌时应行分段诊刮。

另外,注意刮出物应全部送病理检查,以免漏诊。无性生活史者,经正规激素治疗失败或疑有器质性病变,应征得患者或其家属知情同意并签字后考虑诊断性刮宫。

(6) B超检查:了解子宫大小、形状,子宫内膜厚薄及宫腔内占位等。同时可了解卵巢形态、大小、卵泡发育情况及有无多囊卵巢、肿瘤占位等。

(7) 宫腔镜检查:直视下进一步诊断宫腔内病变如宫黏膜下肌瘤、子宫内膜息肉、子宫内膜癌等,并选择病变区活体组织检查。

(8) 妊娠试验:有性生活史者应行妊娠试验,排除妊娠与妊娠相关疾病。

(9) 宫颈细胞学检查:可排除宫颈肿瘤。

(10) 病原体检测:对年轻性活跃者,应检测淋病奈瑟菌、支原体和沙眼衣原体等性传播疾病病原体。

(11) 血红细胞计数、血红蛋白测定:了解贫血情况,检查血小板计数、出凝血时间、凝血酶原时间等了解凝血功能。

9. 无排卵性功血诊断时应与哪些疾病相鉴别?

(1) 全身性疾病:血液病、肝病、高血压病、甲状腺功能异常、糖尿病等患者也可伴有阴道不规则出血,经询问病史、体格检查及实验室检查可确诊或排除。

(2) 与妊娠有关的出血:妊娠有关的流产、异位妊娠、滋养细胞疾病、胎盘残留、子宫复旧不良等有停经史,同时可出现妊娠反应,且血、尿 HCG 升高或阳性,超声检查有一定鉴别价值。如鉴别困难可借助诊断性刮宫做病理诊断。

(3) 生殖器肿瘤:详细的妇科检查、超声检查、宫颈细胞学检查、诊断性刮宫(必要时)可以确诊如宫颈癌、子宫内膜息肉、黏膜下子宫肌瘤、子宫内膜病变、卵巢功能性肿瘤等。

(4) 生殖器感染:有感染病史及表现,检查病原体阳性,并经抗感染治疗有效。

(5) 激素类药物使用不当、宫内节育器或异物也可引起子宫的不规则出血。

10. 无排卵性功血的药物治疗原则是什么?

青春期功血以止血、调整周期、促排卵为主;绝经过渡期功血以止血、调整周期、减少经量、预防子宫内膜癌变为原则。

11. 无排卵性功血的治疗方法有哪些?

(1) 一般治疗:心理安慰、加强营养,充分休息。贫血者口服铁剂、叶酸、维生素 C 等药物纠正贫血,严重者需输血。出血时间长者用抗生素预防感染。

(2) 药物治疗:功血的一线治疗。首选甾体激素止血并调整周期,出血期可同时辅以促凝血和抗纤溶药物。

(3) 手术治疗:见本节问题 15。

12. 无排卵性功血的药物治疗作用有哪些?

1) 止血:根据患者一般情况、出血量、时间,选择药物与使用方法。对大量出血患者,要求性激素治疗 8 h 内见效,24～48 h 内出血基本停止,96 h 以上仍不止血,应重新考虑诊断。

(1) 孕激素:见本节问题 13。

(2) 雌激素:见本节问题 14。

(3) 联合用药:甾体激素(雌、孕、雄)联合用药的止血效果优于单一用药。如短效口服避孕药每 6～8 h 一片口服,血止后 3 日开始,每 3 日减量 1/3,至每日一片维持。至血红蛋白到 100 g/L 以上时停药撤退出血。连续用药 3～6 个周期。也可在雌、孕激素联合的基础上加用雄激素以达到快速止血的效果。

(4) 雄激素:雄激素有拮抗雌激素、增强子宫平滑肌及子宫血管张力的作用,可减轻盆腔充血从而减少月经量,但单独使用止血效果不佳。注意用药的量,以免发生男性化。

(5)其他:非甾体类抗炎药和其他止血药有减少出血量的辅助作用,但不能止血。

2)调整月经周期:应用甾体激素止血后必须调整月经周期。

(1)雌-孕激素序贯疗法:即人工周期法,适用于青春期功血和育龄期功血,或内源性雌激素低下者,于月经周期第5日开始每日口服戊酸雌二醇1~2 mg或结合雌激素0.625 mg,连用20~22日。后10日每日加服如醋酸甲羟孕酮片8~10 mg或微粒化黄体酮胶囊200~300 mg,或后5日每日加注黄体酮20 mg,撤退出血。3个周期为1个疗程。

(2)雌-孕激素联合法:适合育龄期功血、内膜增生过长、月经量多者。临床常用短效口服避孕药。从月经周期第5日每日口服1片,连续21日,间隔7日,开始下一周期,共3个周期。

(3)后半周期疗法:适用于青春期、绝经过渡期或子宫内膜组织活体组织检查为增殖期内膜功血。既可调节周期,又可控制出血量。方法:月经周期的后半期(月经第16~25日)每日口服醋酸甲羟孕酮8~10 mg或天然孕酮(黄体酮胶囊,地屈孕酮等),连用10日,共3个周期。

(4)子宫内膜增殖的治疗:①单纯性增生:促排卵治疗或孕激素后半周期治疗。如醋酸甲羟孕酮片4~6 mg口服,每日1次,每月后半期连用10日。②复杂性增生:中等剂量孕激素治疗如醋酸甲羟孕酮片10 mg口服,每日3次,连用3个月,再次诊断性刮宫,如果病理有改善,可继续治疗至病理正常,如果病理恶化或两次无改善,则行子宫切除,无生育要求者可直接行子宫切除。③不典型增生:大剂量孕激素,如醋酸甲羟孕酮片50~100 mg口服,每日1次,连用3个月诊断性刮宫,如果病理有改善,可继续治疗至病理正常,如果病理恶化或两次无改善,无生育要求者可行子宫切除。

(5)宫内孕激素缓释系统(曼月乐环):此避孕环含左炔诺孕酮,可持续释放孕激素作用于子宫内膜,能减少月经量,用于治疗月经量过多。

(6)其他:垂体促性腺激素释放激素类似物(GnRH-a)、棉酚制剂控制月经,但使用棉酚制剂期间需要补钾,以防低钾。

3)促排卵治疗:对于青春期无排卵型功血,一般不主张促排卵治疗,但对于育龄妇女希望生育者,可行促排卵治疗。

4)中医中药治疗:如乌鸡白凤丸等。

13. 孕激素治疗无排卵性功血的机制是什么?临床应用有哪些药物?

止血机制是使持续增生的子宫内膜转化为分泌期,停药后使子宫内膜完全脱落,也称药物性刮宫。达到止血效果。缺点是停药后撤退出血量较多,不适合贫血严重的患者(血红蛋白浓度小于80 g/L)。临床供选用的孕激素有两类:一类为人工合成孕激素,如17-羟孕酮衍生物(醋酸甲羟孕酮、甲地孕酮)、19-去甲基睾酮衍生物(炔诺酮等);另一类为天然孕酮口服剂,如微粒化黄体酮、地屈孕酮等。青春期功血应注意孕激素用量,用量较大时可能抑制下丘脑-垂体功能,应酌情使用。

14. 雌激素治疗无排卵性功血的机制是什么?临床上如何使用?

大剂量雌激素可快速修复子宫内膜,短期内迅速止血,适用于急性大出血、贫血严重者(血红蛋白色素浓度小于80 g/L)。可选用苯甲酸雌二醇肌内注射,先用2 mg后观察,一般很快出血减少,如果4 h未减少或减少后又增加,则按2 mg每4 h给药一次,如果出血减少观察6 h,如果出血增加则按2 mg每6 h给药一次,如果出血未增加则按2 mg每8 h给药一次,血止后3日开始,每3日减量1/3,或口服结合雌激素2.5 mg,每4~6 h给药一次,血止后每3日递减1/3量直至维持量1.25 mg。同时补铁使血红蛋白达到10 g/L以上时加用黄体酮20 mg及丙酸睾丸酮25~50 mg肌内注射,每日1次,用药3日。注意患者的肝肾功能,功能不全或有血液高凝或血栓性疾病的患者应禁用大剂量雌激素。

15. 无排卵性功血的手术治疗方法有哪些?

(1)诊断性刮宫术:适用于急性大出血止血和长期月经不正常、不孕症、多囊卵巢综合征患者,可行诊断性刮宫术,即迅速止血,又可明确病理诊断。

(2)子宫内膜切除术:适用于月经量多的绝经过渡期功血,无生育要求经激素保守治疗无效的育龄期妇女。术前应明确排除子宫内膜癌。常用的方法有宫腔镜下电切或激光切除子宫内膜、滚动球电凝或热疗等。

(3)子宫切除术:经各种保守治疗效果不佳,在患者和家属充分知情同意下可考虑行子宫切除术。

16. 排卵性月经失调有哪两种类型?

排卵性月经失调(ovulatory menstrual dysfunction)较无排卵性功血少见,多发生于育龄期妇女,少数也出现在绝经过渡期。常见的有两种类型,即黄体功能不足和子宫内膜不规则脱落。

17. 什么是黄体功能不足?

黄体功能不足(luteal phase defect,LPD)是指月经周期中虽有排卵,但黄体期孕激素分泌不足或黄体过早衰退从而导致子宫内膜分泌反应不良和黄体期缩短。

18. 黄体功能不足的发病机制有哪些?

卵泡期 FSH 缺乏,卵泡发育缓慢,雌激素分泌减少,LH 峰值不够高,排卵后孕激素分泌减少,子宫内膜分泌反应不足。多因各种因素所致的神经内分泌调节功能紊乱导致,如高催乳素血症、内分泌疾病、代谢异常等。

19. 黄体功能不足的子宫内膜病理变化有哪些?

黄体功能不足的子宫内膜镜下子宫内膜腺体分泌不足,间质水肿不明显,分泌反应落后正常子宫内膜 2 日。

20. 如何诊断黄体功能不足?

(1)病史:有月经周期缩短,不孕或孕早期流产病史。

(2)临床表现:月经周期规律,频发,周期缩短为 20 余日,经期正常。表现为卵泡期正常或延长,黄体期缩短。易致不孕或孕早期流产。基础体温测定双相型,体温上升缓慢,上升幅度偏低,升高时间小于 11 日。

(3)妇科检查:无异常发现。

21. 如何治疗黄体功能不足?

1)促卵泡发育:针对病因,促卵泡发育和排卵。

(1)低剂量雌激素:卵泡期使用低剂量雌激素能协同 FSH 促进优势卵泡发育,如月经第 5 日结合雌激素 0.625 mg 或戊酸雌二醇 1 mg 口服,连用 5~7 日。

(2)氯米芬:最常用的促排卵药物。作用机制是通过竞争性结合下丘脑雌激素受体,从而阻断内源性雌激素对下丘脑的负反馈作用,促使下丘脑分泌更多的促性腺激素释放激素及 FSH,从而促卵泡发育成熟。具体用药方法为月经第 5 日始,每日 50~150 mg 口服,连用 5 日。

2)促进月经中期 LH 峰形成:监测到卵泡成熟时,绒毛膜促性腺激素(HCG)5000~10000 U 1 次或分 2 次肌内注射,以加强月经中期 LH 峰,促排卵。

3)黄体功能支持疗法:于基础体温上升后开始,隔日肌内注射 HCG 1000~2000 U,共 5 次,以促进及支持黄体功能。

4)黄体功能替代疗法:自排卵后开始黄体酮 10 mg 肌内注射,每日 1 次,连用 10~14 日,或口服天然黄体酮制剂。注意合成孕激素孕期服用可能使女胎男性化。

5）黄体功能不足合并高催乳素血症者：溴隐亭治疗。

22. 什么是子宫内膜不规则脱落？

子宫内膜不规则脱落（irregular shedding of endometrium）是指月经周期中虽有排卵，黄体发育也良好，但黄体萎缩延长，使子宫内膜不规则脱落。

23. 子宫内膜不规则脱落的发病机制是什么？

具体机制不清，可能由于下丘脑-垂体-卵巢轴功能紊乱，黄体萎缩不全，子宫内膜受孕激素持续影响而发生不规则脱落。

24. 子宫内膜不规则脱落的子宫内膜病理变化是什么？

子宫内膜不规则脱落的子宫内膜镜下可观察到腺体与间质发育的不同步现象，在月经期第5～6日子宫内膜组织中仍能见到呈分泌反应，即子宫内膜增生和分泌共存。

25. 如何诊断子宫内膜不规则脱落？

（1）临床表现：月经周期规律、正常，但经期延长，可持续9～10日，经量可多可少，另也有患者表现为月经前3～5日量较多，以后淋漓不净。

（2）基础体温：呈双相型，但高温相下降缓慢。

（3）诊断性刮宫：在月经5～6日诊断性刮宫子宫内膜病理仍可见分泌期改变。

26. 子宫内膜不规则脱落的治疗方法有哪些？

（1）孕激素：月经后半期用孕激素。其作用是调节下丘脑-垂体-卵巢轴的反馈功能，使黄体及时萎缩，内膜完整脱落。如黄体酮10 mg 肌内注射或醋酸甲羟孕酮10 mg 口服，每日1次，连用8～10日。有生育要求者可选用天然孕激素。

（2）绒毛膜促性腺激素：用法同黄体功能不足，有促进黄体功能的作用。

第二节 闭 经

1. 什么是闭经？原发性闭经和继发性闭经是什么？

闭经（amenorrhea）是多种原因导致的病理生理或病理变化的外在表现，仅是一种临床症状，表现为无月经或月经停止。常将闭经分为原发性和继发性两类。

原发性闭经（primary amenorrhea）是指年龄已满16岁、第二性征已发育但月经尚未来潮，或年龄超过14岁尚无女性第二性征发育的。

继发性闭经（secondary amenorrhea）是指有正常月经来潮，后又出现停经6个月以上者，或按自身原有月经周期计算停止3个周期以上的。

2. 临床上闭经分为哪几类？

1）按病变部位分类：

（1）下丘脑性闭经：最常见，由下丘脑功能异常引起。

（2）垂体性闭经：主要是腺垂体器质性病变或功能失调影响促性腺激素的异常或不足，因而卵巢功能低下或无功能活动，出现闭经。

（3）卵巢性闭经：卵巢分泌性激素水平低，子宫内膜失去激素周期性变化而导致闭经。

（4）子宫性闭经：子宫内膜失去了对雌孕激素的正常反应而出现闭经，但性腺激素分泌在正常范围。

（5）下生殖道性闭经：青春期后每月有周期性下腹痛，但无经血流出。常见原因有处女膜闭锁、阴道隔、阴道或宫颈管闭锁等。

2) 按照促性腺激素水平高低分类:

(1) 高促性腺激素性闭经:原发于性腺衰竭所致的性激素分泌减少,反馈性引起 LH 和 FSH 升高,FSH≥30 U/L,提示病变在卵巢,原发性闭经常与生殖道异常并存。

(2) 低促性腺激素性闭经:FSH 及 LH 均低于 5 U/L,提示病变部位在下丘脑或垂体。

3) 按闭经时对孕激素有无反应分类:

(1) Ⅰ度闭经:黄体酮试验阳性,使用孕激素后出现撤退性出血,表明体内有一定的雌激素。

(2) Ⅱ度闭经:黄体酮试验阴性,用孕激素后无撤退性出血,可能系体内雌激素水平低或子宫内膜对孕激素无反应。

3. 下丘脑性闭经常见的原因有哪些?

(1) 精神、神经因素:由于突然或长期精神创伤、过度紧张、忧虑、恐惧以及环境改变、情绪变化、寒冷等引起,其机制可能与应激状态下下丘脑分泌的促肾上腺皮质激素释放激素和皮质激素分泌增加,进而刺激内源性阿片肽分泌,抑制下丘脑分泌促性腺激素释放激素和垂体分泌促性腺激素有关。

(2) 体重下降和神经性厌食:中枢神经对体重急剧下降极敏感,1 年内体重下降 10%左右,即使体重仍在正常范围也可引发闭经。严重的神经性厌食除表现为极度畏食、严重消瘦外,还可致闭经,其死亡率达 9%。

(3) 药物性闭经:长期使用避孕药、抑制精神失常类药及抗高血压类药物,如氯丙嗪、阿片类、利血平、多巴胺等,可抑制下丘脑分泌 GnRH;或通过抑制下丘脑多巴胺的分泌,从而使垂体分泌催乳素增多,导致闭经溢乳综合征。此类闭经是可逆的,多在停药后 3~6 个月自然恢复。

(4) 下丘脑器质性疾病:较罕见,如颅咽管瘤,瘤体增大压迫下丘脑和垂体时,引起闭经、生殖器官萎缩、肥胖、颅内压增高、视力障碍等症状,也称肥胖性生殖无能综合征。

(5) 运动性闭经:运动员、专业舞蹈者因长期训练、剧烈运动及对形体的严格要求也易出现闭经。表现为低雌激素性闭经。一方面,脂肪组织是雄激素经芳香化酶催化成雌激素的主要场所,维持正常月经有赖于一定比例的机体脂肪;另一方面,剧烈运动使 GnRH 释放受到抑制,引起闭经。目前也有研究认为机体脂肪减少可致血清瘦素水平降低,最终抑制 GnRH 分泌释放,导致闭经。

(6) 卡尔曼综合征(Kallmann syndrome,KS):也称嗅觉缺失综合征,是一种下丘脑 GnRH 先天性分泌缺陷性疾病,同时伴有嗅觉减退或丧失。临床表现为原发性闭经,性征发育缺如,嗅觉减退或丧失,女性内外生殖器分化正常。

4. 垂体性闭经的常见原因有哪些?

(1) 垂体梗死:又称希恩综合征(Sheehan syndrome),是产后大出血导致腺垂体促性腺激素分泌细胞缺血性梗死,继发功能低下而引起一系列临床症状,可同时伴有多个腺体功能低下。临床表现为产后无乳、闭经,继而性功能减退,毛发脱落,第二性征衰退,生殖器官萎缩,还可出现畏寒、嗜睡、低血压及基础代谢率降低。较早影响的是性腺,其次为甲状腺及肾上腺。

(2) 垂体肿瘤:腺垂体细胞发生肿瘤,压迫垂体分泌细胞,使促性腺激素分泌减少从而导致闭经。如常见的催乳素瘤引起闭经、溢乳、不育及头痛等症状。

(3) 空蝶鞍综合征:因脑脊液流入蝶鞍的垂体窝,蝶鞍扩大,垂体逐渐缩小变平,称为空蝶鞍。如压迫垂体柄,使下丘脑与垂体间的门静脉循环受阻时,阻碍下丘脑催乳素抑制因子进入垂体,则发生高催乳素血症。临床多表现为闭经、泌乳。影像学检查如 X 线、CT 或 MRI 检查有助于诊断。

(4) 手术创伤:手术和(或)放疗可损伤正常的垂体组织造成闭经。

5. 卵巢性闭经的常见原因有哪些?

(1) 性腺发育不全:此类患者约占原发性闭经的35%。卵巢呈条索状发育不全,临床表现为原发性闭经和第二性征发育不良,促性腺激素水平则增高。

(2) 性腺发育不全:又称特纳综合征(Turner syndrome)。先天性性染色体异常,核型为45,XO或45,XO/46,XX或45,XO/47,XXX。表现为原发性闭经,身材矮小,第二性征发育不良,常有蹼颈、盾胸、后发际低、鱼样嘴、肘外翻等临床特征,可伴主动脉缩窄及肾、骨骼畸形、自身免疫性甲状腺炎、听力下降及高血压等。

(3) 46,XX单纯型生殖腺发育不全:女性第二性征发育差,体格发育无异常,卵巢呈条索状无功能实体,子宫发育不良,但外生殖器为女性型。

(4) 46,XY单纯型生殖腺发育不全:又称Swyer综合征。无青春期性发育,女性第二性征发育不良。主要表现为条索状性腺及原发性闭经。具有女性生殖系统,由于存在Y染色体,患者在10~20岁时其性腺易发生性腺母细胞瘤或无性细胞瘤,故诊断确定后应切除条索状性腺。

(5) 创伤性:如手术切除双侧卵巢,或放疗破坏卵巢组织等。

(6) 卵巢肿瘤:如睾丸母细胞瘤分泌雄激素,抑制下丘脑-垂体-卵巢轴功能而致闭经。卵巢颗粒-卵泡膜细胞瘤等也可因分泌过量雌激素,抑制排卵并使子宫内膜增生过长而致闭经。

(7) 卵巢早衰:详见本章第六节。

(8) 多囊卵巢综合征:由于高雄激素血症和胰岛素抵抗所致一系列临床症状,表现为月经稀发或闭经、不孕、多毛和肥胖,双侧卵巢增大。

6. 子宫性闭经的常见原因有哪些? 何为子宫腔粘连综合征?

(1) 米勒管发育不全综合征:此类闭经较多见,占原发性闭经的20%。米勒管又称中肾旁管,其下段发育为子宫及阴道上段,若中肾旁管未发育或发育停止,则无子宫、无阴道形成,或形成始基子宫,而输卵管、卵巢、外生殖器发育正常。约15%伴肾异常(肾缺如、盆腔肾或马蹄肾),40%有双套尿液集合系统,5%~12%伴骨骼畸形。

(2) 创伤性子宫腔粘连综合征:又称阿谢曼综合征(Asherman syndrome),在子宫性闭经中最常见,因人工流产术或产后过度刮宫损伤子宫内膜,引起宫腔粘连或闭锁而致。感染结核性子宫内膜炎时,子宫内膜遭受破坏也易致闭经。只有宫颈管粘连者有月经产生,经血潴留于宫腔内不能流出,致周期性下腹痛;宫腔完全粘连者则无月经产生。

7. 可以引起闭经的全身性疾病有哪些?

(1) 全身慢性消耗性疾病都可影响激素的合成与分泌,而致闭经。如贫血、肝炎、结核病、糖尿病、营养不良等。

(2) 其他内分泌功能异常:如甲状腺功能亢进或低下、肾上腺皮质功能亢进、肾上腺皮质肿瘤等也可引起闭经。

8. 如何诊断闭经?

1) 询问病史:详细询问初潮年龄、第二性征发育情况、月经周期、经期、经量等。了解出生及生长发育过程,有无先天性缺陷或其他疾病以及家族史。发病前诱因,如精神因素、环境改变、体重增减、剧烈运动、各种疾病等。已婚妇女则需了解其生育史及产后并发症。还应详细询问闭经的伴随症状,如有无周期性腹痛、头痛、视力障碍及恶心、呕吐等症状,并做进一步检查。

2) 体格检查:包括全身检查、妇科检查和必要的常规实验室检查。

(1) 全身检查:全身发育营养状况、智力状态、身高、体重、第二性征,有无乳汁分泌,腹股沟区有无肿块等。

(2) 妇科检查:注意外阴发育,阴毛分布,有无阴蒂肥大,阴道及子宫发育情况,有无先天畸形,双侧附件有无肿物及炎症等。

(3) 常规实验室检查:血、尿常规,红细胞沉降率,肝功能及必要的生化检查,胸部 X 线摄片及腹部平片以排除结核。

3) 辅助检查:育龄期妇女闭经必须先排除妊娠。通过病史及体格检查对闭经病因及病变部位有初步了解,再通过有选择的辅助检查明确诊断。

9. 如何用药物撤退试验评估内源性雌激素水平及子宫内膜对性激素的反应性?

(1) 孕激素试验:黄体酮 20 mg 肌内注射或黄体酮胶囊 200 mg 口服,每日 1 次,共 5 日,停药后 1 周内出现撤退性出血(阳性反应,Ⅰ度闭经),说明子宫内膜已受到一定水平雌激素的影响。若孕激素试验无撤退性出血(阴性反应,Ⅱ度闭经),应进一步做雌-孕激素序贯试验。

(2) 雌-孕激素序贯试验(人工周期试验):适用于孕激素试验阴性的闭经患者。每晚睡前戊酸雌二醇片 2 mg 或结合雌激素片 0.625 mg 口服,连用 21 日。最后 5 日每日口服醋酸甲羟孕酮片 10 mg,或黄体酮 20 mg 肌内注射或黄体酮胶囊 200 mg 口服,停药后 1 周内发生撤退性出血(阳性),提示子宫内膜对雌激素有反应,闭经原因是缺乏雌激素,病变部位是在卵巢、垂体或下丘脑。无撤退性出血(阴性),应重复一次试验,若仍无出血,提示子宫内膜有缺陷或被破坏,诊断为子宫性闭经。

10. 子宫功能检查有哪些?

(1) 诊断性刮宫:适用于已婚妇女,用以了解宫颈管或宫腔有无粘连、宫腔深度及宽度,刮取子宫内膜送病理检查以了解子宫内膜对卵巢激素的反应、排除子宫内膜结核等,现已少用。多用宫腔镜检查,在直视下观察子宫腔及内膜,并取内膜活体组织检查。

(2) 子宫输卵管碘油造影:了解子宫腔大小及形态、输卵管形态及通畅情况,有助于诊断子宫、输卵管结核,子宫畸形,宫腔粘连等病变。

11. 卵巢功能检查有哪些?

(1) 基础体温测定:基础体温呈双相型,提示卵巢有排卵和黄体形成。

(2) 超声监测:从月经周期第 10 日开始用超声动态(最好是经阴道)监测卵泡发育及排卵情况。卵泡直径达 18~20 mm 时为成熟卵泡,估计约在 72 h 内排卵。

(3) 宫颈黏液结晶检查:根据涂片上羊齿状结晶及椭圆体的周期性变化判断卵巢功能。若涂片上见到成排的椭圆体,提示在雌激素作用的基础上已受孕激素影响。

(4) 阴道脱落细胞检查:脱落细胞出现周期性改变提示卵巢有排卵,观察表层、中层、底层细胞的百分比,表层细胞百分率越高提示雌激素水平越高。

(5) 血清激素测定:包括血清 FSH、LH、PRL、雌二酮、孕酮及睾酮测定。常用方法有放射免疫、酶联免疫法和化学发光法。血孕酮升高为排卵标志。若睾酮值高,提示有多囊卵巢综合征、卵巢男性化肿瘤或睾丸女性化等疾病可能。雌激素水平低,提示卵巢功能不正常或衰竭。

(6) 宫腔镜检查:直视下诊断宫腔内病变并取活体组织检查或治疗。

(7) 腹腔镜检查:直视下观察卵巢形态、子宫大小,诊断盆腔内病变并同时进行手术治疗。

12. 垂体功能检查有哪些?

雌-孕激素序贯试验阳性提示患者体内雌激素水平低落,为确定病因在卵巢、垂体或下丘脑,需做以下检查。

(1) 催乳素及垂体促性腺激素测定:PRL$>$25 μg/L 时称为高催乳素血症。PRL 升高者测定促甲状腺素(TSH),TSH 升高者提示甲状腺功能减退;TSH 正常,而 PRL$<$100 μg/L,应行头颅 MRI 或 CT 检查,排除垂体肿瘤。PRL 正常应测定垂体促性腺激素。月经周期中 FSH 正

常值为 5～20 U/L，LH 为 5～25 U/L。若 FSH 为 25～40 U/L 或以上，提示卵巢功能衰竭；若 FSH、LH 均小于 5 U/L，提示垂体功能减退，病变可能在下丘脑或垂体。

（2）垂体兴奋试验：又称 GnRH 刺激试验。当血清 FSH 与 LH 含量均低时，用 GnRH 刺激试验确定病变部位是垂体还是下丘脑。具体方法：用促黄体激素释放激素（LHRH）100 μg 溶于生理盐水 5 mL，30 s 内静脉注射，于注射前及注射后 15 min、30 min、60 min、120 min 分别取血各 2 mL，测定血中 LH 值，一般于注射后 15～60 min LH 值较注射前高2～4倍，提示垂体功能正常，闭经部位在下丘脑。如不升高或升高很少则为垂体性闭经。

（3）影像学检查：疑有垂体肿瘤可进行蝶鞍 X 线摄片或 CT，有助于诊断。

（4）其他检查：如染色体检查、甲状腺功能检查、肾上腺功能检查、超声检查等。

13. 如何治疗闭经？

（1）一般治疗：对环境改变、精神创伤引起的一时性闭经，可通过加强营养、增强体质，保持标准体重及良好的心理状态，大多数能自然恢复。

（2）病因治疗：治疗引起闭经的器质性病变，如下生殖道畸形应行手术治疗；结核性子宫内膜炎则行抗结核治疗；宫腔粘连者分离粘连，放置宫内节育器以防再次粘连；卵巢或垂体肿瘤可行手术或放疗等；口服避孕药引起的闭经停药后月经多在半年内自然恢复。

（3）内分泌治疗：明确病变部位及病因后，给予相应激素补充治疗达到治疗目的。

14. 闭经的内分泌治疗有哪些？

1）性激素补充治疗：其目的是维持女性全身健康及生殖健康，包括心血管系统、骨骼及骨代谢、神经系统等，促进和维持第二性征和月经。主要治疗方法如下。

（1）雌激素补充治疗：适用于无子宫者。结合雌激素片 0.625 mg 或微粒化 17β-雌二醇 2 mg口服，每日 1 次，连续使用。

（2）雌-孕激素序贯疗法：适用于有子宫者。上述雌激素连用 21 日，最后 10～14 日同时给予孕激素，如每日口服醋酸甲羟孕酮片 6～10 mg 或黄体酮胶囊 200 mg。

（3）孕激素疗法：适用于体内有一定内源性雌激素水平的，可于月经周期后半期（或撤退性出血第 16～25 日）口服醋酸甲羟孕酮每日 6～10 mg 或黄体酮胶囊 200 mg，连用 10 日。

2）促排卵：适用于低促性腺激素性闭经，并有生育要求的患者。可以用尿促性素（HMG、FSH）促卵泡发育并诱发排卵，然后应用 HCG 诱发排卵并维持黄体功能。促卵泡要监测，警惕卵巢过度刺激综合征（OHSS）。

3）溴隐亭：适用于高催乳素血症者。包括正常垂体或垂体微腺瘤者。其作用机制是抑制垂体催乳素的合成与释放并诱发排卵。用法：从小剂量开始，每日 1.25 mg，随餐同服，若连用 3 日无明显反应（如恶心、呕吐、头痛等）可加量，一般每 3 日增加 1.25 mg，常用剂量为每日 5～7.5 mg，分 2～3 次口服，最大剂量每日不超过 10 mg。用药期间监测血清催乳素水平，调整用药量。一般用药后 4～8 周，70%～80% 的患者恢复月经，停止泌乳，妊娠率为 37.5%～81%。

4）其他激素治疗：甲状腺素用于闭经合并甲状腺功能低下者，泼尼松或地塞米松用于先天性肾上腺皮质功能亢进所致闭经。

第三节　多囊卵巢综合征

1. 什么是多囊卵巢综合征？

多囊卵巢综合征（polycystic ovarian syndrome，PCOS），又称 Stein-Leventhal 综合征，是育龄期女性最常见的内分泌紊乱性疾病，持续性无排卵、雄激素过多和胰岛素抵抗是其重要特征，是生殖功能障碍与多种代谢异常尤其是糖代谢异常共存的内分泌代谢紊乱疾病。

2. 多囊卵巢综合征的内分泌特征有哪些?

(1) 雄激素过多。

(2) 雌酮过多。

(3) 黄体生成素/卵泡刺激素(LH/FSH)增加。

(4) 胰岛素过多。

3. 多囊卵巢综合征的发病机制有哪些?

(1) 下丘脑-垂体-卵巢轴调节功能异常:由于垂体对 GnRH 敏感性增加,分泌过量 LH,刺激卵巢间质、卵泡膜细胞产生过量雄激素。卵巢内高雄激素抑制卵泡成熟,不能形成优势卵泡,但卵巢中的小卵泡仍能分泌相当于早卵泡期水平的雌二醇,加之雄烯二酮在外周组织芳香化酶作用下转化为雌酮,形成高雌酮血症。持续分泌的雌酮和雌二醇作用于下丘脑及垂体,对 LH 分泌呈正反馈,使 LH 分泌增加;对 FSH 分泌呈负反馈,使 FSH 水平相对降低,LH/FSH 增大。LH 水平升高又促进卵巢分泌雄激素形成雄激素过多、持续无排卵的恶性循环。低水平 FSH 持续刺激,使卵巢内小卵泡发育至一定时期,但不能形成优势卵泡,导致卵巢多囊样改变,多数小卵泡形成却无排卵。

(2) 胰岛素抵抗和高胰岛素血症:胰岛素促进器官、组织和细胞吸收利用葡萄糖的效能下降时,称为胰岛素抵抗(insulin resistance,IR)。约 50% 患者存在不同程度 IR 及代偿性高胰岛素血症。更重要的是 IR 可增加机体许多代谢紊乱的危险,包括 II 型糖尿病、高血压病、血脂异常、纤溶酶原激活物抑制剂的增加、内皮素的增加、血管内皮功能紊乱和心脏疾病,这些统称为代谢综合征(metabolism syndrome,MS)。PCOS 可被认为是女性代谢综合征的一个组成部分。过量胰岛素作用于垂体的胰岛素受体,可增强 LH 释放并促进卵巢和肾上腺分泌雄激素,抑制肝脏性激素结合球蛋白的合成,使游离睾酮增加。

(3) 肾上腺内分泌功能异常:50% 患者存在脱氢表雄酮(DHEA)及脱氢表雄酮硫酸盐(DHEAS)升高,可能与肾上腺皮质网状带 P450c17a 酶活性增加、肾上腺细胞对促肾上腺皮质激素敏感性增加和功能亢进有关。DHEAS 升高表示过多的雄激素来自肾上腺。

(4) 可能与高瘦素血症、遗传因素等有关。

4. 多囊卵巢综合征的病理改变有哪些?

(1) 卵巢的变化:典型病例可见双侧卵巢呈灰白色增大,包膜增厚坚韧,切面见卵巢白膜均匀性增厚,较正常厚 2~4 倍,白膜下约可见 10 个或 10 个以上、直径不足 1 cm 的囊性卵泡。光镜下见皮质表层纤维化,细胞少。包膜下含有很多闭锁卵泡和处于不同发育期的卵泡,但无成熟卵泡生成,更无排卵迹象,但有很多外覆卵泡的卵泡内膜黄素化,卵巢间质有时可见黄素化间质细胞。

(2) 子宫内膜变化:无排卵性子宫内膜。子宫内膜的组织学变化因卵巢分泌的雌激素水平不同而异,卵泡发育不良时,子宫内膜呈增生期;当卵泡持续分泌少量或较大量雌激素时,可刺激内膜使其增生过长;更重要的是由于长期持续无排卵,仅有单一无对抗的雌激素作用,有时导致子宫内膜癌的发生。

5. 多囊卵巢综合征有哪些临床表现?

(1) 月经不调:表现为月经稀发或过少,甚至闭经,偶见闭经与月经过多相间出现。

(2) 不孕:通常在初潮后发病,婚后伴有不孕,主要由于月经不调和无排卵所致。

(3) 多毛、痤疮:表现不同程度的多毛,亚洲妇女多毛不及欧美患者显著。体毛较浓密,尤其是乳晕周围、下颌、下腹部位长毛,阴毛分布常呈男性型。痤疮也常见。

(4) 肥胖:50％以上患者肥胖(体重指数≥25),但其脂肪分布以腹型肥胖为主。肥胖是由于雄激素过多和未结合睾酮比例增加引起的,亦与雌激素长期刺激有关。

(5) 黑棘皮症:雄激素过多的另一体征是黑棘皮症,常在阴唇、颈背部、腋下、乳房下和腹股沟等处皮肤出现灰褐色色素沉着,呈对称性,皮肤增厚,轻抚如天鹅绒。

6. 多囊卵巢综合征的辅助诊断方法有哪些?

(1) 基础体温测定:表现为单相体温。

(2) 超声检查:经阴道超声可以更清晰地观察到卵巢声像。声像图显示子宫小于正常,双侧卵巢均匀性增大,包膜回声增强,轮廓较光滑。内部回声强弱不均,可见多个大小不等的直径 2～9 mm 的小卵泡,其数量不少于 12 个,围绕卵巢边缘,如车轮状排列,称为"项链征",有时散在分布于卵巢内。

(3) 诊断性刮宫:超声检查提示子宫内膜较厚者和(或)病程较长者,应常规行诊断性刮宫,以早期发现子宫内膜不典型增生或子宫内膜癌。于月经前数日或月经来潮 6 h 内行诊断性刮宫。

(4) 激素测定:详见本节问题 7。

(5) 腹腔镜检查:腹腔镜下可见卵巢增大,包膜增厚,表面光滑,呈瓷白色,有新生血管。包膜下显露多个卵泡,但无排卵征象(排卵孔、血体或黄体)。腹腔镜下取卵巢组织送病理检查,诊断即可确定。在诊断的同时可进行腹腔镜治疗。

7. 多囊卵巢综合征在内分泌及代谢方面有哪些变化?

(1) 血清 FSH 值偏低而 LH 值升高,LH/FSH 为 2～3 或以上。

(2) 血清睾酮、双氢睾酮、雄烯二酮浓度增高,睾酮水平通常不超过正常范围上限 2 倍。DHEA、DHEAS 浓度正常或轻度升高。

(3) 尿 17-酮皮质类固醇正常或轻度升高,正常时提示雄激素来源于卵巢,升高时提示肾上腺功能亢进。

(4) 血清雌激素测定:为正常值或稍增高,其水平恒定,无周期性变化。雌酮/雌二醇>1,高于正常周期。

(5) 催乳素(PRL):大约 30％ PCOS 患者 PRL 轻度升高。

(6) 其他检查:PCOS 尤其肥胖患者,应测定空腹血糖及口服葡萄糖耐量试验,有条件时测定空腹胰岛素水平及葡萄糖负荷后血清胰岛素最高浓度。患者也可有三酰甘油、总胆固醇增高。

8. 多囊卵巢综合征的诊断标准是什么?

(1) 稀发排卵或无排卵。

(2) 高雄激素的临床表现和(或)高雄激素血症。

(3) 卵巢多囊改变:B 超检查提示一侧或双侧卵巢直径 2～9 mm 的卵泡,其数量不少于 12 个,和(或)卵巢体积不小于 10 mL。

(4) 3 项中符合 2 项并排除其他高雄激素病因,如先天性肾上腺皮质增生、库欣综合征、分泌雄激素的肿瘤。

9. 多囊卵巢综合征需要与哪些疾病进行鉴别诊断?

(1) 卵泡膜细胞增殖症:其病理变化为卵巢皮质有一群卵泡膜细胞增生。临床和内分泌征象与 PCOS 相仿但更严重,本症患者比 PCOS 更肥胖,男性化更明显,睾酮水平也高于 PCOS,可高达 5.2～69 nmol/L。

(2) 卵巢分泌雄激素肿瘤:卵巢睾丸母细胞瘤、卵巢门细胞瘤、肾上腺肿瘤均可产生大量雄激素,多为单侧性、实性肿瘤,进行性增大明显,可做 B 超检查、CT 或 MRI 定位。

(3)肾上腺皮质增生或肿瘤:当血清硫酸脱氢表雄酮值超过正常范围上限 2 倍时,应与肾上腺皮质增生或肿瘤鉴别。肾上腺皮质增生患者血 17α-羟孕酮明显增高,促肾上腺激素兴奋试验反应亢进,地塞米松抑制试验时抑制率不大于 0.70。肾上腺皮质肿瘤患者则对这两项试验反应均不明显。

(4)库欣综合征:独特的体征,如满月脸、紫纹、高血压等。血清皮质醇增高,失去昼夜节律。

(5)其他:催乳素水平升高明显,应排除垂体催乳素腺瘤。

10. 多囊卵巢综合征的治疗方式有哪些?

(1)一般治疗:生活方式的调整最为重要,尤其肥胖者应加强锻炼和限制高糖、高脂饮食以减轻体重,如体重降低 10% 则可恢复排卵。

(2)药物治疗。

(3)手术治疗。

11. 对于无生育要求的多囊卵巢综合征患者,如何选用药物进行治疗?

1)调节月经周期:对抗雌激素作用保护子宫内膜,非常重要。

(1)口服避孕药:周期疗法是一种简单和相对较安全的方法。抗雄激素的短效口服避孕药为首选。如炔雌醇环丙孕酮可多环节对抗雄激素,保护子宫内膜,调节月经周期。周期性服用,疗程一般为 3~6 个月,可重复使用。能有效抑制毛发生长和治疗痤疮。

(2)孕激素后半周期疗法:可调节月经并保护子宫内膜。对 LH 过高分泌同样有抑制作用,亦可达到恢复排卵效果。

2)降低血雄激素水平:

(1)糖皮质类固醇:适用于 PCOS 雄激素过多为肾上腺来源或混合性来源者。常用地塞米松 0.25 mg 每晚口服,剂量每日不宜超过 0.5 mg,以免过度抑制垂体-肾上腺轴功能。

(2)醋酸环丙孕酮:为合成 17α-羟孕酮衍生物,具较强的抗雄激素作用,与睾酮和双氢睾酮竞争受体,并诱导肝酶解加速血浆雄激素的代谢,从而降低雄激素的生物效应。目前多用炔雌醇环丙孕酮(商品名:达英-35),每片含环丙孕酮 2 mg、炔雌醇 35 μg,做周期疗法,即于出血第 5 日起,每日口服 1 片,连用 21 日,停药 7 日后重复用药,共 3~6 个月。可对抗雄激素过多症状,且能调整月经周期。

(3)螺内酯:人工合成的 17-螺内酯甾类化合物,近年发现它除了有利尿作用外,尚可抑制卵巢和肾上腺生物合成雄激素,并在毛囊竞争雄激素受体。抗雄激素剂量每日为 40~200 mg,治疗多毛需要用药 6~9 个月。出现月经不规则者可与口服避孕药联合应用。

3)改善胰岛素抵抗:对肥胖或有胰岛素抵抗患者常用胰岛素增敏剂。二甲双胍可抑制肝合成葡萄糖,增加外周组织对胰岛素的敏感性。通过降低血胰岛素纠正患者高雄激素状态,改善卵巢排卵功能,提高促排卵治疗效果。常用剂量为每次口服 500 mg,每日 2~3 次。

12. 对于有生育要求的多囊卵巢综合征患者,如何选用药物进行治疗?

对于有生育要求的患者,需要诱发排卵,要求患者在生活方式调整、抗雄激素和改善胰岛素抵抗等基础治疗后,进行促排卵治疗。常用的促排卵药物如下。

(1)氯米芬:为一线促排卵药物。另外,近些年芳香化酶抑制剂(来曲唑)也在临床用于促排卵,但尚缺乏足够的证据。

(2)尿绒毛膜促性腺素、FSH、LH:氯米芬抵抗的患者可给予二线促排卵药物。二线治疗一定在有监测卵泡的条件下进行,因诱发排卵时易发生卵巢过度刺激综合征,需要密切监测,加强预防措施。腹腔镜下卵巢打孔术也是促排卵的二线治疗。

13. 如何手术治疗多囊卵巢综合征？

（1）腹腔镜下卵巢打孔术：适用于严重 PCOS 促排卵药物治疗无效者。在腹腔镜下对多囊卵巢用电凝或激光技术穿刺打孔，每侧卵巢打孔 4 个为宜，既能获得 90％排卵率和 70％妊娠率，又能减少粘连形成。

（2）卵巢楔形切除术：剖腹探查时先确定诊断，然后将双侧卵巢楔形切除 1/3 组织，以降低雄激素水平，从而减轻多毛症状，提高妊娠率。

第四节　痛经及经前期综合征

1. 什么是痛经？原发性痛经和继发性痛经是什么？

凡在月经前后或月经期出现下腹疼痛、坠胀，伴腰酸或其他不适，程度较重影响正常工作和生活者称为痛经（dysmenorrhea）。痛经可分为原发性和继发性两类。前者是指生殖器官无器质性病变所致的痛经，后者则指由于盆腔器质性疾病如子宫内膜异位症、盆腔炎或宫颈狭窄等所引起的痛经。

2. 痛经的原因有哪些？

（1）月经期由于子宫内膜细胞释放前列腺素 $PGF_{2\alpha}$ 和 PGE_2，$PGF_{2\alpha}$ 和 PGE_2 诱发子宫平滑肌收缩，产生下腹痉挛性绞痛。

（2）月经期子宫平滑肌过度收缩使子宫压力升高，导致子宫供血不足，当子宫压力大于平均动脉压时引起子宫缺血，代谢产物刺激疼痛神经元而发生痛经。

（3）内在或外来的应激可使痛阈降低，思想焦虑、恐惧以及生化代谢物质均可通过中枢神经系统刺激盆腔疼痛纤维。

3. 如何诊断痛经？

1）临床表现：月经期下腹坠痛。

（1）原发性痛经：①多在月经初潮后 1～2 年内发病；②疼痛多自月经来潮后开始，最早出现在经前 12 h，行经第 1 日疼痛最剧，持续 2～3 日缓解；③疼痛程度不等，部位在耻骨上，可放射至腰骶部和股内侧；④有时痛经可伴恶心、呕吐、腹泻、头晕、乏力等症状，严重时面色发白、出冷汗等；⑤妇科检查无异常发现。

（2）继发性痛经：①在初潮后数年方出现症状；②大多表现有月经过多、不孕、放置宫内节育器或盆腔炎病史；③妇科检查易发现引起痛经的器质性病变。

2）辅助检查：必要时可借助超声、腹腔镜检查。

4. 如何治疗痛经？

（1）一般治疗：首先进行精神心理治疗，疼痛剧烈时可适当应用解痉、镇痛、镇静药。

（2）前列腺素合成酶抑制剂：分为两类。①苯基丙酸类：如布洛芬 200～400 mg 口服，每日 3～4 次，或酮洛芬 25～50 mg，每日 4 次。痛经缓解率为 90％。②灭酸类：如氟芬那酸 200 mg 或甲芬那酸 500 mg 口服，每日 3 次，月经来潮即开始服药，连续 2～3 日，疗效迅速而完全。

（3）口服避孕药：适用于有避孕要求的痛经妇女，有效率达 90％以上。避孕药抑制排卵，同时抑制子宫内膜生长，使月经量减少，从而减轻痛经。

（4）中医中药治疗。

5. 什么是经前期综合征？

经前期综合征（premenstrual syndrome，PMS）是指育龄妇女在月经周期的黄体期（月经前

7～14 日)反复出现一系列精神、行为及体质等方面的症状,如头痛、乳房胀痛、全身乏力、紧张压抑或易怒烦躁、失眠水肿等,月经来潮后症状自然消失。

6. 经前期综合征的病因有哪些?

(1)精神社会因素:由于经前期综合征症状的广泛性及互不联系的特点,有研究证实应用安慰剂或接受精神、心理治疗有较好的疗效,提示可能精神社会因素与引起身心功能障碍有关,也可以认为社会环境与患者精神心理因素间的相互作用,参与了经前期综合征的发生。

(2)卵巢自体激素比例失常:最初认为雌激素、孕激素比例失调是经前期综合征的发病原因,近年研究发现,患者体内并不存在孕激素绝对或相对不足,补充孕激素不能有效缓解症状。目前,又认为可能与黄体后期雌激素、孕激素撤退有关。

(3)神经递质-神经内分泌系统平衡失常:经前期综合征患者在黄体后期循环中类比阿片肽浓度异常降低,表现为内源性类阿片肽撤退症状,影响精神、神经及行为方面的变化。

(4)维生素 B_6 缺乏:维生素 B_6 是合成多巴胺和 5-羟色胺的辅酶。

7. 经前期综合征的临床表现有哪些? 如何诊断?

1)经前期综合征的临床表现:经前期综合征症状多种多样,因人而异,但症状的出现与月经密切相关,多见于 25～45 岁妇女,症状出现于月经前 1～2 周,月经来潮后迅速减轻直至消失。主要症状如下。

(1)体液潴留症状:头痛、盆腔痛、乳房胀痛、腹部胀满、便秘、四肢肢体肿胀、体重增加、运动协调功能减退等。

(2)精神症状:情绪不稳定、易怒焦虑、抑郁、工作效率低、判断力减退、偏执妄想等。

(3)自律神经系统功能症状:潮热、出汗、头昏及心悸等。

2)根据周期性经前期出现典型症状,不难诊断,但必须排除器质性疾病或精神病。

8. 如何治疗经前期综合征?

1)心理治疗:给予心理安慰和疏导,提高患者对本病的认识,消除对本病不必要的顾虑和精神负担,有助于减轻症状。

2)基础治疗:加强运动锻炼、调整饮食结构、减少应激反应,养成良好的生活习惯。

3)药物治疗:

(1)孕酮治疗:常用每日口服微粉化孕酮 200 mg。由于疗效不确定目前已少用。

(2)抗焦虑药:适用于有明显焦虑的患者。阿普唑仑经前用药,0.25 mg 口服,每日 2～3 次,逐渐增量,最大量每日 4 mg,用至月经来潮第 2～3 日。

(3)抗忧郁症药:适用于明显忧郁的患者。黄体期用氟西汀 20 mg 口服,每日 1 次,对躯体症状疗效不佳。

(4)维生素 B_6:10～20 mg 口服,每日 3 次,能改善症状,调节自主神经系统与下丘脑-垂体-卵巢轴。

(5)抑制排卵:口服避孕药也能缓解症状,也可用促性腺激素释放激素类似物(GnRH-a)抑制排卵,但价格昂贵。

(6)醛固酮受体的竞争性抑制剂:螺内酯 20～40 mg 口服,每日 2～3 次,减轻水钠潴留。

(7)中药口服也可减轻症状。

第五节　绝经综合征

1. 什么是绝经综合征?

绝经综合征(climacteric syndrome)是指妇女绝经前后由于性激素波动或减少所致的一系

列躯体及精神心理症状。

2. 什么是绝经？

绝经(menopause)是指女性一生最后一次月经来潮，分为自然绝经和人工绝经两种方式。自然绝经是指卵巢内卵泡生理性耗竭所致的绝经；人工绝经是由于手术或其他治疗方式导致的绝经。

3. 什么是围绝经期？

围绝经期是指从接近绝经前、出现与绝经有关的内分泌和生理学改变和临床特征时起，至绝经后1年内的这段时间。

4. 围绝经期内分泌有何变化？

(1)雌激素：卵巢功能衰退的最早征象是卵泡对FSH敏感性降低，FSH水平升高。此时雌激素水平明显波动，升高的FSH对卵泡的刺激，使雌激素甚至高于正常卵泡期水平。绝经后卵巢不再产生卵泡，也无雌激素产生。偶尔有残余的小卵泡发育，也会产生少量的雌激素，但多发生在绝经后的前几年内。绝经后妇女循环中雌酮高于雌二醇，雌激素呈低水平，且主要来源于肾上腺皮质以及卵巢的雄烯二酮经周围组织中芳香化酶转化的雌酮，主要转化部位在肌肉和脂肪。

(2)孕酮：绝经过渡期卵巢尚有排卵功能，有孕酮分泌，但因卵泡期延长，黄体功能不良，导致孕酮分泌减少；如无排卵则无孕酮分泌；绝经后无孕酮分泌。

(3)雄激素：雄激素来源于卵巢间质细胞及肾上腺，卵巢则分泌睾酮。绝经后由于升高的LH对卵巢间质细胞的刺激增加，使睾酮水平较绝经前增高。而肾上腺分泌雄烯二酮量仅为绝经前的一半，所以绝经后雄激素总体水平下降。

(4)促性腺激素：绝经过渡期FSH水平升高，呈波动型，LH仍在正常范围内。绝经后由于卵泡产生抑制素减少，雌激素水平下降，使FSH、LH水平升高，FSH升高较LH显著，FSH/LH>1。卵泡闭锁导致雌激素和抑制素水平降低以及FSH水平升高，是绝经的主要指标。

(5)促性腺激素释放激素：绝经后GnRH的分泌增加，与LH相平衡。

(6)抑制素：绝经妇女血抑制素浓度下降，较雌二醇下降早且明显，可能成为反映卵巢功能衰退更敏感的指标。抑制素有反馈抑制垂体合成分泌FSH的作用，抑制GnRH对自身受体的调节，使抑制素浓度与FSH水平呈负相关。

5. 绝经综合征的近期症状有哪些？

(1)月经改变：绝经过渡期的常见症状，也可能是最早出现的症状。表现为月经周期的不规则，月经持续时间延长，经量增加或减少，甚至出现严重的贫血。有的则为淋漓不尽，或月经突然停止，不再来潮。表现不同取决于卵巢功能状态的波动。

(2)血管舒缩症状：主要表现为潮红潮热，是雌激素波动或降低的特征性症状。其特点是反复出现短暂的面部、颈部及胸部皮肤发红、发热，继之出汗，一般持续1～3 min。国外流行病学调查提示，潮红潮热是绝经综合征中早期最常见、最典型的症状，一般持续2～3年，有些人持续更长时间。症状轻者每日发作数次，严重者10余次或更多。严重影响妇女工作、生活以及休息，也是妇女来就诊的主要原因，但目前国内尚缺乏大样本的流行病学证据。

(3)精神神经和自主神经失调症状：主要表现为情绪激动、焦虑不安、易怒、或情绪低落、记忆力减退、心悸、眩晕、头痛、失眠、耳鸣等症状，发病机制主要与雌激素波动或降低导致内分泌功能失调、中枢神经介质变化有关。

6. 绝经综合征的远期症状有哪些？

(1)泌尿生殖道症状：主要为泌尿生殖器官的萎缩所引起的症状，表现为阴道干燥、疼痛、瘙痒、性交困难和反复出现的尿频、尿急、尿痛等。

（2）骨质疏松症：50岁以上妇女半数以上会发生绝经后骨质疏松，一般在绝经后5~10年发生，最常见的部位是椎体。有研究证实，老年妇女骨质疏松症的发病率达60%，其发生与雌激素下降有关，其病理特点是松质骨受累，严重时骨小梁发生断裂，是一种不可逆转的变化。表现为骨、关节、韧带、肌肉不适，酸痛，活动不便和功能障碍，易骨折，致残致死率高。严重影响绝经后生活质量。

（3）心脑血管病变：绝经后妇女动脉硬化，冠心病发病较绝经前明显增加。可能与雌激素下降和雄激素活性增强，血脂与脂蛋白的改变，葡萄糖与胰岛素代谢的改变，凝血与纤溶改变，以及动脉功能变化等有关。

（4）阿尔茨海默病：即老年痴呆症。绝经后妇女比老年男性患病率高，可能与绝经后内源性雌激素降低有关。

7. 如何诊断绝经综合征？

根据病史及临床表现即可诊断，但需排除引起症状的器质性病变，如甲状腺疾病及精神疾病，卵巢功能评价等实验室检查有助于诊断。

（1）血清FSH、E_2：测定了解卵巢功能。绝经过渡期血清FSH>10 U/L，提示卵巢储备功能下降。闭经、FSH大于40 U/L且雌二醇为10~20 pg/mL或以下，则提示卵巢功能衰竭。

（2）氯米芬兴奋试验：月经第5日起口服氯米芬，每日50 mg，共5日，停药第1日测血清FSH>12 U/L，提示卵巢储备功能降低。

（3）骨密度测定：骨密度可以通过一系列放射影像学方法来检测，双能X线吸收法（DXA）是目前国际学术界公认的骨密度检测方法，其测定值可作为骨质疏松症的诊断金标准。

（4）妇科超声和乳腺超声：可了解子宫内膜、附件区有无异常及乳腺有无异常。

（5）其他检查：如甲状腺功能测定、心电图检查或24 h心电图检查。

8. 如何治疗绝经综合征？

（1）一般生活治疗：积极开展健康知识及保健知识的普及和教育。有精神症状者应行心理治疗。老年妇女应坚持适当运动，合理膳食，尤其应注意摄入充足的钙质的食物，预防骨质疏松，保持乐观积极的心态。必要时选用适量镇静、调节自主神经功能药以助睡眠，如睡前口服艾司唑仑2.5 mg、谷维素20 mg，每日3次。

（2）性激素疗法（hormone therapy，HRT）：治疗绝经综合征最有效的方法。应在绝经的早期（窗口期）开始使用，以获取更大的益处。并严格掌握适应证和禁忌证。

（3）选择性雌激素受体调节剂（SERM）：雷洛昔芬每日60 mg口服，用于预防和治疗骨质疏松。长期应用有发生静脉血栓的可能。

（4）非激素类药物：现有的资料表明，这些治疗对缓解绝经症状可以有一定效果，但其效果和不良反应与性激素疗法不同，目前缺乏这些治疗的安全性和疗效的长期资料。这些制剂包括黑升麻异丙醇萃取物、选择性5-羟色胺再摄取抑制剂、选择性去甲肾上腺素再摄取抑制剂、可乐定等。

（5）钙剂：可减缓骨质丢失。

（6）维生素D：适用于围绝经妇女缺少户外活动者，每日口服400~500 U，与钙剂合用有利于钙的吸收完全。

9. 性激素疗法治疗适应证有哪些？

（1）缓解绝经症状：如血管舒缩症状及与其相关的睡眠障碍等，是其首选和最重要的治疗方法。

（2）泌尿生殖系统萎缩相关的问题：如阴道干涩、疼痛、排尿困难、反复性阴道炎、性交后膀胱炎、夜尿、尿频和尿急。

（3）预防绝经后骨质疏松：包括骨质疏松症的危险因素及绝经后骨质疏松症。

10. 性激素疗法治疗禁忌证有哪些？

（1）已知或怀疑妊娠。

（2）原因不明的阴道出血。

（3）已知或怀疑患有乳腺癌。

（4）已知或怀疑患有与性激素相关的恶性肿瘤。

（5）患有活动性静脉或动脉血栓栓塞性疾病（最近 6 个月内）。

（6）严重肝肾功能障碍。

（7）血卟啉症、耳硬化症。

（8）脑膜瘤（禁用孕激素）。

11. 哪些情况需慎用性激素疗法治疗？

（1）子宫肌瘤。

（2）子宫内膜异位症。

（3）子宫内膜增生史。

（4）尚未控制的糖尿病及严重高血压。

（5）有血栓形成倾向。

（6）胆囊疾病、癫痫、偏头痛、哮喘、高催乳素血症。

（7）系统性红斑狼疮。

（8）乳腺良性疾病、乳腺癌家族史。

12. 性激素疗法治疗方法及激素选择原则是什么？

1）口服途径：主要优点是血药浓度稳定，但对肝有一定损害，还可刺激产生肾素底物及凝血因子。具体方案如下。

（1）单用孕激素：周期使用，用于绝经过渡期，调整卵巢功能衰退过程中出现的月经问题。

（2）单用雌激素：适用于子宫切除的妇女。

（3）序贯疗法：雌激素＋后半期孕激素（10～14 日）。模拟自然月经周期，适用于年龄较轻的绝经早期妇女。

（4）连续疗法：连续性雌激素＋孕激素，适用于绝经后老年妇女。

（5）雌孕雄激素联合：雄激素可以减轻绝经综合征。添加孕激素原则：对于已经切除子宫的妇女，则不必应用孕激素；对于有子宫的妇女，给予雌激素会增加子宫内膜癌发生危险性，雌激素的致癌性随剂量加大和治疗持续时间延长而增加；在雌激素持续用药的情况下，孕激素应持续或周期性添加，每月给予 10～14 日，从而保护内膜。

2）使用含孕激素宫内节育器：适合绝经过渡期月经量多、子宫内膜增殖、绝经后有子宫口服雌激素者。

3）经皮途径：避免肝首过效应，对血脂影响较小，对血栓的危险降低。同样能缓解潮热、出汗，防止骨质疏松症。

4）阴道局部雌激素的应用：12％～15％的 50 岁以上绝经后妇女有阴道干燥、疼痛、性交困难、尿频、尿急等泌尿生殖系统老化的症状，阴道局部应用雌激素能明显改善泌尿生殖系统萎缩的症状。

13. 国内目前性激素疗法治疗常用的药物有哪些？

1）雌激素：

（1）天然：推荐应用天然雌激素。结合雌激素（倍美力，每片 0.3 mg 或 0.625 mg），戊酸雌二醇片（补佳乐，每片 1 mg）。不再推荐服用长效雌激素，人工合成的也不推荐长期服用。

（2）经皮用：雌二醇贴片（松奇）（每日释放 25 μg 17β-雌二醇，每周 1 贴）；雌二醇凝胶（每支 40 g，含 17β-雌二醇 24 mg）。

（3）经阴道常用药物：结合雌激素霜（倍美力霜，每克含结合雌激素 0.625 mg），更宝芬胶囊（每粒含 10 mg 普罗雌烯），更宝芬霜（每支 15 g，活性成分 1‰），可宝净胶囊（每粒含普罗雌烯 10 mg 和氯喹那多 200 mg），葆丽软膏（国产结合雌激素阴道用剂型，每克含活性药 0.625 mg），雌三醇软膏（欧维婷软膏，每克含雌三醇 1 mg）。

应考虑应用较现有标准用法更低的剂量，比如每日口服 0.3 mg 结合雌激素或 0.5～1 mg 戊酸雌二醇、替勃龙 1.25 mg、经皮贴膜 0.025 mg 17β-雌二醇等。

2）孕激素：

（1）天然：注射用孕酮针剂（每支含 20 mg 孕酮）和口服及阴道用微粉化黄体酮胶丸（商品名：琪宁，每丸含 100 mg 孕酮），口服黄体酮胶囊（商品名：益玛欣，每粒含 50 mg 孕酮），均为国产品。

（2）合成：17a-羟孕酮衍生物有较强的抗雌激素作用，无明显雄激素活性。包括最接近天然孕酮的地屈孕酮（达芙通，每片 10 mg），较接近天然孕酮的醋甲羟孕酮（国产安宫黄体酮片）、甲地孕酮（国产妇宁片）、19-去甲睾酮衍生产物炔诺酮（国产妇康片），具有轻度雄激素活性。

3）复方制剂：目前国内有两种复方制剂，商品名分别为克龄蒙和芬吗通。克龄蒙由 11 片 2 mg 戊酸雌二醇和 10 片 2 mg 戊酸雌二醇加 1 mg 醋酸环丙孕酮组成；芬吗通由 14 片 1 mg 17β-雌二醇和 14 片 1 mg 17β-雌二醇加 10 mg 地屈孕酮组成。供雌-孕激素周期序贯者选用。复方制剂的优点是患者服用比较方便。

4）7-甲基异炔诺酮（替勃龙，每片 2.5 mg）：一种独特的化合物。该药具有雌激素、孕激素和雄激素三种活性。因其在子宫内膜处具有孕激素活性，因此有子宫的绝经后妇女，应用此药时不必再加用其他孕激素。

14. 性激素疗法治疗的不良反应有哪些？

1）子宫出血：性激素补充治疗时的子宫异常出血，多为突破性出血。要高度重视，必要时诊断性刮宫，排除子宫内膜病变。

2）性激素不良反应：

（1）雌激素：剂量过大可引起乳房胀痛、白带多、色素沉着等，应酌情减量。

（2）孕激素：不良反应包括抑郁、易怒、乳房胀痛等，患者不易耐受。

（3）雄激素：有发生高血脂、动脉粥样硬化、血栓栓塞性疾病危险，长期应用可致体重增加、多毛、痤疮等。

3）子宫内膜癌：长期单用雌激素可使子宫内膜异常增殖和子宫内膜癌危险性增加，规范化使用孕激素可将此种风险降低。

4）乳腺癌：有资料表明，雌、孕激素联合治疗超过 5 年，有可能增加乳腺癌危险。

第六节　卵巢早衰与性早熟

1. 什么是卵巢早衰？

卵巢早衰是指已建立规律月经的妇女，40 岁以前，由于卵巢功能衰退而出现持续性闭经和性器官萎缩,常有促性腺激素水平的上升和雌激素的下降,其临床表现为闭经、少经,伴不同程度的潮热多汗、心烦、失眠、阴道干涩、性欲下降等围绝经症状,使患者未老先衰,给其身心健康和夫妻生活带来极大的痛苦。据统计,发病率在一般人群中占 1%～3%,近年来有上升的趋势。

2. 卵巢早衰的病因有哪些?

卵巢早衰的病因在绝大多数患者中尚不清楚。目前认为与遗传、自身免疫过程、感染等有关。其中有关卵巢早衰与自身免疫的研究最多(如本期发表的综述),已发现的异常包括 FSH 的抗体、FSH 受体的抗体、甲状旁腺、甲状腺和肾上腺的抗体等,一些患者经免疫抑制治疗后有卵巢功能的恢复。自身免疫性疾病的检测包括血钙、磷、空腹血糖、清晨皮质醇、游离 T_4、TSH、甲状腺抗体(如甲状腺功能异常)、全血计数、红细胞沉降率、总蛋白、白蛋白/球蛋白、风湿因子、抗核抗体等。遗传方面的异常亦是异质性的和多因素的,包括 FSH 受体异常、X 和 Y 染色体同源序列的易位、FSH 结构异常(不能与受体结合)等。感染因素包括腮腺炎、病毒感染等。

3. 卵巢早衰如何治疗?

尽管有卵巢早衰患者数月后有正常卵巢功能恢复的报道,甚至有妊娠和生育的报告,但这种概率通常很低。可告知患者将来还是有可能怀孕的,但必须强调这种概率很低。

卵巢早衰的妇女面临一系列的临床问题,包括近期的月经恢复、生育、闭经导致的心理与躯体变化,以及远期类似于绝经的并发症,包括更年期综合征、泌尿生殖道萎缩、骨质疏松与骨折、心血管疾病增加等。从临床来看,如何使未生育的妇女有生育的机会是患者最关心的问题,能否通过赠卵(冷冻胚胎或卵子)早日得到一个健康的宝宝,是辅助生育技术值得探讨的问题。对不需要生育的患者主要以激素替代疗法治疗。经一段时间的激素替代疗法治疗后,少数患者甚至可恢复卵巢功能,推测是雌激素治疗激活了卵泡上的 FSH 受体形成,而高浓度的促性腺激素又可刺激卵泡的生长与发育;当然卵巢早衰也可能是自愈的。对卵巢早衰患者的长期激素替代疗法治疗的个体化方法和安全性应进行认真的随访和研究。

4. 什么是性早熟?

性早熟(precocious puberty)是指男童在 9 岁前、女童在 8 岁前呈现第二性征。按发病机理和临床表现分为中枢性(促性腺激素释放激素依赖性)性早熟和外周性(非促性腺激素释放激素依赖性)性早熟,以往分别称真性性早熟和假性性早熟。中枢性性早熟(central precocious puberty,CPP)具有与正常青春发育类同的下丘脑-垂体-性腺轴发动、成熟的程序性过程,直至生殖系统成熟,即由下丘脑提前分泌和释放促性腺激素释放激素(GnRH),激活垂体分泌促性腺激素使性腺发育并分泌性激素,从而使内、外生殖器发育和第二性征呈现。外周性性早熟是缘于各种原因引起的性甾体激素升高至青春期水平,故只有第二性征的过早出现,不具有完整的性发育程序性过程。

第七节 不孕症与辅助生殖技术

1. 何谓不孕症? 不孕症的分类方法有哪些?

不孕症(infertility)是指有正常性生活,未避孕,至少同居 12 个月未妊娠者。不孕症发病率在发达国家为 10%～20%,发展中国家一些地区不孕症的患病率可高达 30%,我国为 7%～10%。

分类如下:

(1) 根据是否受过孕分为原发性不孕和继发性不孕。原发性不孕是指未避孕而从未怀过孕的患者;继发性不孕是指曾有过妊娠,以后未避孕连续 1 年未再妊娠者。

(2) 根据不孕的原因可分为绝对不孕和相对不孕。绝对不孕是指不孕因素无法纠正而不能妊娠者,如先天性无子宫;相对不孕是指夫妇一方因某种原因阻碍受孕或使生育力降低,导致暂时性不孕,如该因素得到纠正,仍有可能怀孕,如排卵障碍或男性少精症,通过治疗往往可以获得妊娠。

2. 正常的受孕必须具备哪些条件?

受孕是一个复杂的生理过程,必须具备下列条件。

(1) 卵巢排出成熟卵子。

(2) 正常数量和质量的精子。

(3) 卵子和精子在输卵管受精,并能顺利进入宫腔。

(4) 具有使受精卵着床并发育的子宫内膜。这些条件只要有一个条件不正常,就会影响妊娠,导致不孕症的发生。

3. 对不孕夫妇病因的诊断,只查女方就可以了吗?

不可以,导致夫妇不孕的原因可能在女方,也可能在男方,还可能男女双方均患有不利于妊娠的疾病。有统计资料显示,不孕症的原因有 1/3 在男方,2/3 在女方;另一些统计显示男方原因引起的不孕占 30%~40%,女方原因引起的不孕占 40%,由男女双方原因所致者占 10%~20%。因此,不孕夫妇应同时就诊,以查明病因,针对性治疗。

4. 导致女性不孕的病因有哪些?

(1) 排卵功能障碍:卵子是女性生育的"使者",正常女性一个月经周期有一个成熟卵子从卵巢排出,如果在排出后 12~24 h 内遇上精子,本周期将有可能妊娠。如果排卵障碍,卵巢不能"制造"卵子,即使房事后有正常数量的精子进入女性生殖道,也因不能和其"配偶"——卵子相遇,导致不孕。排卵功能障碍占女性不孕的 25%~35%。见于高催乳素血症、多囊卵巢综合征、卵巢早衰、黄素化卵泡不破裂综合征等,其临床表现多种多样,有的表现为月经过少、稀发、有的表现为闭经、多毛、肥胖等。

(2) 输卵管因素:输卵管不仅为两"使者"相遇提供场所,也对受精卵的"运输"起重要的作用。卵子从卵巢排出后,由输卵管摄取并输送到输卵管壶腹部与峡部连接处等待受精,受精后受精卵借助输卵管蠕动和输卵管上皮纤毛推动进入宫腔。如果输卵管炎、输卵管发育不良、子宫内膜异位症等导致输卵管堵塞或影响输卵管功能可致不孕。输卵管不孕约占女性不孕的 40%。

(3) 子宫因素:子宫在生殖生理方面具有重要的作用,它除了是胎儿生长发育的"宫殿"外,在精子储存、输送、获能中也具有重要的作用。如子宫发育不良、子宫畸形、子宫黏膜下肌瘤、子宫内膜结核、子宫内膜息肉、子宫内膜粘连等均可影响上述环节,导致不孕。占女性不孕的10%~15%。

(4) 宫颈因素:子宫颈管是精子通过的管道,宫颈形态和宫颈黏液的功能直接影响精子上游入宫腔获能;正常情况下,排卵期宫颈黏液稀薄、水样,干燥后呈结晶状,精子容易进入宫腔。如果宫颈管黏液异常,精子进入宫腔受阻,则可导致不孕。另外,慢性宫颈炎导致的宫颈息肉、宫颈糜烂等疾病也可能会影响精子进入宫腔,导致不孕。占女性不孕的5%~10%。

(5) 外阴阴道因素:外阴、阴道疾病引起的不孕占不孕症的1%~5%。如无孔处女膜、阴道完全(无孔)横隔、先天性无阴道等先天畸形,妨碍性生活,导致不孕;严重阴道炎症时,大量白细胞能吞噬精子可致不孕。

5. 导致排卵障碍的因素有哪些？

（1）中枢性的影响：下丘脑-垂体-卵巢间内分泌平衡失调，导致排卵障碍。如脑外伤、脑炎、下丘脑肿瘤、神经性厌食、精神过度紧张、功能性高泌乳素（PRL）血症、希恩综合征、垂体肿瘤、空蝶鞍综合征等引起卵巢功能失调导致不孕。

（2）全身性疾病：如重度营养不良，或饮食中缺乏某些重要的营养因素；慢性疾病、代谢性疾病，如甲状腺功能低下或亢进、糖尿病、肾上腺功能紊乱等都可影响卵巢功能而致不孕。

（3）卵巢局部因素：如先天性无卵巢或先天性卵巢发育不全、卵巢功能早衰、多囊卵巢、某些卵巢肿瘤如颗粒-卵泡膜细胞瘤、睾丸母细胞瘤、黄素化未破裂卵泡综合征（LUFS）等可影响卵巢排卵。

6. 导致男性不孕的病因有哪些？

（1）精液异常：无精子症、少精症、弱精症、畸精症均可导致不育。例如，隐睾、先天性睾丸发育不全、睾丸炎，均影响精子产生。

（2）精子运送受阻：附睾或输精管由于炎症和外伤等因素发生阻塞，或者性生活障碍出现勃起功能障碍、早泄、不射精、逆行射精等往往不能使精子进入女性生殖道，导致不孕。

（3）免疫因素：男性自身产生抗精子抗体，精子凝集不能穿过宫颈黏液，产生不孕。

7. 试述了解输卵管通畅情况的检查方法有哪些？

输卵管通畅检查的常用方法有子宫输卵管造影术（hysterosalpingography，HSG）、输卵管通液术。这两种方法快速、经济且危险性小。HSG 是通过导管向宫腔和输卵管注入造影剂，行 X 线透视及摄片来判断，HSG 能明确输卵管异常部位，是目前应用最广、诊断准确率较高（80％）的方法，但有时易与输卵管痉挛混淆。输卵管通液术是通过导管向宫腔内注入液体，根据有无阻力及阻力大小、注入液体量和患者的感觉等判断输卵管是否通畅，准确性差，诊断价值有限。近年来，随着内镜的发展，一些新技术逐渐应用于临床，如腹腔镜检查除在直视下确定输卵管是否通畅外（准确率可达 90％～95％），还可借助腹腔镜观察输卵管形态、周围有无粘连、伞端是否闭锁，观察卵巢形态、有无粘连、有无排卵征象，且可同时诊断子宫的部分病变。输卵管镜检查可直视输卵管管腔，直接观察输卵管管腔局部细微病变，如输卵管黏膜的病变及输卵管纤毛不动综合征等。

8. 临床上通常通过什么方法了解卵巢的功能？

卵巢功能检查包括排卵监测和黄体功能检查，即了解患者排卵是否存在，卵巢内分泌功能是否正常。常用方法如下。

（1）超声监测：B 超检查是唯一可直接在体外了解卵泡发育情况及是否排卵的方法，一般情况下，在预计排卵前 4～5 日起定时超声检查，了解卵泡生长、排卵情况，准确性较高。检查途径有两种，一种为经腹超声检查，另一种为经阴道超声检查。成熟卵泡声像图特征如下：①卵泡直径达 18～22 mm；②卵泡外观饱满，壁薄；③卵泡移向卵巢表面。已排卵的声像图特征如下：①以增大的卵泡消失或缩小，可同时伴有内壁塌陷；②有时在缩小的卵泡腔内可见到细小的光点回声；③子宫直肠陷凹有少量积液。

（2）基础体温（basic body temperature，BBT）测定：BBT 是基础状态下的体温。方法：每日早晨刚清醒、起床前、体温尚未受到运动饮食或情绪变化影响时所测出的口腔温度。基础体温通常是人体一昼夜中的最低体温。有排卵的妇女黄体期 BBT 一般较卵泡期升高 0.3～0.5 ℃，体温曲线呈双相。无排卵妇女显示单相性体温，月经后半期无体温升高。BBT 的监测简单、经济、无创，但时间长，需连续测量。

（3）宫颈黏液结晶检查，排卵前量多，稀薄透明，黏液丝可拉长 10 cm，排卵期宫颈黏液稀薄,便于精子穿透,涂片上出现典型羊齿状结晶;排卵后,量少,浑浊黏稠,影响精子通过,涂片上出现椭圆体结晶。因此,根据月经周期中宫颈黏液结晶的变化,有助于诊断有无排卵及卵巢功能的变化,持续羊齿状结晶表明卵巢有卵泡发育而无排卵。

(4)子宫内膜病理检查:在卵泡期,子宫内膜在雌激素的刺激下发生修复和增殖。在黄体期,子宫内膜在孕激素的作用下呈分泌反应。临床上对不孕症患者应在月经前或月经来潮 6 h 内刮宫,刮取的内膜应送病理检查,分泌期内膜提示有排卵,增殖期内膜或内膜增生过长提示无排卵。

(5)内分泌测定:月经周期的不同阶段,血液中性激素的水平是不同的,月经中期(排卵期),主要观察是否出现 LH 峰(超过 40 U/L)和 E_2 峰(250~400 pg/mL);月经第 21 日(或来月经前 7 日),主要观察孕激素和雌激素水平,P 在 6~10 ng/mL,虽有排卵,但存在黄体功能不足,P>15 ng/mL 则正常。疑有垂体、甲状腺或肾上腺疾病患者,可测定垂体促性腺激素、17-酮、17α-羟孕酮、雌激素、孕激素等帮助诊断。

9. 在男性不孕症的诊断中应注意什么?

(1)病史:询问生活习惯及有无性交困难、有无不正确的性生活方式等,了解有无慢性病史如结核、腮腺炎,有无隐睾固定术、尿道下裂、鞘膜积液等,是否使用有杀精作用的润滑剂,是否接触电离辐射、苯类溶剂,有无嗜烟酒、食用生棉籽油以及长期高热的工作环境。

(2)体格检查:包括体型、第二性征、外生殖器检查有无异常。

(3)精液检查:精液检查是不孕症夫妇的第一步检查。禁欲 4~5 日检查,采用自慰法取精。正常精液量 2~6 mL,pH 7.0~7.8,30 min 内液化,精子密度为(20~200)$\times 10^9$/L,精子前向运动精子占 32% 以上,正常形态精子占 4% 以上。

(4)内分泌及染色体检查:正常的激素环境是男性生育力的保证,男性的生殖激素主要包括血浆睾酮(T)、卵泡刺激素(FSH)、黄体生成素(LH)、雌激素 E_2、催乳素(PRL),反复多次精液检查均为少、弱、畸精症时,须行男性内分泌及染色体检查,有条件者可行 Y 染色体基因微缺失检查。

(5)其他:近年来对男性不孕患者可采取免疫检测,临床常用的是抗精子抗体检测。对无精子或精子极少的患者可行输精管造影、精囊造影术,也可行睾丸活体组织检查。

10. 输卵管阻塞性不孕的治疗进展如何?

输卵管的治疗应根据阻塞的原因、阻塞的部位及程度而定。主要的原则是消除炎症,疏通管腔,恢复输卵管的功能。近年来,宫腔镜、腹腔镜已成为现代不孕症诊断与治疗非常重要的微创技术。目前,主要有以下几种术式,如粘连松解术、输卵管再通术、输卵管伞端成形术等,但手术之前一定要行男性精液分析,排除无精症、重度少弱精症。输卵管破坏范围广者成功率低,严重阻塞者,可选择试管婴儿助孕。

11. 一般情况下对无排卵性不孕妇女采取哪些治疗方法?

无排卵性不孕的治疗主要是应用促排卵药物诱发排卵。常用促排卵药物有氯米芬(clomiphene citrate,CC)、舒经酚、人绒毛膜促性腺激素(HCG)、人绝经期促性腺激素(HMG)、促性腺激素释放激素等。

(1)氯米芬:又称克罗米酚,是一种非甾体激素复合物,有弱雌激素效应,本身无直接促排卵作用,但通过其与垂体雌激素受体结合产生低雌激素效应,诱发体内促性腺激素分泌,促使卵泡生长。适用于体内具有一定雌激素水平的无排卵患者,排卵恢复率可达 60%~80%,受孕率可达 30%~40%。服药时间:在月经来潮或闭经患者黄体酮撤退出血第 2~5 日开始服用,剂量应从小量开始,每日 50 mg(1 片),共服 5 日为 1 个疗程,1~3 个月后无效可加大至每日 100

mg 或 150 mg。用药后应行超声卵泡监测，主导卵泡平均直径 18～20 mm 时可用 HCG 5000～10 000 U 促成熟卵子的排出，一般在注射 HCG 后 36～40 h 排卵。氯米芬的不良反应是轻度卵巢增大和多胎妊娠。

（2）人绝经期促性腺激素（HMG）：从绝经后妇女尿中提取的糖蛋白激素，HMG 含有等量的 FSH 和 LH，能促进卵泡发育和成熟。HMG 适用于内源性促性腺激素不足或缺乏者，如希恩综合征、下丘脑性不排卵、氯米芬促排卵失败者；应在具备盆腔超声和雌激素监测条件，并具有治疗卵巢过度刺激综合征（OHSS）和减胎技术的医院使用。于周期 2～3 日起，每日或隔日肌内注射 HMG 75～150 U，直至卵泡成熟，用药后应行超声卵泡监测，卵泡成熟后再给予外源性 HCG 5000～10 000 U，促使排卵及黄体形成。其排卵率为 90%，妊娠率为 50%～70%。

（3）高纯度促卵泡生成素（FSH）：促排卵效果好，而且可以皮下注射。用法及剂量同 HMG。主要用于试管婴儿的超促排卵或多囊卵巢综合征。

（4）重组人 FSH（rFSH）：每支含 FSH 75 U，LH<0.001 U，不含杂质蛋白，可皮下注射，促排卵效率高，对卵子无不良影响，受孕率较高，不良反应少，但费用高。用法及剂量同 HMG。主要用于试管婴儿的超促排卵。

（5）人绒毛膜促性腺激素（HCG）：适用于卵泡发育成熟而不排卵者如 LUFS，或与其他促排卵药（如氯米芬、HMG、高纯 FSH、rFSH）合用，促进排卵，一般在促排卵周期卵泡成熟后一次注射 5000～10000 U，模拟正常月经周期 LH 峰以诱发排卵。

（6）溴隐亭：为多巴胺受体激动剂，可以抑制泌乳素（PRL）的分泌。用法：从 1.25 mg/d 开始，以后每 2～3 周增加 1.25 mg 直到达到泌乳素正常。之后继续用药 1～2 年，恢复排卵率为 75%～80%，妊娠率为 70%～80%。不良反应有呕吐、头晕、视物模糊、疲倦、畏食、直立性低血压等。

12. 何为辅助生殖技术？试述现代辅助生殖技术有哪些内容？

辅助生殖技术（assisted reproductive techniques，ART）是通过体外处理精子、卵子或胚胎，使不孕夫妇达到生育目的的一系列临床和实验室技术。现代辅助生殖技术包括人工授精、体外受精-胚胎移植及其衍生技术——卵泡浆内单精子显微注射（intracytoplasmic sperm injection，ICSI）、植入前胚胎遗传学诊断（preimplantation genetic diagnosis，PGD）、人类配子及胚胎冷冻和复苏、辅助孵化、囊胚培养等。虽然只有少部分人需要进行辅助生育，但它确实是这些患者唯一的选择。

13. 何为人工授精？人工授精有哪些类型？

人工授精（artificial insemination，AI）是指把丈夫或供精者的精子通过非性交的人工方法送入女性生殖道，以达到受孕目的的技术。包括丈夫精液人工授精（artificial insemination with husband semen，AIH）和供精者精液人工授精（artificial insemination with donor semen，AID）。前者是指用丈夫的精液进行人工授精，后者是指用他人的精液进行人工授精。

14. 人工授精的适应证有哪些？

夫精人工授精（AIH）和供精（非配偶）人工授精（AID）的适应证不同。

（1）AIH 的适应证：①丈夫因少精、弱精、液化异常、性功能障碍、生殖器畸形等不育，如尿道下裂、勃起功能障碍、早泄、逆行射精等。②女性因宫颈因素异常、生殖道畸形及心理因素导致性交不能等不孕，如阴道痉挛、子宫位置异常（过度前屈或后屈）。③免疫性不孕。④原因不明的不孕。

（2）AID 的适应证：①不可逆的无精子症、严重畸精症；②严重的少精症、弱精症、输精管绝育术后期望生育而复通术失败、射精功能障碍者等，如此类不同意行 AIH 及 IVF-ET 技术时，可行 AID；③丈夫和（或）家族有不宜生育的严重遗传性疾病，如严重智力低下、染色体病；④母儿血型不合不能得到存活新生儿，如丈夫 Rh 阳性，女性 Rh 阴性，已被 Rh 因子致敏，可采用 Rh 阴性男子精液人工授精。

15. 试述 AIH 的禁忌证？

（1）女方因输卵管原因造成配子结合障碍。

（2）男女一方患有生殖泌尿系统急性感染或性传播疾病或女方患有生殖器疾病和躯体疾病不能耐受妊娠者。

（3）一方患有遗传病、严重躯体疾病、精神心理障碍。

（4）一方具有不良嗜好，如酗酒、吸毒等，或者近期接触致畸量的射线、毒物、药品并处于作用期。

16. 人工授精的方法有哪些？

根据人工授精部位不同分为宫颈内人工授精、宫腔内人工授精、阴道内人工授精、经阴道输卵管内人工授精等。目前，临床上较常用的方法为宫腔内人工授精。具体方法如下：

（1）宫腔内人工授精（intrauterine insemination，IUI）：IUI 是指将洗涤优化的精子悬液通过导管注入宫腔内，注入量为 0.5～0.8 mL。IUI 的适应证主要有少、弱、畸形精子症，精液不液化症，免疫性不孕症，宫颈因素不孕，原因不明不孕症等。IUI 是目前最常用的人工授精方法。

（2）宫颈内人工授精（intracervical insemination，ICI）：ICI 是指将处理后的精子悬液注入宫颈管内。此法主要用于宫腔内人工授精困难的患者，也可用于性交困难或性交时不能射精而自慰能排精者。

（3）阴道内人工授精（intravaginal insemination，IVI）：IVI 是指直接将液化后的精液或洗涤、上游等处理后的精子悬液置于女方阴道穹隆部。此法操作简易，主要适用于因某些原因致使不能性交者。

（4）经阴道输卵管内人工授精（transvaginal intratubal insemination，TITI）：TITI 是指经阴道插管通过宫腔至输卵管的一种人工授精技术。主要适用于严重少、弱精子症者，由于 TITI 操作复杂，且可能损伤子宫内膜及输卵管，因此临床少用。

17. 人工授精的注意事项及要求有哪些？

实行人工授精必须遵守人类辅助生殖技术伦理原则，严格掌握适应证与禁忌证，严格执行人工授精操作规程，此外还应注意以下几点。

（1）丈夫精液人工授精中注入的前向运动的精子数以 $10×10^6$ 以上为好。

（2）用于供精人工授精的冷冻精子，复苏后活动率必须高于 35%。

（3）每周期临床妊娠率不低于 10%。

（4）丈夫精液人工授精可使用新鲜精液，供精人工授精则必须采用国家精子库超过 6 个月冷冻、经检疫、复查 HIV 合格的精子。

18. 什么时间是人工授精的最佳时机？

精子通过生殖道与卵子"相会"是受精的前提，因此选择合适时机进行人工授精是妊娠成功的关键。其时机如下。

（1）自然周期根据患者的月经周期、宫颈黏液评分、BBT 曲线、结合血或尿 LH 水平及 B 超监测卵泡发育情况来预测排卵时间。其中 B 超和 LH 水平的测定对于监测卵泡具有较大价值。当卵泡直径达到 14 mm 时开始监测 LH，血 LH 峰后 24～36 h 排卵，尿 LH 峰后 12～24 h 排卵，授精时机应在尿 LH 峰后当日行第一次人工授精。

(2) 促排卵周期如卵泡直径达到 18～20 mm，LH 阳性者注射 HCG 5000～10000 U，一般在 HCG 注射后 24～36 h 进行。

19. 卵泡浆内单精子显微注射技术主要适应证有哪些？

卵泡浆内单精子显微注射技术（ICSI）是利用显微注射系统，在体外直接将单个精子直接注入卵母细胞质内使其受精，然后进行胚胎移植的技术。该技术不受精子数量、活动力的影响，对畸形精子和睾丸及附睾穿刺获取的精子也有效。1992 年 Palermo 等报道了用该技术人工授精的首例试管婴儿诞生，又称第二代试管婴儿。该技术是对男性不孕症治疗的重大突破，但其安全性仍在观察中。

ICSI 的适应证：严重的少、弱、畸精子症，不可逆性梗阻性无精子症，免疫性不育。

20. 胚胎移植前遗传学诊断的定义及适应证是什么？

植入前胚胎遗传学诊断（PGD）是指在体外对配子或胚胎进行遗传学诊断，以避免遗传病患儿出生的技术。1990 年首先应用于 X-性连锁疾病的胚胎性别选择。技术路线是从体外受精第 3 日卵裂球或第 5 日的囊胚取 1～2 个细胞或极体进行细胞或分子遗传学检查，筛选健康胚胎移植入母体继续发育，以获得正常下一代，也称第三代试管婴儿。本技术的目的主要是解决有严重遗传性疾病及染色体异常夫妇的生育问题，相信随着分子生物技术的发展和更多遗传病基因被确定，一些准确、安全的遗传诊断技术会不断出现，PGD 技术会日趋完善，更好地造福人类。

PGD 的适应证：染色体异常的患者或者携带者；男女一方为性连锁遗传病的患者或携带者；可进行基因诊断的单基因病患者或携带者；植入前胚胎的染色体非整倍体筛查。

21. 辅助生殖技术的并发症有哪些？

辅助生殖技术的并发症有流产、异位妊娠、多胎妊娠、卵巢过度刺激综合征、脏器损伤、卵巢扭转等。

22. 何为卵巢过度刺激综合征？其临床分级及临床表现是什么？

卵巢过度刺激综合征（ovarian hyperstimulation syndrome，OHSS）是辅助生殖技术中控制性促排卵（controlled ovarian hyperstimulation，COH）常见的一种并发症，几乎都是医源性的，早发性 OHSS 发生于 HCG 注射后 3～7 天，晚发性 OHSS 与妊娠有关，常发生于 HCG 注射后 12～17 日。本病有自限性，一般 2 周后自行缓解，如发生妊娠，病程延长至 20～40 日。OHSS 的发生率为 5%～10%。近年来，随着促排卵药物的使用日趋普遍，OHSS 的发生呈上升趋势，越来越引起临床重视。临床表现及分类如下。

(1) 轻度 OHSS：①腹胀不适，恶心、呕吐和（或）腹泻等肠胃症状。②卵巢增大，其直径不超过 5 cm。

(2) 中度 OHSS：恶心、呕吐、腹胀加重等症状加重，无显著液体丢失及电解质平衡失调表现。B 超检查发现有腹水，卵巢增大，直径 5～10 cm。

(3) 重度 OHSS：①中度 OHSS 症状进一步加重，出现体液丢失的临床表现（如烦躁不安、脉搏快、血压低，少尿），体格检查可见腹部膨隆但无腹肌紧张，腹水征可能为阳性。B 超检查示卵巢囊性肿大直径大于 10 cm 和中等量腹水。②血细胞比容大于等于 45%（比基线升高 30% 以上）、白细胞计数大于等于 15×10^9/L，血肌酐 1.0～1.5 mg/dL，肌酐清除率大于等于 50 mL/min。

(4) 危重 OHSS：①张力性腹水和（或）伴胸水。严重者可因大量腹水、胸水、心包积液而发生急性呼吸窘迫综合征，也可并发肝、肾衰竭和血栓形成等并发症。②血细胞比容大于等于 55%、白细胞计数大于等于 25×10^9/L，血肌酐大于等于 1.6 mg/dL，肌酐清除率小于 50 mL/min、血栓栓塞、急性呼吸窘迫综合征(ARDS)。

23. 如何预防卵巢过度刺激综合征的发生？

(1) 充分认识卵巢过度刺激综合征高危因素(包括多囊卵巢综合征、年龄小于 35 岁、低体重、高雌激素水平、卵泡数目超过 20 个等)，小心选择超排卵的对象，在控制性促排卵前进行全面评估。

(2) 合理制定控制性卵巢刺激方案，在阴道 B 超监测卵泡发育过程中，发育卵泡过多者结合血 E_2 测定及时调整促性腺激素(Gn)用量及用法。

(3) 在促排卵过程中已显示 OHSS 迹象者，如卵泡直径在 14 mm 前要取消周期，如卵泡直径达到 14 mm 或以上要减少 HCG 用量或采用 coasting 疗法或不注射 HCG。也可以使用 GnRH-a 替代 HCG 来刺激 LH 峰。

(4) 单侧卵巢提前取卵：此法是指在注射 HCG 后 10~12 h 先取一侧卵巢的卵泡，在注射 HCG 后 36 h 取另一侧卵巢的卵泡。

(5) 胚胎冷冻：OHSS 高危患者取消新鲜胚胎移植，将胚胎冷冻，以后进行冷冻胚胎移植，此法不能阻止早发型 OHSS 发生，主要是避免 OHSS 的病情加重或延长。

(6) 白蛋白和免疫球蛋白的使用：在控制性促排卵周期中，如患者有 OHSS 临床倾向、体征或有 OHSS 史，可在取卵时给予白蛋白和免疫球蛋白，以预防 OHSS 的发生。

24. 卵巢过度刺激综合征的治疗原则是什么？

1) 轻度 OHSS 可不必特殊处理，嘱患者合理饮食。

2) 中度 OHSS 患者可适当干预，指导自我监护，及早发现重度 OHSS 迹象，包括体重测量、尿量估计、卧床休息，摄入足够液体等。

3) 重度 OHSS 患者需住院，积极治疗。

(1) 休息：避免体位剧烈改变，防止发生卵巢破裂或扭转；严密监护生命体征，鼓励患者多饮水，尽量采取侧卧位减轻腹水对肾血管的压迫，以增加尿量。

(2) 检测血尿常规、电解质、凝血系列、肝功能、肾功能等相关实验室检查。

(3) 记录患者液体出入量，测量体重、腹围。

(4) 注意饮食：建议高蛋白质饮食，早期少量多次饮水(包括牛奶、豆浆、果汁、汤水)，及时补充生理盐水、葡萄糖等，以增加尿量。

(5) 纠正血容量：纠正低血容量是预防各种并发症的关键，使用的液体主要有生理盐水、低分子右旋糖酐、白蛋白等。对于血容量补足后仍少尿的患者，可少量使用利尿剂。

(6) 胸水、腹水处理：若出现下列情况时需放腹水或胸水。①腹胀致严重不适或疼痛；②肺功能受损；③肾功能受损。

(7) 其他：血液处于高凝状态，可给予肝素，同时鼓励患者翻身、活动、按摩双腿，预防血栓的形成。

25. 经阴道穿刺取卵的并发症有哪些？

(1) 损伤与出血：超声引导下取卵，一般是安全的，但也有损伤邻近的组织及器官或血管的可能，发生率为 0.2%，其原因主要有盆腔粘连、手术操作不当、穿刺针受力弯曲所致。

(2) 感染：文献报道穿刺取卵所致的盆腔感染的发生率为 0.4%，有形成盆腔脓肿和卵巢脓肿的报道。这主要是因为许多接受 IVF-ET 的患者中，盆腔已有慢性炎症，穿刺使感染扩散的危险升高。

26. 多胎妊娠的预防措施包括哪些方面？

随着促排卵药物的使用，使多胎妊娠率逐渐增加。据报告氯米芬治疗后多胎妊娠率为 5%

～10％,促性腺激素治疗后多胎妊娠发生率为 16％～40％。在采用 IVF-ET 治疗后多胎妊娠发生率为 20％～35％。为了预防多胎妊娠率的发生应注意以下几点。

（1）规范促排卵药物的应用:医务人员要严格掌握促排卵药物的应用指征,杜绝使用以多胎妊娠为目的的超排卵技术。对于单纯促排卵周期应首选氯米芬,使用 3 个周期无效后改用促性腺激素,且宜低剂量起步,使主导卵泡控制在 1～2 个。

（2）控制移植胚胎数目:我国卫生部颁布实施的辅助生殖管理办法中规定,小于 35 岁者新鲜周期胚胎移植数目不得超过 2 个,其他情况移植数不超过 3 个胚胎。

（3）提倡单囊胚移植。

27. 何谓多胎妊娠减胎术？包括哪些方式？

多胎妊娠减胎术是为了改善多胎妊娠的结局,采用人为的方法减灭一个或多个胚胎或胎儿的方法。根据情况可经阴道或腹部进行。

（1）经阴道减胎术:一般在妊娠 7～10 周即可进行,对个别 11～12 孕周也可采取该途径,因手术时孕周小,术后残存的胎儿组织较少,术后发生凝血障碍的可能性极小。手术相对简易,成功率高,是目前选择的主要减胎方法。具体方法如下:①胚胎抽吸术:经阴道穿刺负压抽吸胚胎。②机械破坏法:尽可能靠近心脏穿刺胎体,来回穿刺,直至心搏消失。③药物注射法:穿刺进入胎心,注射氯化钾或利多卡因,使胎儿心脏停搏。

（2）经腹部减胎术:较经阴道减胎术晚 2～4 周;一般适合于妊娠 15 周以上的妊娠,对个别 12～15 孕周也可采取该途径,在实时超声引导下经腹壁进针穿过腹壁、子宫壁进入所减胎儿胎心搏动区,注入 10％氯化钾 0.6～2 mL 致胎心搏动停止。经腹途径的缺点是腹肌张力大,针尖活动方向不容易掌握,不易将药物准确注入胎心内,对于孕周较大的胎儿,死亡后由于待吸收的物质较多,母体有发生凝血功能障碍的风险。

（吕慧敏　张月莲）

第十八章 妇科肿瘤

第一节 外阴肿瘤

1. 原发性外阴恶性肿瘤的病理学类型有哪些?

(1) 鳞状细胞癌,最常见,占 $80\%\sim90\%$。

(2) 恶性黑色素瘤,居外阴恶性肿瘤第二位($2\%\sim3\%$),恶性程度高。

(3) 腺癌,恶性程度较鳞癌高。

(4) 基底细胞癌,恶性程度最低。

(5) 疣状癌,细胞分化好,较少远处转移,但局部易复发。

(6) 肉瘤,少见,但恶性程度高。

(7) 其他罕见类型。

2. 外阴鳞癌病理学分型有哪几类? 分别有什么特点?

(1) 角化型癌,好发于老年患者,通常伴发硬化性苔藓和(或)鳞状上皮增生,与 HPV 感染无关,预后差。

(2) 基底细胞样癌,好发于年轻妇女,常伴发外阴鳞状上皮内瘤变,与 HPV 感染相关,预后较好。

(3) 疣状癌,好发于 50 岁以上妇女,呈局部浸润生长,临床较少远处转移,预后较好,但局部易复发。

3. 外阴活体组织检查如何定位及取材?

对外阴癌明确诊断需行楔形活体组织检查。

(1) 可触诊到的病灶取活体组织检查应包括病变中心部位和病变与正常组织交界处,以判断其浸润深度。

(2) 没有明显界限的病灶,先用 1% 甲苯胺蓝涂抹病变皮肤,$2\sim3$ min 后用 1% 醋酸液擦洗脱色,凡不脱色则表明该处有裸核存在,在该处活体组织检查,发现不典型增生或早期癌变的可能性大。

4. 外阴鳞状细胞癌的临床表现是什么?

(1) 症状:①外阴瘙痒,可表现为长时间持续久治不愈;②外阴肿物,可表现为各种不同形态,如结节状、菜花状、溃疡状;③疼痛、渗液、出血。

(2) 体征:可生长于外阴任何部位。大多数发生于大阴唇,也可发生于小阴唇、阴蒂和会阴。

5. 外阴癌的转移途径有哪些?

(1) 直接浸润:沿皮肤及邻近黏膜直接浸润尿道、阴道、肛门,晚期可累及膀胱、直肠等。

(2) 淋巴转移:最常见的转移途径。以癌栓的形式经淋巴管到达区域淋巴结,先转移至腹股沟浅淋巴结,然后转移至腹股沟深淋巴结及盆腔淋巴结。累及盆腔淋巴结(髂外、闭孔、髂总淋巴结)视为远处转移。

(3) 血行播散:罕见,发生于晚期,骨、肺转移多见。

6. 外阴癌如何进行分期?

根据国际妇产科联盟(FIGO,2009 年)分期法,外阴癌分期见表 18-1。

表 18-1 外阴癌分期(FIGO,2009)

FIGO	肿瘤累及范围
Ⅰ期	肿瘤局限于外阴
ⅠA期	肿瘤最大径线≤2 cm,局限于外阴或会阴且间质浸润深度≤1 mm*,无淋巴结转移
ⅠB期	肿瘤最大径线>2 cm 或间质浸润深度>1 mm,局限于外阴或会阴,无淋巴结转移
Ⅱ期	任何大小的肿瘤侵犯至会阴邻近结构(下 1/3 尿道、下 1/3 阴道、肛门),无淋巴结转移
Ⅲ期	任何大小的肿瘤,有或无侵犯至会阴邻近结构(下 1/3 尿道、下 1/3 阴道、肛门),有腹股沟-股淋巴结转移
ⅢA期	1 个淋巴结转移(浸润深度≥5 mm),或 1~2 个淋巴结转移(浸润深度<5 mm)
ⅢB期	2 个淋巴结转移(浸润深度≥5 mm),或 3 个及 3 个以上淋巴结转移(浸润深度<5 mm)
ⅢC期	阳性淋巴结伴囊外扩散
Ⅳ期	肿瘤侵犯其他区域(上 2/3 尿道,上 2/3 阴道),或远处转移
ⅣA期	肿瘤侵犯至下列任何部位:①上尿道和(或)阴道黏膜、膀胱黏膜、直肠黏膜,或固定于骨盆壁;②或腹股沟-股淋巴结出现固定或溃疡形成
ⅣB期	包括盆腔淋巴结的任何远处转移

* 浸润深度是指从肿瘤邻近的最表浅真皮乳头的表皮-间质连接处至浸润最深点之间的距离。

7. 外阴癌的治疗原则是什么?

(1) 手术治疗为主,辅以放疗及化疗。

(2) 最大限度切除病灶的同时尽可能保留正常的外阴组织。

(3) 不影响患者生存率的前提下改善其术后生存质量。

(4) 个体化治疗,多学科参与。

8. 不同期别的外阴癌手术范围有何不同?

(1) ⅠA 期:行局部广泛切除,切缘距癌灶应有 1~2 cm 的正常组织。如果局部切除显示性质不良(有神经或血管区域浸润),应行根治性切除术。不需要行腹股沟淋巴结切除。

(2) ⅠB 期:行广泛性外阴切除及腹股沟淋巴结切除。

(3) Ⅱ~Ⅲ期:广泛性外阴切除及受累的部分下尿道、阴道与肛门皮肤切除,双侧腹股沟淋巴结切除。

(4) Ⅳ期:除广泛性外阴切除、双侧腹股沟及盆腔淋巴结切除外,分别根据膀胱、上尿道及直肠受累情况选择做相应切除术。

9. 广泛性外阴切除的手术范围如何界定?

(1) 上部包括阴阜,外侧为大阴唇皱襞,下缘包括会阴部和(或)部分阴道、部分下尿道。

(2) 病灶外侧的切口,应距肿瘤 3 cm,两侧皮肤做潜行切除皮下脂肪、淋巴组织,深达筋膜和肌膜层。

（3）内侧切除 1 cm 以内的阴道壁、外阴基底部、上缘为耻骨筋膜,两侧包括切除内收肌筋膜。

10. 外阴鳞癌放疗的适应证有哪些?

（1）外阴癌由于心、肝、肾功能不全,不宜做根治性手术者。

（2）癌灶较广泛,欲保留功能,患者拒绝手术者。

（3）晚期外阴癌术前局部照射,缩小癌灶再手术。可缩小手术范围,减少癌细胞播散,增加病变边缘部位手术的彻底性,并有可能保留尿道和肛门。

（4）手术不彻底或标本切缘有癌,淋巴管有癌栓及深肌层浸润者。

（5）腹股沟淋巴结转移的补充治疗,包括一处转移直径大于 10 mm,淋巴结囊外扩散或血管淋巴间隙受累,两处或更多处微转移。

（6）复发癌。

（7）姑息治疗。

11. 外阴鳞癌化疗的临床价值及常用方案是什么?

（1）外阴癌的治疗以手术为主要手段,化疗用于晚期癌或复发癌的综合治疗。

（2）目前尚无理想的规范治疗方案。常用单种药物顺铂与放疗同期进行,也可选择 FP 方案(5-FU＋DDP)等联合化疗方案。

12. 外阴重建的肌皮瓣有哪些种类?

（1）用于外阴重建的肌皮瓣种类较多,有股薄肌肌皮瓣、腹直肌肌皮瓣、阔筋膜张肌肌皮瓣、股外侧肌肌皮瓣、股内侧皮瓣、下腹壁皮瓣、V-Y 型臀大肌筋膜推进皮瓣等。

（2）其中股薄肌肌皮瓣是最常用于外阴重建和修复的肌皮瓣。

13. 外阴恶性黑色素瘤好发于哪些部位? 有哪些组织学类型?

（1）外阴恶性黑色素瘤好发于小阴唇、大阴唇及阴蒂的黏膜。

（2）外阴恶性黑色素瘤包括三种基本的组织学类型,即浅表扩散型、黏膜斑状型、结节型。前两型局限于表皮真皮交界处或沿交界处扩散,多见于早期肿瘤。结节型则向深处延伸至真皮以下,多见于晚期或浸润较深者。

14. 外阴恶性黑色素瘤如何确诊?

（1）恶性黑色素瘤的确诊需活体组织的病理检查。

（2）由于该病的恶性程度高,对病灶的直接活体组织检查可能会造成肿瘤的血行扩散。对于临床高度可疑者,建议行病变的局部切除,而不是表浅的活体组织检查,切口应选择在病灶外1～2 mm。

15. 外阴基底细胞癌的病理学特征有哪些?

（1）组织学检查,镜下可见肿瘤发生于毛囊或表皮的多功能幼稚细胞。

（2）常呈浸润性生长,分化好者呈囊性、腺性或角化等形态。

（3）肿瘤生长缓慢,以局部浸润扩展为主,很少发生转移。

（4）20％伴发其他原发性癌,如外阴鳞癌、恶性黑色素瘤等。

16. 外阴良性肿瘤的种类及各自的特征是什么?

1）上皮来源:①外阴乳头瘤:2％～3％有恶变倾向。②汗腺瘤:少见,来源于顶浆分泌性汗腺,由汗腺上皮增生而成。多发生于成年后,位于大阴唇或大小阴唇之间的皱襞处,一般为单个的结节,边界清楚,直径小于 1 cm;镜下见结节为一囊肿,囊内为乳头状结构的腺体和腺管。

2）中胚叶来源:

（1）纤维瘤:来源于外阴结缔组织,为最常见的外阴良性肿瘤。

（2）脂肪瘤：少见，多发生于大阴唇皮下，大多无蒂，在大阴唇处隆起，触之柔软，与周围组织分界清楚。切面呈黄色，与一般脂肪组织相同。

（3）颗粒性肌母细胞瘤：少见。来源于神经鞘细胞，单个性肿块，生长缓慢，质地较坚韧，无触痛，直径 0.5～3 cm 大小。切面无包膜，边界清楚，质地均匀，淡黄色，有光泽。

（4）血管瘤：与身体其他部位的血管瘤一样，类型较多。主要有以下两类：①血管痣：突出皮肤表面，呈红色，质地柔软，镜下为毛细血管瘤改变。②海绵状血管瘤：系皮内及皮下血管增生扩张形成。肿瘤形状不规则，面积大小不一，表面皮肤正常。镜下可见多数扩张而不规则的血管或腔隙。

（5）淋巴管瘤：极少见。系由淋巴管扩张增生而成。为单个或多个，呈灰红色或灰白色囊性结节，表面可呈现水疱，破裂后流出淋巴液。

17. 外阴良性肿瘤如何进行治疗？

外阴良性肿瘤以手术切除为主，切除组织送病理检查。外阴血管瘤也可采用冷冻治疗或局部注射硬化剂。淋巴管瘤和颗粒性肌母细胞瘤手术不易切净，有复发可能。

18. 外阴乳头瘤的诊断要点有哪些？

（1）常见于围绝经期和绝经后妇女。

（2）症状：外阴肿物、瘙痒。

（3）体征：可见阴唇肿物，多个乳头状突起并覆有油脂性物质，表面常因反复摩擦可破溃、出血、感染。

（4）组织活体组织检查：可确诊。镜下见复层鳞状上皮，上皮的钉脚变粗并向真皮纤维结缔组织内伸展。

19. 外阴纤维瘤如何诊断及治疗？

外阴纤维瘤系来源于外阴结缔组织的良性肿瘤。在外阴良性实性肿瘤中是最常见的。

（1）多发生于生育年龄妇女。

（2）症状：外阴肿物，可出现下坠及疼痛症状，并可伴排尿障碍及性交困难；肿瘤表面溃破后，可继发感染。

（3）体征：多发生于大阴唇，发生于小阴唇、阴蒂及圆韧带者较少。一般为带蒂小或中等大小的肿瘤。常为单发，呈球形或卵圆形，表面分叶，光滑，质硬。

（4）病理检查：镜下可见包膜为纤维结缔组织，实质由成熟的成纤维细胞和胶原纤维组成，呈束状编织状。

（5）肿瘤恶变少见，治疗采用手术切除。

20. 外阴鳞状上皮内瘤变的定义及病理表现如何？

外阴鳞状上皮内瘤变（intraepithelial squamous neoplasia of the vulva，VIN）是指肿瘤局限于表皮内，未发生向周围间质浸润，不发生转移。

病理表现如下：

（1）大体：病灶表现为表皮增生，可出现皮肤增厚斑块、乳头或小的赘疣，表面可呈灰白色、黑色素沉着或暗红色，肿瘤表面干燥、脱屑，边界不清楚。瘤灶常可多发，并可相互融合。

（2）镜下：外阴表皮内肿瘤呈非典型增生。表现为被覆的表皮增厚，可形成乳头，呈区域性或灶性的轻度到中度间变。核分裂多，在基底细胞层以上可见分裂象。非典型增生发展严重达到原位癌。除上述表现加重外，可有表皮细胞极性紊乱，明显间变，累及表皮全层，但基底膜完整。可出现凹空细胞，经核酸杂交技术检测，多含有 HPV DNA 16 型。

21. 外阴上皮内瘤变治疗的原则和方法是什么？

1）外阴上皮内瘤变的治疗原则：消除病灶、缓解症状、预防恶变及个体化治疗。

2）治疗方法：治疗前均应行活体组织检查明确诊断，排除早期浸润癌。

（1）药物治疗：用 5％氟尿嘧啶软膏于外阴病灶涂抹或局部应用免疫调节剂咪喹莫特。

（2）物理治疗：二氧化碳激光治疗能保留外阴的外观，疗效也比较好，但有 1/3 的局部复发率。

（3）手术治疗：对药物治疗失败、病灶较广泛或复发的外阴表皮内肿瘤，可考虑手术切除。术式包括病灶局部切除、局部广泛切除、单纯外阴切除和外阴皮肤剥除加薄层植皮术。保证手术的成功率在于病灶边缘距手术切口缘应有足够的距离。一般要求切除正常皮肤在 1 cm以上。

第二节　阴道肿瘤

1. 阴道肿瘤有哪些种类？

阴道肿瘤（vaginal tumor）分为阴道良性肿瘤和阴道恶性肿瘤。阴道的良性肿瘤有纤维瘤、平滑肌瘤、乳头状瘤和神经纤维瘤等。阴道恶性肿瘤中以阴道鳞状细胞癌最常见，其他组织学类型有腺癌、肉瘤、黑色素瘤及生殖细胞肿瘤等。

2. 阴道良性肿瘤各有哪些临床特点？ 如何处理？

1）阴道纤维瘤（fibroma）：

（1）多发生在阴道壁上，主要来源于阴道壁的弹性纤维，发病率低，多单个生长，质硬，有蒂，基底部可活动。

（2）肿瘤小时无明显症状，增大时可出现阴道下坠感或性交障碍。

（3）治疗原则：肿瘤较小者，定期复查，必要时行活体组织检查，肿瘤较大者行手术切除。

2）阴道平滑肌瘤（leiomyoma）：

（1）由于肌细胞异常过度增生形成团块所致，主要来源于阴道壁内肌组织或血管壁肌组织。

（2）肌瘤小时无症状，增大时有阴道坠胀感、性交障碍等。

（3）主要治疗方法为经阴道手术切除。

3）乳头状瘤（papilloma）：

（1）临床表现多样，有的呈扁平状，有的呈丝状，有的呈乳头瘤状，亦有的呈菜花样，可表现为白带增多、外阴瘙痒、性交后出血。

（2）乳头状瘤很少恶变。治疗可选择冷冻、电灼、激光、局部涂药，团块较大者可手术切除。治疗后均需定期随诊，以防复发或恶变。

4）神经纤维瘤（neurofibroma）：

（1）主要来源于神经鞘细胞。

（2）在阴道壁呈现大小不等的多发性结节，边界不清楚，软而有弹性感。多无症状，偶有生长较大者，可有阴道不适或性交障碍。

（3）主要治疗方法是利用经阴道瘤体挖除手术。

3. 阴道囊肿如何分类？

（1）中肾管囊肿（又称 Gartner's 囊肿）：来源于中肾管残余，单发或多发，大小不一，壁薄，外面似荔枝果肉样，内含浆液性透明液体，多位于阴道的前壁或侧壁。

（2）副中肾管囊肿：来源于副中肾管残余，内含黏液性液体，常发生在阴道的下 1/3 处，多见于前庭部。

4. 阴道壁囊肿的临床表现及治疗方法如何？

1）阴道壁囊肿的临床表现：阴道壁囊肿小时无临床表现，当囊肿较大时，可有异物感、排尿不适、性交障碍，囊肿破裂可流出液体或含血性黏液等。检查可见阴道壁囊性肿物，壁薄，单个或多个。抽取的内容物为比较清的无色液体。

2）治疗方法：

（1）囊肿穿刺术：用穿刺针从低处穿刺抽取囊内容物，见囊壁塌陷后注入无水乙醇。

（2）囊肿剥除术：位于近阴道口的囊肿若抽液后复发或涉及面较大，则可行囊肿剥除术。

5. 阴道上皮内瘤样病变的危险因素有哪些？

阴道上皮内瘤样病变（vaginal intraepithelial neoplasia，VAIN）是癌前病变，其发生率约占女性下生殖道上皮内瘤变的 0.4%。因 CIN 而行子宫切除是 VAIN 最主要的危险因素，50% 以上 VAIN 患者有生殖道上皮内病变的治疗史，其他危险因素包括生殖道疣病史、放疗史、免疫抑制等。

6. 对因宫颈癌或 CIN 而行治疗的患者，我们应做什么检查？如何随访？

因 CIN 而行子宫切除是 VAIN 最主要的危险因素，因此对因宫颈癌或 CIN 切除子宫的患者，在治疗前宜在阴道镜下仔细检查阴道，以便及时发现并存 VAIN。术后应常规定期行阴道涂片检查，开始每 6 个月做一次细胞学检查，直到连续 3 次阴性后，改为每年 1 次，至少持续 5 年后才恢复常规体格检查。

7. 阴道上皮内瘤样病变的处理原则是什么？

阴道上皮内瘤样病变（VAIN）的处理主要依据其级别。VAIN Ⅰ 患者的病灶常常自然消退，有学者建议对 VAIN Ⅰ 患者经阴道镜仔细检查或活体组织检查排除隐蔽的高级别病后，不需要治疗，可密切随诊 1 年，必要时再治疗，常用的药物有 5-氟尿嘧啶（5-FU）、50% 的三氯醋酸、5% 的咪喹莫特软膏等。

对 VAIN Ⅱ 和 VAIN Ⅲ 的治疗应根据病灶的范围、患者年龄、子宫是否切除、CIN 治疗史、放疗史、患者意愿等多个因素综合考虑，方法包括阴道顶端切除术、CO_2 激光照射、5-FU 局部治疗等。

8. 阴道恶性肿瘤的类型有哪些？

（1）原发性阴道恶性肿瘤：很罕见，占妇科恶性肿瘤的 1% 左右，主要包括鳞状上皮癌（squamous cell carcinoma）、绒毛膜上皮癌，其他如腺癌（adenomatous carcinoma）、肉瘤（sarcoma）及恶性黑色素瘤（malignant melanoma）等。

（2）继发性阴道恶性肿瘤：可来自宫颈癌、外阴癌直接蔓延，或来自子宫内膜癌、卵巢癌、绒毛膜癌、膀胱、尿道或直肠癌转移。

9. 阴道恶性肿瘤发生的相关因素有哪些？

病因不明，可能与以下因素有关：人乳头状瘤病毒（human papilloma virus，HPV）感染、盆腔放疗、长期不良刺激、损伤等。但阴道恶性肿瘤的发病情况随年龄有所变化：在婴儿期和儿童早期发生的阴道肿瘤多为胚胎横纹肌肉瘤（葡萄状肉瘤）和内胚窦瘤；在青春期发生的阴道肿瘤多为腺癌、透明细胞癌（clear cell carcinoma）；绝经后妇女发生的肿瘤多为鳞状细胞癌（squamous cell carcinoma）和黑色素瘤。

10. 如何诊断阴道恶性肿瘤？

阴道恶性肿瘤的诊断包括临床表现、窥器检查、活体组织切片检查。三合诊时，除检查局部情况外,还应注意阴道壁的弹性及阴道旁组织是否受累。

诊断要点如下:

(1) 阴道分泌物异常:呈水样或血性或呈恶臭排液。

(2) 阴道流血。

(3) 局部检查:可见阴道壁肿物,肿物表面可呈菜花状、溃疡型或局部变硬。

(4) 转移部位症状:当晚期肿瘤侵犯神经或骨质时,出现下腹部、腰骶部疼痛;侵犯膀胱时,出现尿频、尿痛、排尿困难、血尿;侵犯直肠时,可出现肛门坠胀、排便困难、排便时疼痛、便秘。

(5) 细胞学检查、活体组织检查可帮助诊断。

11. 阴道恶性肿瘤的转移途径有哪些?

由于阴道的解剖组织特点(疏松、壁薄、淋巴丰富),阴道恶性肿瘤较易扩散。扩散途径主要为直接蔓延和淋巴转移,晚期可出现血行转移。

(1) 直接蔓延:主要指的是对肿瘤周围组织、器官的浸润,如膀胱、尿道、直肠、宫颈、外阴等。

(2) 淋巴转移:主要有盆腔淋巴结、腹股沟淋巴结等部位的转移。

(3) 血行转移:阴道恶性肿瘤可发生血行转移,即原发肿瘤细胞侵入血管被带到其他部位生长,形成与原发肿瘤同类型肿瘤,给患者带来更大的伤害,甚至威胁患者的生命。

12. 阴道癌的 FIGO 分期标准是什么?

原发性阴道癌发病率低,仅占妇科恶性肿瘤的 1%～2%,目前原发性阴道癌的临床分期主要是采用国际妇产科联盟(FIGO)的分期标准。

0 期:肿瘤局限于上皮层(上皮内瘤变 3 级/原位癌)。

Ⅰ期:癌灶局限于阴道壁。

Ⅱ期:癌瘤侵及阴道旁组织但未达盆壁。

Ⅲ期:癌灶扩展至盆壁。

Ⅳ期:肿瘤范围超出真骨盆腔,或侵犯膀胱或直肠黏膜,但黏膜泡样水肿不列入此期。

Ⅳa 期:癌的范围超出真骨盆腔和(或)侵入膀胱及(或)直肠黏膜。

Ⅳb 期:癌转移到远处器官。

13. 阴道癌应与哪些疾病进行鉴别诊断?

(1) 阴道上皮萎缩:绝经后女性因雌激素缺乏导致上皮萎缩,阴道细胞学检查可能误以为癌;组织学检查因整个上皮可由基底细胞和上皮顶层细胞缺乏糖原,碘试验阳性,而与阴道上皮内肿瘤相似。但此类患者在阴道内使用雌激素软膏后,可恢复为正常的阴道上皮,行阴道细胞学或组织学检查可帮助诊断。

(2) 阴道尖锐湿疣:肉眼观察难以与阴道鳞状上皮癌鉴别,需借助组织学检查帮助诊断。

(3) 阴道炎症:阴道炎与早期阴道肿瘤有时在肉眼上难以分辨,需借助组织学检查。

(4) 尿道旁腺癌:多累及阴道前庭,可有尿频、尿痛或排尿障碍。

(5) 前庭大腺癌:多累及阴道下段侧壁,肿块位置较深,依据病理组织学检查可以鉴别。

(6) 阴道的子宫内膜异位:多见于阴道穹隆部。结节随月经次数增加而增大,周围呈炎症性浸润状,常常合并盆腔子宫内膜异位症。阴道子宫内膜异位发生癌变时,在组织上必须看到正常的子宫内膜和子宫内膜腺癌之间的过渡形态。

14. 阴道癌患者的治疗原则是什么?

治疗原则:常采用手术或放疗,阴道生殖细胞恶性肿瘤可进行化疗。

1) 手术治疗：

(1) 阴道上段早期癌：可以行根治性子宫切除术、部分阴道切除术及盆腔淋巴结清除术。

(2) 阴道下段早期癌：可行阴道下段和（或）外阴切除及腹股沟淋巴结清扫。

(3) Ⅳa 期：盆腔脏器去除术。

2) 放疗：多数阴道癌需采取放疗。表浅的小病灶仅采用腔内治疗即可，较大的病灶采用组织内插植放疗较好，如果累及阴道下 1/3 段，应将腹股沟淋巴结也包括在照射之内。

15. 阴道癌治疗后如何随访？

阴道癌治疗后第 1 年，每 1～3 个月随访 1 次；治疗后第 2～3 年，每 3～6 个月随访 1 次；治疗 3 年后，每年随访 1 次。

第三节 宫颈肿瘤

1. 宫颈上皮内瘤变的概念是什么？

宫颈上皮内瘤变（cervical intraepithelial neoplasia，CIN）是一种癌前病变，与宫颈浸润癌密切相关，它反映了宫颈癌发生发展的连续过程。由 CIN 发展为宫颈癌需 10～15 年，CIN 常发生于 25～35 岁妇女。

2. 如何对宫颈上皮内瘤变进行病理分级？CIN Ⅰ、CIN Ⅱ、CIN Ⅲ是指什么？

宫颈上皮内瘤变包括宫颈不典型增生和原位癌。分为以下三级。

Ⅰ级：轻度不典型增生。上皮层的下 1/3 细胞异常增生，核质比例略增大，核染色稍加深，核分裂少见，细胞极性基本正常。

Ⅱ级：中度不典型增生。上皮层的下 1/3～2/3 细胞核明显增大，核质比例增大，核深染，核分裂较多，细胞极性尚存。

Ⅲ级：重度不典型增生和原位癌。病变细胞达上皮层的 2/3 以上或累及上皮全层，细胞核异常增大，核质比例严重失调，核染色深浅不一，核分裂象较多见，细胞排列紊乱，极性消失。

3. 何为宫颈原位癌？

原位癌病变细胞累及上皮全层，极性完全消失，但基底膜保持完整，无间质浸润。若病变细胞沿宫颈腺体开口进入腺体，代替柱状上皮，但腺体基底膜保持完整，称之为原位癌累腺，仍属于原位癌的范畴。

4. 宫颈上皮内瘤变的症状和体征有哪些？

(1) 症状：缺乏特异表现，多于体格检查时发现。可表现为不规则阴道流血、分泌物增多和疼痛等。

(2) 体征：外观可见正常宫颈或仅表现为局部红斑、白色上皮或柱状上皮异位，一般无接触性出血。

5. 筛查和诊断宫颈上皮内瘤变的主要手段有哪些？

(1) 宫颈刮片细胞学检查：宫颈病变首选检查方法。收集标本前应告知患者禁阴道冲洗及禁用阴道棉塞、阴道内用药 48 h。在宫颈外口鳞-柱交界处取材，绝经后妇女或局部治疗后的患者，要重视宫颈管部位的取材，如临床怀疑者，可重复涂片。由于炎症也可导致宫颈鳞状上皮不典型改变，应在抗感染治疗 3～6 个月后复查。

(2) 阴道镜检查：宫颈刮片细胞学检查异常者，应在阴道镜检查下，从肉眼和组织学方面确定宫颈和下生殖道的状况，全面观察鳞状细胞交界和移行带，评定病变，确定并采取活体组织，作出组织学诊断，为进一步处理提供依据。

（3）宫颈活体组织检查、宫颈搔刮：确诊 CIN 和宫颈癌最可靠的方法，它们的意义和评价亦有所不同。宫颈活体组织检查应在阴道镜下进行，先做碘试验，选择病变最重的部位取材；病变是多象限的，主张做多点活体组织检查。颈勺搔刮用于评估宫颈管内看不到的区域，以明确其有无病变或病灶是否累及宫颈管。宫颈搔刮在下列情况下最有意义：意义未明的不典型鳞状细胞（ASC-US）；细胞学多次阳性或可疑，而阴道镜检阴性或不满意，或镜下活体组织检查阴性。

6. 对宫颈上皮内瘤变患者进行治疗的原则和依据是什么？

宫颈上皮内瘤变治疗原则为强调个体化治疗。治疗依据如下。

（1）CIN 级别。

（2）病变部位与范围。

（3）年龄和生育生理要求。

（4）先前细胞学结果。

（5）高危 HPV DNA 检测结果。

（6）医疗资源、技术水平、医师经验。

（7）随访条件。

（8）特殊人群。

7. 对 CIN Ⅰ 的患者如何治疗？

治疗原则以随访为主，酌情处理。$60\% \sim 85\%$ 会自然消退，仅 15% 患者持续进展，故对阴道镜检查满意且活体组织检查证实的 CIN Ⅰ，若有随访条件，可每 6 个月复查一次细胞学或高危型 HPV-DNA 者仅随访观察。若在随访过程中病变发展或持续存在 2 年，应行治疗。治疗方法有射频、冷冻、微波和激光治疗等，各种治疗方法效果无显著性差异。

8. 对 CIN Ⅱ 的患者如何治疗？

约 20%CIN Ⅱ 会发展为原位癌，5% 发展为浸润癌，故所有的 CIN Ⅱ 和 CIN Ⅲ 均需治疗。治疗方法以物理治疗为主，最常用者为宫颈 LEEP 术，切除标本应常规做病理学检查。

9. 对 CIN Ⅲ 的患者如何随访？应注意哪些？

有 45% 发展为浸润癌，应行宫颈锥形切除术（简称锥切术）以排除浸润癌。建议行冷刀锥切术。对于年龄大于 40 岁、无生育要求的患者在排除浸润癌后也可直接行全子宫切除术。

10. 对妊娠期 CIN Ⅱ 或 CIN Ⅲ 患者的随访要点是什么？

妊娠期增多的雌激素使柱状上皮外移至宫颈阴道部，转化区的基底细胞出现增生活跃，其脱落细胞可有核大深染等不典型增生表现，类似原位癌改变，细胞学可误诊。但大部分患者为 CIN Ⅰ，仅约 14% 为 CIN Ⅱ 或 CIN Ⅲ。75% 可在产后半年内消退，因此主张妊娠期 CIN 可保守观察，产后复查时再处理。

11. 宫颈癌的病因有哪些？

（1）病毒感染：高危型人乳头瘤病毒（HPV）感染是宫颈癌的独立致病因素，尤其是 HPV16、18 型。目前，已知的 HPV 有 120 多种亚型，低危型有 6、11、42、43、44 亚型等，一般不诱发癌变；16、18、31、33、35、39、45、51、52、56 和 58 等亚型属于高危型。HPV 感染多呈一过性，常可自行消退。只有高危型 HPV 持续感染或在其他致病因素的共同作用下，才诱发癌变。其机制可能是高危型 HPV 可以产生 E6 和 E7 癌蛋白，与宿主细胞的抑癌基因 P53 和 Rb 结合，导致细胞周期控制失常而致癌。其他病毒感染（如单纯疱疹病毒Ⅱ型、人巨细胞病毒等）也与宫颈癌的发生有一定的关系。

（2）其他危险因素：性活跃、性生活过早（小于 16 岁）、早育、多产、性生活紊乱、性卫生不良、患性传播性疾病、主动和被动吸烟、营养缺乏、经济状况不佳、口服避孕药、使用免疫抑制剂等。与有阴茎癌、前列腺癌或其性伴侣曾患宫颈癌的高危男子有性接触的妇女也易患宫颈癌。

12. 宫颈癌的好发部位是哪里?

宫颈癌好发于宫颈外口的鳞-柱交接部,不典型增生、原位癌及浸润癌为一组有连贯性的病变。

13. 什么是宫颈上皮鳞-柱交接部? 其位置如何受激素影响而变化?

宫颈上皮由宫颈阴道部鳞状上皮和宫颈管柱状上皮组成,二者的交接处称为鳞-柱交接部。此鳞-柱交接部的位置随雌激素水平的变化而上下移动。

(1)胎儿期:形成原始鳞-柱交接部。

(2)青春期后:在雌激素作用下,宫颈发育,宫颈管黏膜外移,宫颈管柱状上皮向外扩展到宫颈阴道部,鳞-柱交接部外移。由于宫颈管被覆单层柱状上皮,较为菲薄,外观呈细颗粒状,色红,肉眼观似糜烂,既往称之为宫颈糜烂,但非真性糜烂,一般无需治疗。

(3)绝经期:雌激素水平低落,外移的柱状上皮向宫颈口方向回缩,形成新的鳞-柱交接部,即生理性鳞-柱交接部。

14. 何为宫颈转化区? 此转化区在宫颈癌组织学发生与发展过程中有何临床意义?

原始鳞-柱交接部和生理性鳞-柱交接部之间的区域,称为转化区或移行带。宫颈腺囊肿可作为辨认转化区的标志。转化区反复移动的过程中,未成熟的鳞状上皮在一些致病物质如细菌、病毒、精液及人乳头瘤病毒等的刺激下,发生细胞分化不良、排列紊乱、细胞核异常、有丝分裂增加,形成 CIN,最后形成宫颈浸润癌。

15. 何为鳞状上皮化生? 何为鳞状上皮化? 二者有何不同?

宫颈转化区形成过程中,鳞状上皮替代柱状上皮的机制有鳞状上皮化生和鳞状上皮化。

(1)鳞状上皮化生:转化区柱状上皮下未分化的储备细胞增生,逐渐分化为复层鳞状上皮,柱状上皮完全脱落被鳞状上皮替代的过程,宫颈管腺上皮也可鳞化。

(2)鳞状上皮化:宫颈阴道部鳞状上皮直接长入到柱状上皮与其基底膜之间,直到柱状上皮脱落被鳞状上皮完全替代的过程。

16. 宫颈浸润癌的病理类型有哪些?

(1)鳞状细胞癌:最为常见,占 80%～85%,预后较好。

(2)腺癌:次之,占 15%～20%,多见于年轻患者。低分化腺癌恶性程度高。

(3)腺鳞癌:较罕见。指转化区柱状上皮下未分化的储备细胞同时向腺癌和鳞癌方向发展而形成,恶性程度高,预后差。

(4)其他类型:小细胞癌罕见,宫颈原发肉瘤和恶性淋巴瘤偶有报道。小细胞癌恶性程度高,预后差。

17. 宫颈癌的生长类型有哪些?

(1)外生型:肿瘤向外生长,状如菜花或乳头。

(2)内生型:肿瘤向宫颈深部组织浸润,宫颈表面光滑或仅有柱状上皮异位,肥大变硬,呈桶状。

(3)溃疡型:上述两种癌组织坏死脱落形成溃疡或空洞。

(4)颈管型:肿瘤生长于宫颈管内。

18. 何为镜下早期浸润癌? 何为浸润癌?

(1)镜下早期浸润癌:在原位癌的基础上,镜下发现癌细胞穿破基底膜,呈泪滴状或锯齿状,但浸润深度不超过 5 mm,宽度不超过 7 mm,未侵犯间质内血管。

(2)浸润癌:癌组织浸润深度大于 5 mm,或肉眼可见病灶或病灶已超出子宫,侵犯盆壁或邻近器官。

19. 宫颈癌的转移途径有哪些?

(1) 直接蔓延:最常见。癌灶局部浸润,向下累及阴道壁,极少向上由宫颈管累及宫体,向两侧蔓延至宫旁、主韧带、阴道旁组织甚至达骨盆壁。癌灶向前、后蔓延侵犯膀胱或直肠及宫骶韧带,引起输尿管阻塞及肾积水,甚至膀胱阴道瘘或直肠阴道瘘。

(2) 淋巴转移:浸润癌的主要转移途径。癌灶侵入淋巴管形成瘤栓后可随淋巴液转移到宫旁、宫颈旁、闭孔、髂内及髂外淋巴结,称一级组淋巴结转移;进而达髂总、骶前、腹股沟深、浅淋巴结及腹主动脉旁淋巴结,称为二级组淋巴结转移。

(3) 血行转移:很少见。晚期可经血行转移至肺、肝、脑和骨骼。

20. 宫颈癌的 FIGO 分期标准是什么?

2009 年国际妇产科联盟(FIGO)的宫颈癌分期标准见表 18-2。严格准确地进行临床分期,其目的是根据病变的范围,选择恰当的治疗方案,正确地评估疗效和判断预后。确定分期可以采用触诊、视诊、颈勺搔刮术、阴道镜检查、膀胱镜及直肠镜检查、静脉肾盂造影、肺及骨骼 X 线摄片检查。

表 18-2　宫颈癌的临床分期(FIGO,2009)

分　　　期	病变的范围
0 期	原位癌(浸润前癌)
Ⅰ期	宫颈癌严格局限于子宫(扩展至宫体将被忽略)
Ⅰ A 期	镜下浸润癌。所有肉眼可见病灶,包括表浅浸润,均为Ⅰ B 期
Ⅰ A1 期	间质浸润深度不超过 3 mm,水平扩散不超过 7 mm
Ⅰ A2 期	间质浸润深度超过 3 mm 但小于 5 mm,水平扩散不超过 7 mm
Ⅰ B 期	肉眼可见癌灶局限于宫颈,或镜下病灶大于Ⅰ A2 期
Ⅰ B1 期	肉眼可见癌灶最大径线不超过 4 cm
Ⅰ B2 期	肉眼可见癌灶最大径线大于 4 cm
Ⅱ期	癌灶已超出子宫,但未达盆壁,或未达阴道下 1/3
Ⅱ A 期	无宫旁浸润
Ⅱ A1 期	肉眼可见癌灶最大径线不超过 4 cm
Ⅱ A2 期	肉眼可见癌灶最大径线大于 4 cm
Ⅱ B 期	有宫旁浸润
Ⅲ期	癌浸润达骨盆壁和(或)累及阴道下 1/3 和(或)有肾盂积水或肾无功能
Ⅲ A 期	宫旁浸润未达骨盆壁,但累及阴道下 1/3
Ⅲ B 期	宫旁浸润已达骨盆壁和(或)肾盂积水或肾无功能
Ⅳ期	肿瘤侵犯临近器官(膀胱及直肠)或肿瘤播散超出真骨盆
Ⅳ A 期	肿瘤侵犯临近器官(膀胱及直肠)
Ⅳ B 期	远处转移

21. 宫颈癌的症状是什么?

宫颈癌的症状表现为 CIN、原位癌和镜下早期浸润癌可无症状,多于体格检查时发现。随病变进展,可表现为不规则阴道流血、分泌物增多和疼痛等。症状的轻重与病变的早晚、肿瘤的生长方式、组织病理类型及患者的全身状况有关。

（1）阴道流血：表现为性交后或妇科检查后接触性出血以及阴道不规则流血，病灶较大、侵蚀大血管时，可出现致命性大出血。年老患者常表现为绝经后阴道流血，一般外生型癌出血较早且血量多，内生型癌则出血较晚。

（2）阴道排液：初时量可不多，白色或血性，质稀薄，可有腥臭味。晚期患者由于癌组织坏死或伴感染，可出现大量米汤样或脓性恶臭白带。

（3）晚期症状：根据病灶侵犯的范围而出现继发性症状。病灶累及盆腔结缔组织、骨盆壁，压迫输尿管或直肠时，可出现尿频、尿急、肛门坠胀、粪便秘结、里急后重等症状，严重者可发生膀胱-阴道瘘或阴道-直肠瘘；如果肿瘤沿宫旁组织侵犯骨盆壁，压迫坐骨神经，可表现为坐骨神经痛或一侧骶、髂部的持续性疼痛；疾病终末期，可表现为消瘦、发热、恶病质等全身衰竭症状。

22. 宫颈癌的体征有哪些？

CIN、原位癌和镜下早期浸润癌宫颈可光滑或仅表现为局部红斑、白色上皮或柱状上皮异位。随病情发展，外生型宫颈癌可见宫颈有息肉状、乳头状、菜花状赘生物，质脆易出血，可合并感染；内生型可见宫颈质硬、膨大如桶。晚期癌组织坏死脱落可形成溃疡或空洞。若癌灶累及阴道壁可见阴道壁变硬。若向宫旁组织浸润，双合诊和三合诊可扪及子宫两侧增厚、结节状，若浸润达盆壁，形成"冰冻骨盆"。

23. 对于ⅠA1期宫颈癌患者应如何治疗？

对于ⅠA1期宫颈癌患者主张行经腹或经阴道的全子宫切除术。年轻患者若卵巢正常可予以保留。对于要求保留生育功能者，若病灶浸润深度小于 3 mm，且没有累及淋巴管和血管，可做宫颈锥切术，只要锥切的切缘正常，可不再做全子宫切除术。但应术后 4、10 个月行宫颈细胞学涂片随访，如果两次涂片均阴性，以后可每年进行 1 次宫颈涂片检查。

24. 对于ⅠA2期宫颈癌患者应如何治疗？

对于ⅠA2期宫颈癌患者选用根治性子宫切除术加盆腔淋巴结清扫术，或再加主动脉旁淋巴结取样术。对年轻患者，卵巢若正常可保留。对于全身情况不能耐受手术的患者，也可采用放疗，包括近距离放疗和盆腔放疗。

25. 对于ⅠB～ⅡA期宫颈癌患者应如何治疗？

选用根治性子宫切除术加盆腔淋巴结清扫术，或者再加主动脉旁淋巴结取样术。髂总淋巴结有癌转移者，做腹主动脉旁淋巴结切除或取样。对年轻患者，卵巢若正常可保留。若术后病理检查发现淋巴结、宫旁组织和手术切除的阴道边缘有病灶累及，则应接受放疗，同时配合以顺铂为主的化疗。

26. 对于ⅡB～ⅣA期宫颈癌患者应如何治疗？

一般采用放疗同时加化疗。放疗包括体外照射和腔内照射。腔内照射多用后装治疗机，放射源为 137 铯（Cs）、192 铱（Ir）等；体外照射多用直线加速器、60 钴（Co）等。腔内照射的对象为宫颈及其周围的局部病灶，体外照射针对转移灶，包括盆腔淋巴结。同时配合以顺铂为基础的化疗（如顺铂或顺铂加氟尿嘧啶）。

27. 对于ⅣB期宫颈癌患者应如何治疗？

放疗可用于缓解盆腔及远处转移病灶，同时可给予化疗。目前，认为顺铂是最有效的药物，对复发或转移推荐作为一线用药。推荐的一线化疗方案有卡铂＋紫杉醇、顺铂＋紫杉醇，顺铂＋拓扑替肯、顺铂＋吉西他滨等。

28. 什么是宫颈癌的新辅助化疗？适应证及现状如何？

新辅助化疗是 20 世纪 80 年代提出的新概念，是指对宫颈癌患者术前或放疗前进行 1～3

个疗程的化疗,然后再施行根治性手术或根治性放疗。它可用于早期治疗术前、放疗前已存在的微小转移和亚临床灶;控制术中、术后医源性转移,在肿瘤各级血管、淋巴管未被损伤之前给药,提高局部药物浓度,达到高效杀伤作用;缩小肿瘤体积和范围,降低肿瘤分期,为原来无法手术的患者创造手术可能性,并增加广泛手术时保留患者卵巢和阴道功能的机会,提高患者生活质量;为判断或选择抗癌药物提供依据。

新辅助化疗适用于宫颈癌ⅠB2、ⅡA局部病灶达4 cm,ⅡB早期宫旁部分浸润,以及组织学分化差、宫颈腺癌、宫颈腺鳞癌、黏液性腺癌、透明细胞癌等。

宫颈癌新辅助化疗反应率为45%～95%,新辅助化疗后手术与单纯手术比较能提高患者的手术切除率,降低淋巴转移率、宫旁浸润、腺管癌栓等比例,提高5年生存率;放疗前化疗与单纯放疗相比,不能提高生存率。

29. 妊娠合并宫颈癌如何治疗?

宫颈癌是妊娠女性中最常见的妇科肿瘤,大多数为Ⅰ期患者。延迟治疗直至胎儿成熟还是立即接受治疗是患者和医生必须要作出的困难选择。推迟治疗直至胎儿成熟的患者应该接受剖宫产。经阴道广泛宫颈切除术已在部分早期宫颈癌患者中成功实施。这些早期宫颈癌患者倾向于接受根治性子宫切除术和淋巴结切除术而不是放疗。延迟治疗至胎儿成熟的早期宫颈癌患者可在剖宫产的同时行根治性子宫切除术和盆腔淋巴结切除术。对那些选择放疗的患者,传统的放疗、化疗也许需要改进。

30. 宫颈癌的预后如何? 影响预后的因素有哪些?

宫颈癌的5年生存率为,Ⅰ期81.6%,Ⅱ期61.3%,Ⅲ期36.7%,Ⅳ期12.1%。影响宫颈癌预后的因素包括,全身情况、临床期别、病理类型、生长方式、肿瘤体积、浸润深度、淋巴结转移、治疗方法等。

31. 如何对宫颈病变进行随诊?

建议治疗后第1～2年每3～6个月随访1次,第3～5年每6～12个月随访1次,5年后每年随访1次。高危患者随访间隔较短(如第1～2年每3个月随访1次),低危患者可以较长(如6个月随访1次)。

保留生育功能者至少每年进行1次宫颈阴道细胞学检查。需进行仔细临床评估,建议教育患者认识提示复发的症状,如阴道排液,体重减轻,畏食,盆腔、髂关节、背部或腿痛等。鼓励患者停止吸烟或减少吸烟。

随访过程中不需常规进行影像学检查,有症状或怀疑复发时再应用。根据临床指征选择其他辅助检查。对于肿瘤未控或复发者,在治疗前需要进行进一步的影像学检查或手术探查来评估病情。

32. 如何预防宫颈癌的发生发展?

(1) 开展性卫生教育,提倡晚婚少育。

(2) 普及防癌知识,定期开展普查普治。

(3) 21岁以上有性生活史或已婚妇女即应定期做宫颈细胞学检查。

(4) 早期发现和诊治宫颈上皮内瘤变,阻断宫颈浸润癌的发生。

33. 目前人乳头瘤病毒疫苗(HPV 疫苗)的研究如何?

目前已有疫苗上市。2010年美国NCCN(National Comprehensive Cancer Network)公布的《肿瘤学临床实践指南》提出:Gardasil疫苗被批准在9～26岁女性中使用,性交前给予疫苗才是最有效的预防。11～12岁女性应该常规接受HPV疫苗接种,不推荐用于大于26岁女性。接种过疫苗的妇女,仍必须接受常规的宫颈细胞学筛查。

34. 宫颈癌的治疗如何保留生育功能?

随着宫颈癌筛查的普及,早期患者增多,其年龄也趋于年轻化,且随着国家计划生育政策的开放,很多年轻的宫颈癌患者渴望保留生育功能。宫颈癌保留生育功能治疗以手术为主。

(1) 子宫颈锥切术:子宫颈锥切术(cervical conization)的手术指征如下。①ⅠA1期和ⅠA2期子宫颈鳞癌。②ⅠA1期子宫颈腺癌:许多文献报道,早期的子宫颈浸润癌只要其浸润深度不超过3 mm,且无淋巴血管间隙受累,均可以成功地应用子宫颈锥切术进行治疗。

注意事项:①切缘阳性、淋巴血管间隙受累、子宫颈间质受累和病变的多中心性是子宫颈锥切术后病变残留或复发的决定性因素。因此,术后病理检查结果一定要明确说明这四个方面的情况,这是制定患者子宫颈锥切术后处理方案的依据。②为了避免病变的残留,应根据患者的年龄、阴道镜检查结果和肿瘤的病理类型选择适当的锥切范围。总的来说,切除宽度应在病灶外0.3 cm,锥高延至宫颈2.0~2.5 cm,锥切时必须将鳞-柱交接部一并切除。③切缘阳性的子宫颈微小浸润癌,国际妇产科联盟(FIGO)推荐再做一次子宫颈锥切活体组织检查或者按ⅠB1期宫颈癌处理。④对于ⅠA1期宫颈癌伴有淋巴血管间隙受累和ⅠA2宫颈癌患者应同时行盆腔淋巴结切除术,若同时伴阴道上皮内瘤变者应切除部分受累的阴道。

(2) 子宫颈广泛性切除术:子宫颈广泛性切除术(radical trachelectomy)可通过阴式、开腹和腹腔镜进行,其最大优点是治疗宫颈癌的同时可以保留患者的生育功能。子宫颈广泛性切除术的手术指征:①渴望生育的年轻患者;②患者不存在不育的因素;③肿瘤直径不超过2 cm;④临床分期为ⅠA2~ⅠB1期;⑤鳞癌或腺癌;⑥阴道镜检查未发现子宫颈内口上方有肿瘤浸润;⑦区域淋巴结未发生转移。

注意事项:①术前明确宫颈癌的病理诊断和临床分期,进行精确评估,严格掌握手术指征。②子宫颈广泛性切除术仅适用于早期宫颈癌,而对于肿瘤直径大于2 cm和(或)累及血管和淋巴管的ⅠB2期以上的宫颈癌患者术后容易复发,原则上也不宜行子宫颈广泛性切除术。③术前判断子宫颈肿瘤大小、肿瘤与子宫颈管内口的关系和子宫下段肌层是否有浸润很重要,应用MRI检查测量并评估,其准确率达96.7%。④术中应按常规行冰冻病理检查,并尽可能保证其准确性,盆腔淋巴结和子宫颈切缘的病理检查结果对是否行保留生育功能治疗有指导意义。⑤随访保留生育功能手术治疗后的妊娠情况。术后随诊方法:术后半年内应每月对患者进行随诊,随诊内容包括妇科检查、B超检查和血清鳞状上皮细胞癌抗原(SCC-Ag)水平检测,必要时可行CT、MRI和正电子发射体层摄影术(PET)-CT检查。若无异常,此后每2个月随诊1次,1年后每3个月随诊1次,3年后每半年随诊1次。每3个月进行1次子宫颈细胞学检查,若两次细胞学检查阴性,可建议患者妊娠。多数学者建议在术后6个月后可以妊娠,如自然受孕失败,可以考虑采用辅助生殖技术。

(3) 保留卵巢问题:早期宫颈癌的卵巢转移率很低,其中子宫颈鳞癌的卵巢转移率小于1%,子宫颈腺癌约10%。临床资料也显示,卵巢分泌的性激素与子宫颈鳞癌的发生无明确关系。因此,早期子宫颈鳞癌患者术中可常规保留双侧卵巢,而早期子宫颈腺癌患者可常规切除双侧卵巢。保留卵巢的指征:①病理类型为子宫颈鳞癌;②患者年龄不超过45岁;③肿瘤直径未超过2 cm;④无子宫体和宫旁组织的肿瘤浸润;⑤无明确的淋巴结转移。

对需要进行盆腔放疗和化疗的宫颈癌患者可通过手术(开腹或腹腔镜)在放疗前将卵巢移位至盆腔放射野以外的部位,常常固定在结肠侧沟、横结肠下方,以保留卵巢的内分泌功能,以利于提高患者治疗后的生命质量。卵巢移位前应行双侧卵巢的活体组织检查和快速冰冻病理检查并证实无肿瘤转移。

第四节 子宫肿瘤

1. 子宫肌瘤的病因是什么?

子宫肌瘤(uterine myoma)是由子宫平滑肌及结缔组织增生形成的良性肿瘤,确切病因不清,一般认为与女性的激素刺激有关,雌激素可促使子宫平滑肌细胞增生肥大,孕激素有促进肌瘤有丝分裂、刺激肌瘤生长的作用。

子宫肌瘤好发于生育年龄,常合并与雌激素有关的子宫内膜增生过长、子宫内膜癌等疾病,妊娠期子宫肌瘤生长迅速。

2. 子宫肌瘤的临床分类有哪些?

子宫肌瘤有两种分类方法。

(1) 按子宫肌瘤发生部位不同分类:分为宫体肌瘤(90%)和宫颈肌瘤(10%)。

(2) 按子宫肌瘤与子宫肌壁的关系分类:①肌壁间肌瘤:占60%～70%,肌瘤位于子宫肌壁间,周围被正常肌层组织包围,肌瘤压迫周围正常肌层组织可形成假包膜。②浆膜下肌瘤:约占20%,肌瘤向子宫浆膜面生长,突出于子宫表面,仅覆盖浆膜层。若子宫体侧壁肌瘤长入宫旁阔韧带前后叶内,则称为阔韧带肌瘤。③黏膜下肌瘤:占10%～15%,肌瘤向宫腔方向生长,表面仅有黏膜层覆盖,常形成瘤蒂,突出于宫腔内,可引起子宫收缩,使肌瘤经宫颈突出于阴道。

3. 什么是多发性子宫肌瘤?

各种类型的子宫肌瘤发生在同一子宫称为多发性子宫肌瘤。

4. 什么是子宫肌瘤变性? 常见的变性有哪些?

肌瘤变性是肌瘤血供不足,营养缺乏而引起的继发性病变,此时肌瘤失去了原有的典型结构。常见的变性如下。

(1) 玻璃样变:也称透明样变性,最常见,变性区域肌瘤漩涡状结构消失,代之以光滑、均匀的透明样结构。

(2) 囊性变:常继发于玻璃样变,肌细胞坏死液化后即可发生囊性变。肌瘤内出现大小不等的囊腔,其间有结缔组织相隔,多个囊腔也可融合成大囊腔,囊内含清澈无色液体或胶冻状、黏液样物质,囊性变的子宫很软,此时肌瘤似妊娠子宫或卵巢囊肿。

(3) 红色变性:多见于妊娠期和产褥期,肌瘤内小血管发生破裂,组织出血或溶血,血红蛋白侵入肌瘤,切面呈肉红色,并有腥味,典型的漩涡状结构消失。此时肌瘤体积迅速增大,局部压痛明显,患者可表现为高热、剧烈腹痛,并伴有恶心、呕吐及腹膜刺激症状等全身不适。

(4) 肉瘤变:子宫肌瘤的恶性变,发生率为0.4%～0.8%,多见于年龄较大的妇女。表现为肌瘤在短期内迅速增大,尤其是当绝经期后肌瘤不缩小,反而继续增大时,若伴有不规则的阴道流血,应引起警惕。恶变后肌瘤剖面质软而脆,色灰黄,漩涡状结构消失,颇似生鱼肉或脑组织,与周围组织界限不清。

5. 子宫肌瘤的主要临床症状有哪些?

子宫肌瘤多无明显症状,常于妇科检查或B超检查时发现。症状与肌瘤所在部位、生长速度、大小及有无变性等有关。常见的症状如下。

(1) 月经改变:经期延长、经量增多为最常见症状。黏膜下肌瘤除表现为经量增多,经期延长外,还可表现为周期紊乱、不规则出血或经后淋漓不尽;浆膜下肌瘤多无明显月经改变。

(2) 下腹包块:肌瘤逐渐增大,当子宫超过妊娠3个月大时,患者常自诉下腹部可触及质硬肿块,形态不规则。巨大的黏膜下肌瘤可脱出阴道外。

（3）阴道分泌物增多：肌壁间肌瘤可使宫腔面积增大，腺体分泌增加导致白带增多；黏膜下肌瘤伴感染时可产生大量的血性或脓血性，并伴有臭味的分泌物。

（4）压迫症状：前壁的较大子宫肌瘤可压迫膀胱出现尿频、排尿障碍等泌尿系统症状。后壁较大肌瘤可使直肠受压，出现下腹坠胀、便秘、里急后重等症状。

（5）疼痛：当子宫肌瘤增大压迫盆腔组织和神经时，可引起下腹坠痛、腰背部酸痛，月经期加重，肌瘤红色变性时，腹痛剧烈并伴发热及恶心、呕吐。

（6）不孕：少数子宫肌瘤使子宫形态发生改变，或压迫输卵管使之扭曲变形，不利于受精卵着床而致不孕。

（7）贫血：长时间月经过多可致继发性失血性贫血，严重时可出现全身乏力、面色苍白、心悸、气促等症状。

6. 子宫肌瘤的主要体征有哪些？

子宫肌瘤的体征与肌瘤位置、大小、数目、有无变性等有关。肌瘤较大时，可在下腹部触及质硬、表面不规则肿块，无压痛。妇科检查可发现子宫增大、质硬、表面不规则，或可触及明显的结节。浆膜下肌瘤可触及单个实性球形肿块与子宫相连，此时应与卵巢肿瘤相鉴别。带蒂黏膜下肌瘤若脱出宫颈外口至阴道内，窥器检查时可见宫颈口处有粉红色肿物，表面光滑，如合并感染，可出现渗出液覆盖，伴恶臭。

7. 子宫肌瘤需与哪些疾病相鉴别？

（1）妊娠子宫：有停经史、早孕反应，尿或血 β-HCG 阳性，B 超检查探及胎囊或胚胎即可鉴别。

（2）卵巢肿瘤：多为下腹部囊性或囊实性包块，一般无月经改变，双合诊时能与子宫分开，必要时可借助盆腔 B 超检查、肿瘤标志物及腹腔镜检查等协助诊断。

（3）子宫腺肌病：局限型子宫腺肌病类似子宫肌壁间肌瘤，质硬，子宫增大，经量增多。但子宫腺肌病的子宫多呈均匀对称性增大，有继发性痛经渐进性加重，B 超检查有助于诊断，但两者经常并存。

（4）子宫畸形：子宫畸形自幼即存在，无月经改变。双角子宫或残角子宫易被误诊为子宫肌瘤，但 B 超检查、腹腔镜检查、宫腔镜检查、子宫输卵管造影等可鉴别。

8. 子宫肌瘤的治疗方法包括哪些？

子宫肌瘤应根据患者年龄、一般状况、症状、肌瘤部位、大小、数目、对生育的要求、最近发展情况及并发症等全面考虑选择治疗方式。

1）随访观察：无症状子宫肌瘤一般不需治疗，每 3～6 个月随访 1 次。每次随诊均应行妇科检查并辅以 B 超检查。随访期间肌瘤增大或症状出现应考虑进一步治疗。

2）药物治疗：子宫小于妊娠 2 个月大小，症状轻，近绝经年龄或全身情况不宜施行手术的，可给予药物治疗。在药物治疗前，对月经紊乱的肌瘤患者，应进行分段诊刮以排除子宫内膜病变。

（1）雄激素：具有对抗雌激素的作用，可用于年龄较大、出血较多的患者。非经期，丙酸睾酮 25 mg 肌内注射，每 3～5 日 1 次；经期，25 mg，每日 1 次，连用 3 日。每月剂量不超过 300 mg，以免出现男性化征象。

（2）促性腺激素释放激素类似物（GnRH-α）：可抑制垂体及卵巢功能，降低雌激素水平，造成假绝经状态。应用指征：①缩小肌瘤改善受孕条件；②术前治疗以控制症状，纠正贫血为主；③术前应用可缩小肌瘤，减少术中出血，降低手术难度，或使阴式手术或腹腔镜手术成为可能；④近绝经妇女使用后，可提前过渡到自然绝经，避免手术。但长期应用可使体内雌激素缺乏，导致骨质疏松。

（3）其他药物：①米非司酮，可作为术前用药或提前绝经使用，每日 10～12.5 mg 口服。②他莫昔芬，为雌激素受体拮抗剂，10 mg，口服，每日 2 次，连用 3～6 个月。③月经量多时可采用子宫收缩剂和止血、补血药物。

3）手术治疗：手术可采用开腹、经阴道、腹腔镜或宫腔镜下手术。适用于：月经过多继发贫血而药物治疗无效者；有严重腹痛、性交痛或慢性腹痛、带蒂肌瘤扭转引起的急性腹痛；有膀胱、直肠压迫症状；能确定肌瘤是不孕或反复流产的唯一原因者；肌瘤短时间内生长较快，怀疑恶变者。

9. 手术治疗子宫肌瘤的方式有哪些？

（1）子宫切除术：适用于无生育要求或可疑有恶变的患者。术前应行宫颈细胞学检查，排除宫颈恶性病变。可行子宫切除术或子宫次全切除术（相对于年轻、宫颈无病变者）。

（2）子宫肌瘤切除术：适用于要求保留生育功能、肌瘤数目较少的年轻患者。可经腹或在腹腔镜下进行。黏膜下肌瘤可经阴道行子宫肌瘤摘除术或宫腔镜下电切术。

10. 子宫肌瘤对妊娠和分娩有哪些影响？

黏膜下肌瘤可阻碍受精卵着床致不孕或早期流产；较大的肌壁间肌瘤也可因机械性阻碍或宫腔变形，导致发生流产和胎位异常、胎儿宫内发育迟缓、前置胎盘等。在分娩过程中肌瘤可阻塞产道，阻碍胎先露部进入骨盆而引起难产，也可于分娩过程中或产后妨碍子宫收缩，使产程延长、产后出血的发生概率增加。

妊娠合并子宫肌瘤的孕产妇多能自然分娩，但要警惕产后出血。如肌瘤阻碍胎头下降，应行剖宫产，除了基底部较小、带蒂的浆膜下肌瘤外，一般不主张同时切除肌瘤，以免引起难以控制的大出血。

11. 妊娠对子宫肌瘤的影响有哪些？

妊娠期由于性激素的变化和盆腔血供丰富，肌瘤迅速增大，可发生红色变性。孕妇可出现剧烈腹痛伴恶心、呕吐、发热症状。实验室检查：白细胞计数升高，宜行保守治疗，经对症处理后多能缓解。浆膜下肌瘤在妊娠期可发生蒂扭转致肌瘤坏死、感染等。

12. 子宫内膜癌根据发病机制的不同如何分型？其各自的特点如何？

子宫内膜癌是发生于子宫内膜的上皮性恶性肿瘤，以子宫内膜腺癌最为常见，多见于老年妇女。根据发病机制不同分为两种类型。

（1）雌激素依赖型：正常状态下，子宫内膜受雌激素、孕激素的作用而发生周期性的剥脱，不发生恶变。若高浓度雌激素长期刺激子宫内膜而无孕激素拮抗时，可发生子宫内膜单纯型增生、复杂型增生、不典型增生，甚至发展为子宫内膜癌。此种类型占子宫内膜癌的大多数，病理形态多为腺癌，肿瘤分化较好，预后较好。

（2）非雌激素依赖型：发病与雌激素作用无明确关系。其病理形态属少见类型，如子宫内膜浆液性乳头状癌、腺鳞癌、透明细胞癌、黏液腺癌等。肿瘤分化差，恶性度高，预后不良。

13. 子宫内膜癌大体标本可分为哪两种类型？

子宫内膜癌根据病变形态和范围可分为局灶型和弥漫型两种类型。

（1）局灶型：癌灶局限性生长，常发生在宫底部或宫角部，呈息肉状或小菜花状，易出血。癌灶虽小，但易向深肌层浸润。

（2）弥漫型：子宫内膜大部或全部被癌组织侵犯，色灰白或浅黄，表面不平或呈不规则息肉状，可有出血、坏死，溃疡形成，较少侵犯肌层。

14. 子宫内膜癌常见的病理类型有哪些？

（1）内膜样腺癌：最常见，占 80%～90%，腺体大小不一，腺体结构消失，形成实性癌块。癌细胞高度增生，异型性明显。按腺癌分化程度分为：Ⅰ级（G1），高分化腺癌；Ⅱ级（G2），中分化腺癌；Ⅲ级（G3），低分化腺癌。分级愈高，恶性程度愈高。

（2）腺癌伴鳞状上皮分化：腺癌中含有成熟的鳞状上皮成分，称为腺角化癌。癌组织有腺癌和鳞癌两种成分，称为腺鳞癌。介于两者之间称为腺癌伴鳞状上皮不典型增生。

（3）浆液性腺癌：又称为子宫浆液性乳头状腺癌，癌细胞复层排列，呈复杂乳头状或簇状结构，约 30% 病例有砂粒体形成，恶性程度高，易有深肌层浸润和腹腔、淋巴及远处转移，预后极差。

（4）透明细胞癌：实性，呈片状、腺管状或乳头状排列，内衬以鞋钉样细胞，癌细胞质丰富、透亮，异型性明显。恶性程度高，易发生早期转移。

15. 子宫内膜癌的转移途径有哪些？

（1）直接蔓延：病灶沿子宫内膜向上经子宫角达输卵管甚至卵巢，向下可达宫颈或阴道。也可浸润并穿透肌层达子宫浆膜面，甚至蔓延至周围器官，广泛种植于盆腹膜、直肠子宫陷凹及大网膜。

（2）淋巴转移：子宫内膜癌的主要转移途径。当癌组织有深肌层浸润、颈管内扩散时，易发生淋巴转移，转移途径与病灶原发部位有关。子宫底部病灶可沿阔韧带上部转移，途经骨盆漏斗韧带转移至卵巢；向上至腹主动脉旁淋巴结；子宫角部或前壁上部病灶多沿圆韧带到腹股沟淋巴结；子宫下段与宫颈管病灶的转移途径同宫颈癌；子宫后壁病灶可通过子宫骶骨韧带扩散到直肠淋巴结。约 10% 可经淋巴管逆行引流到达阴道前壁。

（3）血行转移：较少见，晚期可经血行转移至肺、肝、骨、脑等全身各器官。

16. 子宫内膜癌的手术-病理分期如何？

1）目前使用的是国际妇产科联盟（FIGO）制定的子宫内膜癌手术-病理分期（表 18-3）。

表 18-3 子宫内膜癌手术-病理分期（FIGO，2009）

分 期	表 现
0 期	原位癌（浸润前癌）
Ⅰ期	肿瘤局限于子宫体
ⅠA 期	肿瘤浸润深度小于 1/2 肌层
ⅠB 期	肿瘤浸润深度大于 1/2 肌层
Ⅱ期	肿瘤侵犯宫颈间质，但无宫体外蔓延
Ⅲ期	肿瘤局部和（或）区域的扩散
ⅢA 期	肿瘤侵犯浆膜层和（或）附件
ⅢB 期	阴道和（或）宫旁受累
ⅢC 期	盆腔和（或）腹主动脉旁淋巴结转移
ⅢC1 期	盆腔淋巴结阳性
ⅢC2 期	腹主动脉旁淋巴结阳性和（或）盆腔淋巴结阳性
Ⅳ期	肿瘤侵犯膀胱和（或）直肠黏膜和（或）远处转移
ⅣA 期	肿瘤侵犯膀胱和（或）直肠黏膜
ⅣB 期	远处转移，包括腹腔内和（或）腹股沟淋巴结转移

2）有关病理分级的注意事项：

（1）细胞核呈明显的非典型性，病理分级时应提高一级。

（2）对浆液性腺癌、透明细胞腺癌和鳞状细胞癌细胞核的分级更重要。

（3）伴有鳞状上皮化的腺癌，按腺体成分中细胞核的分级定级。

17. 子宫内膜癌的常见症状有哪些？

子宫内膜癌早期无明显症状，以后出现阴道流血、阴道排液、疼痛等。

（1）阴道流血：为最常见和最重要的症状，表现为绝经后不规则阴道流血，量少。未绝经者可表现为经量增多、经期延长或经间期出血等。

（2）阴道排液：量多，常为黄色水样、血性或浆液性，如合并感染则为脓性或脓血性，可伴恶臭味。

（3）疼痛：晚期肿瘤压迫周围组织或神经时可引起下腹部及腰骶部疼痛，并向下肢放射。当癌灶堵塞宫颈管口时，可出现下腹胀痛及痉挛样疼痛。

（4）全身症状：晚期患者可出现发热、消瘦、贫血、恶病质等全身衰竭症状。

18. 子宫内膜癌患者的查体所见有哪些？

早期患者妇科检查可无明显异常，随病变发展，可出现子宫明显增大变软；晚期有时可见癌组织自宫颈管口脱出，质脆，触之出血。当癌灶向周围组织浸润时，子宫固定或盆腔内可以扪及不规则结节状肿物。

19. 如何诊断子宫内膜癌？常用的辅助诊断方法有哪些？

根据病史、症状、体征及辅助检查，可作出初步诊断，确诊仍应依据分段诊刮后病理检查。常用的辅助诊断方法如下。

（1）分段诊刮：最简单易行、最可靠的方法。先用小刮匙环刮宫颈管，再进宫腔刮取内膜，注意刮取两侧宫角，刮出物须分瓶标记送病检。当刮出多量豆腐渣样组织，疑为内膜癌时，只要足够病理检查所需即应停止操作，防止子宫穿孔。

（2）宫腔细胞学检查：从阴道后穹隆或宫颈管吸取分泌物，或用特制的宫腔刷置入宫腔，直接吸取分泌物查找癌细胞，阳性率达 90%，可作为一种筛查手段但不能代替诊断性刮宫。

（3）B 超检查：极早期经阴道 B 超检查可见子宫正常大小，仅见宫腔线紊乱、中断。典型内膜癌声像图为子宫增大，宫腔内有不均匀实质回声区，宫腔线消失，肌层浸润时可见肌层不规则回声紊乱区，边界不清，彩色多普勒超声检查有时可见混杂的血流信号。

（4）宫腔镜检查：目前已广泛应用于子宫内膜病变的早期诊断。可直视下观察宫颈管及宫腔内病灶形态、大小、部位并可直接取材做活体组织检查，阳性率高。但是，膨宫剂可能会引起子宫内膜癌的扩散，故应选择阴道 B 超检查子宫内膜无明显增厚和病变，或经诊断性刮宫后活体组织检查呈阴性，仍有反复阴道出血的患者为宫腔镜检查对象。

（5）MRI、CT、淋巴造影及血清 CA_{125} 检查：有条件者可行 MRI、CT 或淋巴造影等辅助检查以协助判断病变范围。有肿瘤播散者，其血清 CA_{125} 值可明显增高。

20. 子宫内膜癌应与哪些疾病相鉴别？

（1）功能失调性子宫出血：表现为围绝经期月经紊乱（经量增多、经期延长、不规则阴道流血）。妇科检查多无异常发现，临床鉴别困难，应做分段诊刮或组织检查确诊。

（2）老年性阴道炎和子宫内膜炎：主要表现为血性白带，老年性阴道炎患者阴道壁黏膜充血或黏膜下散在出血点，子宫内膜炎患者诊断性刮宫时无或极少量组织物刮出，宫腔镜检查见内膜薄，有点片状出血。两种情况可能并存，应在抗感染治疗的基础上行分段诊刮以明确诊断。值得注意的是，对于老年患者，子宫内膜癌可致宫腔积脓，患者或以宫腔积脓就诊。

（3）子宫黏膜下肌瘤或子宫内膜息肉：主要表现为月经过多和经期延长。B超检查、宫腔镜检查、分段诊刮等可鉴别。

（4）宫颈癌、子宫肉瘤及输卵管癌：均可表现为阴道不规则流血或排液增多。宫颈癌可因癌灶位于宫颈管内使宫颈管扩大、变硬呈桶状；子宫肉瘤多因病灶在宫腔导致子宫明显增大，分段诊刮可鉴别；而输卵管癌主要表现为间歇性阴道排液、阴道流血、下腹隐痛，宫旁有腊肠样肿物，B超检查等影像学检查有助于鉴别。

21. 子宫内膜癌的治疗方法有哪些？

子宫内膜癌主要治疗方法为手术、放疗、化疗、免疫治疗等。早期以手术为主，按照手术-病理分期及存在的高危因素选择辅助治疗；晚期提倡采用放疗、手术、化疗等综合治疗。高危因素包括年龄60岁以上、淋巴脉管浸润、肿瘤较大、子宫下部（宫颈或腺体）浸润、组织学分化程度。

22. 如何选择子宫内膜癌的手术治疗方式？

手术治疗是子宫内膜癌的首选治疗方法。手术目的：一是进行全面的手术-病理分期，确定病变范围及与预后相关因素；二是切除癌变的子宫及其他可能存在的或已转移的病灶。开始手术前应先结扎或钳夹输卵管远端以防在处理子宫及附件时有肿瘤组织流出。切除子宫后应在手术区域外剖视，检查肿瘤大小、部位、肌层浸润深度，宫颈峡部及双侧附件有无受累等（均应有冰冻检查结果），癌组织应常规行雌激素、孕激素受体检测，作为术后选用辅助治疗的依据。

（1）0期宜行全子宫切除术。

（2）Ⅰ期患者应行筋膜外全子宫切除术及双侧附件切除术；具有以下情况之一者，应行盆腔及腹主动脉旁淋巴结切除或取样：①腹主动脉旁及髂总淋巴结扪及可疑的或增大的盆腔淋巴结。②特殊病理类型：乳头状浆液性腺癌、透明细胞癌、鳞状细胞癌、癌肉瘤、未分化癌。③子宫内膜样腺癌G3。④肌层浸润深度达到肌肉厚度的一半。⑤癌灶累及宫腔面积超过50%或有峡部受累。

（3）Ⅱ期应行广泛性子宫切除术及双侧附件切除术，同时行盆腔淋巴结及腹主动脉旁淋巴结切除术。术中应探查宫旁及盆腔内其他脏器的情况，如有侵犯也予以切除。

（4）Ⅲ期和Ⅳ期患者的子宫内膜样腺癌和特殊病理类型如乳头状浆液性腺癌、透明细胞癌、鳞状细胞癌、未分化癌等均应行肿瘤细胞减灭术（cytoreductive surgery），尽可能切除肉眼可见的癌瘤。

23. 放疗在子宫内膜癌中如何抉择？

放疗是治疗子宫内膜癌的有效方法之一，放疗应包括腔内照射及体外照射。体外照射多采用^{60}Co或直线加速器。分为单纯放疗、术前放疗及术后放疗。单纯放疗，仅适用于有手术禁忌证或无法手术切除的晚期内膜癌患者。术前放疗，主要是为控制、缩小癌灶创造手术机会或缩小手术范围，放疗结束后1~2周内行手术治疗。术后放疗，主要用于高危组的患者，以降低局部复发的风险，提高生存率。

24. 应如何选择子宫内膜癌的药物治疗？

（1）孕激素治疗：对晚期癌或复发癌，子宫内膜不典型增生和极早期要求保留生育功能的患者，均可采用孕激素治疗，尤其对于分化好、生长慢、癌组织中雌孕激素受体含量高的患者疗效更好。孕激素以高效、大剂量、长期（应用12周以上才可评价疗效）应用为宜，如甲羟孕酮200~400 mg口服，每日1次，或己酸羟孕酮250~500 mg肌内注射，每周2次。长期服用可有水钠潴留、水肿或药物性肝炎等不良反应，停药后可恢复。

（2）抗雌激素治疗：可促使孕激素受体水平升高，与孕激素类药物联合应用以提高疗效。他莫西芬：20~40 mg，口服，每日1~2次，连用2周后再用或同时应用孕激素。不良反应有潮热、急躁等类似于绝经综合征等表现。

（3）化疗：晚期或复发子宫内膜癌的综合治疗措施之一，亦用于术后有复发高危因素的患者，以减少盆腔外复发。常用药物有顺铂、阿霉素、紫杉醇、氟尿嘧啶、环磷酰胺、丝裂霉素、依托泊苷等。可单独应用，也可联合应用，还可与孕激素联合使用。特殊病理类型的子宫内膜癌，如浆液性腺癌，术后应给予正规、及时、足量的化疗，方法和方案同卵巢上皮癌。

25. 复发性或转移性内膜癌如何处理？

子宫内膜样腺癌局部或区域复发时，可直接手术探查盆腔＋病灶切除＋术中放疗，术后再辅以放疗、化疗等，或直接行放疗；孤立的远处转移时，行手术切除±放疗；播散性转移时，若无症状或为低度恶性时行激素治疗，仍进展时行化疗，若有症状或 G2～G3 级或大块病灶时，行化疗和（或）辅助性的放疗。化疗在患者能耐受的情况下，推荐多药联合方案，化疗方案有顺铂＋多柔比星，顺铂＋多柔比星＋紫杉醇，卡铂＋紫杉醇等。

26. 子宫内膜不典型增生的患者该如何处理？

年轻、未生育或要求保留子宫的子宫内膜不典型增生患者，可采用激素治疗，轻度不典型增生可选用黄体酮，10～30 mg，口服，每日 1 次；安宫黄体酮 8 mg，口服，每日 1 次，于经前 7～8日周期性用药；中度以上非典型增生则应用大剂量孕激素持续治疗，如甲地孕酮 160 mg，口服，每日 1 次，连用 2 个月；己酸孕酮 500 mg，口服，每日 1 次，连用 3 个月；18-甲基炔诺酮 3～4 mg，口服，每日 1 次，连用 3 个月。定期行宫腔镜检查或分段诊刮术，检查内膜对治疗的反应，决定是否继续激素治疗或改用手术治疗。对 40 岁以上无生育要求者，若为中或重度非典型增生可切除子宫。

27. 子宫内膜癌的预后如何？应如何随访？

影响预后的主要因素有组织学类型、肌层浸润深度、肿瘤分级、FIGO 分期及淋巴结转移。基于这些预后因素，通过手术-病理分期可将患者分为低危组和高危组。低危组的人群包括 G1级或 G2 级子宫内膜腺癌的患者，肌层浸润＜50％，没有宫颈侵犯及淋巴结血管转移的患者，术后不必进行辅助治疗；而其他的患者都属于高危组，术后应该接受辅助治疗。

内膜癌患者 75％～95％在术后 2～3 年内复发，故治疗后应定期随访。术后 2 年内应每 3个月复查随访 1 次，2 年后每 6 个月随访 1 次。5 年后每年 1 次。随访检查内容包括：详细询问病史，盆腔检查（三合诊），阴道残端细胞学涂片检查，X 线摄片（6 个月至 1 年），血清 CA_{125} 检查，必要时做 CT 及 MRI 检查。

28. 如何预防子宫内膜癌？

普及防癌知识，定期做体格检查；正确应用雌激素替代治疗；重视绝经后妇女阴道流血和围绝经期妇女月经紊乱者的诊治；注意高危因素，重视高危患者。

29. 子宫肉瘤根据不同组织来源可分为哪些类型？

子宫肉瘤是来源于子宫肌层或肌层内结缔组织和子宫内膜间质的，恶性程度较高的女性生殖器官肿瘤。根据不同的组织发生来源，主要有三种类型。

（1）子宫平滑肌肉瘤：最多见，又可分为原发性及继发性两种。原发性子宫平滑肌肉瘤发生自子宫肌层或子宫血管壁平滑肌纤维，多呈弥散性生长，无包膜；继发性子宫平滑肌肉瘤为原已存在的平滑肌瘤恶变。

（2）子宫内膜间质肉瘤：来自子宫内膜间质细胞，分为两类。①低度恶性子宫内膜间质肉瘤：少见，有宫旁组织转移倾向，较少发生淋巴转移和肺转移。大体见子宫球状增大，有多发性颗粒样、小团状突起，富有弹性，剖面见子宫内膜层有息肉状肿块，黄色，表面光滑，切面均匀无漩涡状排列。②高度恶性子宫内膜间质肉瘤：少见，恶性程度较高。大体见肿瘤多发生在子宫底部内膜,向腔内突起呈息肉状,质软而脆,切面灰黄色,鱼肉状,向肌层浸润。

(3)恶性中胚叶混合瘤:含肉瘤和癌两种成分,又称癌肉瘤。恶性程度很高,多见于绝经后妇女。大体见肿瘤从子宫内膜长出,呈息肉样,常为多发性或分叶状,肿瘤质软,表面光滑,切面呈灰白色,有出血坏死。

30. 子宫肉瘤的临床表现有哪些?

(1)症状:早期症状不明显,随病情发展可出现下列表现。①阴道不规则流血:最常见,量不等。②腹痛:肉瘤生长速度快,子宫迅速增大或瘤内出血、坏死、子宫肌壁破裂引起急性腹痛。③腹部包块:下腹部肿块迅速增大。④压迫症状及其他:晚期肿瘤压迫周围组织,可出现相关脏器压迫症状。肿瘤转移腹膜或大网膜时可出现血性腹水。晚期出现恶病质、消瘦、低热或出现肺、脑转移相应症状。

(2)体征:子宫增大,质软,外形不规则;有时宫口内见赘生物,或经宫口向阴道脱出的息肉样赘生物,呈紫红色,质脆,触之易出血。

31. 如何诊断子宫肉瘤?

子宫肉瘤无特异的症状和体征,且发病率低,易被忽视。绝经期前后或幼女不规则阴道流血伴子宫增大者,均应怀疑是否存在子宫肉瘤。辅助诊断方法可选择经阴道彩色多普勒超声检查、诊断性刮宫等。确诊依据为病理组织学检查。

32. 子宫肉瘤的临床分期如何?

目前采用国际抗癌协会(UICC)分期。

Ⅰ期:肿瘤局限于宫体。

Ⅱ期:肿瘤浸润至宫颈。

Ⅲ期:肿瘤超出子宫范围,侵犯盆腔其他脏器及组织,但仍局限于盆腔。

Ⅳ期:肿瘤超出盆腔范围,侵犯上腹腔或已有远处转移。

33. 子宫肉瘤的治疗原则是什么?

子宫内瘤的治疗是以手术治疗为主,化疗和放疗为辅的综合治疗。

(1)手术治疗:Ⅰ期行子宫全切术及双侧附件切除术;宫颈肉瘤、子宫肉瘤Ⅱ期、癌肉瘤应行子宫根治术及双侧盆腔淋巴结清扫术,必要时行腹主动脉旁淋巴结清扫术。

(2)放疗:子宫肉瘤对放疗敏感度较低,但对较晚期患者术前放疗可提高切除率,术后放疗对预防局部复发有一定作用。

(3)化疗:子宫肉瘤具有早期血行转移的特点,对子宫肉瘤化疗效果较明显的药物有顺铂、阿霉素、异环磷酰胺等,常用三药联合方案(PE 或 PEI)。低度恶性子宫内膜间质肉瘤含雌孕激素受体,对孕激素治疗有一定疗效。

34. 子宫肉瘤的预后如何?

子宫肉瘤的预后差,复发率高。5 年生存率为 20%～30%,预后与肉瘤类型、恶性程度、肿瘤分期、有无血管、淋巴转移及治疗方法的选用有关。

第五节 卵巢肿瘤

1. 卵巢肿瘤的组织学分类如何?

卵巢肿瘤是全身各器官原发肿瘤病理类型最多的,目前比较常用的分类是 2003 年世界卫生组织(WHO)制定的卵巢肿瘤组织学分类法(表 18-4)。

表 18-4　卵巢肿瘤组织学分类

组织来源	病理类型	病理分类
表面上皮-间质性肿瘤（包括良性、恶性、交界性）	浆液性肿瘤	腺癌、腺纤维瘤等
	黏液性肿瘤	腺癌、腺纤维瘤、肠型、宫颈内膜样等
	子宫内膜样肿瘤包括有鳞状分化的变异型	腺癌、腺纤维瘤、癌肉瘤等
	透明细胞肿瘤	腺癌、腺纤维瘤
	移行细胞肿瘤	勃勒纳瘤等
	混合性上皮肿瘤（注明类型）	
	鳞状细胞肿瘤	鳞状细胞癌、表皮样囊肿
	未分化和未分类肿瘤	
性索-间质肿瘤	颗粒细胞-间质细胞肿瘤	颗粒细胞、卵泡膜瘤、纤维瘤等
	支持细胞-间质细胞肿瘤	睾丸母细胞瘤等
	混合性或未分类细胞型性索-间质肿瘤	环小管性瘤等
	类固醇细胞肿瘤	类固醇细胞肿瘤、间质黄体瘤、门细胞瘤、睾丸型间质细胞等
生殖细胞肿瘤	原始生殖细胞肿瘤	无性细胞瘤、卵黄囊瘤、胚胎性癌、非妊娠性绒癌等
	双相或三相性畸胎瘤	畸胎瘤等
	单胚层畸胎瘤和伴皮样囊肿的体细胞型肿瘤	卵巢甲状腺肿、类癌、神经外胚叶肿瘤、黑色素瘤等
生殖细胞性索-间质肿瘤		性腺母细胞瘤、混合性生殖细胞-性索-间质肿瘤等
卵巢网肿瘤		腺癌、腺瘤、囊腺瘤、囊腺纤维瘤
杂类肿瘤		肝样癌；原发性卵巢间皮瘤；妊娠性绒毛膜癌；水泡状胎块等
瘤样病变		妊娠黄体瘤、间质卵泡膜细胞增生、纤维瘤病、巨块性卵巢水肿等
淋巴和造血系统肿瘤		
转移性肿瘤		

2. 什么是卵巢癌发生的"二元论模型"？

研究者根据临床及病理学特点将卵巢癌的发生分为两型。Ⅰ型卵巢肿瘤是从囊腺瘤、腺纤维瘤到交界性肿瘤，逐步发展而来，生长缓慢而体积大，在确诊时通常局限于卵巢，其核分裂指数≤12 个/10 个高倍视野，包括低级别浆液性、黏液性癌、子宫内膜样癌、恶性 Brenner 肿瘤以及透明细胞癌。Ⅱ型卵巢肿瘤在临床上表现出高度恶性，其核分裂指数＞12 个/10 个高倍视野，病理类型包括高级别浆液性癌、癌肉瘤和未分化癌，生长迅速，早期即发生转移，并具有高度侵袭性。

3. 常见的卵巢肿瘤相关基因有哪些？如何看待预防性卵巢切除？

在卵巢癌患者中有 5%～10% 的患者是有家族遗传的，属于遗传性卵巢癌综合征（hereditary ovarian cancer syndrome，HOCS），包括遗传性乳腺-卵巢癌综合征（hereditary breast-ovarian cancer syndrome，HBOCS）、遗传性非息肉性结直肠癌综合征（hereditary nonpolyposis colorectal cancer syndrome，HNPCC）和遗传性位点特异性卵巢癌（hereditary site specific-ovarian cancer syndrome）。肿瘤抑制基因 BRCA1 和 BRCA2 突变是目前世界上最常见的已知乳腺癌和上皮性卵巢恶性肿瘤的最强的危险因素，具有 60%～85% 的患乳腺癌风险和 40%～50% 的患卵巢癌风险，有研究表明预防性卵巢切除术可以大幅度减少卵巢癌、输卵管癌、腹膜癌风险和死亡率。西方国家很重视对卵巢癌的早期筛查，包括遗传相关的 BRCA1 和 BRCA2 的基因突变的检测，但国内基因检测大部分医院都还没有开展。另外，最新的研究表明 PPM1D、RAD51D 基因缺陷也可能与卵巢癌相关。卵巢预防性切除是妇科医师极具争议的话题，其适应证包括：一是具有遗传性卵巢癌综合征家族史的女性，因为这部分女性患卵巢癌的风险高，患病预后差，预防性切除一般在完成生育后 35～40 岁进行附件切除；二是对于因良性妇科疾病而行子宫切除或其他非妇科手术时同时行附件切除，其目的主要为了减少卵巢癌的发病风险，或降低良性卵巢肿瘤、子宫内膜异位症、残余卵巢综合征等盆腔痛的发病率或与此相关再次手术的风险。我国这类手术常见于后者但也未广泛施行。同时预防性卵巢切除也带来了手术并发症风险、早绝经和长期激素替代治疗的风险。是否行预防性切除卵巢应综合考虑多种因素，如患者的绝经状况、手术的风险、患病危险因素（卵巢癌的危险因素包括未产、孕次少、年龄等）、遗传易感性（卵巢癌危险性最高的患者是 HBOCS 人群，其次为 HNPCC 人群）以及患者的意愿、对长期激素替代的接受认可程度等。

美国 2010 年 ACOG 指南指出：对于已切除子宫的 50～79 岁女性，应用长达 7.2 年的雌激素治疗，未发现其乳癌和心脏病风险增加。提出以下建议：完成生育后，BRCA1 和 BRCA2 突变的患者，应行双侧附件切除术；家族史提示 BRCA1 或 BRCA2 突变的女性应行遗传咨询并行 BRCA 检测；对于卵巢癌风险增加的患者，预防性附件切除应包括仔细探查腹腔、盆腔冲洗、切除输卵管及近盆壁结扎卵巢血管；强烈建议对于卵巢癌遗传风险不高的绝经前女性，保留正常卵巢；鉴于卵巢癌在绝经后女性中的发病风险，建议绝经后女性行子宫切除时同时切除卵巢；内异症、盆腔炎症和慢性盆腔痛患者再次手术的风险较高，应对保留卵巢后再次卵巢手术的风险和保留卵巢所获益处之间进行权衡。

4. 何为卵巢库肯勃瘤？

库肯勃瘤（Krukenberg tumor），又称印戒细胞癌，是一种特殊类型的卵巢转移性腺癌，原发灶为胃肠道，多为双侧，中等大小，呈肾形实性。一般无粘连，切面呈实性、胶质样。镜下可见典型的印戒细胞，可以产生黏液。多伴有腹水，预后极差。其治疗原则是缓解、控制症状。

5. 卵巢子宫内膜样肿瘤的病理学特点是什么？

卵巢子宫内膜样肿瘤（ovarian endometrioid tumor）属于卵巢上皮性肿瘤的病理学类型之一，良性和交界性较少见，恶性即为卵巢子宫内膜样癌（ovarian endometrioid carcinoma），占卵巢恶性上皮肿瘤的 10%～20%。其特点为，多单侧单房，中等大小，呈囊性或实性，囊内壁有乳头或结节生长，囊液多呈巧克力样或为血性稀薄液体。镜检与子宫内膜癌相似，多为高分化腺癌或腺棘皮癌，常合并子宫内膜癌，不易鉴别何者为原发。

6. 卵巢肿瘤的并发症有哪些？各自的临床特点及处理原则是什么？

卵巢肿瘤的并发症有蒂扭转、破裂、感染及恶变。

1）蒂扭转：大约 10% 的卵巢肿瘤可以发生，它是妇科常见的急腹症。

（1）好发于瘤蒂较长、中等大小、重心偏于一侧、活动性较大的肿瘤，如成熟畸胎瘤、纤维瘤等。当患者突然发生体位变换，或妊娠期、产褥期子宫位置发生改变时容易发生。急性扭转后由于静脉回流受阻，瘤内充血、血管破裂出血而导致瘤体急剧增大，动脉血流受阻导致肿瘤发生坏死、破裂和继发感染。临床上患者的表现为患者体位发生改变后突发性一侧下腹剧痛，伴恶心、呕吐甚至休克，妇科检查时盆腔可触及肿物，张力较大，压痛阳性，尤以瘤蒂部明显。有时蒂扭转可自行复位，随之腹痛即缓解。

（2）本病一旦确诊，应尽早手术。

2）破裂：大约 3% 的卵巢肿瘤可以发生，分为外伤性破裂和自发性破裂。

（1）外伤性破裂常因腹部受到重击、分娩或性交、妇科检查、穿刺等引起，多见于张力大的肿瘤；自发性破裂常因恶性肿瘤浸润性生长过快而致。肿瘤破裂后引起的症状主要取决于破裂口的大小，囊液流入腹腔的量及性质。小囊肿或单纯浆液性囊腺瘤破裂时一般仅有轻微一过性疼痛；大囊肿破裂后常可致剧烈的腹痛，伴有恶心、呕吐，甚至内出血及腹膜炎甚至休克。妇科检查有腹膜刺激征、腹水征，原有肿瘤的轮廓缩小或消失。

（2）考虑有肿瘤破裂时应立即做剖腹探查，切除肿物并尽量吸净囊液，同时进行细胞学涂片检查及标本送病理检查，彻底清洗盆、腹腔。恶性肿瘤则按照相应原则进行处理。

3）感染：较少见。

（1）大多继发于肿瘤扭转或破裂后发生，或邻近组织器官的感染灶扩散所致。临床表现为腹痛、发热、实验室检查白细胞升高，妇科检查时可发现肿块，腹膜刺激征明显。

（2）治疗原则是先控制感染，后手术切除肿瘤。对于短期内难以控制的感染，应尽快手术切除感染病灶，术后继续抗感染治疗。

4）恶变：当肿瘤生长迅速、呈双侧性，且伴腹水时，应高度怀疑其恶变。如为恶性则按照相应原则进行处理。

7. 卵巢恶性肿瘤常见的转移途径及特点是什么？

卵巢癌 70% 的就诊病例已经属于晚期，其转移的特点是扩散早、广泛，即使外观局限的肿瘤也可出现亚临床转移。转移途径以直接蔓延和腹腔种植、淋巴转移为主，癌细胞可广泛种植于盆腹膜、阴道隔、大网膜（大量的癌组织可形成饼状）、子宫及肠道（肠梗阻是其严重并发症），特别是直肠子宫陷凹，广泛的腹膜种植是产生腹水的主要原因。淋巴转移可经三种途径：①沿卵巢血管、淋巴管向上达腹主动脉旁淋巴结；②从卵巢门淋巴管至髂内、髂外淋巴结，再经髂总到腹主动脉旁淋巴结；③沿圆韧带进入髂外及腹股沟淋巴结。

8. 术中如何处理蒂扭转？

卵巢肿瘤约 10% 可以发生蒂扭转，一旦确诊应尽早手术。手术时应在瘤蒂近子宫端钳夹，将肿瘤及瘤蒂一并切除。注意钳夹前不可回复蒂扭转，以防血栓脱落栓塞身体的重要器官。由于 80% 患者年龄小于 50 岁，且其中良性占 80% 以上，所以对于年轻女性的保守性手术非常重要，据报道，保守性手术与根治性手术术后并发症并无区别。对于扭转时间短（尤其是＜12 h）、扭转较松弛、扭转周数少者可考虑行保守性手术时，首先行蒂复位，观察 10 min，然后根据卵巢的色泽恢复情况行囊肿剥除术、卵巢固定术。我国有学者术中采取高位结扎卵巢动静脉，同时术后辅以低分子肝素抗凝治疗的方法，这种方法减少了血栓脱落风险，它用侧支循环来保证附件的血供。保留手术后可通过超声检测来观察卵巢血运恢复情况。

9. 何为卵巢残余综合征？

卵巢残余综合征（ORS）是指在过去行双侧卵巢与输卵管切除术的妇女中出现的以盆腔疼痛和（或）盆腔包块为主的一系列症状。发病的高危因素包括既往的多次盆腔手术史、子宫内膜异位症、慢性盆腔炎史。目前，所采取的主要治疗手段为口服避孕药等药物治疗或再次手术分立粘连、完整切除卵巢残余组织等。应注意与多余卵巢综合征（指在胚胎发育过程中因发育异常而多余的卵巢）鉴别及残余卵巢综合征（ROS，既往因妇科良性疾病而行子宫切除手术，术中保留卵巢），两者均可出现与卵巢残余相类似的症状，可以依据病史鉴别。

10. 什么是腹膜黏液瘤？如何处理？

巨大的卵巢黏液囊肿偶可自行破裂，瘤细胞广泛种植于盆腹腔腹膜表面继续生长，形成瘤结节，分泌大量胶冻样黏液，称腹膜黏液瘤（也称腹膜假黏液瘤），但更多继发于高分化阑尾肿瘤或其他胃肠道原发黏液肿瘤。此病相对罕见，女性发病多于男性，临床症状缺乏特异性。核异型及核分裂少见，一般无间质浸润，多数仍为良性肿瘤。所以在卵巢、胃肠道黏液性肿瘤手术时注意腹腔冲洗，减少腹膜黏液瘤的形成。若术中发现腹膜黏液瘤病灶应注意与恶性、交界性肿瘤鉴别，必要时做冰冻检查，也要仔细探查双侧附件及胃肠道，寻找原发病灶，尽量行肿瘤减灭术。如术后病理证实为恶性病变，以腹腔灌注化疗为宜，近年来不断有把化疗药物加热的腹腔热化疗的报道。

11. 卵巢瘤样病变有哪些？如何处理？

卵巢瘤样病变并非真正的卵巢肿瘤，包括妊娠黄体瘤、滤泡囊肿、卵泡膜囊肿、纤维瘤病、巨块型卵巢水肿、卵巢冠囊肿等。多为单侧壁薄，直径小于 8 cm，观察或口服避孕药通常 2～3 个月后可自行消失，若持续存在或增大则考虑存在卵巢肿瘤。

12. 如何鉴别卵巢良性肿瘤与恶性肿瘤？

卵巢良性肿瘤与恶性肿瘤的鉴别见表 18-5。

表 18-5 卵巢良性肿瘤与恶性肿瘤的鉴别

鉴别内容	良 性 肿 瘤	恶 性 肿 瘤
病史	病程长且逐渐增大	病程短且生长迅速
症状	常无	可出现"卵巢癌三联征"（年龄 40～60 岁、卵巢功能障碍、胃肠道症状）
包块性质及活动度	多为单侧，活动好，呈囊性，表面光滑	多为双侧，固定，呈实性或囊实性，表面不平呈结节状，尤其是子宫直肠窝结节；晚期可形成"冰冻骨盆"，有时可在腹股沟区、腋下、锁骨上触到肿大的淋巴结
腹水	常无	常有腹水，多为血性，可查到癌细胞
一般情况	良好	晚期可出现恶病质
影像学：超声（经阴道更好）	无血管或血管稀疏	血管丰富、血流显示率极高、分布紊乱、阻力低，有实性成分
CT	轮廓清晰、囊壁光滑，多呈囊性或均匀实性，增强后无强化或仅轻度强化；畸胎瘤可见脂-液征	分叶状、轮廓不清、囊壁厚薄不一，呈囊实性，可见乳头，增强后有强化
MRI	轮廓光整，边界清楚，大部分信号均匀；可对浆液性、黏液性进行区分	轮廓不规则，信号不均匀，大部分病变范围广泛，对周围组织有浸润
肿瘤标志物	常为阴性或低值	常为阳性或高值，且有一定的特异性

13. 常见的卵巢肿瘤标志物及其意义如何？

肿瘤标志物是指在恶性肿瘤的发生和增殖过程中，由肿瘤细胞的基因表达而合成分泌或由机体对肿瘤反应而异常产生的，包括蛋白质、激素、酶等，检测患者血清肿瘤标志物含量的变化可以反映肿瘤的发生与生长情况。

（1）血清糖类癌抗原125（CA_{125}）：约80%卵巢上皮性肿瘤患者血清 CA_{125} 水平升高，在各种良性妇科疾病包括盆腔炎、子宫内膜异位症、盆腔结核等疾病下也会显著升高。而且早期患者升高不明显，其消长与病情缓解或恶化相关，故临床多用于病情监测，尤其是对浆液性恶性肿瘤更具特异性。

（2）人附睾蛋白4（HE4）：HE4分布于人正常生殖系统上皮，但正常卵巢组织不表达，是一个敏感度及特异度均高于 CA_{125} 的新的高特异性盆腔肿瘤标志物，尤其是在早期的卵巢癌HE4的敏感性较高，且HE4对上皮细胞型卵巢癌患者具有疗效辅助监控的作用。但它受肾功能的影响，因此对于肾功能不全的患者，应该重点参考 CA_{125} 结果。

（3）甲胎蛋白（AFP）：检测血清中的AFP对卵巢内胚窦瘤有特异性诊断价值，如果未成熟性畸胎瘤、混合性无性细胞瘤中含有卵黄囊成分，也可协助诊断。

（4）人绒毛膜促性腺激素（HCG）：可特异性地诊断卵巢原发性绒癌。

（5）性激素：激素水平升高有助于功能性卵巢肿瘤的诊断。颗粒细胞瘤、卵泡膜细胞瘤可分泌较高水平雌激素，浆液性、黏液性或纤维上皮瘤，有时也可分泌一定的雌激素。睾丸母细胞瘤患者雄激素升高。

14. 预防及早期筛查卵巢恶性肿瘤的新进展？

70%的卵巢恶性肿瘤患者在首次就诊时已是晚期，卵巢恶性肿瘤在女性生殖道恶性肿瘤中发病率位居第三，但死亡率却位居首位，其中晚期卵巢癌的5年生存率大约仅有早期的1/3。卵巢癌的预防包括化学性预防（口服避孕药等）及手术预防。化学性预防对于普通人群和高危人群均有益处，而手术预防更推荐用于高危人群。目前，尚无公认的有效的早期卵巢癌筛查手段，因而目前没有卫生组织提出对不具有高危因素的女性在无症状情况下进行卵巢癌的常规筛查。对于普通人群可以通过经阴道超声、CA_{125}、HE4等进行筛查，对于高危人群还需要进行基因检测以排除遗传性因素，美国NCCN的指南建议临床医生对具有高危因素的女性每半年进行1次妇科检查、经阴道超声检查以及 CA_{125} 检查，筛查开始的年龄为35岁，或在家族最早发病年龄的5~10年之前开始。除了常见的肿瘤标志物外，还有学者发现血浆磷脂溶血酸（LPA）、B7-H4、间皮素（MSLN）、骨桥蛋白（OPN）等也在卵巢癌中表达升高。单独测定肿瘤标志物特异性较差，且无定位功能，而影像学检查在此方面具有明显优势，所以联合检测（包括肿瘤标志物的联合检测，如 CA_{125} 与 HE4 的联合）被建议广泛应用于临床的卵巢癌早期筛查。

15. 妊娠合并卵巢肿瘤如何处理？

绝大多数妊娠期合并的卵巢肿瘤为良性和瘤样病变。据报道，在妊娠早期经超声发现的卵巢囊肿有70%以上可自行消退，如果孕20周仍持续存在则大多为病理性。良性肿瘤以浆液性肿瘤及成熟性畸胎瘤多见，恶性肿瘤以浆液性肿瘤及无性细胞瘤多见。

（1）妊娠早期：妊娠早期卵巢可生理性增大，但一般直径小于5 cm，呈囊性，一般至妊娠16周后可缩小或消失。对诊断明确的卵巢肿瘤，在妊娠3个月内可先行随访观察，12周后再行手术避免引发流产。考虑恶性则应尽早手术，妊娠早期不建议化疗。

（2）妊娠中、晚期：肿瘤中期时易出现蒂扭转，晚期可引起胎位异常，分娩时可阻塞产道。16周胎盘已形成时若肿瘤仍继续存在，可密切随访或剖腹探查。在随访过程中B超检查是最好的监测手段，不仅可以准确地测量肿瘤的部位、大小及血流，也可在一定程度上鉴别肿瘤的性质。如肿瘤不大且随访过程中无明显变化,可至足月时行剖宫产,同时手术探查切除肿瘤;若随访过程中肿瘤渐增大,且囊内出现实性成分则应尽快手术。手术时间以妊娠14~18周为佳,手术后应用宫缩抑制剂。手术方式可采用开腹或腹腔镜进行。考虑恶性者则应尽早手术,强烈要求继续妊娠的也可采用新辅助化疗后,待胎儿成熟后手术治疗(建议化疗结束2周后终止妊娠),注意术后胎盘也要行病理检查。

16. 巨大卵巢肿瘤如何处理?

术前经综合判断考虑良性的巨大卵巢肿瘤,术中可在保护好手术切口及周围组织的前提下,于肿瘤表面穿刺一小口,缓慢放液以缩小瘤体,以免腹压突然下降引发休克。

17. 什么是交界性卵巢肿瘤,它包括哪些类型? 如何对交界性卵巢肿瘤进行治疗?

交界性卵巢肿瘤(borderline ovarian tumors,BOTs)是一种组织学特征和生物学行为介于良恶性之间、无破坏性的间质浸润,但可由腹膜种植的具有低度恶性潜能的肿瘤,好发于生育年龄,较卵巢癌发病年龄早大约10年,80%患者诊断时为Ⅰ期。主要见于上皮性肿瘤,包括交界性浆液性、黏液性、子宫内膜样、透明细胞、移行细胞、混合上皮肿瘤,浆液性最常见,约占65%。治疗应根据组织学类型、临床特点、年龄、分期等选择方案,强调个体化治疗,以手术治疗为主,包括保留生育功能的手术(需排除浸润性种植)及根治性手术(参考卵巢癌手术方法进行全面分期手术和肿瘤细胞减灭术)。交界性卵巢肿瘤可以远期复发,需长期随访,但其交界性的性质不变,首选再次手术切除。黏液性交界瘤应切除阑尾。大多数学者认为早期者不需化疗,对于有腹腔广泛种植、有残留病灶和复发患者可以考虑化疗,方案是以铂类为基础。

18. 恶性卵巢肿瘤的治疗原则是什么?

恶性卵巢肿瘤初次治疗的原则是以手术为主,化疗、放疗等为辅。手术包括诊断性、治疗性、姑息性三大类。对早期患者(FIGO Ⅰ、Ⅱ)应行全面分期手术,对晚期患者应行肿瘤细胞减灭术。

19. 早期卵巢癌的分期手术如何进行?

全面分期手术主要针对早期卵巢癌,具体包括:取经下腹正中足够大的(耻骨联合至脐上四横指)纵切口,吸取腹水或腹腔冲洗液常规做细胞学检查(如果没有游离的腹水,要分别收集盆腔、结肠周围和膈下的冲洗液)。全面探查盆腔、腹腔腹膜及脏器表面,包括膈、肝、脾、胃肠道、膀胱、后腹膜淋巴结等,对可疑病灶和易发生转移的部位多处取材做活体组织检查,对于肉眼未见异常的腹膜仍需做多点活体组织检查(包括右半横膈下面、膀胱反折、直肠陷凹、双侧结肠沟、双侧盆壁),全子宫+双侧附件切除(注意肿物的完整切除并避免破裂)(卵巢动静脉高位结扎),紧贴横结肠下网膜切除,盆腔淋巴结及腹主动脉旁淋巴结取样术,黏液性肿瘤切除阑尾。第一次手术的彻底性与预后密切相关。

20. 晚期卵巢癌的肿瘤细胞减灭术如何进行?

肿瘤细胞减灭术(cytoreductive surgery)是晚期卵巢癌的主要手术治疗方式。取经下腹正中足够大的纵切口,吸取腹水或腹腔冲洗液常规做细胞学检查,全子宫+双侧附件切除(卵巢动静脉高位结扎),尽量切除原发病灶及转移灶,使残余肿瘤直径达到最小,如达到1cm以下则为满意的肿瘤细胞减灭术,紧贴横结肠下网膜切除,必要时需切除部分肠管、膀胱和脾脏等,并主张同时切除腹膜后盆腔淋巴结及腹主动脉旁淋巴结。残留肿瘤直径与患者生存呈负相关,第一次手术的彻底性与预后密切相关。

21. 哪些卵巢肿瘤适合使用新辅助化疗? 什么是中间型手术?

对于晚期卵巢恶性肿瘤,术前经评估,如果认为无法行满意的肿瘤细胞减灭术,在获得病理诊断后可先给予2~3个疗程的化疗,即新辅助化疗,再进行手术,这类手术称为中间型手术

(interval surgery)，可以提高满意的肿瘤细胞减灭术的比率并缩小大范围手术、减少失血等并发症，一般用于一般状况欠佳及晚期患者。

22. 卵巢上皮性恶性肿瘤常用的化疗途径及方案如何？

卵巢上皮性肿瘤对化疗较敏感，即使广泛转移也可取得一定疗效。化疗也可用于治疗复发患者。化疗可采用静脉或腹腔化疗，而后者已经成为治疗晚期卵巢癌的推荐方法。常用化疗药物有铂类（如顺铂、卡铂）、烷化剂（如环磷酰胺、异环磷酰胺等）、抗代谢类（如氟尿嘧啶）、抗瘤抗生素类（如放线菌素 D、平阳霉素等）以及抗肿瘤植物类（如长春新碱、紫杉醇）等。目前，多采用以铂类为主的联合方案，其中联合紫杉醇最为常用（被称为"金标准"的一线化疗方案，首选卡铂与紫杉醇 6 个周期），化疗疗程一般为早期 3～6 个周期，晚期 6～8 个周期（表 18-6）。

表 18-6　上皮性卵巢癌常用联合化疗方案

方　案	药　物	剂量及方法	疗程间隔
TC	紫杉醇（T）	175 mg/m²，静脉滴注 1 次，3 h 滴完	3 周
	卡铂（P）	按 AUC=5 计算剂量，1 h 滴完	
PC	顺铂（P）	70 mg/m²，静脉滴注 1 次	3 周
	环磷酰胺（C）	700 mg/m²，静脉滴注 1 次	
TP	紫杉醇（T）	175 mg/m²，静脉滴注 1 次，3 h 滴完	3～4 周
	顺铂（P）	70 mg/m²，静脉滴注 1 次	
TP 腹腔方案	紫杉醇（T）	135 mg/m²，静脉滴注 1 次，24 h 滴完（1 天）	
	顺铂（P）	100 mg/m²，腹腔灌注（2 天）	3 周
	紫杉醇（T）	60 mg/m²，腹腔灌注（8 天）	

注：AUC(area under the cure)是指曲线下面积，根据患者的肌酐清除率计算卡铂剂量。

老年患者可采用卡铂或紫杉醇行单药化疗。复发和难治性卵巢癌可根据患者对铂类药物是否敏感选择再次应用铂类药物或吉他西滨、脂质体阿霉素、拓扑替康、依托泊苷等。给药方法、残存肿瘤大小、给药途径均可影响化疗效果。

23. 紫杉醇为何要先给予试探量？使用紫杉醇有哪些注意事项？

由于化疗药物紫杉醇比较昂贵，所以计算好紫杉醇用量后先用其中 30 mg 在半小时内静脉滴注，如患者无不良反应，其余量在之后静脉滴注。使用紫杉醇时要做好预处理，即使用前给予对抗不良反应的处理：①用药前 12 h 及 6 h 口服地塞米松 20 mg；②用药前 30 min 肌内注射苯海拉明 50 mg；③用药前 30 min 西咪替丁 300 mg 加入莫菲壶，在化疗全程做心电监护，一旦发现过敏或心脏毒性反应立即停药并进行相应处理。

24. 顺铂为何需要水化？如何水化？

因为顺铂的肾毒性比较大，使用顺铂前、中、后 3 日要每日大量给予输液量（至少 2500 mL/d）减少肾毒性，即为水化。当尿量高于 100 mL/h 时，才可开始使用顺铂，且需要记录出入量。

25. 卡铂用量如何计算？

治疗前肾功能状况及 AUC（曲线下面积）可以影响卡铂所致的不良反应，因此卡铂的剂量计算公式为，卡铂剂量(mg)＝所设定的 AUC×[肌酐清除率(mL/min)＋25]。其中，女性肌酐清除率(mL/min)＝(140－岁数)×体重(kg)÷[72×血肌酐(mg/dL)]×0.85。AUC 常取值为5～7。现在有比较方便使用的卡铂剂量计算专用尺。

26. 复发性卵巢恶性肿瘤如何诊断及分型？

广义的复发性卵巢恶性肿瘤可分为两种情况，即复发和未控。经治疗后达到临床完全缓解,在半年后再次出现肿瘤为复发。经治疗后达到临床完全缓解,在半年内再次出现肿瘤或经治疗后肿瘤持续存在为未控。

1）卵巢恶性肿瘤复发的证据：

(1) 肿瘤标记物升高。

(2) 出现胸、腹水。

(3) 身体检查发现肿块。

(4) 影像学检查发现肿块。

(5) 发生不明原因肠梗阻。

以上各项中只要存在 1 项,即考虑肿瘤复发。肿瘤复发的诊断最好有病理检查报告的支持。

2）卵巢恶性肿瘤复发的分型：

(1) 化疗敏感型：对初期以铂类药物为基础的化疗疗效已经达到临床缓解,在计划化疗停止后持续 6 个月以上复发。

(2) 化疗耐药型：对初期以铂类药物为基础的化疗达到临床缓解,但停止计划化疗后 6 个月内复发。

(3) 持续性卵巢恶性肿瘤：对初期以铂类药物为基础的化疗有反应或明显反应,但进一步检查发现有残余病灶,如二次探查术阳性。

(4) 难治性卵巢恶性肿瘤：对以铂类药物为基础的化疗无效。此类型发生率约为 20%。它对二线化疗药物的有效反应率最差。

27. 复发性卵巢恶性肿瘤如何治疗？

首先给予分型、复习病史、定位及生活状态评分等。综合考虑制定方案,治疗时要考虑尊重患者的意愿,目的是姑息而不是治愈。

(1) 手术治疗：手术目的是切除病灶、解除症状、提高生存质量。初次治疗为早期卵巢上皮性癌复发时应积极考虑再次肿瘤细胞减灭术;卵巢交界性瘤应积极再次手术;卵巢恶性生殖细胞肿瘤需要保留生育功能的手术,其适应证不受初次手术期别的限制,复发者应积极进行手术治疗及化疗;性索间质肿瘤应尽量再次手术。

(2) 化疗：二线化疗方案的选择应个体化,并以初次化疗疗效作为参考,同时结合患者的意愿。可供选择的二线化疗药物有紫杉醇、异环磷酰胺、泰索帝、脂质体阿霉素等。对铂类和紫杉醇治疗失败的患者的补救治疗方案是拓扑替肯、六甲嘧胺、异环磷酰胺、足叶乙苷单药使用。对于化疗敏感型卵巢恶性肿瘤的治疗,对这类患者应积极进行化疗,如果存在大于 12 个月复发的孤立病灶,可考虑先行手术切除再进行化疗,化疗可采用目前较为明确有效的二线化疗药物和方案,也可选择与一线化疗方案相似的方案。对于持续性卵巢恶性肿瘤的方案,如何选择取决于既往化疗方案和给药途径。对于耐药性和难治性卵巢恶性肿瘤主要是选用目前较为明确有效的二线化疗药物和方案,同时充分考虑患者的生存质量和药物的毒副作用。

(3) 其他治疗：放疗主要用于晚期卵巢恶性肿瘤局部未控、单个转移或复发病灶且不宜手术以及化疗耐药者。另外生物学治疗也是可选择的晚期和复发性卵巢恶性肿瘤的辅助治疗方法。

28. 如何治疗非上皮性卵巢肿瘤？

1）良性肿瘤：参照良性上皮性肿瘤的治疗方案。

2）恶性肿瘤：

(1) 手术治疗：恶性生殖细胞肿瘤行全面分期手术后可行保留生育功能手术,不受期别的限制(除非性染色体异常),行患侧附件切除术,保留对侧正常的卵巢和未受侵犯的子宫,尽可能将转移病灶切除干净,术后辅以化疗,对早期的卵巢无性细胞瘤和Ⅰ级未成熟畸胎瘤,除了需行患侧附件切除术外,同时还应行包括大网膜切除和腹膜后淋巴结切除,对于复发者仍主张积极手术治疗。恶性性索间质肿瘤,可不行腹膜后淋巴结切除,如证实其手术-病理分期为Ⅰ期,可行保留生育功能手术,复发者可考虑手术。

(2)化疗:除了Ⅰ期无性细胞瘤和Ⅰ期G1的未成熟畸胎瘤外,其余恶性生殖细胞肿瘤均需进行化疗,常用的化疗方案为PEB(博来霉素+足叶乙甙+顺铂)、PE方案。恶性性索间质肿瘤Ⅰ期低危者术后不需进行化疗,Ⅰ期高危者(包膜破裂、G3、直径为10~15 cm或以上)术后可以选择性地进行化疗,其余均需进行化疗,常用方案为PEB、PAC(顺铂+阿霉素+环磷酰胺)、TP,一般需4~6个疗程。

(3)放疗:无性细胞瘤对放疗敏感,但多用于复发患者;对多发性颗粒细胞瘤也有效。对扩散转移者,术后可加用放疗提高生存率。

(4)激素治疗:某些颗粒细胞瘤可分泌激素,所以孕激素受体阳性者可接受高效孕激素治疗,多用于复发性颗粒细胞瘤的治疗。

29. 卵巢恶性肿瘤如何保留生育功能?

我国中华医学会妇科肿瘤学分会于2014年发布了《妇科恶性肿瘤保留生育功能临床诊治指南》。对于卵巢恶性肿瘤来说,是否可进行保留生育功能的手术治疗取决于患者的年龄、病理类型及手术-病理分期。

1)卵巢上皮性癌:对于卵巢上皮性癌患者施行保留生育功能治疗应持谨慎的态度,必须经过严格选择,向患者和家属交代保留生育功能治疗的利弊和风险,取得其理解和同意,并签署治疗同意书。卵巢癌保留生育功能的手术必须具备以下条件方可施行。

(1)患者年龄在35岁以下,渴望生育。

(2)手术-病理分期为ⅠA期。

(3)病理分化程度为高分化。

(4)对侧卵巢外观正常,活体组织检查后病理检查阴性。

(5)腹腔细胞学检查阴性。

(6)高危区域(包括子宫直肠陷凹、结肠侧沟、肠系膜、大网膜和腹膜后淋巴结)探查及多点活体组织检查均阴性。

(7)有随诊条件。

(8)完成生育后视情况再行子宫及对侧附件切除术。

2)卵巢恶性生殖细胞肿瘤:

(1)保留生育功能手术:作为卵巢恶性生殖细胞肿瘤治疗的一个基本原则,不受期别的限制。理由:多数卵巢恶性生殖细胞肿瘤为单侧;复发也很少在对侧卵巢和子宫;对PEB、PVB方案化疗很敏感;切除对侧卵巢和子宫并不改善患者预后。

(2)手术范围:患侧附件切除术,保留对侧正常的卵巢和未受侵犯的子宫,尽可能将转移病灶切除干净,术后辅以化疗,但需注意化疗对卵巢的毒性作用,进行卵巢保护。对早期的卵巢无性细胞瘤和Ⅰ级未成熟畸胎瘤,除了需行患侧附件切除术外,同时还应行包括大网膜切除和腹膜后淋巴结切除的全面分期手术,如证实其手术-病理分期为ⅠA1期,术后可不予化疗。

3)卵巢交界性肿瘤:

(1)单侧卵巢交界性肿瘤:对于年龄在40岁以下的年轻患者,通常行患侧附件切除术,保留生育功能。对于早期患者多不主张进行分期手术,因为手术范围过大会造成盆腔粘连,导致术后不育,而且早期患者术后几乎不需要进行化疗。

(2)双侧卵巢交界性肿瘤:其发生率为38%,只要有正常卵巢组织存在,也可仅行肿瘤剔除术,保留生育功能。

(3)期别较晚的卵巢交界性肿瘤:只要对侧卵巢和子宫未受累,无外生型乳头结构及浸润性种植,也可考虑进行保留生育功能的治疗。由于卵巢交界性肿瘤患者大多年轻,手术后容易复发,处理比较棘手。因此,治疗前必须向患者和家属交代保留生育功能治疗的利弊和风险,取得其理解和同意,并签治疗同意书。

30. 常见的卵巢转移性肿瘤有哪些? 治疗原则是什么?

卵巢转移性肿瘤占卵巢肿瘤的5%~10%,体内任何部位的原发性癌均可转移到卵巢,都称为卵巢转移性肿瘤。常见的原发部位有乳腺、胃肠道、生殖泌尿道等。多侵犯双侧卵巢,如库肯勃瘤(Krukenberg tumor),它是原发灶为胃肠道的印戒细胞癌,多为双侧,中等大小,肾形,实性,一般无粘连,切面呈实性胶质样。镜下见典型的印戒细胞,可产生黏液。多伴腹水,预后极差。

卵巢转移性肿瘤的治疗原则是缓解和控制症状。如原发瘤已切除,则对卵巢的转移性病灶应尽可能行肿瘤细胞减灭术,术后配合化疗或其他综合治疗,但一般预后很差。

31. 恶性卵巢肿瘤的预后如何? 如何进行随访及病情检测?

恶性卵巢肿瘤死亡率高居妇科恶性肿瘤之首,其预后与临床分期期别、组织学类型及分级、年龄及初次治疗是否规范彻底等因素有关。Ⅰ期包膜完整者,5年生存率可达90%,Ⅱ期降到68%,Ⅲ期则徘徊在40%左右。残留病灶越小越好。化疗的初始治疗即一线化疗方案有效率达80%以上,但是,绝大部分患者即使达到临床完全缓解,两年内仍有50%~70%的复发率。恶性卵巢肿瘤易复发,应长期随访和监测。术后2年内,应每3个月随访1次;术后第3~5年,每4~6个月随访1次;术后6年开始,每年随访1次。随访内容包括症状、体征、全身检查(浅表性淋巴结)、腹部检查及盆腔检查(强调三合诊)、B超检查,必要时做CT、MRI、PET检查,对可疑病灶可做活体组织检查。根据肿瘤类型测定血清肿瘤标志物CA_{125}、CA_{199}、HE4、AFP、HCG等。对分泌激素的肿瘤应同时测定血清雌、孕激素含量。

32. 功能性肿瘤有哪些? 有什么临床特点?

具有内分泌功能的肿瘤又被称为卵巢功能性肿瘤,包括以下几种类型。

(1)生殖细胞肿瘤:卵巢甲状腺肿,可以分泌甲状腺素,引起甲状腺功能亢进;绒毛膜上皮细胞癌,可以分泌绒毛膜促腺激素;部分畸胎瘤和绒癌可以分泌泌乳素;部分畸胎瘤可以产生5-羟色胺,出现类癌综合征表现。

(2)性索-间质细胞肿瘤:颗粒细胞瘤、卵泡膜细胞瘤可以分泌雌激素,引起性早熟、异常阴道出血,甚至子宫内膜病变;睾丸母细胞瘤可以分泌雄激素,引起男性化表现;类固醇细胞瘤大多可引起男性化表现。

(3)卵巢肿瘤伴有功能性间质:浆液性、黏液性或纤维上皮瘤、Brenner瘤,有时也可分泌一定的雌激素。

(4)生殖细胞和性索间质混合瘤。

(5)具有其他内分泌功能的卵巢肿瘤:多见于副肿瘤综合征,如浆液性囊腺癌、透明细胞癌、无性细胞瘤和未分化癌有时伴有高血钙,卵巢浆液性囊腺癌、纤维瘤和无性细胞瘤可伴有低血糖。

(6)相似于肿瘤的功能性增生。

第六节 输卵管肿瘤及原发性腹膜癌

1. 输卵管良性肿瘤的常见病理类型有哪些?

(1)输卵管腺瘤样瘤:又称良性间质瘤,是良性输卵管肿瘤中最常见的一种,80%以上患者伴有子宫肌瘤,未见恶变。

(2)输卵管乳头状瘤:常来源于输卵管上皮,一般生长在输卵管黏膜并向输卵管腔突出,呈疣状或菜花样,直径为1~2 cm。

(3)输卵管平滑肌瘤:较少见,其发生和来源同子宫平滑肌瘤,肌瘤可发生在输卵管任何部位,较小、单个、实性、表面光滑。常无症状,偶尔肌瘤较大时,可压迫输卵管腔而致不育及输卵管妊娠,也可引起输卵管扭转而发生腹痛。

2. 输卵管癌的发病相关因素有哪些?

输卵管癌的发病原因尚不明了。根据70%患者有慢性输卵管炎,50%有不孕史,以及单侧癌患者的对侧输卵管病理检查多有炎症改变的现象,推测慢性炎症刺激可能是诱发因素。但慢性输卵管炎常见,输卵管癌却罕见,可见炎症并不是唯一诱因。

3. 输卵管恶性肿瘤有哪些临床特点?

输卵管癌早期多无症状,体征亦不典型,容易被忽略或延误诊断。临床上常表现为阴道排液、腹痛及盆腔肿块,称为输卵管三联症,但并不多见。

(1)阴道排液:最常见,约1/3患者有阴道排液,为黄色水样液体,一般无臭味,量多少不一,常呈间歇性。

(2)腹痛:常为一侧下腹部持续性钝痛,以后逐渐加剧呈痉挛性绞痛,当输卵管内容物排除后,肿块缩小,疼痛随之缓解。

(3)盆腔肿块:部分患者可扪及下腹部肿块,大小不一,表面光滑。肿块可因液体自阴道排出后缩小,液体积聚后再次增大。

(4)阴道出血:多发生于月经中间期或绝经后,为不规则少量出血,典型症状的患者常常在经过一段时期腹部钝痛后,逐渐加剧,自阴道忽然流出血样液体,之后症状逐渐缓解。

4. 输卵管恶性肿瘤常用的辅助检查方法有哪些?

(1)脱落细胞学检查:涂片中若见不典型腺上皮纤毛细胞,可提示有输卵管癌可能。

(2)影像学检查:目前常用的影像学检查包括B超检查、CT、MRI等,可以提示盆腔肿块并可区分囊性或实性肿块,是诊断输卵管癌必不可少的手段。

(3)内镜检查:宫腔镜及腹腔镜检查可作为对可疑输卵管癌患者的术前检查。可确定肿块部位、大小、性状及有无腹水等,并可了解盆腔其他脏器及腹膜后淋巴结有无转移。

(4)血清CA_{125}:CA_{125}可作为输卵管肿瘤的诊断指标,有利于早期诊断。

(5)子宫内膜检查:为排除子宫内膜癌、子宫黏膜下肌瘤可行分段诊刮,输卵管癌诊断性刮宫常为阴性,但伴有宫内转移者除外。

5. 输卵管恶性肿瘤的治疗原则是什么?

输卵管癌的基础治疗可以以卵巢癌的治疗为参照。治疗原则是以手术为主,辅以化疗、放疗的综合治疗,强调首次治疗的彻底性。手术治疗为主要治疗手段,手术原则、方式及范围与卵巢癌的相似,多采用以铂类和紫杉醇为主的联合化疗方案。放疗对输卵管癌的效果尚难定论。

6. 什么是原发性腹膜浆液性乳头状癌?

原发性腹膜浆液性乳头状癌(primary peritoneal papillary serous carcinoma,PPSPC)是指

原发于腹膜间皮的恶性肿瘤,为多灶性生长。组织学特征及临床表现与原发性卵巢浆液性乳头状癌非常相似,区别在于卵巢正常或仅浅表受累。

7. 原发性腹膜浆液性乳头状癌的病理特征是什么?

原发性腹膜浆液性乳头状癌大体所见和显微镜下所见与原发性卵巢浆液性癌的病理非常相似,术中所见常与Ⅲ期卵巢浆液性癌有相似的表现:大网膜增厚呈饼状,网膜、腹膜、膈面、肠系膜以及卵巢表面均可见病灶,但多数情况下子宫和卵巢外观、大小基本正常。主要特征如下。

(1)主要肿瘤组织位于腹膜,非邻近器官来源。

(2)组织学特点与浆液性卵巢癌相同。

(3)正常卵巢可识别,无肿瘤侵犯,或者仅有表面和皮质受累。

8. 原发性腹膜浆液性乳头状癌的主要临床表现是什么?

原发性腹膜乳头状浆液性癌临床表现与晚期原发性卵巢浆液性癌非常相似,主要表现为腹痛、腹胀和大量腹水。主要阳性体征是腹水征和腹部触及大包块。B超检查可探及大量腹水、腹膜增厚、大网膜呈饼状,子宫和双侧卵巢回声正常,伴血清 CA_{125} 升高。

9. 原发性腹膜浆液性乳头状癌的治疗原则是什么?

原发性腹膜浆液性乳头状瘤的治疗原则为按照晚期卵巢癌手术进行肿瘤细胞减灭术,力争彻底切除肿瘤,强调双侧卵巢同时切除,以观察卵巢病变情况。术后采用联合化疗,其方案也与卵巢浆液性癌的相同,采用以铂类为主的方案,如 PAC 或 CP 方案。

第七节　妊娠滋养细胞肿瘤

1. 什么是妊娠滋养细胞疾病?

妊娠滋养细胞疾病(gestational trophoblastic disease,GTD)是一组来源于胎盘滋养细胞的疾病。绝大多数滋养细胞来自于妊娠,故该滋养细胞的基因物质为母系(患者)及父系(男方)两个来源,但也有少数来源于卵巢或睾丸生殖细胞,该滋养细胞的染色体基因物质只是患者本人的。

2. 妊娠滋养细胞疾病包括哪些疾病?

妊娠滋养细胞疾病包括葡萄胎和妊娠滋养细胞肿瘤(gestational trophoblastic neoplasia,GTN)。GTN又分为侵蚀性葡萄胎、绒毛膜癌(简称绒癌)和胎盘部位滋养细胞肿瘤。

3. 何为葡萄胎?

妊娠后胎盘绒毛间质水肿、滋养细胞增生,绒毛形成大小不等的水泡,水泡间借细蒂相连成串,状如葡萄,故形象地称之为葡萄胎(hydatidiform mole),也称水泡状胎块。分为完全性葡萄胎和部分性葡萄胎,完全性葡萄胎是指水泡状物占满整个宫腔,无胎儿及其附属物或胎儿痕迹;部分性葡萄胎是指部分绒毛变为水泡,常合并胚胎或胎儿组织,胎儿多已死亡。

4. 葡萄胎的病理表现是什么?

完全性葡萄胎大体观:水泡状物占满宫腔,胎儿及其附属物缺如,水泡直径大小不一、相连成串,常混有血块及蜕膜碎片。镜下观:①弥漫性滋养细胞增生(最重要);②绒毛间质水肿;③绒毛间质内胎源性血管消失;④无可确认的胚胎或胎儿组织。

部分性葡萄胎大体观:部分绒毛变为水泡,可见胚胎或胎儿组织。镜下观:①局限性滋养细胞增生;②部分绒毛间质水肿;③绒毛间质内可见胎源性血管或有核红细胞;④存在胚胎或胎儿组织。

5．葡萄胎的临床表现有哪些？

（1）停经后阴道不规则流血，量多少不定，有时可出现大量出血导致休克，有时可见有水泡状组织排出。

（2）阴道不规则流血若没有及时诊治，可出现贫血及感染。

（3）妊娠呕吐出现早且程度重。

（4）妊娠早期即发生妊娠期高血压疾病。

（5）部分患者可出现甲状腺功能亢进征象。

（6）腹痛：葡萄胎增长迅速致子宫过度快速扩张、卵巢黄素化囊肿过大或扭转、破裂均可出现腹痛症状。

（7）体格检查：子宫大于停经月份（也有少数水泡退行性变，子宫未显著增大），子宫变软，听不到胎心。如出现卵巢黄素化囊肿，内诊可触及子宫旁增大的囊性包块。内诊时应注意外阴、阴道、宫颈有无紫蓝色转移病灶，如发现转移病灶，应直接诊断妊娠滋养细胞肿瘤。

6．葡萄胎患者需做哪些辅助检查有助于诊断？

（1）超声检查：为诊断葡萄胎的重要辅助检查方法之一。完全性葡萄胎时见明显增大的子宫腔内无妊娠囊或胎心搏动，其内充满弥漫分布的光点和小囊样无回声区，呈"落雪状"或呈"蜂窝状"。彩色多普勒检查见子宫动脉血流丰富，但子宫肌层内无血流或稀疏血流信号。在子宫两侧或一侧往往可探及卵巢囊肿，大小不等，多房，囊壁薄。部分性葡萄胎除以上声像外，还可见胎儿，常合并畸形。

（2）血清绒毛膜促性腺激素（human choronic gonadotrophin，HCG）测定：诊断及随访葡萄胎的重要辅助检查之一。葡萄胎时由于滋养细胞高度增生而产生大量 HCG，血清中 HCG 滴度通常高于正常妊娠相应孕周，并且在停经 8～10 周以后，HCG 值仍然继续持续上升，但也有少数葡萄胎，尤其是部分性葡萄胎因绒毛退行性变，HCG 升高并不明显。

（3）DNA 倍体分析：通常应用流式细胞仪进行 DNA 倍体分析，完全性葡萄胎的染色体核型为二倍体（均来自父系）。部分性葡萄胎的染色体核型为三倍体（一条来自母系，另两条来自父系）。

（4）其他检查：X 线摄片或肺 CT 检查可了解是否发生肺部转移；血常规检查可了解是否继发贫血及感染。肝肾功能检查可了解患者出现妊娠高血压疾病时对肝肾功能的影响。

7．葡萄胎诊断时应与哪些疾病进行鉴别？

（1）流产及异位妊娠：均可表现为停经、阴道流血及腹痛等症状，且·HCG 增高。对于完全性葡萄胎，B 超检查可以确诊。但对于部分性葡萄胎，早期其临床表现与流产及异位妊娠相似，必要时需通过 DNA 倍体分析及 P57KIP2 免疫组化进行鉴别。

（2）多胎妊娠：也表现为子宫大于相应孕周，但多胎妊娠的 HCG 水平仅略高于正常。B 超检查可以确诊。

8．葡萄胎排空后 HCG 转归规律如何？

正常情况下，葡萄胎排空后，血清 HCG 稳定下降，至阴性的平均时间约为 9 周，最长不超过 14 周。如 HCG 持续异常需考虑妊娠滋养细胞肿瘤。

9．葡萄胎确诊后的处理原则有哪些？

（1）清宫：葡萄胎一经确诊应及时清宫。

（2）随访：清宫术后应规范、严密随访，及早发现滋养细胞肿瘤。

（3）卵巢黄素化囊肿的处理：卵巢黄素化囊肿系因大量 HCG 刺激卵巢卵泡膜细胞发生黄素化，导致卵巢发生多囊改变，卵巢体积增大，囊内充满清亮或琥珀色囊液，多在葡萄胎清除后逐渐消退,故一般不需处理。但若发生蒂扭转,出现卵巢扭转的临床表现,可在 B 超引导或腹腔镜下作穿刺吸液,缩小卵巢体积后使卵巢自然复位。如扭转时间较长发生卵巢坏死,则行患侧附件切除术。

(4) 对症治疗并发的妊娠期高血压疾病、甲状腺功能亢进等。

(5) 预防性化疗:指在葡萄胎清宫术前或术时进行化疗。①指征(但不是常规):有高危因素、随访困难、完全性葡萄胎。②药物:单药化疗。③疗程:多疗程,至 HCG 阴性。

(6) 子宫切除术:子宫切除并不能预防子宫外转移,故不应作为常规手术。对于年龄较大、无生育要求者可考虑行子宫切除术,但术后仍应定期随访。子宫小于妊娠 14 周者可直接切除子宫,大于 14 周者应先行清宫。

10. 葡萄胎清宫术有哪些注意事项?

葡萄胎的子宫大、软、薄,术中可能出现子宫大量出血、子宫穿孔、滋养细胞转移甚至肺栓塞等风险,故需注意以下事项。

(1) 清宫前应作全身检查,必要时先对症处理相关病情,如感染休克、子痫前期、甲状腺功能亢进、贫血等,稳定病情。

(2) 在备血、开放液路条件下,由有经验的医师在手术室内进行。

(3) 扩宫要充分,采用大号吸管吸宫,发现大块组织堵塞吸管时,应及时改用卵圆钳将大块、机化组织钳出,最后改用刮匙轻柔刮爬宫腔。

(4) 不常规使用缩宫素,在充分扩张宫颈管开始吸宫后,如子宫出血量大,或大部分组织已清除,子宫收缩欠佳、子宫极软时,可使用缩宫素,以避免因宫口未开而子宫收缩使滋养细胞压入子宫壁血窦,导致肺栓塞和转移。

(5) 建议尽量一次刮净,但如子宫大、收缩欠佳或组织机化与宫壁粘连紧密时,感觉一次刮净有困难,应于 1 周后行第二次刮宫。

(6) 每次刮宫的刮出物必须送病理检查,且应选取小水泡、靠近宫壁、新鲜无坏死的组织送检。

(7) 对于子宫>16 孕周或有合并症的葡萄胎患者,因手术风险大,宜转送至有滋养细胞疾病治疗经验的医院诊治。

11. 葡萄胎的高危因素有哪些?

(1) 葡萄胎排出前 HCG 大于 100 000 U/L。

(2) 子宫明显大于停经孕周。

(3) 卵巢黄素化囊肿直径大于 6 cm,也有人认为年龄大于 40 岁、重复葡萄胎也是高危因素。

12. 如何进行葡萄胎随访?

葡萄胎患者清宫后最重要的一点在于严密随访,以便早期发现妊娠滋养细胞肿瘤并及时做相应处理。

随访内容如下。①详细询问一般情况:如月经是否规律、有无不规则阴道出血,有无咳嗽、头痛等转移灶症状等。②HCG 监测:葡萄胎清宫后每周一次,直至连续 3 次阴性,然后每月 1 次持续半年,然后每 2 个月 1 次持续半年。③妇科检查:有无盆腔、阴道转移灶。④定期做辅助检查:B 超检查、胸部 X 线摄片或 CT 检查等。

13. 葡萄胎清宫术后应避孕多长时间? 采取什么避孕措施? 妊娠后应注意什么?

葡萄胎清宫后应有效避孕 1 年,但国外也有主张 HCG 呈对数下降者阴性后 6 个月可以妊娠,对于 HCG 下降缓慢者,须进行更长时间的避孕。避孕方法宜采用避孕套或口服避孕药,不宜用宫内节育器,以免穿孔或混淆子宫出血的原因。如妊娠后,宜在早孕期间做 B 超检查、HCG 测定,了解是否为正常妊娠,分娩后需进行 HCG 检测直至阴性。

14. 何谓侵蚀性葡萄胎? 病理有何特点?

葡萄胎组织侵入子宫肌层引起组织破坏,或并发子宫外转移时称为侵蚀性葡萄胎。继发于葡萄胎排空后 6 个月以内者,多为侵蚀性葡萄胎。侵蚀性葡萄胎恶性程度一般不高,预后良好。

病理特点:大体可见水泡样组织侵入子宫肌层,有时完全穿透子宫壁,在子宫表面有紫蓝色结节,宫腔内可见或无原发病灶;镜检见侵入肌层的水泡状组织形态,有绒毛结构或仅见绒毛阴影。

15. 何谓绒毛膜癌? 病理有何特点?

绒毛膜癌简称绒癌,是一种高度恶性的滋养细胞肿瘤。其特点是滋养细胞失去了原来绒毛或葡萄胎结构,而散在地侵入子宫肌层,造成局部破坏,并由此而转移至其他脏器或组织。妊娠绒癌 50% 继发于葡萄胎,发生于流产或足月分娩后各占 25%,少数发生于异位妊娠后。

病理特点:绝大多数原发于子宫,肿瘤结节可位于子宫肌壁内,也可突向宫腔或向外穿破子宫浆膜层,单个或多个,质地软而脆,常伴出血坏死。也有极少数原发于输卵管、宫颈、阔韧带等部位。镜下特点为高度增生、排列紊乱的细胞滋养细胞和合体滋养细胞而不形成绒毛结构,其间也没有间质和自身血管,成片并广泛侵入子宫肌层和母体血管,伴有广泛出血坏死。

16. 在临床上诊断绒毛膜癌的依据有哪些?

先期妊娠为流产、宫外孕、分娩以后出现症状或转移灶,并有血 HCG 值升高,即可诊断为绒毛膜癌。葡萄胎流产后 1 年以上发病者,临床上可诊断为绒毛膜癌,但需排除侵蚀性葡萄胎。绝大多数绒毛膜癌原发于子宫,少数原发于宫颈、输卵管、阔韧带。该病恶性程度高,在化疗药物问世前死亡率高达 90% 以上。

17. 妊娠滋养细胞肿瘤有哪些转移途径? 有何转移特点?

妊娠滋养细胞肿瘤主要通过血行转移,转移发生早而且广泛,另外也可经局部静脉栓塞及淋巴转移。最常见的转移部位是肺(80%),其次是阴道(30%)、盆腔(20%)、肝(10%)和脑(10%)等。由于滋养细胞的生长特点是破坏血管,因此各转移部位的共同特点是局部出血症状。

18. 无转移妊娠滋养细胞肿瘤有何临床表现?

(1) 不规则阴道流血:葡萄胎排空、流产、足月产或异位妊娠后,出现不规则阴道流血,量多少不定,长期阴道流血者可继发贫血。

(2) 腹痛:当病灶侵蚀子宫穿破浆膜层时或卵巢黄素化囊肿发生扭转或破裂时,可出现急性腹痛及腹腔内出血症状;或宫腔内病灶出血坏死继发感染,也可引起下腹胀痛及感染征象。

(3) 妇科检查:①子宫增大变软、复旧不全;②于子宫旁可触及卵巢黄素化囊肿,由于 HCG 持续作用,在葡萄胎排空、流产或足月产后,两侧或一侧的卵巢黄素化囊肿可持续存在;③在 HCG 及雌激素、孕激素的作用下,可见外阴、阴道、宫颈着色,生殖道质地变软。

19. 转移性妊娠滋养细胞肿瘤有何临床表现?

转移性妊娠滋养细胞肿瘤的临床症状较复杂,可同时出现原发灶和转移灶的症状,但也有部分患者原发灶消失而转移灶发展,甚至只表现为转移灶症状。

(1) 肺转移:转移灶较小时无症状,继续发展可表现为胸痛、咳嗽、咯血及呼吸困难等,当造成急性肺栓塞时,可出现肺动脉高压和急性呼吸循环衰竭。早期胸部 X 线摄片仅表现为肺纹理增粗,继而出现结节阴影。

(2) 阴道转移:常为阴道前壁的紫蓝色结节,破溃时可引起不规则阴道流血,严重时大出血。

（3）脑转移：为主要的致死原因，往往伴有肺转移和（或）阴道转移。初期为瘤栓期，表现为暂时性失语、失明、突然跌倒等一过性脑缺血症状；继而为脑瘤期，此期瘤组织增生侵入脑组织形成脑瘤，患者出现头痛、喷射性呕吐、抽搐甚至昏迷；最终形成脑疝期，颅内压升高压迫生命中枢，可导致死亡。

（4）肝转移：临床表现为上腹部或肝区疼痛，若病灶穿破肝包膜可出现腹腔内出血，可导致死亡。

（5）其他转移：包括脾、肾、消化道、骨等，出现相应转移部位的症状。

20. 滋养细胞肿瘤如何诊断？

1）临床表现：葡萄胎排空后或流产、足月分娩、异位妊娠后出现不规则阴道流血等原发灶和（或）转移灶的相应症状和体征，则考虑为妊娠滋养细胞肿瘤。特别是以咯血、头痛等转移灶为首发症状就诊的患者，要详细询问病史以避免误诊。

2）辅助检查：

（1）HCG 测定：血 β-HCG 水平测定是妊娠滋养细胞肿瘤诊断的主要依据。如排除妊娠物残留或再次妊娠后，β-HCG 水平持续升高，则可诊断为妊娠滋养细胞肿瘤：①葡萄胎后，血 β-HCG 每周测定，4 次呈平台状态（±10%），并持续至少 3 周；血 β-HCG 每周测定，3 次升高（在 10% 以上），并至少持续 2 周；血 β-HCG 水平持续异常达 6 个月以上。②足月产、流产和异位妊娠后 4 周以上，血 β-HCG 仍持续高水平或一度下降后又升高。

（2）影像学诊断：不是妊娠滋养细胞肿瘤诊断的必要依据。①胸部 X 线摄片：作为常规检查，对于诊断肺转移有重要价值。最初 X 线表现为肺纹理增粗，随着病情发展表现为片状或小结节阴影，常见的典型表现为棉球或团块状阴影，以右侧及中下部多见。②CT 和 MRI：CT 对发现早期的肺部较小病灶和脑等部位的转移病灶，有重要诊断价值，为避免对肺较小和隐蔽转移灶的漏诊，有条件者提倡常规肺部 CT 的检查。MRI 主要用于脑、肝和盆腔转移病灶的诊断。③超声检查：在声像图上，早期可以发现葡萄胎表现，子宫略增大；当病变侵袭入子宫肌层时，可见不规则强回声团块或回声不均匀区域；晚期子宫肌壁有大小不等的不规则弱反射区或暗区；附件区可见黄素囊肿；彩色多普勒超声检查可显示肌壁内丰富的血流信号，并有血窦形成，低阻力型血流频谱或动静脉瘘频谱。超声检查有助于早期辨别疾病性质及判断预后。

（3）组织学诊断：组织学证据对于妊娠滋养细胞肿瘤的诊断并不是必需的。只有在子宫切除后行病理检查时，在子宫肌层内或子宫外转移灶中任一组织中找到绒毛结构或退化的绒毛阴影，则诊断为侵蚀性葡萄胎；如仅见大量分化不良的滋养细胞及出血坏死，而未见绒毛结构，则诊断为绒癌。

21. 葡萄胎与妊娠滋养细胞肿瘤如何鉴别？

葡萄胎与妊娠滋养细胞肿瘤的鉴别要点见表 18-7。

表 18-7　葡萄胎与妊娠滋养细胞肿瘤的鉴别

项　目	葡萄胎	侵蚀性葡萄胎	绒毛膜癌	胎盘部位妊娠滋养细胞肿瘤
先行妊娠	无	葡萄胎	各种妊娠	各种妊娠
潜伏期	无	多在 6 个月以内	常超过 12 个月	多在 1 年内
绒毛结构	有	有	无	无
滋养细胞增生	轻-重	轻-重，成团	中间型滋养细胞	—
浸润深度	蜕膜层	肌层	肌层	肌层

项　　目	葡萄胎	侵蚀性葡萄胎	绒毛膜癌	胎盘部位妊娠滋养细胞肿瘤
组织坏死	无	有	无	无
转移	无	有	有	少
肝脑转移	无	少	较易	少

22. FIGO 2000 年提出的妊娠滋养细胞肿瘤的临床分期标准及意义是什么？

FIGO（2000 年）分期见表 18-8、表 18-9，包括解剖学分期与预后评分系统两部分，是妊娠滋养细胞肿瘤治疗方案制定和预后评估的重要依据。

表 18-8　妊娠滋养细胞肿瘤解剖学分期（FIGO，2000 年）

分　　期	表　　现
Ⅰ期	病变局限于子宫
Ⅱ期	病变扩散，仍局限于生殖器官（附件、阴道、阔韧带）
Ⅲ期	病变转移至肺
Ⅳ期	所有其他转移

表 18-9　改良 FIGO 预后评分系统（FIGO，2000 年）

预后因素	评分 0	1	2	4
年龄/岁	<40	$\geqslant40$	—	—
前次妊娠	葡萄胎	流产	足月产	—
距前次妊娠时间/月	4	4～7	7～13	$\geqslant13$
治疗前 HCG/（U/mL）	$<10^3$	$10^3\sim10^4$	$10^4\sim10^5$	$\geqslant10^5$
肿瘤最大直径/cm	—	3～5	$\geqslant5$	
转移部位	肺	脾、肾	肠道	肝、脑
转移灶数目	—	1～4	5～8	>8
失败的化疗	—	—	单药	两种或两种以上联合

意义：通过分期能够初步了解疾病侵蚀的范围，通过预后评分大致了解其疾病的危险程度，指导治疗。如果评分≤6 分为低危，采用单药化疗即可；如果评分≥7 分，则为高危，需进行联合化疗。

23. FIGO 2000 年提出的妊娠滋养细胞肿瘤的诊断应如何书写？

FIGO（2000 年）分期包括解剖学分期与预后评分系统两部分，妊娠滋养细胞肿瘤的诊断应包括两部分内容，即解剖学分期与预后评分。如一例患者妊娠滋养细胞肿瘤肠道转移，预后评分为 7 分，该患者的诊断则为妊娠滋养细胞肿瘤（Ⅳ：7）。

24. 妊娠滋养细胞肿瘤的治疗原则是什么？

妊娠滋养细胞肿瘤以化疗为主，以手术和放疗为辅的综合治疗。明确妊娠滋养细胞肿瘤的临床诊断后，应对患者作出正确的临床分期及预后评分，再结合全身情况制定合适的治疗方案，实施分层次及个体化治疗。

25. 妊娠滋养细胞肿瘤化疗常选用的药物是什么？ 如何选择？

目前国内常用的一线化疗药物有甲氨蝶呤（MTX）、放射菌素 D（Act-D）或国产更生霉素（KSM）、氟尿嘧啶（5-FU）、环磷酰胺（CTX）、长春新碱（VCR）、依托泊苷（VP-16）等。

一般低危患者选择单药化疗，高危、耐药、复发及Ⅳ期患者选择联合化疗。

26. 妊娠滋养细胞肿瘤的化疗方法有哪些？

1）单药化疗：目前常用的单药化疗药物及其用法如下：①MTX，每日 0.4 mg/kg，肌内注射，连用 5 日，间隔 2 周；②Act-D，每日 10～12 μg/kg，静脉滴注，连用 5 日，间隔 2 周；③5-FU，每日 28～30 mg/kg，静脉滴注，连用 8～10 日，间隔 2 周。

2）联合化疗：适用于妊娠滋养细胞肿瘤联合化疗的方案很多。

（1）首选以 5-FU 为主的联合化疗方案：常用 5-FU 与 KSM 联合方案。患者晨起排空大小便后称体重，按 5-FU 每日每千克体重按 26～28 mg 计算，总量不超过 1750 mg，静脉滴注 8 h，KSM 每日每千克体重按 6 μg 计算，静脉滴注 3 h，连续 8 日。间隔 3 周后开始下一疗程。

（2）耐药患者及预后评分为高危的患者用 EMA-CO 方案：

第 1 日：VP-16 按每平米体表面积 100 mg 计算，静脉滴注 30 min 以上；Act-D 0.5 mg，静脉注射；MTX 按每平米体表面积 100 mg 计算，静脉注射；MTX 按每平米体表面积 200 mg 计算，静脉滴注 12 h。

第 2 日：VP-16 按每平米体表面积 100 mg 计算，静脉滴注 30 min 以上；Act-D 0.5 mg，静脉注射；CF15 mg，肌内注射，从静脉注射 MTX 后算 24 h 给药，每 12 小时 1 次，共 4 次。

第 4～7 日：休息。

第 8 日：VCR 按每平米体表面积 1.0 mg 计算，静脉注射；CTX 按每平米体表面积 600 mg 计算，静脉滴注。间隔 2 周后开始下一疗程。

27. 如何对妊娠滋养细胞肿瘤患者进行化疗疗效评估？停药指征是什么？

1）疗效评估：每疗程结束后应每周测 β-HCG，必要时结合妇科检查、超声检查、胸部 X 线、CT 等检查判定疗效。疗程结束至 18 日内，β-HCG 下降至少 1 个对数为有效。

2）停药指征：

（1）低危患者：血 β-HCG 每周测定一次，连续 3 次阴性后再给予 1 个疗程（至少）的化疗，对 HCG 下降缓慢或病变广泛者，HCG 正常后可给予巩固化疗 2～3 个疗程。

（2）高危患者：目前尚不统一，国内多是症状和体征消失、原发灶和转移灶消失、血 β-HCG 每周测定一次，连续 3 次阴性后再巩固 2～3 个疗程。对有良好依从性的患者可采用 FIGO 妇科肿瘤委员会推荐的停药指征，如血 β-HCG 阴性后继续进行化疗 3 个疗程，第 1 个疗程必须为联合化疗。

28. 哪些情况下妊娠滋养细胞肿瘤考虑手术治疗？

结合患者情况在特定情况下应用，对病灶大出血等各种并发症、消除耐药病灶、减少肿瘤负荷和化疗疗程等方面有一定作用。

（1）子宫切除：对于无生育要求及耐药的患者，可行全子宫切除术，年轻妇女应保留卵巢。对于有生育要求的年轻妇女，血 β-HCG 水平不高，耐药病灶为单个、缩小不明显且无其他转移病灶者，可行子宫病灶剜出术。

（2）肺叶切除：多次化疗未能吸收的孤立的肺转移耐药病灶，可行肺叶切除。

29. 如何对妊娠滋养细胞肿瘤患者进行随访？

治疗结束后应严密随访。第一年每月 1 次，第二年每 3 个月 1 次，以后每 6 个月 1 次直至 3 年，此后每年 1 次直至 5 年，以后每 2 年 1 次。随访内容同葡萄胎。随访期间应严格避孕，化疗停止超过 12 个月方可妊娠。

30. 何为胎盘部位滋养细胞肿瘤？

胎盘部位滋养细胞肿瘤（placental site trophoblastic tumor，PSTT）是指来源于胎盘种植部位的中间型滋养细胞的妊娠滋养细胞肿瘤。临床较少见，多呈良性临床经过，多不发生转移，预后良好。

31. 胎盘部位滋养细胞肿瘤的病理变化？

(1) 大体检查：肿瘤形态呈息肉样或结节状突向宫腔或侵入子宫肌层内甚至穿透子宫壁，子宫增大。肿瘤切面呈黄褐色或黄色、质软，有时见局限性出血坏死灶。

(2) 镜检：肿瘤细胞质丰富，核分裂象少见，形态呈圆形或多角形，几乎由中间型滋养细胞组成，无绒毛结构。有的似蜕膜细胞，有的呈梭形似平滑肌细胞，可单个或片状侵入子宫肌纤维之间。

(3) 中间型滋养细胞可以产生人胎盘生乳素(human placental lactogen，HPL)，免疫组化染色可见肿瘤细胞呈 HPL 阳性。

32. 胎盘部位滋养细胞肿瘤有何临床表现？

(1) 症状：育龄期多见，可继发于足月产、流产或葡萄胎。主要症状多为停经后不规则阴道流血，可伴有水肿、贫血等。

(2) 妇科检查：子宫均匀或不规则增大。

(3) 血 β-HCG 升高，仅少数病例为高度恶性，血 β-HCG 明显升高，发生子宫外转移，常见部位为肺、阴道、脑、肝等。一旦发生转移提示预后不良。

33. 胎盘部位滋养细胞肿瘤如何诊断？

由于临床表现不典型，确诊须靠组织学检查。通过诊断性刮宫的部分肿瘤组织或手术切除的子宫标本进行组织学检查，特点为有单一的中间型滋养细胞而无绒毛结构、较小的出血坏死灶、免疫组化 HPL 阳性等。

辅助检查：①血 β-HCG 测定：多数阴性或轻度升高，无评估预后的价值。②血 HPL 测定：多轻度升高。③B 超检查：子宫肌层内可见类似于子宫肌瘤或多个囊性结构，彩色多普勒超声检查显示子宫和病灶血流丰富，低阻抗血流声像。

34. 胎盘部位滋养细胞肿瘤应与哪些疾病进行鉴别？

本病应注意与稽留流产、绒毛膜癌、平滑肌肉瘤等疾病相鉴别。

35. 胎盘部位滋养细胞肿瘤如何治疗？

首选手术治疗，手术范围包括全子宫切除及双侧附件切除，年轻妇女若病灶局限于子宫，未见卵巢转移者，可以保留卵巢。该疾病对化疗不敏感，仅用于手术后的辅助治疗，常用的方案有 EMA-CO。

36. 如何对胎盘部位滋养细胞肿瘤患者进行随访？预后如何？

治疗后应随访，随访内容同妊娠滋养细胞肿瘤。胎盘部位滋养细胞肿瘤的生物学行为有良性、潜在恶性及恶性，以良性多见。目前，认为与胎盘部位滋养细胞肿瘤预后有关的高危因素如下：①核分裂大于 5 个/10HP；②距先前妊娠时间大于 2 年；③有子宫外转移灶。

(周博慧　张月莲　吕慧敏　王赞宏　李　颖　牛战琴)

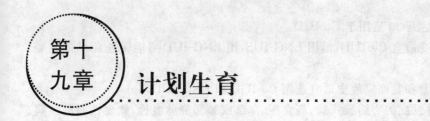

第十九章 计划生育

第一节 工具避孕

1. 何为避孕？

用科学的方法阻止和破坏正常受孕过程中的某些环节使妇女暂时不受孕称为避孕。理想的避孕方法应符合安全、有效、简便、实用、经济的原则,对性生活及性生理无不良影响。

2. 宫内节育器的种类有哪些？

1) 惰性 IUD:第一代 IUD,由惰性原料如金属、硅胶、塑料或尼龙等制成。其性能稳定,可在宫内存放 15～20 年,但由于它带器妊娠率和脱落率高,1993 年后被淘汰。

2) 活性 IUD:第二代 IUD,含有可释放铜离子的铜丝或铜套、激素、药物等,与第一代的 IUD 相比,避孕效果提高,不良反应减少。

(1) 含铜宫内节育器:①带铜 T 形 IUD(TCu-IUD):目前临床常用的宫内节育器,TCu-IUD 按宫腔形态设计制成,呈 T 形,以聚乙烯为支架,在纵臂上绕有铜丝或铜套。铜丝易断裂,放置年限较短,一般放置 5～7 年,含铜套 IUD 放置时间可长达 10～15 年。TCu-IUD 带有尾丝,便于检查及取出。②带铜 V 形 IUD(VCu-IUD):我国常用的宫内节育器之一,IUD 呈 V 形,横臂及斜臂绕有铜丝或铜套,有尾丝,放置年限 5～7 年。其带器妊娠率低,脱落率低。③母体乐(MLCu375):以聚乙烯为支架,呈伞状,两弧形臂上各有 5 个小齿,具有可塑性,可放置 5～8 年。④宫铜 IUD:形态更接近宫腔形状,不锈钢丝呈螺旋状内置铜丝,无尾丝,可放置 20 年左右。⑤含铜无支架 IUD:又称吉尼 IUD,为 6 个铜套串在一根尼龙线上,顶端有一个结固定于子宫肌层,使 IUD 不易脱落,悬挂在宫腔中,有尾丝,可放置 5～8 年。

(2) 含药宫内节育器:①左炔诺孕酮 IUD(LNG-IUD):又称曼月乐(Mirena),以聚乙烯为 T 形支架,人工合成孕激素——左炔诺孕酮,总量 52 mg,每日释放 20 μg,孕激素有使子宫内膜变化不利于受精卵着床、宫颈黏液变稠不利于精子穿透等综合作用,有效率达 99% 以上。主要不良反应为点滴出血及闭经。放置时间为 5 年,含有尾丝。其还有非避孕作用:治疗月经过多,预防缺铁性贫血,治疗子宫肌瘤和缩小体积,预防和治疗子宫内膜增生过长,预防子宫内膜癌的高危因素,缓解子宫内膜异位症及子宫腺肌病的痛经,减少异位妊娠的发生,减少盆腔炎症的发生。②含吲哚美辛 IUD:常用的产品有宫铜 IUD、活性 γ-IUD、吉妮致美 IUD。通过每日释放吲哚美辛,减少放置 IUD 后引起的月经过多等不良反应。③含其他活性物的 IUD:如含锌、止血药物等的 IUD。

3. 放置宫内节育器的适应证是什么？

(1) 凡育龄妇女无禁忌证,要求放置 IUD 者。

(2) 要求紧急避孕并且希望以后继续以避孕器避孕且无禁忌证者。

（3）年龄大于 20 岁的经产妇、产后 4 周、流产后、剖宫产术后。

（4）吸烟者。

（5）体重指数（BMI）达到 30 适用于 Cu-IUD。

（6）子宫颈上皮内瘤变适宜 Cu-IUD，慎用 LNG-IUS，用 LNG-IUD 可能促进 CIN 的发展。

（7）良性卵巢肿瘤。

（8）乳腺良性肿瘤患者和乳癌家族史适宜选用 Cu-IUD 和 LNG-IUD。

（9）心血管疾病，无并发症的心瓣膜疾病、高血压、深部或肺部静脉血栓、缺血性心脏病、脑血管意外史和高脂血症，宜选用 Cu-IUD。

（10）癫痫患者。

（11）偏头痛、非偏头痛适宜 Cu-IUD，无局部神经症状的偏头痛适宜 LNG-IUD。

（12）糖尿病患者宜用 Cu-IUD，有妊娠期糖尿病病史者可选用 LNG-IUD。

（13）甲状腺疾病患者适宜使用 IUD。

（14）胆道疾病、肝炎、肝硬化和肝肿瘤及胆汁淤积病史者宜选用 Cu-IUD。

（15）贫血伴月经增多者适宜选用 LNG-IUD，LNG-IUD 可减少月经量。

（16）正服用影响肝酶活性药物者宜选用 IUD。

（17）子宫内膜异位症、子宫腺肌病者可用 LNG-IUD，以缓解有关的痛经。

4. 放置宫内节育器的禁忌证是什么？

1）禁用：

（1）妊娠或可疑妊娠者。

（2）生殖器炎症，如急慢性盆腔炎、阴道炎、急性宫颈炎和重度宫颈糜烂及性传播疾病，发病期禁用。

（3）3 个月内患有慢性盆腔炎或性传播疾病者禁用。

（4）3 个月内有频发月经，月经过多（适用 LNG-IUD），或不规则阴道出血者。

（5）不明原因的阴道出血，疑因妇科恶性病变时。

（6）宫颈癌。

（7）子宫肌瘤伴宫腔形态改变者，不伴宫腔形态改变及月经改变时慎用。

（8）子宫内膜癌，易引起宫内感染、穿孔、出血和增加扩散的风险。

（9）恶性滋养叶细胞肿瘤。

（10）正患乳腺癌的患者，LNG 可能导致疾病的发展。

（11）有铜过敏史，禁用 Cu-IUD。

2）慎用：

（1）20 岁以下妇女：性生活导致性传播疾病的危险性较高，避孕套更合适。

（2）未生育妇女：可能会增加 IUD 脱落的危险。

（3）具有多个性伴侣者：有较高性传播疾病的危险。

（4）中期妊娠终止后：放置 IUD 脱落的可能增加，且 LNG 可能对子宫复旧有影响。

（5）肥胖者（BMI＞30）：慎用 LNG-IUD，因孕激素对脂代谢有一定影响。

（6）葡萄胎史未满 2 年者慎用，需多次刮宫，子宫穿孔的危险大。

（7）曾患乳腺癌且 5 年无复发者及乳腺不明原因包块者慎用 LNG-IUD。

（8）有并发症的心瓣膜病：合并肺动脉高压、心房纤亚急性细菌性心内膜炎史和换瓣术后抗凝治疗中慎用，且放置时需应用抗生素预防心内膜炎的发生，停用抗凝治疗（停华法令至放置 IUD 后出血停止或明显减少，术后改用双嘧达莫，暂时替代华法令抗凝）。

（9）有局部神经症状的偏头痛者，慎用 LNG-IUD。

（10）糖尿病患者：因 LNG 对糖代谢和脂代谢有轻微影响，慎用 LNG-IUD。

（11）胆道疾病、肝炎、肝硬化和肝肿瘤及避孕药后胆汁淤积病史患者：因孕激素在肝脏代谢，可引起胆道疾病轻微增加，慎用 LNG-IUD。

（12）贫血伴月经增多者，因 Cu-IUD 可增加月经量，慎用。

（13）子宫内膜异位症、子宫腺肌病患者，因 Cu-IUD 可使痛经加重，慎用。

5. 放置宫内节育器的注意事项有哪些？

1）放置时间：

（1）月经干净后 3～7 日无性交。

（2）人工流产后立即放置。

（3）产后 42 日恶露已净，会阴伤口已愈合，子宫恢复正常。

（4）剖宫产后半年放置。

（5）含孕激素 IUD 在月经第 3 日放置。

（6）药物流产 2 次正常月经后。

（7）哺乳期放置应先排除早孕。

2）放置方法：双合诊检查子宫大小、位置及附件情况。外阴阴道部常规消毒铺巾，使用阴道窥器暴露宫颈后消毒宫颈与宫颈管，以宫颈钳夹持宫颈前唇，用子宫探针顺子宫位置探测宫腔深度。用放置器将节育器推送入宫腔，IUD 上缘必须抵达宫底部，带有尾丝者在距宫口 2 cm 处剪断尾丝。观察无出血即可取出宫颈钳和阴道窥器。

6. 取出宫内节育器的注意事项有哪些？

1）适应证：

（1）计划再生育或不需避孕，如丧偶或离异等。

（2）放置期限已满需更换。

（3）绝经过渡期停经 1 年内。

（4）拟改用其他避孕措施或绝育。

（5）有并发症及副反应，经治疗无效。

（6）带器妊娠，包括宫内和宫外妊娠。

2）禁忌证：

（1）并发生殖道炎症时先给予抗感染治疗，治愈后再取出 IUD。

（2）全身情况不良或在疾病的急性期，应待病情好转后再取出。

3）取器时间：

（1）月经干净后 3～7 日为宜。

（2）带器早期妊娠行人工流产同时取器。

（3）带器妊娠术前行诊断性刮宫术。

（4）因子宫不规则出血，随时可取，取 IUD 同时需行诊断性刮宫术，刮出组织物送病理检查，排除内膜病变。

4）取器方法：常规消毒后，有尾丝者用血管钳夹住尾丝轻轻牵引取出。无尾丝者需在手术室进行，按进宫腔操作程序操作，用取环钩或取环钳将 IUD 取出。取出困难时可在 B 超引导下进行操作，必要时可在宫腔镜下取出。

7. 宫内节育器的不良反应有哪些？

不规则阴道流血是放置 IUD 常见的不良反应，主要表现为经量增多、经期延长或少量点滴出血,一般不需处理,3~6个月后逐渐恢复。少数患者放置 IUD 可出现白带增多或伴有下腹胀痛,应根据具体情况明确诊断后对症处理。

8. 放置宫内节育器的并发症有哪些?

(1)节育器异位:原因有子宫穿孔,操作不当将 IUD 放到宫腔外,节育器过大、过硬或子宫壁薄而软,子宫收缩造成节育器逐渐移位达宫腔外。确诊节育器异位后,应经腹或腹腔镜下将节育器取出。

(2)节育器嵌顿或断裂:由于节育器放置时损伤子宫壁或带器时间过长,致使部分器体嵌入子宫肌壁或发生断裂,应及时取出。若取出困难,应在 B 超、X 线直视下或在宫腔镜下取出。

(3)节育器下移或脱落:原因有操作不规范,IUD 放置未达宫底部,IUD 与宫腔大小、形态不符,月经过多,宫颈内口过松或子宫过度敏感。常见于放置 IUD 后一年之内。

(4)带器妊娠:多见于 IUD 下移、脱落或异位。一经确诊,行人工流产同时取出 IUD。

第二节　药物避孕

1. 什么是药物避孕?

药物避孕常采用激素避孕,是指用女性甾体激素避孕,是一种高效避孕方法。激素成分为雌激素和孕激素。

2. 药物避孕的作用机制是什么?

(1)抑制排卵。

(2)改变宫颈黏液性状。

(3)改变子宫内膜形态与功能。

(4)改变输卵管的功能。

3. 药物避孕的种类有哪些? 如何使用?

1)口服避孕药:

(1)复方短效口服避孕药:雌激素、孕激素组成的复合制剂。雌激素成分为炔雌醇,孕激素成分各不相同,构成不同配方及制剂。①复方炔诺酮片、复方甲地孕酮片:于月经第 5 日开始服第 1 片,连续服药 22 日,停药 7 日后服第 2 周期。②复方去氧孕烯片、复方孕二烯酮片和炔雌醇环丙孕酮片:于月经第 1 日开始服第 1 片,连续服药 21 日,停药 7 日后服第 2 周期。若有漏服应及早补服,且警惕有妊娠可能,漏服 2 片,补服后要同时加用其他避孕措施。漏服 3 片应停药,待出血后开始服下一周期药。

(2)复方长效口服避孕药:由长效雌激素和人工合成孕激素配伍制成。服药 1 次可避孕 1 个月。用药方法有两种:一种在月经来潮第 5 日服第 1 片,5 日后加服 1 片,以后按第 1 次服药日期每月服 1 片;另一种是在月经来潮第 5 日服第 1 片,第 25 日服第 2 片,以后每隔 28 日服 1 片。

2)长效避孕针:

(1)雌、孕激素复合制剂:肌内注射 1 次可避孕 1 个月,首次于月经周期第 5 日和第 12 日各肌内注射 1 支,以后每次月经周期第 10~12 日肌内注射 1 支。一般于注射后 12~16 日月经来潮。

(2)单孕激素制剂:①醋酸甲羟孕酮避孕针,每隔 3 个月注射 1 针,避孕效果好。②庚炔诺酮避孕针,每隔 2 个月肌内注射一次。

3）探亲避孕药：

（1）孕激素制剂：有炔诺酮探亲片、甲地孕酮探亲片和炔诺孕酮探亲避孕片，探亲前 1 日或当日中午起服用 1 片，此后每晚服 1 片，至少连服 10～14 日。

（2）非孕激素制剂 53 号避孕药：于第 1 次性交后立即服 1 片，次晨加服 1 片，以后每日 1 片，每月不少于 12 片。如探亲结束还未服完 12 片，则需每日服 1 片，直至服满 12 片。

4）缓释避孕药：

（1）皮下埋置剂：于月经周期头 7 日内均可放置，用 10 号套管针将硅胶棒在左上臂内侧呈扇形埋入皮下。放置后 24 h 发挥避孕作用。

（2）缓释阴道避孕环：以硅胶为载体含孕激素的阴道环，一次放置，避孕 1 年，经期不需取出。

（3）微球或微囊避孕针：将其注入皮下，每日释放恒定数量的避孕药发挥避孕作用。

（4）避孕贴片：避孕药放在避孕贴片内，粘贴在皮肤上，每日释放一定数量避孕药，每周 1 片，连用 3 周，停用 1 周，每月共 3 片。

4. 药物避孕的禁忌证有哪些？

（1）严重心血管疾病、血栓性疾病不宜应用，如原发性高血压、冠心病、静脉栓塞等。雌激素有促凝血功能，心肌梗死及静脉栓塞发生率增高。

（2）急、慢性肝炎或肾炎。

（3）恶性肿瘤，癌前病变。

（4）内分泌疾病，如糖尿病、甲状腺功能亢进症。

（5）哺乳期不宜使用复方口服避孕药，因雌激素可抑制乳汁分泌。

（6）年龄在 35 岁以上的吸烟妇女服用避孕药会增加心血管疾病发病率，不宜长期服用。严重吸烟者不宜服用。

（7）有精神病，长期服药。

（8）有严重偏头痛，反复发作。

5. 药物避孕常见的不良反应是什么？应如何处理？

（1）类早孕反应：服药初期约 10％的妇女出现食欲下降、恶心、呕吐、乏力、头晕等类似妊娠早期的反应，一般不需特殊处理，坚持服药数个周期后副反应自然消失。若症状严重可对症服维生素 B_6，若效果不佳，则于每次服药时，加服抗不良反应片，每日 1 片，共 3 日。若效果仍不佳，则考虑更换制剂或停药改用其他措施。

（2）阴道不规则流血：服药期间阴道流血又称为突破性出血，多数发生在漏服避孕药后，少数未漏服避孕药也可能发生，轻者点滴出血，不用处理，随着服药时间延长而逐渐减少或停止。流血偏多者每晚在服用避孕药的同时加服雌激素，直至停药。若流血似月经量或流血时间已近月经期，则停止服药，作为一次月经来潮。于出血第 5 日再开始服下一周期的药，或更换避孕药。

（3）闭经：1％～2％妇女发生闭经，常发生于月经不规则妇女，停药后月经不来潮需排除妊娠，停药 7 日后可继续服药，若连续停经 3 个月，需停药观察。

（4）体重变化：避孕药中的第一代和第二代孕激素具有雄激素活性，个别妇女服药后食欲亢进，体内合成代谢增加，体重增加，可以更换含第三代孕激素的口服避孕药，也可能由于雌激素使体内水钠潴留引起体重增加。

（5）皮肤褐斑：极少数妇女面部出现淡褐色色素沉着，面颊部出现蝶形斑或雀斑，特别是暴露阳光处的皮肤，这与雌激素引起的色素沉着有关，停药后多数妇女能逐步恢复。第三代口服避孕药能改善原有的皮肤痤疮。

（6）其他：个别妇女服药后可出现精神抑郁、头痛、复视、乳房胀痛、性欲降低、皮疹、皮肤瘙痒等，可对症处理，必要时停药做进一步检查。

6. 口服避孕药物有哪些注意事项？

（1）服药前应进行常规体格检查，了解有无口服避孕药的禁忌证，进行必需的知情选择。

（2）服药妇女应每年定期随访体格检查（测血压、乳房检查、宫颈液基细胞学检查），发现异常及时停药。

（3）服药期间若出现下肢肿胀疼痛、头痛等情况，应警惕血栓塞性疾病或其他血管疾病。对于择期手术的妇女，手术前至少停药1个月。

（4）吸烟可显著增加心血管疾病的风险，应劝告妇女不要吸烟，若大于35岁，吸烟每日大于15支者不能服用口服避孕药。

（5）若有视力障碍、复视、视盘水肿、视网膜病变等情况，应立即停药并做适当的检查以排除血管栓塞。

（6）服药妇女若出现右上腹疼痛，应考虑与避孕药有关的肝腺瘤，应立即停药做进一步的检查。

（7）服药期间避孕失败妊娠，性激素对发育中的胎儿有不利影响，建议终止妊娠。

第三节　其他避孕方法

1. 其他避孕方法有哪些？

（1）紧急避孕。

（2）外用避孕。

（3）自然避孕。

2. 紧急避孕的方法及注意事项有哪些？

无保护性生活后或避孕失败后数小时或数日内，妇女为防止非意愿性妊娠的发生而采用的补救避孕法，称为紧急避孕。

1）适应证：避孕失败，未能做到体外排精，错误计算安全期，漏服短效避孕药，宫内节育器脱落，性生活未使用任何避孕方法，遭到性暴力。

2）方法：

（1）宫内节育器：带铜宫内节育器可用于紧急避孕，在无保护性生活后5日（120 h）之内放入，有效率达95%以上。

（2）紧急避孕药：①雌、孕激素复方制剂：复方左炔诺孕酮片，在无保护性生活后72 h内即服4片，12 h再服4片。②单孕激素制剂：左炔诺孕酮片，在无保护性生活后72 h内服1片，12 h重复1片。目前，我国生产的"毓婷"、"惠婷"、"安婷"均为此类药物。③米非司酮：为抗孕激素制剂，在无保护性生活后120 h内服用米非司酮1片，每片10 mg或25 mg，1片即可。

3）不良反应：可能出现恶心、呕吐、不规则阴道流血及月经紊乱，一般不需处理，若月经延长1周以上，需排除妊娠。

3. 外用避孕的方法及注意事项有哪些？

（1）阴茎套：也称避孕套，为男性避孕工具。作为屏障阻止精子进入阴道而达到避孕目的。每次性交时均应使用，它还具有防止性传播性疾病的作用。

（2）外用杀精剂：性交前置入女性阴道，具有灭活精子作用的一类化学避孕制剂。目前临床常用的有避孕栓剂、片剂、胶冻剂、凝胶剂及避孕薄膜等。每次性交前均应使用。

4. 自然避孕的方法及注意事项有哪些?

自然避孕又称安全期避孕,根据女性生殖生理的知识推测排卵日期,判断周期中的易受孕期,在此期禁欲而达到避孕目的,包括日历法、基础体温法、宫颈黏液观察法。日历法适用于周期规则妇女,排卵通常发生在下次月经前14日左右,据此推算出排卵前后4~5日为易受孕期,其余时间为安全期。基础体温法和宫颈黏液观察法是根据基础体温和宫颈黏液判断排卵期。基础体温的曲线变化与排卵时间的关系并不恒定,宫颈黏液观察需要经过培训才能掌握,因此安全期避孕并不十分可靠,不宜推广。

第四节　输卵管绝育术

1. 什么是输卵管绝育术?

输卵管绝育术是一种安全、永久性节育措施,通过手术将输卵管结扎或药物使输卵管腔粘连堵塞,阻断精子与卵子相遇而达到绝育。

2. 输卵管绝育术的方法有哪些?

1) 经腹输卵管结扎术:

(1) 适应证:要求接受绝育手术且无禁忌证者,患者全身疾病不宜生育者。

(2) 禁忌证:①24 h内两次体温达到37.5 ℃或以上;②全身状况不佳,如心力衰竭、血液病等,不能耐受手术;③患严重的神经官能症;④各种疾病急性期;⑤腹部皮肤有感染灶或患有急、慢性盆腔炎。

(3) 术前准备:①手术时间选择:非孕妇女在月经干净后3~4日,人工流产或分娩后宜在48 h内施术。哺乳期或闭经妇女应排除早孕后再进行绝育。②解除受术者思想顾虑,做好解释和咨询。③详细询问病史,并做全身检查与妇科检查,实验室检测阴道分泌物常规,检查血尿常规、凝血功能、肝功能等。④按妇科腹部手术前常规准备。

(4) 麻醉:采用局部浸润麻醉或硬膜外麻醉。

(5) 手术步骤:①排空膀胱,取仰卧位,留置导尿管。②手术野按常规消毒铺巾。③切口:取下腹正中耻骨联合上两横指(3~4 cm)做2 cm长纵切口,产后在宫底下2~3 cm做纵切口。④寻找提取输卵管:手术的主要环节。术者用左手指经切口伸入腹腔,沿宫底后方滑向一侧宫角处,摸到输卵管后,右手持卵圆钳将输卵管夹住,轻提至切口外,此为卵圆钳取管法。亦可用指板法或吊钩法提起输卵管。见到输卵管伞端后证实为输卵管,术中须同时检查卵巢有无异常。⑤结扎输卵管:输卵管结扎方法有抽心包埋法、输卵管银夹法和输卵管折叠结扎切除法。抽心包埋法具有血管损伤少、并发症少、成功率高等优点,且应用广泛。手术方法:用两把鼠齿钳夹持输卵管,于输卵管峡部浆膜下注入0.5%利多卡因1 mL使浆膜膨胀,用尖刀切开膨胀的浆膜层,再用弯蚊钳游离该段输卵管,剪除输卵管约1 cm长,用4号丝线结扎输卵管两侧断端,用1号丝线连续缝合浆膜层,将近端包埋于输卵管系膜内,远端留于系膜外。同法处理对侧输卵管。

(6) 术后并发症:①出血或血肿:过度牵拉损伤输卵管或输卵管系膜血管,引起腹腔内积血或血肿。②感染:包括局部感染和全身感染。体内原有感染尚未控制,消毒不严或手术操作无菌观念不强。③损伤:解剖关系辨认不清或操作粗暴可致膀胱、肠道损伤。④输卵管再通:绝育者有1‰~2‰的再通率。操作时手术者注意力应高度集中,严防误扎,漏扎输卵管,引起输卵管再通。

（7）术后处理：局部浸润麻醉，不需禁食，及早下床活动，注意观察生命体征。术后 2 周内禁止性交。若为流产或产后绝育，应按流产后或产后注意事项处理。

2）经腹腔镜输卵管绝育手术：

（1）禁忌证：主要为腹腔粘连、心肺功能不全、膈疝等，余同经腹输卵管结扎。

（2）术前准备：同经腹输卵管结扎，受术者应取头低臀高仰卧位。

（3）手术步骤：局部麻醉、硬膜外或全身麻醉。脐孔下缘做 1 cm 小切口，先用气腹针插入腹腔，充 CO_2 2～3 L，然后插入套管针放置腹腔镜。在腹腔镜直视下将弹簧夹或硅胶环置于输卵管峡部，以阻断输卵管通道。也可采用双极电凝法烧灼输卵管峡部 1～2 cm。机械性绝育术比电凝术损伤组织少，可能为以后输卵管复通提供更高成功率。

（4）术后处理：静卧 4～6 h 后可下床活动。观察生命体征有无变化。

第五节　人工终止妊娠术

1. 什么是人工流产术？

人工流产术是避孕失败的补救方法，是指妊娠 14 周以内，因意外妊娠、优生或疾病等原因而采用手术终止妊娠的方法。

2. 人工流产术手术方式及注意事项有哪些？

1）负压吸引术：

（1）适应证：妊娠 10 周内要求终止妊娠而无禁忌证，患有某种严重疾病不宜继续妊娠。

（2）禁忌证：生殖道炎症，各种疾病的急性期，全身情况不良，不能耐受手术，术前两次体温在 37.5 ℃以上。

（3）术前准备：①详细询问病史，进行全身检查及妇科检查。②尿 HCG 测定，超声检查确诊。③实验室检查，包括阴道分泌物常规、术前免疫、血常规及凝血方面检测。④术前测量体温、脉搏、血压。⑤解除患者思想顾虑。⑥排空膀胱。

（4）手术步骤：取膀胱截石位，常规消毒外阴和阴道，铺消毒巾。做双合诊复查子宫位置、大小及附件等情况。使用阴道窥器扩张阴道，消毒阴道及宫颈管，用宫颈钳夹持宫颈前唇。顺子宫位置的方向，用探针探测宫腔方向及深度，根据宫腔大小选择吸管。用宫颈扩张器扩张宫颈管，由小号到大号，循序渐进。扩张到比选用吸头大半号或 1 号。将吸管连接到负压吸引器上，将吸管缓慢送入宫底部，遇到阻力略向后退。按孕周及宫腔大小给予负压，一般控制在 400～500 mmHg，按顺时针方向吸宫腔 1～2 圈。感到宫壁粗糙，提示组织吸净，此时将橡皮管折叠，取出吸管。用小号刮匙轻轻搔刮宫底及两侧宫角，检查宫腔是否吸净。必要时重新放入吸管，再次用低负压吸宫腔 1 圈。取下宫颈钳，用棉球拭净宫颈及阴道血迹，术毕。将吸出物过滤，测量血液及组织容量，检查有无绒毛。若未见绒毛组织，应送病理检查。

（5）注意事项：①正确判别子宫大小及方向，动作轻柔，减少损伤。②扩宫颈管时用力均匀，以防宫颈内口撕裂。③严格遵守无菌操作常规。④目前静脉麻醉应用广泛，应有麻醉医师监护，以防麻醉意外。

2）钳刮术：适用于妊娠 10～14 周，通过机械或药物方法使宫颈松软，然后用卵圆钳钳夹胎儿及胎盘。由于此时胎儿较大，骨骼形成，容易造成并发症如出血多、宫颈裂伤、子宫穿孔等，应尽量避免大月份钳刮术。其术后注意事项与负压吸引术相同。

3. 人工流产的并发症有哪些？如何处理？

（1）出血：妊娠月份较大时，因子宫较大，子宫收缩欠佳，出血量多，可在扩张宫颈后，宫颈注射缩宫素,并尽快取出胎盘及胎体。吸管过细、胶管过软或负压不足可引起出血,应及时更换吸管和胶管,调整负压。

(2) 子宫穿孔:这是严重的并发症。手术时突然有无宫底感觉,或手术器械进入深度超过原来所测的深度,提示子宫穿孔,应立即停止手术。穿孔小,无脏器损伤或内出血,手术已完成,可注射子宫收缩剂保守治疗,并给予抗生素预防感染。同时密切观察血压、脉搏等生命体征。若宫内组织未吸净,应由有经验的医师避开穿孔部位,也可在 B 超引导下或腹腔镜下完成手术。破口大、有内出血或怀疑脏器损伤,应剖腹探查,根据情况做相应处理。

(3) 人工流产综合反应:手术时疼痛或局部刺激使受术者在术中或术毕出现心动过缓、心律不齐、面色苍白、头昏、胸闷、大汗淋漓,严重者甚至出现血压下降、晕厥、抽搐等迷走神经兴奋症状。发现症状应立即停止手术,给予吸氧,一般能自行恢复。严重者可加用阿托品 0.5～1 mg 静脉注射。术前重视精神安慰,术中动作轻柔,吸宫时掌握适当负压,减少不必要的反复吸刮,均能降低人工流产综合反应的发生率。

(4) 漏吸或空吸:施行人工流产术未吸出胚胎及绒毛而导致继续妊娠或胚胎停止发育,称为漏吸。一旦发现漏吸,应再次行负压吸引术。误诊宫内妊娠行人工流产术,称为空吸。若刮出物肉眼未见绒毛,要重复尿妊娠试验及 B 超检查,宫内未见妊娠囊,诊断为空吸。必须将吸刮的组织全部送病理检查,警惕异位妊娠。

(5) 吸宫不全:人工流产术后部分妊娠组织物残留。术后阴道流血时间长、血量多或流血停止后再现多量流血,应考虑为吸宫不全,B 超检查有助于诊断。无明显感染征象,应尽早行刮宫术,刮出物送病理检查。术后使用抗生素预防感染,若同时伴有感染,应控制感染后再行刮宫术。

(6) 感染:可发生急性子宫内膜炎、盆腔炎等,术后应预防性应用抗生素,口服或静脉给药。

(7) 羊水栓塞:少见,往往由于宫颈损伤、胎盘剥离使血窦开放,为羊水进入创造条件。即使并发羊水栓塞,其症状及严重性也不如晚期妊娠发病凶猛。

(8) 远期并发症:有宫颈粘连、宫腔粘连、慢性盆腔炎、月经失调、继发性不孕等。

4. 什么是药物流产?

药物流产是用药物而非手术终止早孕的一种避孕失败的补救措施。目前临床应用的药物为米非司酮配伍米索前列醇,终止早孕完全流产率达 90% 以上。服药后应严密观察,除了服药过程中可出现恶心、呕吐、腹痛、腹泻等胃肠道症状外,出血时间长、出血多是药物流产的主要不良反应。极少数人可大量出血而需急诊刮宫终止妊娠,药物流产必须在有正规抢救条件的医疗机构进行。

5. 药物流产的适应证与禁忌证有哪些?

(1) 药物流产的适应证:①妊娠不超过 49 日、本人自愿、年龄小于 40 岁的健康妇女。②尿 HCG 阳性,B 超检查确诊为宫内妊娠。③人工流产术高危因素者,如瘢痕子宫、哺乳期、宫颈发育不良或严重骨盆畸形。④多次人工流产史,对手术流产有恐惧和顾虑心理者。

(2) 药物流产的禁忌证:①有使用米非司酮禁忌证,如肾上腺及其他内分泌疾病、妊娠期皮肤瘙痒、血液病、血管栓塞等病史。②有使用前列腺素药物禁忌证,如心血管疾病、青光眼、哮喘、癫痫、结肠炎等。③其他:过敏体质、带器妊娠、异位妊娠、妊娠剧吐,以及长期服用抗结核、抗癫痫、抗抑郁、抗前列腺素药等。

第六节　计划生育措施的选择

1. 新婚期如何选择避孕方式？

(1) 原则：新婚夫妇年轻，尚未生育，应选择使用方便、不影响生育的避孕方法。

(2) 选用方法：复方短效口服避孕药使用方便，避孕效果好，不影响性生活，列为首选，男用阴茎套也是较为理想的避孕方法，性生活适应后可选用阴茎套，还可选用外用避孕栓、薄膜等。由于尚未生育，一般不选用宫内节育器。不适宜用安全期避孕、体外排精及长效避孕药。

2. 哺乳期应如何选择避孕方式？

(1) 原则：不影响乳汁质量及婴儿健康。

(2) 选用方法：阴茎套是哺乳期选用的最佳避孕方式，也可选用单孕激素制剂长效避孕针或皮下埋置剂，使用方便，不影响乳汁质量。

3. 生育后期如何选择避孕方式？

(1) 原则：选择长效、安全、可靠的避孕方法，减少因非意愿妊娠进行手术带来的痛苦。

(2) 选用方法：各种避孕方法（宫内节育器、皮下埋置剂、复方口服避孕药、避孕针、阴茎套等）均适用。根据个人身体状况进行选择，对某种避孕方法有禁忌证不宜使用，已生育两个或两个以上妇女采用绝育手术为妥。

4. 绝经过渡期如何选择避孕方式？

(1) 原则：此期仍有排卵可能，应坚持避孕，选择以外用避孕药为主的避孕方法。

(2) 选用方法：可采用阴茎套。原来使用宫内节育器无不良反应可继续使用，至绝经后半年取出。绝经过渡期阴道分泌物较少，不宜使用避孕药膜避孕，可选用避孕栓、凝胶剂。不宜选用复方避孕药及安全期避孕。

(魏凌云)

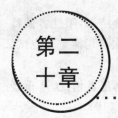

第二十章 妇科手术及放化疗

第一节 妇科手术

1. 妇科手术一般术前准备有哪些？

1）思想准备：

（1）医务人员思想准备：必须详细认真了解患者的精神状态和对治疗的信心；充分掌握手术适应证，准备充分；对手术范围、难度、可能出现的意外有充分估计和了解。

（2）患者及家属思想准备：消除其顾虑，有针对性地做必要的解释，使其充满信心并积极配合医务人员。

（3）术前充分沟通后签署手术同意书，做好有法律依据的各种记录。病历中记录的资料除医学要求外，时时刻刻要想到法律的要求。

2）术前常规实验室检查：

（1）必需检查项目：血常规、尿常规、出凝血功能及相关检查、肝肾功能、血型、乙肝、梅毒、HIV、丙肝传染病检查、心电图、X线摄片。老年患者加做血糖、血脂、电解质等项目。

（2）有合并症者加做疾病相关项目检查，如心血管、消化道、泌尿系统等检查。

（3）急诊患者可根据病情对一些不能立即出结果的实验室检查先留取标本，在抢救后及时查对实验室检查结果。

3）术前准备：

（1）阴道准备：①经阴道子宫切除或尿瘘修补、阴道前后壁修补术者，术前3天用3‰聚维酮碘或新洁尔灭冲洗阴道，每日1次。手术当日，用3‰聚维酮碘消毒阴道宫颈。②外阴癌、子宫脱垂等于术前3天行1：5000高锰酸钾坐浴，每日1次。

（2）肠道准备：①一般行附件切除、子宫切除、腹腔镜手术，术前1天行肥皂水灌肠1次。②如需行复杂尿瘘、会阴Ⅲ度裂伤修补、广泛子宫切除术、卵巢肿瘤细胞减灭术等须做清洁灌肠。③怀疑宫外孕者，术前禁止灌肠。④怀疑盆腔粘连、有损伤肠管可能或肿瘤转移，或乙状结肠代阴道、可能切除肠管者：术前1～3天进流质或无渣饮食，术前3天口服肠道抑菌药物，常用药物如甲硝唑0.4 g，口服，日3次；术前2天肥皂水灌肠，每日1次，术前晚清洁灌肠。

（3）皮肤准备：①腹部手术：备皮，从剑突下水平直至肋骨联合上缘，两侧至腋前线，下方为会阴、大腿内侧上1/3，用棉球将脐部污垢除净。②会阴部手术：整个外阴部、肛门部及双侧大腿上半部。③注意操作轻柔，防止损伤皮肤，发现皮肤感染、疖肿者及时处理，冬季注意保暖，防止受凉。

（4）饮食：①食用肉类、油煎食品等脂肪较高的食物，术前禁食8 h；②食用脂肪含量较少的食物，术前禁食6 h即可；③术前2 h禁饮，不宜禁食时间过长，以防造成脱水及低血糖休克，必要时静脉滴注葡萄糖;④手术可能牵涉肠道者,术前 3 天进无渣或少渣饮食,热量不足者静脉补充葡萄糖、维生素或高营养物。

(5) 做好各种药物过敏试验:如青霉素、头孢类、普鲁卡因皮试,记录试验结果,阳性者做特殊标记。皮试阳性时应通知医生。皮试有效时间为 24 h,超过未用药者,下次再用需重新皮试。需预防用药者术前半小时给药,产科断脐后给药。

(6) 备血:术前日抽血送血型、血交叉检查,通过血库准备适量鲜血,根据患者情况,严重者术前、术中进行成分输血或输全血。

(7) 观察生命体征:观察体温、脉搏、呼吸、血压 1～3 天,体温超过 37.5 ℃,应重测,高于正常一般不宜手术。月经期一般不宜手术,以免增加出血。除急症外,一般应完善术前准备后再择期手术。

(8) 其他:①结合病情,告知患者进行手术前相应的准备工作,如外阴、阴道手术时注意外阴清洁,吸烟者劝其戒烟,防止术后咳嗽、吐痰,影响刀口愈合。②营养较差、体质衰弱者,指导并协助患者进食高蛋白质、高热量、高维生素饮食,必要时请营养师做特别餐,改善机体营养状况。③感染性疾病术前须准备培养管,以便术中采样做细菌培养及药敏试验,作为术后用药参考。④估计手术需做冷冻切片者应先与病理科联系,做好进行冷冻切片准备。⑤术日晨禁食、禁水。⑥护送患者去手术室,必须仔细核对姓名、床号,以免错误,贵重物品应交家属带回或交护士长代为保管,取下非固定义齿。

2. 妇科手术合并肺功能不全的围手术期应如何准备及评估?

严重肺功能不全需手术者,应在具备围手术期监护条件的医院及内科医师指导下进行。妇科疾病患者伴肺功能不全,经治疗控制后,能耐受手术者,可施行妇科手术。需急诊手术的肺功能不全的患者,术中加强呼吸管理,术后应用呼吸机支持治疗。活动性结核患者,原则上应延期手术,待结核控制后再行手术。如手术紧急,则术前应加强抗结核治疗。

(1) 下列情况不宜手术:①呼吸衰竭:静息条件下呼吸室内空气,排除心内解剖分流和原发于心排血量降低等情况,动脉血氧分压小于 7.98 kPa(60 mmHg),或伴有二氧化碳分压大于 6.65 kPa(50 mmHg)者;②急性呼吸系统感染或慢性呼吸衰竭代偿期,但呼吸道有继发感染者;③伴右心衰竭或全心衰竭未治疗者;④伴酸碱失衡、电解质紊乱未纠正者。

(2) 相关特殊检查:①胸部 X 线检查;②肺功能测定,包括血气分析、二氧化碳结合力及血清电解质水平;③心电图。

(3) 术前处理:①一般处理:吸烟者术前至少戒烟 2 周,指导患者练习深呼吸。体位引流呼吸道分泌物。低流量氧疗(1～2 L/min)改善缺氧状况。②控制感染:应用广谱抗生素,必要时行痰液涂片、细菌培养和药敏试验,合理指导用药。③术前用药:严重肺功能不全需手术者,术前应请内科医生指导围手术期用药及制定围手术期监护方案。术前请麻醉科医生会诊决定麻醉方式及制定围手术期监护方案。

(4) 利尿药:肺水肿、心功能不全者可给予氢氯噻嗪(双氢克尿噻)25 mg,每日 1～2 次,口服,或与氨苯蝶啶或螺内酯联合应用,以小剂量、短期、间歇用药为宜。

(5) 慎用洋地黄制剂。

(6) 术中注意事项:妇科手术一般麻醉平面较低,多采用硬脊膜外麻醉,给药后 20～30 min对呼吸影响最大,应密切观察,出现问题及时处理。低血压影响肺灌注,应及时处理。严格控制输液量和输液速度。

(7) 术后注意事项:必要时送 ICU 观察。术后需吸氧,监测呼吸、心率、脉搏,必要时定时复查血气分析。注意多翻身,拍背,深呼吸,鼓励咳痰,以防发生肺炎。注意保暖,防止感冒。保持呼吸道通畅,常规氧治疗。术后加强抗生素应用,防止术后呼吸道感染。术后不宜多用镇静药,尽量不用抑制呼吸的药物如吗啡、哌替啶等。

3. 妇科手术合并心功能不全的围手术期应如何准备及评估?

任何有心脏病的患者都应认为是高危手术对象,术前必须做充分评估,影响妇科手术的心脏病主要有缺血性心脏病、瓣膜性心脏病及心律失常。

(1) 禁忌证:①心力衰竭未控制;②心功能差Ⅲ~Ⅳ级(NYHA);③风湿活动未控制;④严重心肌损害;⑤心房颤动未控制;⑥合并肺部感染。

(2) 相关检查:①心电图检查,有心律失常、心房颤动者须做 Holter;②胸透,了解左心肥大情况,有条件时可做超声心动检查;③抗链球菌溶血素"O"试验、红细胞沉降率测定;④心脏病患者,测定三酰甘油、β-脂蛋白及胆固醇。

(3) 术前用药:①术前请内科会诊,共同商定围手术期用药、处理方案、术中监护;②术前请麻醉科会诊,共同商定麻醉方式、围手术期监护方案。

(4) 注意事项:尽量缩短手术时间及减少术中出血,给予吸氧,控制输液速度,每日不超过2000 mL,积极应用抗生素,预防感染,术后安置患者在 ICU 至病情稳定。

4. 妇科手术合并肝功能不全的围手术期应如何准备及评估?

(1) 禁忌证:①急性病毒性肝炎及非炎性肝功能严重损害,肝功能尚未正常者,都不宜施行任何手术;②肝性脑病、肝性肾功能不全及大量肝性腹水未治疗或治疗未奏效者不宜手术。

(2) 术前准备:①相关检测:检查肝肾功能、凝血功能、甲胎蛋白、血常规、电解质、各型肝炎有关抗原抗体,了解肝损害程度及估计肝对手术的耐受力。②术前给予高糖、高蛋白质饮食及丰富的维生素 C、复合维生素 B,增加糖原储备及血浆蛋白质。③根据患者贫血程度可考虑静脉输注复方氨基酸及血制品,如血浆、新鲜血、血浆清蛋白,少量多次利于肝功能恢复,提高胶体渗透压,促进腹水消退。④术前应用维生素 K_1 20 mg,每日 2 次,肌内注射,连用 3 天。⑤术前准备凝血酶原复合物 2 瓶,术时渗血多时应用。⑥术前请内科医生指导围手术期用药及制定围手术期监护方案;长期服用糖皮质激素者应给予额外剂量琥珀酰胺氢化可得松(200 mg)。⑦纠正酸碱电解质紊乱。⑧麻醉科会诊选择麻醉方式及麻醉用药。

(3) 注意事项:①术中充分吸氧,及时纠正低血压,避免肝缺氧,术中严密止血,尽可能缩短手术时间,避免无原则地扩大创伤范围。②术后应用广谱抗生素预防感染,尽量避免应用经肝排泄药物。严密观察患者有无内出血、伤口血肿、感染、肝性脑病、腹水征兆,复查肝肾功能及电解质。须在 ICU 监护至病情稳定。

5. 妇科手术合并肾功能不全的围手术期应如何准备及评估?

(1) 常规行尿素氮、肌酐测定及尿常规检查。如在正常范围,可耐受术中、术后的合理输液。如肾功能减退,则术后易出现水、电解质紊乱及酸碱失衡。

(2) 急性肾小球肾炎或肾盂肾炎患者,手术应延迟至疾病静止后再进行。

(3) 肾病患者如血中非蛋白氮增高,提示肾功能严重损害,手术危险性较大。

(4) 对于子宫卒中、子宫感染等所致急性肾功能衰竭者,及时手术切除子宫病灶以去除病因,对纠正肾功能衰竭有利。

(5) 合并糖尿病、高血压、动脉硬化的肾功能损害患者,手术相关的急性肾功能衰竭发生率明显增加,尤其术中出现血压下降为甚。术前应适当补充液体,避免肾毒性药物。

(6) 慢性肾衰竭患者术前常须进行血液透析,以使患者手术时体液和电解质成分处于最佳状态。

6. 妇科手术合并贫血的围手术期应如何准备及评估？

血红蛋白低于 60 g/L,可使心功能受损;低于 35 g/L,心脏营养障碍,可发生充血性心力衰竭。血红蛋白低于 70 g/L,术前应考虑输血,一般提到 80～100 g/L 及以上手术治疗比较安全。有中度贫血患者,手术开始即进行输血,要加强心脏监护,输血补液速度不宜过快,以防肺水肿发生,术中预防出血过多,术后预防感染。

(1) 缺铁性贫血:①选择性较大手术(如全子宫切除)以血红蛋白不低于 80 g/L 为宜。大手术应超过此标准。估计手术时间短、手术出血少的较小手术,可酌情放宽,但不宜小于 70 g/L;②术前纠正贫血,平衡膳食,补充铁剂。③合并贫血性心脏病心力衰竭未控制者不宜手术。

(2) 失血性贫血:①急性失血在消除失血因素的同时纠正血容量,紧急情况下(如宫外孕、子宫破裂等)在纠正休克补充血容量的同时应不失时机地手术,以消除失血因素。此时,贫血不是首要考虑因素。②急性失血后期发生的贫血,同"缺铁性贫血"。

(3) 再生障碍性贫血:①手术危险性包括贫血及其后果,术中失血及术后感染。应严格掌握手术适应证。术前请内科医生指导围手术期用药及制定围手术期监护方案。②紧迫需手术者,可进行红细胞、白细胞及血小板相应的成分输血(或全血),使血红蛋白不低于 80 g/L,白细胞计数不低于 $3×10^9$/L,血小板计数不低于 $50×10^9$/L 为最低标准。③选择性手术,应衡量手术的必要性及风险程度,权衡利弊。血液成分同上。术前请麻醉师决定手术方案及围手术期监护。

7. 妇科手术合并血小板减少的围手术期应如何准备及评估？

(1) 妇科手术合并的血小板减少常见于免疫相关的特发性血小板性紫癜。术前、术后均应在内科、最好的血液科医生指导下诊治。

(2) 择期手术:应在血小板减少得到纠正后(血小板计数不低于 $50×10^9$/L)进行。

(3) 急诊手术:输单采血小板,每次 1～2 U,术前使血小板纠正至血小板计数不低于 $50×10^9$/L。

(4) 血小板计数低于 $50×10^9$/L 为手术禁忌证。如属产科急症手术,可在严密监护下输注血小板的同时手术,术前须向家属说明风险,做到充分知情同意。

(5) 术中避免血压波动,尤其血压急剧升高,以防颅内出血等严重并发症。

8. 妇科手术合并糖尿病的围手术期应如何准备及评估？

(1) 术前检查:检查血糖、尿糖、电解质、肝肾功,必要时做血气分析。同时重视与之相关的心血管疾病、高血压和肾病的检查。评价周围血循环情况。

(2) 有效地控制血糖。一般要求术前血糖控制在 5.6～11.1 mmol/L,术中 7.0～12.7 mmol/L,术后 4.0～6.9 mmol/L。平时口服降糖药及应用长效胰岛素患者,术前 1 天停药,每 4～6 h 注射胰岛素,控制血糖在 6.6～8.3 mmol/L,尿中无酮体,尿糖(＋)以内,可决定手术。术前输注胰岛素为全日量的 1/3～1/2,如血糖大于 11.1 mmol/L,按全日量的 2/3 输入。术中应用葡萄糖按 2～5 g 补充 1 U 计算。

(3) 术前应尽力消除任何存在的感染。如有感染不能消除,术前必须给予有效抗生素,术后继续用药。术前给予 B 族维生素及维生素 C,有利于切口愈合及防止发生感染。

(4) 手术尽量安排在上午进行,缩短术前禁食时间。

9. 妇科手术合并甲状腺疾病的围手术期如何准备及评估？

甲状腺功能亢进(甲亢)患者遇手术或感染等,刺激可加重症状,甚至发生甲亢危象。术前应请内分泌科医师明确患者机体状态,能否耐受手术,指导术中、术后用药及发生甲亢危象的紧急处理。甲状腺功能减退症在老年人中常见,常隐匿发病。轻、中度不耽误手术和麻醉。严重者术前应治疗。

（1）轻型甲状腺功能亢进患者或症状已控制，进行人流等小手术，除解释安慰外，无需特殊处理。必要时术前应用镇静药。

（2）甲状腺功能亢进症状明显者，欲施行大、中型妇科手术，经治疗后症状缓解或消失，心率及血压正常或接近正常，即可手术。

（3）甲状腺功能亢进症状严重，又须急诊手术者，或甲亢危象者，需积极药物治疗，心率及血压正常或接近正常，才可手术。

（4）术后继续应用术前治疗甲状腺功能亢进的药物，如有感染积极治疗。甲亢危象者术后须送入 ICU 监护至病情稳定。

10. 急诊妇科手术如何处理？

（1）遇有出血（内出血、外出血）患者，原则上应一面进行输血抢救，一面检查、确诊，准备手术。在场人员统一指挥，忙而不乱，迅速进行治疗。

（2）常备抢救用品、药物，如静脉切开器、急救药品等。

（3）妇科处理大出血的手术多不太困难，不需等待休克恢复后再进行，以致失去抢救机会。

（4）急症患者不必灌肠，如患者刚刚进食而情况许可，最好等待 3～4 h 后再行手术，以免发生呕吐及吸入性肺炎。

（5）急症手术以解决最迫切问题为原则，不必捎带其他器官手术。

11. 妇产科预防性抗生素如何应用？

1）妇产科手术预防性应用抗生素的目的：预防手术后切口感染，以及清洁-污染或污染手术后手术部位感染及术后可能发生的全身性感染。

2）妇产科手术预防性抗生素应用的基本原则：妇产科手术基本上属于清洁-污染手术或污染手术，应该预防性应用抗生素以防感染。

（1）清洁-污染手术：由于阴道存在大量寄殖菌群，手术时可能污染手术野而导致感染，故此类手术需预防性应用抗生素。

（2）污染手术：多为开放性创伤未经扩创等已造成手术野严重污染的手术，此类手术需预防性应用抗生素。术前已存在细菌性感染的手术，如盆腔腹膜炎、盆腔脓肿切除术等，属抗生素治疗性应用，不属预防性应用范畴。

（3）预防性应用抗生素的选择及给药方法：①药物选择：抗生素的选择视预防目的而定。为预防术后切口感染时，应针对金黄色葡萄球菌（金葡菌）选用药物；预防手术部位感染或全身性感染时，则需依据手术野污染或可能的污染菌种类选用，如对大肠埃希菌和脆弱拟杆菌有效的抗生素。选用的抗生素必须是疗效肯定、安全、使用方便及价格相对较低的品种。产科手术前预防性抗生素的应用以第二代头孢菌素或头孢曲松或头孢噻肟＋甲硝唑为宜；妇科手术前预防性抗生素的应用也以第二代头孢菌素或头孢曲松或头孢噻肟＋甲硝唑为宜，如均过敏，可用喹诺酮类抗生素。②给药方法：应符合围手术期用药的原则。在术前 0.5～2.0 h 内给药，或麻醉开始时给药，使手术切口暴露时局部组织中已达到足以杀灭手术过程中入侵切口细菌的药物浓度。如果手术时间超过 3 h，或失血量大于 1500 mL，可在手术中再次给予抗生素预防感染，抗生素的有效覆盖时间应包括整个手术过程和手术结束后 4 h，总的预防用药时间为 24 h，必要时延长至 48 h。但污染手术可依据患者感染情况酌量延长抗生素的使用时间。对手术前已形成感染者，抗生素使用时间应按治疗性应用而定。

12. 妇产科手术麻醉的常见选择是什么？

1) 手术部位与麻醉选择：

(1) 外阴阴道手术：外阴阴道大手术，如膀胱阴道瘘修补术、阴道成形术等宜采用持续硬膜外麻醉；外阴阴道小手术，可选用鞍麻、骶管阻滞或局部麻醉。

(2) 经阴道子宫切除术：多选用脊椎麻醉、持续硬膜外麻醉或脊-硬联合麻醉。

(3) 经腹子宫附件切除术：可选用持续硬膜外阻滞麻醉，亦可选用脊椎麻醉或脊-硬联合麻醉。

(4) 经腹输卵管结扎术或复通术：前者多选用局部浸润麻醉，而后者可选用持续硬膜外阻滞麻醉或脊-硬联合麻醉。

(5) 宫颈癌、卵巢癌行根治手术：可选用持续硬膜外阻滞麻醉、脊-硬联合麻醉或全身麻醉。晚期癌症患者，一般情况较差者，选用全身麻醉更为安全。

2) 患者情况与麻醉选择：

(1) 合并心血管疾病：凡有呼吸、循环功能代偿不全而手术切口在下腹部或外阴阴道者，可选用持续硬膜外阻滞麻醉。

(2) 合并呼吸系统疾病：应选用局部浸润麻醉、持续硬膜外阻滞麻醉或脊-硬联合麻醉，应尽量避免全身麻醉。

(3) 肝肾功能良好者，选择麻醉方式同前。

(4) 老年患者因呼吸储备功能的降低，心脏代偿能力差，肝肾功能低下，对缺血、缺氧及麻醉的耐受性差，故宜选用局部浸润麻醉或低浓度药物的持续硬膜外阻滞麻醉。肥胖者亦宜选用持续硬膜外阻滞麻醉。

(5) 宫外孕等内失血性休克，因急症手术，麻醉方式的选择取决于失血程度。休克前期或轻度休克，选用小剂量持续硬膜外阻滞麻醉。对于中度休克、重度休克，应酌情先行硬膜外腔置管，在局部浸润麻醉下进入腹腔止血，经补充血容量休克好转后再行硬膜外腔小剂量投药。或经静脉给予地西泮、氟芬合剂及氯胺酮复合麻醉。

13. 妇产科手术切口包括哪些？

妇产科腹壁手术切口可分为纵行、横行及斜行三种类型，任何一种手术切口的选择应根据病情需要，考虑手术野暴露程度，切口的可变性及安全性。纵切口操作方便，手术野暴露较好，术中可根据需要延长切口。横切口手术野暴露较差，切口延长受限，但具有伤口愈合和美容效果好的优点，多用于剖宫产术或盆腔良性病变的手术，尤其对于肥胖妇女，腹部横切口较纵切口更容易进入和暴露腹腔，减少伤口愈合中的并发症，比纵切口较少裂开及形成切口疝。

第二节　宫腔镜检查

1. 什么是宫腔镜检查？

宫腔镜检查(hysteroscopy)应用膨宫介质扩张宫腔，通过光导玻璃纤维束和柱状透镜将冷光源经宫腔镜导入宫腔内，直视下观察宫颈管、宫颈内口、宫内膜及输卵管开口，能够直接窥视宫腔内的生理病理变化，以便针对病变组织直观准确地取材并送病理检查，同时也可在直视下行宫腔内手术治疗。

2. 宫腔镜检查术的适应证及禁忌证有哪些？

1) 适应证：可疑宫腔内的病变，均为宫腔镜检查的适应证。①异常子宫出血；②宫腔内占位性病变；③宫内节育器异常及宫内异物；④不孕、不育；⑤宫腔粘连；⑥子宫畸形；⑦宫腔影像学检查异常;⑧宫腔镜术后相关评估;⑨阴道排液和(或)幼女阴道异物;⑩子宫内膜癌和宫颈管癌手术前病变范围观察及镜下取活体组织检查。

2)禁忌证:

(1)绝对禁忌证:无。

(2)相对禁忌证:①体温在37.5℃以上;②子宫活跃性大量出血、重度贫血;③急性或亚急性生殖道或盆腔炎症;④近期发生子宫穿孔;⑤宫腔过度狭小或宫颈管狭窄、坚硬、难以扩张;⑥浸润性宫颈癌、生殖道结核未经抗结核治疗;⑦严重的内、外科合并症不能耐受手术操作。

3. 宫腔镜手术的适应证及禁忌证有哪些?

(1)适应证:①久治无效的异常子宫出血,患者无生育要求而有保子宫的愿望;②子宫内膜息肉;③影响宫腔形态的子宫肌瘤;④宫腔粘连;⑤子宫畸形;⑥宫腔内异物;⑦与妊娠相关的宫腔病变;⑧子宫内膜异常增生;⑨幼女阴道异物。

(2)禁忌证:与宫腔镜检查术相同。

4. 宫腔镜检查和手术的患者术前评估有哪些内容?

(1)宫腔镜检查:①排除严重内、外科合并症及各类宫腔镜手术禁忌证;②血尿常规、HBsAg、丙型肝炎抗体、HIV及梅毒螺旋体抗体、阴道分泌物常规;③心电图;④根据病情酌情增加相关辅助检查。

(2)宫腔镜手术:①完成上述宫腔镜检查项目;②辅助项目,包括血型、Rh因子、凝血功能、肝肾功能、血糖、乙型肝炎五项等检查;③X线摄片(或胸透)、盆腔B超检查、宫颈细胞学检查等。

5. 对进行宫腔镜检查和手术患者采取的麻醉方式是什么?

宫腔镜检查无需麻醉或行宫颈局部麻醉,宫腔镜手术多采用硬膜外麻醉或静脉麻醉。

6. 宫腔镜检查和手术的操作步骤有哪些?

(1)受检者取膀胱截石位,外阴、阴道消毒,铺无菌巾单,阴道窥器暴露宫颈,再次进行阴道、宫颈消毒,宫颈钳夹持宫颈,探针了解宫腔深度和方向,扩张宫颈至大于镜体外鞘直径半号。

(2)接通液体膨宫泵,调整压力至120~150 mmHg,排空灌流管内气体后,以5%葡萄糖溶液膨开宫颈,宫腔镜直视下按其宫颈管轴径缓缓插入宫腔,冲洗宫内血液至液体清净,调整液体流量,使宫腔内压达到所需压力,宫腔扩展即可看清宫腔和宫颈管。

(3)观察宫腔:先观察宫腔全貌,宫底、宫腔前后壁、输卵管开口,在退出过程中观察宫颈内口和宫颈管,可疑处取活体组织检查。将宫腔镜退出宫颈管。

(4)宫内操作短时间、简单的手术操作可在确诊后立即施行,如节育环嵌顿、易切除的内膜息肉、内膜活体组织检查等。需时间较长、较复杂的宫腔镜手术不宜在局部麻醉下进行。要根据宫腔内病变择期在手术室麻醉下进行。手术前安装好能源,在体外测试后再进入宫腔内操作。

(5)能源:高频电发生器,单极、双极电切及电凝常用于宫腔镜手术治疗。用于宫腔镜手术的能源还有激光和微波。

(6)膨宫液的选择:使用单极电切或电凝时,膨宫液体必须选用非导电的葡萄糖溶液,双极电切或电凝则可选用0.9%氯化钠溶液,后者可减少过量低渗液体灌注导致的过度水化综合征。

7. 宫腔镜检查和治疗的并发症有哪些?

宫腔镜检查和治疗的并发症主要包括子宫穿孔、泌尿系统及肠管损伤、出血、过度水化综合征、盆腔感染、心脑综合征和术后宫腔粘连等。另外,宫腔镜检查有造成子宫内膜癌细胞播散的危险。

第三节 腹 腔 镜

1. 腹腔镜检查与治疗的适应证有哪些?

1) 诊断性腹腔镜:

(1) 怀疑子宫内膜异位症,腹腔镜可观察盆腔、腹腔尤其是盆腔深处的异位病灶,对可疑病灶活体组织检查,并行镜下分期,是诊断子宫内膜异位症的准确方法。

(2) 了解腹盆腔肿块性质、部位或取活体组织检查诊断。

(3) 不明原因的急、慢性腹痛和盆腔痛。

(4) 对不孕、不育患者可明确或排除盆腔疾病,判断输卵管通畅情况,明确输卵管阻塞部位,观察排卵状况,判断生殖器有无畸形。

(5) 计划生育并发症的诊断:包括寻找及取出异位节育环、确诊吸宫术或取环术导致的子宫穿孔或腹腔脏器损伤。

2) 手术性腹腔镜:

(1) 输卵管妊娠行输卵管切开去除胚胎术或输卵管切除术或输卵管部分切除手术。

(2) 输卵管系膜囊肿剔除。

(3) 输卵管性不孕(输卵管粘连、积水等)行分离粘连整形、输卵管造口术,还可行绝育术后输卵管端端吻合术。

(4) 卵巢良性肿瘤可行肿瘤剥离术、患侧卵巢或附件切除术,但巨大卵巢肿瘤不宜行腹腔镜手术。

(5) 多囊卵巢综合征患者行卵巢打孔术。

(6) 子宫肌瘤行肌瘤剥除、子宫切除及腹腔镜辅助的阴式子宫切除等手术。

(7) 盆腔子宫内膜异位症行病灶电凝或切除,剥除卵巢巧克力囊肿,分离粘连等。

(8) 行盆腔脓肿引流,增加抗生素疗效,缩短应用抗生素的时间。

(9) 双侧输卵管结扎术。

2. 腹腔镜检查与治疗的禁忌证有哪些?

(1) 绝对禁忌证:①严重心肺功能不全;②凝血系统功能障碍;③绞窄性肠梗阻;④大的腹壁疝或膈疝;⑤腹腔内广泛粘连;⑥弥漫性腹膜炎;⑦腹腔内大出血。

(2) 相对禁忌证:①既往有下腹部手术史或腹膜炎病史;②过度肥胖或过度消瘦;③盆腔肿块过大,超过脐水平;④妊娠超过 16 周。

3. 如何对腹腔镜检查和治疗的患者进行术前准备?

(1) 详细采集病史:准确掌握诊断性或手术性腹腔镜指征。

(2) 术前检查:同一般妇科腹部手术,但对患者应进行腹腔镜手术前的心理指导,使其了解其优越性及局限性,由腹腔镜转为剖腹手术要取得患者的知情同意。

(3) 肠道、阴道准备同妇科腹部手术。

(4) 腹部皮肤准备尤应注意脐孔的清洁。

(5) 体位:在手术时需头低臀高并倾斜 $15° \sim 25°$,使肠管滑向上腹部,以暴露盆腔手术野。

4. 腹腔镜检查与治疗的操作步骤有哪些?

(1) 常规消毒腹部及外阴、阴道,放置导尿管和举宫器(无性生活史者不用举宫器)。

(2) 人工气腹:患者先取平卧位,根据套管针外鞘直径切开脐孔下缘皮肤 $10 \sim 12$ mm,用布巾钳提起腹壁,与腹部皮肤成 90°沿切口穿刺气腹针进入腹腔。连接自动 CO_2 气腹机,以 1～2 L/min 流速进行 CO_2 充气,当充气 1 L 后,调整患者体位至头低臀高位(倾斜度为 15°～25°),继续充气,使腹腔内压力达 12 mmHg,拔去气腹针。

(3)放置腹腔镜:用布巾钳提起腹壁,与腹部皮肤成 90°穿刺套管针,当套管针从切口穿过腹壁筋膜层时有突破感,使套管针方向转为 45°,穿过腹膜层进入腹腔,去除套管针针芯,将腹腔镜自套管针鞘进入腹腔,连接好 CO_2 气腹机,以 20～30 L/min 的气体流速进行持续腹腔内充气,整个手术过程维持腹腔内压在 12 mmHg,打开冷光源,即可见盆腔视野。

(4)腹腔镜观察:按顺序常规检查盆腔。检查后根据盆腔疾病进行输卵管通液、卵巢活体组织检查或病灶活体组织检查等进一步检查。

(5)如需行腹腔镜手术,在腹腔镜监测下,根据不同的手术种类选择下腹部不同部位的第 2、3 或 4 穿刺点,分别穿刺套管针,插入必要的器械操作。穿刺时应避开下腹壁血管。

(6)手术操作基础:必须具备以下操作技术方可进行腹腔镜手术治疗。①用腹腔镜跟踪、暴露手术野,熟悉镜下解剖;②熟悉镜下组织分离、切开、止血技巧;③镜下套圈结扎;④熟悉腔内或腔外打结及腔内缝合技巧;⑤熟悉电器械的使用方法,其中单、双极电凝为最常用的电器械,还包括 PK 刀、结扎速血管闭合器和超声刀等器械;⑥用取物袋取出组织物的技巧。

(7)手术操作遵循微创原则,按经腹手术的操作步骤进行镜下手术。

(8)手术结束用 0.9%氯化钠注射液冲洗盆腔,检查无出血,无内脏损伤,停止充入 CO_2 气体,并放尽腹腔内 CO_2,取出腹腔镜及各穿刺点的套管针鞘,缝合穿刺口。

5. 腹腔镜检查与治疗的并发症及预防处理措施有哪些?

1)出血性损伤:

(1)腹膜后大血管损伤:妇科腹腔镜手术穿刺部位邻近后腹膜腹主动脉、髂血管,损伤这些血管的患者预后差,应避免此类并发症发生。一旦发生应立即开腹止血,修补血管,腹膜后大血管损伤可见于闭合式穿刺和腹主动脉旁淋巴结和(或)盆腔淋巴结切除手术过程中误伤,开放式或直视下穿刺、熟练的剖腹手术经验、娴熟的腹腔镜手术技巧和熟悉腹膜后血管解剖结构可使损伤概率减少。

(2)腹壁血管损伤:多发生于第 2 或第 3 穿刺部位,可在穿刺过程中使用腹腔镜透视避开腹壁血管。若损伤,应及时发现并进行缝合,或用气囊导尿管压迫止血。

(3)术中出血:手术性腹腔镜手术中最常见的并发症,特别是在子宫切除或重度子宫内膜异位症手术中容易发生。手术者应熟悉手术操作和解剖,熟练掌握各种腹腔镜手术的能源设备及器械的使用方法。

2)脏器损伤:主要指与内生殖器官邻近脏器损伤,如膀胱、输尿管及肠管损伤,多因周围组织粘连导致解剖结构异常、电器械使用不当或手术操作不熟练等所致。若术前考虑腹腔粘连,可先选择微型腹腔镜观察粘连情况,避开粘连部位可减少损伤。

3)与气腹相关的并发症:包括皮下气肿、气胸和气体栓塞等。皮下气肿是由于腹膜外充气或套管针切口太大或套管针多次进出腹壁使气体进入皮下所致。避免上述因素可减少皮下气肿的发生。如手术中发现胸壁上部及颈部皮下气肿,应立即停止手术。若术后患者出现上腹部不适及肩痛,是 CO_2 对膈肌刺激所致,术后数日内可自然消失。气体栓塞少见,一旦发生有生命危险。主要原因是气腹针穿刺过程中意外地穿入血管,使大量气体进入体循环。因此,在穿刺气腹针时应确认气腹针已进入腹腔内。

4)其他并发症:

(1)腹腔镜手术中电凝、切割等能量器械引起的相应并发症。

（2）体位摆放不当导致的神经损伤：如上肢过度外展导致臂丛神经损伤、膝关节或髋关节过度伸展和硬物直接压迫引起腓神经和坐骨神经损伤等。

（3）腹腔镜切口疝，大于 10 mm 直径的穿刺孔，其筋膜层应予以缝合。

第四节　放疗与化疗

1. 什么是化疗的毒副反应？

化疗是妇科恶性肿瘤重要的辅助治疗，由于其非靶向性，因此具有双重性，在抑制和杀伤肿瘤细胞的同时，也对生长较快的正常细胞有抑制和杀伤作用，产生毒副作用。

临床分类：

（1）立即反应：过敏性休克、心电图异常等。

（2）早期反应：恶心、呕吐、发热、过敏反应等。

（3）近期反应：骨髓抑制、周围神经炎、肠梗阻、脱发、腹泻等。

（4）迟发反应：心毒性、肝毒性、肺毒性、内分泌毒性、不育等。

2. 化疗后骨髓抑制的分度及治疗如何？

1）骨髓抑制及其分度（表 20-1）：骨髓抑制是多数化疗药的常见毒性反应，大多数化疗药均可引起不同程度的骨髓抑制，使周围血细胞数量减少，较常见的药物如阿霉素、泰素、卡铂、异环磷酰胺、长春碱类等。

表 20-1　骨髓抑制分度

	0	I	II	III	IV
血红蛋白/(g/L)	≥110	109～95	94～80	79～65	<65
白细胞/(10^9/L)	≥4.0	3.9～3.0	2.9～2.0	1.9～1.0	<1.0
粒细胞/(10^9/L)	≥2.0	1.9～1.5	1.4～1.0	0.9～0.5	<0.5
血小板/(10^9/L)	≥100	99～75	74～50	49～25	<25

骨髓抑制通常发生在化疗后。因粒细胞平均生存时间最短，为 6～8 h，因此骨髓抑制常最先表现为白细胞计数下降；血小板平均生存时间为 5～7 日，其下降出现较晚较轻；而红细胞平均生存时间为 120 日，受化疗影响较小，下降通常不明显。多数化疗药物所致的骨髓抑制，通常见于化疗后 1～3 周，持续 2～4 周逐渐恢复，并以白细胞计数下降为主，可伴有血小板计数下降。因此，在化疗后可检测白细胞和血小板的数量来判断是否发生了骨髓抑制。

2）治疗骨髓抑制：

（1）白细胞减少症：应用粒细胞刺激因子（G-CSF）和粒细胞集落刺激因子（GM-CSF）皮下注射治疗。II、III 度患者剂量为 2～3 μg/(kg·d)，连续或隔日给药，至血象上升10×10^9/L后停止；IV 度的白细胞减少患者剂量为 3～5 μg/(kg·d)，连续用药，至血象上升 10×10^9/L 后停止。

（2）化疗相关性贫血：轻度贫血可口服各种补血药物及铁剂；中度贫血也可使用促红细胞生成素（EPO），剂量 50～150 U/(kg·d)，2～3 次/周，连用 6～8 周，最好同时补铁。重度和急性贫血，应输血。

（3）血小板减少症：轻度患者可口服补血药物，如氨肽素等药物治疗。中度患者可使用促血小板生成素（TPO）300 U/(kg·d) 皮下注射，7～10 日，或重组人白介素-11（巨和粒）50 μg/(kg·d)，皮下注射，10～21 日。用药时间：化疗后 24～48 h 开始使用，下次化疗前 48 h

停用。重度患者应输血小板。

3. 化疗后恶心、呕吐应如何治疗？

恶心和呕吐是化疗药物最常见不良反应。较常见的药物如顺铂、卡铂、环磷酰胺、异环磷酰胺、多柔比星、放线菌素 D、紫杉醇、丝裂霉素、拓替康、依托泊苷等。多采取对症和个体化方案进行处理，常用止吐药物治疗。

1) 治疗原则：

(1) 预防为主：在化疗前给予预防性的止吐治疗。

(2) 止吐药物的选择：主要应基于抗肿瘤治疗药物的催吐风险、既往使用止吐药物的经历及患者本身因素。

(3) 对于多药方案，应基于催吐风险最高的药物来选择止吐药物，联合应用若干种止吐药物能够更好控制恶心和呕吐。

(4) 在预防和治疗呕吐的同时，还应该注意避免止吐药物的不良反应。

(5) 良好的生活方式也能缓解恶心、呕吐。例如，少吃多餐，选择健康有益的食物，控制食量，不吃冰冷或过热的食物等。

(6) 应注意可能导致或者加重肿瘤患者恶心、呕吐的其他影响因素，如部分性或完全性肠梗阻，前庭功能障碍，脑转移，电解质紊乱，高钙血症，高血糖，低钠血症，尿毒症，与阿片类药物联合使用，或者其他因素，如糖尿病引起的胃轻瘫，心理因素包括焦虑、预期性恶心、呕吐等。

2) 常见的止吐药物的种类：

(1) 5-羟色胺受体激动剂：盐酸昂丹司琼片、盐酸托烷司琼等。

(2) 甾体类激素：地塞米松。

(3) 神经激肽-1-受体激动剂：阿瑞匹坦。

(4) 多巴胺受体激动剂：酚噻嗪类、丁酰苯类、氨甲酰胺类。

(5) 苯二氮䓬类：地西泮。

(6) 大麻类。

(7) 抗组胺类。

4. 化疗后口腔黏膜溃疡如何治疗？

引起口腔黏膜溃疡常见药物有 5-FU、MTX、脂质体多柔比星、BLM、VCR 和放线菌素-D 等。根据化疗药物个体化治疗。例如，5-FU 药物引起溃疡，应保持口腔清洁，用 4% 苏打水漱口。甲氨蝶呤引起口腔溃疡，可用四氢叶酸局部涂抹或漱口。

5. 化疗后腹泻如何治疗？

化疗所致腹泻有时是多种原因综合引起的，包括微环境破坏、菌群失调、黏膜损伤坏死等。常见药物如 5-FU、紫杉醇等。止泻药物包括蒙脱石散、洛哌丁胺、肠道乳杆菌等。

6. 化疗后心脏受损如何治疗？

导致心脏受损的药物主要是蒽环类（如多柔比星、表柔比星）和非蒽环类药物（如 MMC、5-FU、紫杉醇、柔红霉素和异环磷酰胺等）。化疗过程中若出现心律不齐，室性期前收缩等，应停止化疗，给予保护心肌治疗。如门冬酸甲镁 1 支加入 5% 葡萄糖盐水中静脉滴注，连续 7 日，同时口服辅酶 Q10 10 mg/d。心律不齐可口服普罗帕酮（心律平）100 mg，每日 4 次，口服 1 周后改为每日 3 次，共 2 周。注意：应在心内科医师指导下用药。

7. 化疗后肺脏受损如何治疗？

引起肺脏受损的药物有博来霉素（BLM）、苯丁酸氮芥、亚硝脲类等。博来霉素是常见引起肺毒性反应的化疗药物。2%～46% 患者发生肺间质病变。需定期行 X 线检查及肺功能检查，降低博来霉素的累积剂量,总量小于 350 mg,最好在 300 mg 以下。预防性使用细胞保护剂,如雷佐生、氨磷汀。

8. 化疗后肝受损如何治疗?

引起肝功能受损的药物有放线菌素 D、吉西他滨、依托泊苷、长春新碱、甲氨蝶呤、沙利度胺、KSM、CTX、MMC、MTX 等。单纯药物性肝损害患者,应慎用或减少,或调整用药种类及剂量,同时根据损害的程度,进行保肝降酶。药物有强力宁、复方甘草酸苷片、甘草酸二铵、多烯磷脂酰胆碱等。严重肝受害患者,尤其是发生药物性黄疸者应停止使用化疗药物,采用腹膜、血液透析等各种方法,促进有害药物代谢和排除。

9. 化疗后肾功能受损如何治疗?

常见引起肾功能受损的药物如顺铂、MTX、CTX、MMC 等,常发生于用药 24 h 后,3～7 日明显。以顺铂为基础化疗时,化疗前 1 日开始水化,至次日化疗 2～3 日,每日输注 2000～3500 mL,并使用利尿剂,保证 24 h 尿量大于 2500 mL,不足者增加补液量。也可采用保护剂,如硫代硫酸钠、二乙烷二硫氨基甲酸、氨磷汀等。

10. 妇科肿瘤放疗的并发症有哪些?

妇科肿瘤患者多需要进行盆腔放疗,阴道、直肠和膀胱不可避免地受到照射,可能出现急性和(或)晚期的损伤,两者的临床表现有相似之处。常见的并发症有放射性肠道损伤、膀胱损伤、阴道狭窄、卵巢损伤等。

11. 放射性肠道损伤如何治疗?

放射性肠道损伤主要发生于直肠和乙状结肠,有时也可发生于小肠。急性期临床表现为恶心、腹泻、稀便、黏液便、里急后重、直肠下坠或肛门刺痛等,严重时可出现肠梗阻、肠瘘。

对症处理包括止泻、止吐,调整饮食和适当的静脉营养,保持电解质平衡,抗炎、解痉、止血治疗。若合并有肠梗阻及肠瘘可行手术治疗。

12. 放射性膀胱炎如何治疗?

放射性膀胱炎的主要表现为血尿、尿频、尿急、排尿不畅和膀胱容量减少,严重时可出现膀胱挛缩、膀胱肠道瘘。

保守治疗可多饮水,抗感染,止血及对症处理。严重出血或血凝块堵塞尿道,须用大的三通道的 Foley 导尿管连续膀胱灌注和引流。灌注液中加入硫酸铝、硝酸银,或灌注液为 1%～4% 福尔马林稀释液。若形成瘘道可行手术治疗。

13. 放疗后阴道狭窄如何治疗?

妇科癌症放疗后阴道周围组织纤维化,导致阴道上段弹性消失,阴道狭窄,长度和宽度减小,甚至使阴道粘连闭锁。

放疗开始到结束后数月要坚持阴道冲洗,必要时阴道上药,防止粘连。阴道涂抹雌激素软膏或雌激素替代治疗有一定疗效。治疗后尽早进行适当的性生活也是一种有效方法。

14. 放射性卵巢损伤如何预防?

卵巢对放射线极为敏感,2～3 Gy 的照射即有可能导致永久不孕。卵巢移位术是目前推荐的标准卵巢保护方式。

(杨彦林　程　莉　魏凌云)

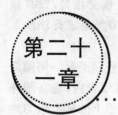

妇产科常用特殊检查及常用药物

第一节　细胞学检查及 HPV 检测

1. 生殖道脱落细胞主要来自哪里？检查生殖道脱落细胞的意义何在？

生殖道脱落上皮细胞包括阴道上段、宫颈阴道部、子宫、输卵管及腹腔上皮细胞，其中以阴道上段、宫颈阴道部的上皮细胞为主。

女性生殖道脱落上皮细胞受卵巢性激素影响，有周期性变化，因此检查生殖道脱落细胞既可反映体内性激素水平，又可协助诊断生殖道不同部位的恶性肿瘤及观察其治疗效果，是一种简便、经济、实用的辅助诊断方法。临床上常通过检查生殖道脱落上皮细胞反映其生理和病理变化。

2. 生殖道脱落细胞学检查的适应证有哪些？

(1) 卵巢功能的检查及诊断。

(2) 妇科内分泌检查。

(3) 妇科疾病诊断。

(4) 妇科肿瘤诊断。

3. 生殖道脱落细胞学检查的禁忌证有哪些？

(1) 阴道出血较多时。

(2) 生殖道如有明显炎症时，应消炎后再行检查。

4. 生殖道脱落细胞的涂片种类有哪几种？常用的细胞学染色方法是什么？

生殖道脱落细胞的涂片有阴道涂片、宫颈刮片、宫颈管涂片及宫腔吸片四种。细胞学染色方法有多种，常用的是巴氏（papanicolaou）染色法。该法既可用于检查雌激素水平，也可用于筛查癌细胞。

5. 生殖道脱落细胞学检查前有何注意事项？

(1) 取标本前 24 h 禁止性生活、盆浴、阴道检查、冲洗和上药等，以免影响检查结果。

(2) 取标本的用具必须无菌干燥。

(3) 当用于检查女性性激素水平时，要仔细询问月经情况，以选择适当检查时机。

6. 阴道涂片的主要目的及方法如何？

阴道涂片的主要目的是了解卵巢或胎盘功能。对于已婚妇女者，一般于阴道侧壁上1/3处轻轻刮取黏液及细胞，避免混入深层细胞影响诊断。将刮取物薄而均匀地涂于玻片上，置于95％乙醇中固定。无性生活者，可用浸湿棉签于阴道侧壁上 1/3 处轻转，同法于玻片上涂片并固定。

7. 宫颈刮片方法与宫颈管涂片方法有何不同？

宫颈刮片是筛查早期宫颈癌的重要方法。取材应在宫颈外口鳞-柱状上皮交接处，以宫颈外口为圆心，用木质小刮板轻轻刮取一周，避免损伤组织引起出血而影响检查结果。此法缺点是获取细胞数目不全面，制片较粗劣，现多推荐涂片法。

宫颈管涂片时，需先将宫颈表面分泌物拭净，用小型刮板进入宫颈管内，轻轻刮取一周做涂片。但最好使用细胞刷（cytology brush）刮取宫颈管上皮。将细胞刷置于宫颈管内，达宫颈外口上方 10 mm 左右，在宫颈管内旋转 360°后取出，旋转细胞刷将附着于小刷子上的标本均匀地涂布于玻片上或立即固定或洗脱于保存液中。小刷子的摩擦力可使上皮细胞脱落，取材效果优于棉拭子。涂片液基细胞学（liquid-based cytology）特别是用液基薄层细胞学检查（thinprep-cytologic test，TCT）所制备的单层细胞涂片效果清晰，提高了发现鳞状上皮低度和高度病变的敏感度。此外，该技术一次取样可多次重复制片并可供作 HPV DNA 检测和自动阅片。

8. 正常生殖道脱落细胞有哪些？

（1）鳞状上皮细胞：最底层到表面可分为三类，即底层、中层、表层细胞，表层细胞是育龄妇女宫颈涂片中最常见的细胞，受卵巢雌激素影响增生或脱落，最能反映雌激素水平。

（2）柱状上皮细胞：又分为宫颈黏膜细胞和子宫内膜细胞。

（3）其他成分：主要为非上皮成分，最常见的非上皮细胞是各种血液成分和组织来源的细胞，如吞噬细胞、血细胞（白细胞、淋巴细胞、红细胞）等。

9. 鳞状上皮细胞的特征及成熟过程如何？

阴道及宫颈阴道部上皮的鳞状上皮相仿，为非角化性分层鳞状上皮。上皮细胞分为表层、中层及底层，其生长与成熟受卵巢雌激素影响。女性一生中不同时期及月经周期中不同时间，各层细胞比例均不相同，细胞由底层向表层逐渐成熟。鳞状细胞的成熟过程是：细胞由小逐渐变大，细胞形态由圆形变舟形、多边形，胞质染色由蓝染变粉染，胞质由厚变薄，胞核由大变小，由疏松变致密。

10. 为什么应用阴道脱落细胞检查可以评价卵巢功能？

阴道鳞状上皮细胞受卵巢内分泌激素的直接影响，其成熟程度与体内雌激素水平呈正相关。雌激素水平越高，阴道上皮细胞分化越成熟，故根据涂片的上皮细胞的变化可以评价卵巢功能。

11. 阴道脱落细胞检查如何用于评价卵巢功能？

（1）判断卵巢功能低落程度：涂片以底层细胞计数分级。①轻度低落，底层细胞小于 20%；②中度低落，底层细胞占 20%～40%；③重度低落，底层细胞大于 40%。

（2）评价对卵巢功能的影响：一般有雌激素影响的涂片中基本无底层细胞，以表层细胞计数划分。①轻度影响，表层细胞小于 20%；②中度影响，表层细胞占 20%～60%；③重度影响，表层细胞大于 60%。

12. 阴道脱落细胞检查如何反映体内雌激素水平？

临床上常用四种指数代表体内雌激素水平，即成熟指数、致密核细胞指数、嗜伊红细胞指数和角化指数。

（1）成熟指数（maturation index，MI）：阴道细胞学卵巢功能检查最常用的一种。计算阴道上皮三层细胞百分比。按底层、中层、表层顺序写出，如底层 5、中层 60、表层 35，MI 应写成 5/60/35。通常在低倍显微镜下观察计算 300 个鳞状上皮细胞，求得各层细胞的百分率。若底层细胞百分率高称左移，提示不成熟细胞增多，即雌激素水平下降；若表层细胞百分率高称右移，表示雌激素水平升高。对卵巢功能轻度影响者表层细胞小于 20%，重度影响者表层细胞大于 60%。

（2）致密核细胞指数（karyopyknotic index，KI）：计算鳞状上皮细胞中表层致密核细胞的百分率，即从视野中数 100 个表层细胞，如其中有 40 个致密核细胞，则 KI 为 40%，指数越高，表示上皮越成熟。

（3）嗜伊红细胞指数（eosinophilic index，EI）：鳞状上皮细胞中表层红染细胞的百分率。通常在雌激素影响下出现红染表层细胞，用以表示雌激素水平。指数越高，提示上皮细胞越成熟。

（4）角化指数（cornification index，CI）：鳞状上皮细胞中表层（最成熟细胞层）嗜伊红致密核细胞的百分率，用以表示雌激素的水平。

13. 生殖道脱落细胞涂片可用于哪些妇科疾病诊断？

生殖道脱落细胞涂片可用于闭经、功血、流产、生殖道感染性炎症等妇科疾病的诊断。

目前生殖道脱落细胞涂片用于妇科内分泌疾病及流产的诊断已逐渐减少，并被其他方法所取代，但在诊断生殖道感染性疾病方面仍具有重要意义。

14. 生殖道脱落细胞涂片如何用于生殖道感染性炎症诊断？

1）细菌性阴道病：常见的有乳杆菌、球菌、加德纳菌和放线菌等。涂片中炎性阴道细胞表现为细胞核呈豆状核，核破碎和核溶解，上皮细胞核周有空晕，胞质内有空泡。

2）衣原体性宫颈炎：在宫颈涂片上可见化生的细胞质内有球菌样物及嗜碱性包含体，感染细胞肥大多核。

3）病毒感染：常见的有人乳头瘤病毒（HPV）和单纯疱疹病毒（HSV）Ⅱ型。

（1）HPV 感染：鳞状上皮细胞被 HPV 感染后具有典型的细胞学改变。在涂片标本中见挖空细胞、不典型角化不全细胞及反应性外底层细胞即提示有 HPV 感染。典型的挖空细胞表现为上皮细胞内有 1～2 个增大的核，核周有透亮空晕环或致密的透亮区。

（2）HSV 感染：早期表现为感染细胞的核增大，染色质结构呈水肿样退变，染色质很细，散布在整个胞核中，呈淡的嗜碱性染色，均匀，犹如毛玻璃状，细胞多呈集结状，有许多胞核。晚期可见嗜伊红染色的核内包含体，周围可见一清亮晕环。

15. 生殖道脱落细胞涂片如何用于妇科肿瘤诊断？

在女性生殖系统恶性肿瘤的诊断中，生殖道细胞学检查起着相当重要的作用，特别是在宫颈癌及癌前期病变的筛查中。2003 年中国癌症研究基金会组织专家讨论，2004 年推出宫颈癌筛查指南性建议：

（1）经济发达地区，筛查起始时间为 25～30 岁；经济欠发达地区，筛查起始时间为 35～40 岁；高危人群均适当提前。

（2）终止年龄定于 65 岁。

（3）间隔是 1 次/年，连续 2 次正常，延长至 3 年；连续 2 次 HPV（一），可延长间隔 5～8 年。

（4）筛查方案除细胞学检查外，还包括 HPV 检测。

16. 癌细胞的特征有哪些？

癌细胞特征主要表现在细胞核、细胞及细胞间关系的改变。

（1）细胞核改变：表现为核增大，核质比例失常；核大小不等，形态不规则；核深染且深浅不一；核膜明显增厚、不规则，染色质分布不均，颗粒变粗或凝聚成团；核分裂异常；核仁增大变多以及出现畸形裸核。

（2）细胞形态改变：细胞大小不等，形态各异；细胞质减少，若变性其内可出现空泡。

（3）细胞间关系改变：癌细胞可单独或成群出现，排列紊乱。早期癌涂片背景干净清晰，晚期癌涂片背景较脏，见成片坏死细胞、红细胞及白细胞等。

17. 阴道细胞学诊断的报告形式有哪几种?

报告形式主要为分级诊断及描述性诊断两种。目前我国仍有医院采用分级诊断(巴氏 5 级分类法)。近年来更推荐应用 TBS 分类法及其描述性诊断。

18. 阴道细胞学巴氏分级法的诊断标准是什么?

巴氏 I 级:正常。为正常阴道细胞涂片。

巴氏 II 级:炎症。细胞核增大,核染色质较粗,但染色质分布尚均匀。一般属良性改变或炎症。临床分为 IIA 及 IIB。IIB 是指个别细胞核异质明显,但又不支持恶性,其余为 IIA。

巴氏 III 级:可疑癌。主要是核异质,表现为核大深染,核型不规则或为双核。对不典型细胞,性质尚难肯定。

巴氏 IV 级:高度可疑癌。细胞有恶性特征,但在涂片中恶性细胞较少。

巴氏 V 级:癌。具有典型的多量癌细胞。

19. 巴氏分级法的缺点是什么?

(1) 以级别来表示细胞学改变的程度易造成假象,似乎每个级别之间有严格的区别,使临床医师仅根据分类级别的特定范围处理患者,实际上 I、II、III、IV 级之间的区别并无严格的客观标准,主观因素较多。

(2) 对癌前病变也无明确规定,可疑癌是指可疑浸润癌还是宫颈上皮内瘤变(CIN)不明确。

(3) 不典型细胞全部作为良性细胞学改变也欠妥,因为偶然也见到 CIN I 伴微小浸润癌的病例。

(4) 未能与组织病理学诊断名词相对应,也未包括非癌的诊断。

基于以上缺点,巴氏分级法已逐步被 TBS 分类法所取代。

20. 何谓 TBS 分类法?

为使细胞学的诊断与组织病理学术语一致,并与临床处理密切结合,1988 年美国制定了阴道细胞 TBS(the bethesda system)命名系统。国际癌症协会于 1991 年对宫颈、阴道细胞学的诊断报告正式采用了 TBS 分类法。

21. TBS 分类法与巴氏分类法相比改良在哪些方面?

TBS 分类法改良了以下三个方面:将涂片制作质量作为细胞学检查结果报告的一部分;对病变的必要描述;给予细胞病理学诊断并提出治疗建议。

22. TBS 描述性诊断报告主要包括哪些内容?

TBS 描述性诊断报告主要包括标本质量评估和描述性诊断两大部分。

1) 未见上皮内病变和恶性细胞:

(1) 病原体:①滴虫:形态提示滴虫感染。②假丝酵母菌:多数由白色假丝酵母菌引起,其余是由其他真菌引起,形态提示真菌感染。③细菌:正常情况下乳酸杆菌为阴道主要菌群,发现线索细胞,提示细菌性阴道病;此外还可见放线菌,多见于使用宫内节育器妇女。④单纯疱疹病毒:感染生殖道的主要是疱疹 II 型病毒,形态提示疱疹病毒感染。⑤衣原体:形态提示衣原体感染,建议临床进一步证实(酶联免疫和 PCR)。

(2) 非瘤样发现:①反应性细胞改变:与炎症有关的反应性细胞改变(包括典型的修复);与放疗有关的反应性细胞改变;与宫内节育器(IUD)相关的反应性细胞改变。②子宫切除术后的腺细胞。③萎缩(有或无炎症):常见于儿童、绝经期和产后。

(3) 其他:子宫内膜细胞出现在 40 岁以上妇女的涂片中,未见上皮细胞不正常。

2) 上皮细胞异常:

(1) 鳞状上皮细胞异常:①不典型鳞状细胞(typical squamous cells,ASC):包括无明确诊断意义的不典型鳞状细胞(atypical squamous of undetermined significance,ASCUS)和不能排除高级别鳞状上皮内病变不典型鳞状细胞(atypical squamous cells-cannot exclude HIS,ASC-H)。②低度鳞状上皮内病变(low-grade squamous intraepithelial lesions,LSILs):与 CIN Ⅰ 术语符合。③高度鳞状上皮内病变(high-grade squamous intraepithelial lesions,HSILs):包括 CIN Ⅱ、CIN Ⅲ 和原位癌。④鳞状细胞癌:若能明确组织类型,应按下述报告,即角化型鳞癌、非角化型鳞癌,小细胞型鳞癌。

(2)腺上皮细胞改变:①不典型腺上皮细胞(AGC):包括宫颈管细胞 AGC 和子宫内膜细胞 AGC。②腺原位癌(AIS)。③腺癌:若可能,则判断来源,如宫颈管、子宫内膜或子宫外。

(3)其他恶性肿瘤:原发于宫颈和子宫体的不常见肿瘤及转移癌。

23. 宫颈细胞学检查的重要性是什么?

宫颈细胞学检查是 CIN 及早期宫颈癌筛查的基本方法,也是诊断的必需步骤,相对于高危 HPV 检测,细胞学检查特异性高,但敏感性较低。建议应在性生活开始 3 年后,或 21 岁以后开始进行,并结合 HPV DNA 定期复查。

24. 宫颈脱落细胞 HPV DNA 检测有何意义?

流行病学和分子生物学资料表明,HPV 与宫颈癌关系密切,99% 以上的宫颈癌有 HPV 感染,HPV 型别不同致病能力也不相同。高危型 HPV 持续感染是促使宫颈癌发生的最主要因素。HPV DNA 检测在临床上用于对宫颈癌的筛查,能大大改进目前宫颈癌细胞学筛查的有效性;HPV 感染的早期发现准确分型和病毒定量对疾病的早期发现、治疗、手术后的随访以及疾病的演变过程提供了有力证据,对于宫颈癌的防治具有重要意义。

25. 宫颈脱落细胞 HPV 检测的方法及优缺点有哪些?

不同的 HPV 检测方法获得的结果会出现一些差异。大量文献表明,HC-2 检测 HPV 量在 10^5 拷贝以上,适于临床宫颈病变的评价;其他基因扩增方法灵敏度高,适用于流行病学和疫苗研究。

(1)传统检测方法:主要通过形态学(巴氏涂片、电镜技术、宫颈荧光检查等)和免疫学方法(免疫组化法、放免沉淀法、血清免疫吸附试验等)对 HPV 进行检测。缺点:特异度与灵敏度均不够理想,存在较高假阳性率及假阴性率,不便于 HPV 分型,应用较少。

(2)PCR 检测 HPV DNA:此法灵敏度高,操作简单,可对 HPV 阳性感染进行确诊及 HPV 分型。缺点:高灵敏性易因样品交叉感染而导致假阳性。目前认为 PCR 技术是检测 HPV-DNA 及分型的最好方法。

(3)杂交捕获 HPV DNA 分析:此法有较好的特异度及敏感度,可对 HPV DNA 分型。杂交捕获法(hybrid capture)是目前临床使用的一种检测 HPV DNA 的非放射性技术,其中第二代杂交捕获法(HC-2)可同时检测 13 种高危型 HPV(16、18、31、33、35、39、45、51、52、56、58、59 和 68),目前广泛用于宫颈癌的筛查和复查。

(4)病理组织学检查:既可观察组织学形态变化,也可对 HPV DNA 分型检测,是较理想的病理学检测及研究方法。缺点:国内尚缺乏稳定探针,操作较复杂,不宜大规模筛查。

目前美国 FDA 已批准三种 HPV DNA 检测方法:①Hybrid Capture 2(HC-2)(USA,2003);②Cevista HPV HR(USA,2009);③Cobas HPV(USA,2011)。

26. 何为 HPV? 如何分型?

人乳头瘤病毒(human papilloma virus,HPV)是一种无包膜的小 DNA 病毒,具有强烈的嗜上皮性、高度组织和宿主特异性,可致人类皮肤和黏膜异常增生。

HPV 有多种基因型,目前已有 120 余种基因型被确定,其中约 30 种涉及生殖道感染。根据生物学特征和致癌潜能,HPV 分为高危型(high-risk)和低危型(low-risk)。

(1) 高危型 HPV(癌相关型,HRHPV):包括 HPV16、18、31、33、35、39、45、51、52、56、58、59、66、68 等型,HPV-DNA 常为非整倍体,多不能自行消退,极少逆转,与 CIN Ⅲ 和浸润性宫颈癌有关。

(2) 低危型(非癌性相关型,LRHPV):包括 HPV6、11、42、43 和一些新型 HPV,主要与轻度鳞状上皮损伤和泌尿生殖系统疣、复发性呼吸道息肉相关。HPV-DNA 常为二倍体和多倍体,可致 CIN Ⅰ 和部分 CIN Ⅱ,此种病变多能自行消退,几乎未见到感染 LRHPV 者发展为 CIN Ⅲ 或宫颈癌。

27. HPV 检测在宫颈癌筛查中的临床价值是什么?

(1) 与细胞学检查联合或单独使用进行宫颈癌的初筛,有效减少细胞学检查的假阴性结果。2003 年 8 月 30 日美国 FDA 将 HPV-DNA 杂交捕获(HC-2)检测作为妇女常规检测项目。2012 年 3 月 NCCN 公布了新版的《宫颈癌筛查临床实践指南》,指南中指出高危型 HPV 检测已经作为宫颈癌的初筛及异常细胞学结果处理的组成部分。

(2) 可根据 HPV 感染基因型预测受检者患宫颈癌的风险。

(3) 对 ASCUS,应用 HPV 检测可进行有效的分流。

(4) 对宫颈高度病变手术治疗后的患者,HPV 检测可作为其疗效判断和随访监测的手段,预测其病变恶化或术后复发的风险。

28. ACS-ASCCP-ASCP 对临床宫颈癌筛查哪些方面提出建议?

2009—2012 年,美国癌症协会(ACS)、美国阴道镜和子宫颈病理协会(ASCCP)以及美国临床病理协会(ASCP)三大权威机构,对临床宫颈癌筛查中的常见问题主要从以下六个方面进行了讨论和更新:①进行细胞筛查的间隔;②年龄在 30 岁以上女性筛查策略;③细胞学和 HPV 结果不一致的处理;④筛查停止的年龄;⑤HPV 疫苗对未来筛查的影响;⑥HPV 分子筛查的价值。

29. 宫颈癌预防及早期诊断筛查指南中最佳筛查间隔如何?

通过对宫颈疾病发展到宫颈癌的病理过程认识的提高,宫颈癌的发生需要若干年,应根据女性年龄和临床病史推荐最佳间隔时间来进行筛查,没有必要筛查过频,以避免过早对宫颈进行干预和治疗,可能会对年轻女性以后的生育带来危害,如早产、流产、宫颈机能不全、宫颈纤维化等,造成日后剖宫产率增加。因此,要求有合适的筛查间隔时间,不同年龄段筛查策略如下。

(1) 21 岁以下:不进行筛查。

(2) 21～29 岁:建议每 3 年进行一次宫颈细胞学筛查,这个年龄段 HPV 不建议作为常规筛查,HPV 感染率很高,大多都可以自然消退,宫颈癌的发病率较低。

(3) 30～65 岁:首选宫颈细胞学和 HPV 联合筛查,每 5 年一次。不推荐单独 HPV 检测,因为联合筛查具有更高的灵敏度和阴性预测值,可以增加 CIN Ⅱ 病变的检出率。

30. 宫颈癌预防及早期诊断筛查指南中不同细胞学异常如何处理?

1) 细胞学不满意:无论 HPV 结果未知或阴性,都推荐 2～4 个月后重复细胞学检查,不推荐 HPV 检测。

2) 大于 30 岁联合筛查者:

(1) HPV 阳性:要做阴道镜检查。

(2) 细胞学阴性但细胞转化区细胞缺失:可以 3 年以后再行细胞学检查。

(3) HPV 阳性,细胞学阴性者,可选择:①间隔 12 个月再重复联合筛查。②HPV16、18 分型检测,若二者阳性,需做阴道镜检查;若为除了 16 和 18 以外的高危亚型阳性,发展为 CIN Ⅱ 的风险率较低,不建议做阴道镜检查。

第二节　女性内分泌激素测定

1. 女性内分泌系统激素测定有何临床意义？

通过测定性激素水平可了解女性内分泌功能和诊断与内分泌失调相关的疾病；对于某些疾病的诊断、疗效观察、预后评估以及生殖生理和避孕药物的研发均具有重要意义。

2. 女性内分泌系统激素包括哪些？妇产科临床常用的性激素六项包括哪些内容？

女性内分泌系统激素包括下丘脑、垂体、卵巢分泌的激素。这些激素在中枢神经系统的影响及各器官间的相互协调作用下，发挥正常的生理功能。妇产科临床常用的性激素六项包括卵泡刺激素(FSH)、黄体生成素(LH)、催乳素(PRL)、雌二醇(E_2)、孕酮(P)、睾酮(T)，基本满足临床医生对患者内分泌失调与否的筛查和对生理功能的一般性了解。

3. 性激素六项检查的适应证有哪些？

性激素六项检查的适应证有月经失调、闭经、阴道异常出血、妇科相关肿瘤等。

4. 性激素六项检查前有何注意事项？

(1) 月经第2～5日早9点空腹抽血检查，效果最为精准，这一段时间属于卵泡早期，可以反映卵巢的功能状态，称为基础性激素水平。

(2) 长期闭经者，不受月经周期限制，可随时检查，空腹最佳。

(3) 检查基础性激素前至少1个月不能用性激素类药物（包括黄体酮、雌激素类），以免影响检查结果。

5. 血 FSH、LH 的正常范围是多少？

血 FSH 浓度，一般情况下，以5～40 mU/mL 作为正常值；FSH 值偏高，多见于卵巢早衰、原发性闭经等。血 LH 浓度，一般情况下，在非排卵期正常值是5～25 mU/mL；低于5 mU/mL，提示促性腺激素功能不足。LH/FSH 为2～3或以上，为诊断多囊卵巢综合征依据之一。不同时期血 FSH、LH 的正常范围见表21-1。

表 21-1　血 FSH 和血 LH 正常范围

血 FSH 正常范围/(U/L)		血 LH 正常范围/(U/L)	
测定时期	正常范围	测定时期	正常范围
卵泡期、黄体期	1～9	卵泡期、黄体期	1～12
排卵期	6～26	排卵期	16～10
绝经期	30～118	绝经期	16～66

6. 促性腺激素测定有何临床意义？

(1) 鉴别闭经原因：FSH 及 LH 水平均低于正常，提示闭经原因在腺垂体或下丘脑；FSH 及 LH 水平均高于正常，病变在卵巢。

(2) 诊断多囊卵巢综合征：测定 LH/FSH 的值，如 LH/FSH 为2～3或以上，有助于诊断多囊卵巢综合征。

(3) 监测排卵：测定 LH 峰值可估计排卵时间及了解排卵情况。

(4) 诊断性早熟：有助于区别真性和假性性早熟。

7. 血 PRL 水平增高时应与哪些疾病相鉴别？

(1) 垂体催乳素瘤：若血 PRL>100 μg/L，应想到催乳素瘤的可能，需结合其他检查作出诊断。

（2）雌激素增多：如妊娠、口服药。

（3）影响 PRL 释放的药物：抗精神病药物如吩噻嗪、苯丙甲酮、止呕灵等；降压药如甲基多巴、利血平等；止吐药如胃复安、西咪替丁（甲氰咪胍）等；阿片制剂如吗啡、美沙酮等，多在停药后恢复。

（4）10％～15％多囊卵巢综合征患者可表现为轻度高催乳素血症。

（5）闭经、不孕及月经失调者：无论有无泌乳均应测 PRL，以排除高催乳素血症。

（6）生理性短暂升高：常见于新生儿期、妊娠、月经、应激状态、吮乳及刺激乳头、产后、泌乳期、夜间睡眠等。

（7）其他：还可见于性早熟、原发性甲状腺功能低下、肾上腺皮质功能减退、卵巢早衰等。

8. 血 PRL 的正常值是多少？

在非哺期，血 PRL 正常值为 0.08～0.92 nmol/L，超过 1.0 nmol/L 即为高催乳素血症。不同时期血 PRL 正常范围见表 21-2。

表 21-2　血 PRL 正常范围

测定时期	正常范围/(nmol/L)	测定时期	正常范围/(nmol/L)
卵泡期	<1.05	妊娠早期	<3.64
黄体期	0.23～1.82	妊娠中期	<7.28
绝经期	<0.91	妊娠晚期	<18.2

9. 雌激素测定有何临床意义？

1）监测卵巢功能：

（1）鉴别闭经原因：①雌激素水平符合正常周期变化，表明卵泡发育正常，应考虑为子宫性闭经；②雌激素水平偏低，闭经可能因原发或继发性卵巢功能低下或受药物影响抑制卵巢功能，也可见于下丘脑、垂体功能失调、高催乳素血症等。

（2）诊断无排卵：雌激素无周期性变化，常见于无排卵性功血、多囊卵巢综合征、绝经后子宫出血。

（3）监测卵泡发育：用以指导治疗及确定取卵时间。

（4）诊断女性性早熟：血雌激素水平高于 275 pmol/L 为诊断性早熟的激素指标之一。

2）监测胎儿-胎盘单位功能：测定孕妇尿 E_3 含量可反映胎儿胎盘功能状态。正常足月妊娠尿 E_3 排出量平均为 88.7 nmol/24 h。妊娠 36 周后尿 E_3 排出量连续多次均低于 37 nmol/24 h 或骤减 30％～40％及以上，提示胎盘功能减退。尿 E_3 低于 22.2 nmol/24 h 或骤减高于 50％，提示胎盘功能显著减退。

10. 雌激素测定正常值是多少？

不同时期血 E_1、E_2、E_3 正常范围见表 21-3、表 21-4。

表 21-3　血 E_2、E_1 参考值

测定时间	E_2 正常值/(pmol/L)	E_1 正常值/(pmol/L)
青春前期	18.35～110.10	62.9～162.8
卵泡期	92.0～275.0	125～377.4
排卵期	734.0～2200.0	125～377.4
黄体期	367.0～1100.0	125～377.4
绝经后	<100.0	—

表 21-4　血 E_3 参考值

测 定 时 期	正常范围/(nmol/L)
成人(非妊娠状态)	<7
妊娠 24~28 周	104~594
妊娠 29~32 周	139~763
妊娠 32~36 周	208~972
妊娠 37~40 周	278~1215

11．孕激素测定有何临床意义?

(1) 监测排卵:血孕酮水平高于 15.9 nmol/L,提示有排卵。

(2) 监测黄体功能:黄体期血孕酮水平低于生理值,提示黄体功能不足;月经来潮 4~5 日血孕酮仍高于生理水平,提示黄体萎缩不全。

(3) 评估妊娠状态:① 异位妊娠,孕酮水平较低:如孕酮水平大于 78.0 nmol/L (25 ng/mL),基本可排除异位妊娠;若单次血清孕酮水平低至 15.6 nmol/L(5 ng/mL),提示死胎。②先兆流产时,孕酮值若有下降趋势,有发生流产的可能。

(4) 孕酮替代疗法的监测:早孕期切除黄体侧卵巢后应用天然孕酮替代疗法时应监测血浆孕酮水平。

12．孕酮测定正常值是多少?

血孕酮浓度在排卵前为 0~4.8 nmol/L,排卵后期为 7.6~97.6 nmol/L,排卵后期血孕酮低值,见于黄体功能不全、排卵型功能失调性子宫出血等。不同时期血孕酮正常范围见表 21-5。

表 21-5　血孕酮正常范围

测 定 时 期	正常范围/(U/L)	测 定 时 期	正常范围/(U/L)
卵泡期	<3.2	妊娠中期	159~318
黄体期	9.5~89	妊娠晚期	318~1272
妊娠早期	63.6~95.4	绝经后	<2.2

13．临床上何种情况需做雄激素测定?

(1) 卵巢男性化肿瘤:睾酮水平明显增高,短期内进行性加重的雄激素过多症状,多提示卵巢男性化肿瘤。

(2) 多囊卵巢综合征:睾酮水平可能正常,也可能升高。若治疗前雄激素水平升高,治疗后应下降,可作为评价疗效的指标之一。

(3) 肾上腺皮质增生或肿瘤:血清雄激素异常升高。

(4) 两性畸形的鉴别:男性假两性畸形及真两性畸形,睾酮水平在男性正常范围内;女性假两性畸形则在女性正常范围内。

(5) 女性多毛症检测:睾酮水平正常时,多考虑毛囊对雄激素敏感所致。

(6) 应用睾酮或具有雄激素作用的内分泌药物:如达那唑等,用药期间有时需做雄激素测定。

(7) 高催乳素血症:有雄激素过高的症状和体征,常规雄激素测定在正常范围者,应测定血催乳素。

14．睾酮测定正常值是多少?

不同时期血睾酮正常范围见表 21-6。

表 21-6　血睾酮正常范围

测 定 时 间	正常范围/(nmol/L)
卵泡期	<1.4
排卵期	<2.1
黄体期	<1.7
绝经后	<1.2

第三节　诊断性刮宫

1. 何为诊断性刮宫？诊断性刮宫方法有几种？

诊断性刮宫简称诊刮，是诊断宫腔疾病最常采用的方法。其目的是刮取宫腔内容物做病理学检查以协助临床诊断，分为一般诊刮和分段诊刮。

2. 一般诊刮的适应证有哪些？

(1) 子宫出血原因不明(尤其绝经后出血)或阴道排液：需证实是否有器质性病变，如子宫内膜癌、宫颈管癌，或其他病变如流产、子宫内膜炎等。

(2) 月经失调：如功血或闭经，须了解子宫内膜的变化及排除子宫内膜结核。

(3) 不孕症：了解有无排卵及协助诊断功血类型。

(4) 宫腔组织残留或功血长期出血较多时：刮宫既可有助于诊断，还可迅速止血。

3. 一般诊刮的禁忌证有哪些？

(1) 急性或亚急性生殖道炎症及盆腔炎。

(2) 急性严重的全身性疾病：体温超过 37.5 ℃者，需在全身情况改善、体温正常后手术。

(3) 合并严重内科疾病不能耐受手术者。

4. 何为分段诊刮？操作时应注意什么？

若同时疑有宫颈管病时，需对宫颈管及宫腔分步进行刮宫，即先搔刮宫颈管再刮宫腔，将刮出物分别送病理检查，称分段诊刮。

分段诊刮时，先不探查宫腔深度，以免将宫颈管组织带入宫腔混淆诊断。先用小刮匙自宫颈内口至外口顺序刮一周刮取宫颈管组织，再探宫腔深度并刮取子宫内膜。刮出宫颈管及宫腔组织分别装瓶、固定，送病理检查。

5. 分段诊刮的适应证有哪些？

(1) 绝经后或更年期阴道出血原因待查者。

(2) 不规则阴道出血：可疑子宫内膜癌的患者。

(3) 排除子宫颈管癌：除能了解宫腔有无病变外，还可以了解宫颈管是否受累。

6. 诊断性刮宫时有哪些注意事项？

(1) 诊断性刮宫时机：不孕症或功血患者应在月经前或月经来潮 6 h 内刮宫，以判断有无排卵或黄体功能不良；功血长期多量出血时，刮宫可迅速止血，刮出组织送检还有助于诊断。

(2) 术中注意要全面搔刮宫腔四壁及两侧角部，尽量将子宫内膜全部刮出。可疑子宫内膜结核时，要特别注意刮子宫两角部。当刮出物高度可疑为癌组织时，刮出组织只要足够病检即可，不要强行刮净，以免发生子宫穿孔。

(3) 出血、子宫穿孔、感染是刮宫的主要并发症。出血时间长的患者，容易发生感染，术前术后应给予抗生素预防感染。术后 2 周内禁性生活及盆浴，以防感染。

（4）术者操作时应注意避免唯恐刮不彻底,反复刮取组织,不但易伤及子宫内膜基底层,甚至可刮出肌纤维组织,造成子宫内膜炎或宫腔粘连,导致闭经。

第四节　诊断性宫颈锥切术

1. 何为诊断性宫颈锥切术?

出于诊断目的,沿宫颈外口周围,包括部分宫颈管,把宫颈病变处进行圆锥形切除,称为诊断性宫颈锥切术。

2. 诊断性宫颈锥切术的方法主要有几种?

目前,宫颈锥切的方法主要有冷刀锥切(CKC)、宫颈环形电切术(LEEP)和激光锥切。由于激光锥切对标本切缘有较大热损伤效应,一般不用于诊断性宫颈锥切,而对于 LEEP 术是否可用于诊断性宫颈锥切术,目前尚存在争议。

3. 诊断性宫颈锥切术的适应证有哪些?

（1）宫颈刮片细胞学检查多次找到癌细胞,而宫颈多处活体组织检查及分段诊刮病理检查均未发现病灶者。

（2）宫颈活体组织检查为 CIN Ⅲ需要确诊,或可疑为早期浸润癌,为明确病变累及程度及决定手术范围者。

4. 诊断性宫颈锥切术的禁忌证有哪些?

（1）阴道、宫颈、子宫及盆腔有急性或亚急性炎症。

（2）有血液病等出血倾向。

5. 诊断性宫颈锥切术的切除范围有多大?

诊断性宫颈锥切术是为了避免病变残留,应选择适当大小的锥切尺寸,总的来说,切除宽度应在病灶外 0.5 cm,锥高延至颈管 2~2.5 cm。妊娠妇女锥切仅限于高度怀疑宫颈浸润癌时,深度最好小于 10 mm。

6. 诊断性宫颈锥切术有何注意事项?

（1）用于诊断者,不宜用电刀、激光刀,以免破坏边缘组织而影响诊断。

（2）术后用抗生素预防感染。

（3）术后 6 周探查宫颈管有无狭窄。

（4）2 个月内禁性生活及盆浴。

（5）对于妊娠期妇女是否可以进行宫颈锥切,目前尚有争议。

第五节　输卵管通液术

1. 何为输卵管通液术?

输卵管通液术(hydrotubation)是检查输卵管是否通畅的一种方法,并具有一定的治疗功效。此方法是通过导管向宫腔内注入液体,根据注液时阻力大小、有无液体反流、注入液体量及患者感觉等判断输卵管是否通畅。

2. 输卵管通液术的适应证有哪些?

（1）原发或继发不孕症,男方精液正常,疑有输卵管阻塞者。

（2）检验和评价输卵管绝育术、输卵管再通术或输卵管成形术的效果。

（3）治疗输卵管黏膜轻度粘连。

（4）输卵管再通术后经宫腔注药液，可防止吻合处粘连，以保证手术效果。

3. 输卵管通液术的禁忌证有哪些？

（1）月经期或有不规则阴道流血者。

（2）内、外生殖器急性炎症或盆腔炎性疾病急性或亚急性发作者。

（3）严重全身性疾病，如心、肺功能异常，不能耐受手术者。

（4）可疑妊娠者。

（5）体温高于 37.5 ℃。

4. 输卵管通液术术前有哪些准备？

（1）选择月经干净后 3～7 日，术前 3 日禁性生活。

（2）各种检查证实未妊娠者。

5. 输卵管通液术的具体操作步骤是什么？

（1）术前半小时可肌内注射阿托品 0.5 mg 防止痉挛。

（2）患者排尿后取膀胱截石位，双合诊以了解子宫位置、大小。外阴、阴道常规消毒，铺无菌巾，放阴道窥器暴露宫颈，再次消毒阴道及宫颈，以宫颈钳钳夹宫颈前唇，沿宫腔方向置入宫颈导管，并使其与宫颈外口紧密相贴。

（3）将宫颈导管与压力表、注射器用 Y 形接管相连，压力表应高于 Y 形管水平，以免液体进入压力表。

（4）注射器内装有 20 mL 无菌生理盐水（内含庆大霉素 8 万 U、地塞米松 5 mg、透明质酸酶 1500 U），缓慢推注，压力不可超过 160 mmHg。观察推注时阻力大小、液体是否回流、患者下腹是否疼痛等。

6. 输卵管通液术时如何判定输卵管通畅度？

（1）输卵管通畅：注入无菌生理盐水 20 mL 无阻力，压力维持在 60～80 mmHg 或以下，或开始稍有阻力，随后阻力消失，无液体回流，患者并无腹胀不适感，提示输卵管通畅。

（2）输卵管阻塞：勉强注入 4～5 mL 时即感有阻力，此时压力表显示压力持续上升而无下降，患者感下腹部胀痛，停止推注后液体又回流至注射器，提示输卵管阻塞。

（3）输卵管通而不畅：注射液体有阻力，经加压注入又能推进，说明原有轻度粘连已被分离，患者感腹痛轻微，提示输卵管通而不畅。

7. 输卵管通液术有哪些注意事项？

（1）无菌生理盐水温度以接近体温为宜，以免冷刺激导致输卵管痉挛。

（2）注入液体时务必使宫颈导管贴紧宫颈外口，以免液体外漏。

（3）注入液体时需注意：①速度宜慢，以 5 mL/min 的速度进入为宜。②注意患者有无下腹疼痛及疼痛严重程度，如发生急剧腹痛，要注意有否输卵管破裂。③注液压力避免过高，以防引起患者严重迷走神经反射而致心率减慢、血压下降等。

（4）术后 2 周内禁性生活及盆浴，酌情应用抗生素。

（5）由于输卵管通畅度的判断凭医生主观感觉，加之患者个体差异，假阴性和假阳性的诊断结果较多；不能精确判断输卵管单侧堵塞（通畅）还是双侧堵塞，也不能具体到输卵管哪个部位堵塞。因此，应用输卵管通液术来判断输卵管通畅性不是完全可靠的。

第六节　阴道后穹隆穿刺术

1. 什么是经阴道后穹隆穿刺术？其穿刺目的是什么？

阴道后穹隆穿刺术（culdocentesis）是经阴道后穹隆向直肠子宫陷凹的腹腔最低部位做腹

腔穿刺,将抽出物进行肉眼观察、实验室检查或病理检查,是妇产科临床常用的辅助诊断方法。

2. 经阴道后穹隆穿刺术的适应证有哪些?

(1) 怀疑腹腔内出血:如宫外孕、卵巢黄体破裂等。

(2) 怀疑盆腔内积液、积脓:了解积液性质,如为脓肿可行穿刺引流,并可局部注射药物治疗。

(3) 直肠子宫陷凹内盆腔肿块:经后穹隆穿刺抽吸留取标本并行细胞学检查以协助诊断。高度怀疑恶性肿瘤时,可行细针穿刺活体组织检查。

(4) 超声引导下介入治疗:超声引导下行卵巢子宫内膜异位囊肿或输卵管妊娠部位注药治疗。

(5) 辅助生殖技术:超声引导下经阴道后穹隆穿刺取卵;多胎妊娠时,可在超声引导下行经阴道后穹隆穿刺减胎术。

3. 经阴道后穹隆穿刺术的禁忌证有哪些?

(1) 盆腔严重粘连:直肠子宫陷凹被肿块完全占据并凸向直肠。

(2) 疑有肠管与子宫后壁粘连。

(3) 异位妊娠拟用非手术治疗时应避免穿刺,以免导致感染。

4. 经阴道后穹隆穿刺术的具体操作步骤是什么?

(1) 嘱患者排空膀胱,取膀胱截石位。做常规外阴、阴道消毒,铺无菌巾。行盆腔检查了解盆腔内情况,注意后穹隆是否膨隆。

(2) 阴道窥器暴露宫颈及阴道后穹隆,再次消毒阴道及宫颈,以宫颈钳钳夹宫颈后唇,向上、向前牵引,充分暴露阴道后穹隆。

(3) 将 22 号长针头与 5~10 mL 注射器相连,于后穹隆中央或最膨隆处,取平行宫颈管方向快速进针刺入 2~3 cm。有落空感后抽吸,注射器内无抽吸物时可调整穿刺部位、方向或深度。若为肿物,选择最突出或囊性感最明显的部位进针。如抽出液体,应固定穿刺针直至抽吸足够检测项目所需数量为止。

(4) 抽吸完毕后拔针。穿刺点如有渗血,用无菌纱布压迫片刻,待血止后取出窥阴器。

5. 经阴道后穹隆穿刺液性质和结果如何判断?

1) 血液:

(1) 新鲜血液:放置后迅速凝固,或滴在洁白的纱布上能出现红晕者,为刺伤血管所致,应改变穿刺针方向,或重新穿刺。

(2) 陈旧性暗红色血液:放置 10 min 以上不凝固,表明有腹腔内出血,多见于异位妊娠或流产、黄体破裂或其他脏器如肝、脾破裂等。

(3) 小血块或不凝固陈旧性血液:见于陈旧性宫外孕。

(4) 巧克力色稠厚液体:多为卵巢子宫内膜异位囊肿破裂。

2) 脓液:呈黄色、黄绿色,质稀薄或浓稠,有臭味,提示盆腔或腹腔有化脓性病变或脓肿破裂。应行细胞学涂片、细菌培养、药物敏感试验,必要时行切开引流术。

3) 炎性渗出物:微浑浊淡黄色或淡红色液体,多为炎性渗出液,见于急性盆腔炎或急性阑尾炎。

4) 腹水:有血性、浆液性、黏液性等。应送常规腹水实验室检查及细胞学检查,必要时检查抗酸杆菌。血性腹水多疑为恶性肿瘤如卵巢癌、输卵管癌等癌性腹水,应行脱落细胞检查。

6. 经阴道后穹隆穿刺术有哪些注意事项?

(1) 穿刺深度要适当:针头进入直肠子宫陷凹不可过深,进针方向必须与宫颈平行,不可过分向前、向后,以免针头刺入盆腔脏器或穿入血管。

(2)观察抽吸物:若为鲜血时需放置 4～5 min,如血液凝固则考虑为血管内血液;超过 6 min仍不凝固时,则考虑有腹腔内出血。

(3)注意假阴性:穿刺未抽出血液,不能完全排除宫外孕和腹腔内出血;内出血量少、血肿位置高或与周围组织有粘连时,均可导致假阴性。

(4)抽出液体及时送检:抽出液体应根据初步判断,分别进行涂片、常规检查、药敏试验、细胞学检查等,必要时做肿瘤标记物检测;抽取组织应及时送组织学检查。

(5)经阴道后穹隆穿刺术属于一种盲目的经验性操作,具有一定的潜在危险性,不能完全依靠穿出的液体量来决定是否手术。

第七节　超声检查

1. 人耳能听到的超声波范围是多少?

人对声音的感觉有一定频率范围。每秒振动 20～20 000 次,即频率为 20～20 000 Hz,如果物体振动频率低于 20 Hz 或高于 20 000 Hz 人耳就听不到了,高于 20 000 Hz 的频率称为超声波,低于 20 Hz 的频率称为次声波。这就是说,不是所有物体的振动所发出的声音人耳都能听到的。

2. 医学超声波应用范围有哪些?

应用于治疗和清洗的频率范围在 20～2000 MHz。高强度聚焦超声治疗仪采用 1 MHz 左右的频率。用于临床诊断的频率范围在 1～60 MHz。其中 3.5～5 MHz 的频率用于成人心脏及腹部成像。这些频率通常能穿透组织 15～20 cm 的深度。7～10 MHz 用于小器官的成像,如甲状腺、乳腺、眼睛显像,通常达 4～5 cm 的穿透深度。在 10～40 MHz 的高频范围内已应用于皮肤成像及血管成像系统。在 40～60 MHz 的频率范围内,则用于生物显微镜成像,对眼睛活组织表面下显微镜诊断结果,可显示用其他非侵入的方法无法获得的信息。超过 100 MHz 的频率范围称为超高频。

3. 超声波的特点是什么?

(1)超声波在传播时,方向性强,能量易于集中。

(2)超声波能在各种不同媒质中传播,且可传播足够远的距离。

(3)超声波与传声媒质的相互作用适中,易于携带有关传声媒质状态的信息(诊断),或对传声媒质产生效应。超声波是一种波动形式,它可以作为探测与负载信息的载体或媒介(如 B 超等用作诊断);超声波同时又是一种能量形式,当其强度超过一定值时,它就可以通过与传播超声波媒质的相互作用,相互影响,改变以致破坏后者的状态、性质及结构(用作治疗)。

4. 超声诊断的内容及优缺点是什么?

超声波属纵波,即机械振动波,它在不同的介质中,传播速度亦不相同。超声波对人体软组织、脏器(如膀胱、胆囊)内液体,有良好的分辨力,有利于诊断及鉴别微小病变。因此,超声波不仅能用于心脏、腹腔等脏器,同时对浅表器官及组织也能进行诊断,而且效果良好。

超声成像:利用超声波的物理特性和人体组织器官的声学特性相互作用而产生的信息,经处理后形成图形和曲线,借此进行疾病诊断的一种物理检查方法。

5. 超声波的物理特性是什么?

(1)指向性:超声波在介质中呈直线传播,是超声波对人体器官进行探查的基础。

(2)超声波的反射和折射:①声波在人体组织内按一定方向传播的过程中遇到不同声阻抗

的分界面,即产生反射与折射。②利用反射与折射显示不同组织界面、轮廓等。

(3) 超声波的吸收与衰减:指声能随着传播距离而减弱的现象。衰减量可按下列公式计算。

$$衰减量＝频率×深度$$

频率高,衰减重。原因为吸收损耗、声束扩散、反射和折射。人体组织中衰减的一般规律:骨(或钙化)＞肌腱(或软骨)＞肝＞脂肪＞血液＞尿液(或胆汁)。

(4) 超声波的分辨力与穿透力:超声波具有纵向分辨力和横向分辨力。频率高,纵向分辨力好,穿透差;频率低,纵向分辨力低,穿透强。对应的临床应用:①检测浅表器官,采用高频探头;②检测深部脏器,采用低频探头。

(5) 多普勒效应:在声波与反射边界固定不动时,反射波的频率等于入射波频率,但在声波与反射界面做相对运动时,由于超声波在一定介质中传播的速度是恒定的,故可看做超声波的波长被压缩或扩展。波长的变化必将伴随着频率的移动,仍需满足 $c＝\lambda f$ 的关系,这种现象称为多普勒效应。

6. 超声成像的一般规律是什么?

(1) 回声不仅来自大的界面反射,也有散射回声。

(2) 物体衰减大小表现在后方回声的强弱。

(3) 囊性物体声像图特点是内部无回声,前后壁回声增强,侧壁回声失落侧声影,后方有回声增强。

(4) 多重回声反射表现为一系列间隔均匀、依次减弱的影像。

(5) 采用非线性检测可获得二次谐波成像。

7. 超声波在人体中的传播速度与哪些因素有关?

(1) 与人体中组织的弹性有关。

(2) 与人体中组织的密度有关。

(3) 与人体中组织的特性阻抗有关。

(4) 与测量不同脏器组织厚(长)度的精度有关。

(5) 与超声波的频率高低无关。

8. 超声诊断的优点有哪些?

(1) 无放射性损伤。

(2) 信息量丰富。

(3) 动态的实时观察。

(4) 可显示管腔结构。

(5) 有良好的显示能力。

(6) 可准确定位并测量。

(7) 可反复检查,动态随访。

(8) 可床边检查。

(9) 反映心功能情况。

9. 超声诊断有何局限性?

(1) 显示范围较小。

(2) 对骨骼、肺和肠管的局限性。

(3) 病变过小或声阻抗差不大,不引起反射,声像图难以显示。

(4) 图像易受气体和皮下脂肪的干扰。

（5）对病变的定性诊断需要综合分析。

（6）检查结果受仪器设备和技术人员的影响。

10. 临床超声诊断产生误诊的部分声学物理原因有哪些？

（1）人体组织脏器结构较复杂，超声波并非在理想介质中传播。

（2）超声波固有的物理特性引起图像纵向、侧向变形。

（3）超声波衰减及仪器调节不妥产生失真。

（4）二维彩色血流成像及多普勒流速曲线均会产生一定的伪像。

（5）临床诊断应去伪存真，作出正确结论。

11. 超声检查技术如何分类？

1）普通超声检查：

（1）A 型超声检查（前述称为 B 超检查）。

（2）M 型超声检查。

（3）B 型（二维）超声检查。

（4）频谱多普勒超声检查（①脉冲多普勒；②连续多普勒）。

（5）彩色多普勒血流显像检查。

2）超声检查新技术：

（1）组织多普勒成像。

（2）彩色多普勒能量图。

（3）腔内超声诊断。

（4）声学造影检查。

（5）三维超声成像。

3）M 型超声扫描法：

（1）机理：以单声束取样，获得活动界面回声，再以慢扫描方式展开。

（2）特点：一维时间-运动曲线图。

（3）用途：分析心脏和大血管的运动幅度。

4）B 型超声显像法：

（1）机理：不同的光点反映回声变化，用切面显示正常组织与异常组织。

（2）特点：二维断面图像，灰阶、彩阶；实时显示，直观。

（3）用途：极其广泛。

5）D 型（超声多普勒法）频谱多普勒（PW+CW）：以频谱曲线显示，检测血流动力学参数。

6）彩色多普勒血流显像（CDFI）：彩色编码实时显示血流方向、速度及血流性质。

12. 什么是多普勒超声检查？

（1）声源遇到运动的目标（血流中的红细胞）产生多普勒频移。

（2）多普勒超声检查检测血流信号有 CW、PW、HPRF 三种方式。

（3）声速方向与血流方向之间的夹角成为多普勒夹角。

（4）从多普勒公式中可测算血流速度和方向。

（5）血流频移信号可由声音及频移-时间曲线或流速-时间曲线表示。

13. 超声多普勒检查技术在临床中的应用如何？

（1）测量人体全身及病变组织中的血流速度。

（2）以探头安置位置为参考，确定血流方向（正向或反向）。

（3）确定心血管的血流种类（层流、湍流、射流）。

（4）计算血流速度积分、压差、血流指数等有关参数。

（5）连续波式多普勒检查不利于测量选定深度处血流或确定什么脏器的血流。

14. 临床常用测量的血流指数有哪些？

（1）峰值流速（V_s）。

（2）舒张末期流速（V_a）。

（3）平均流速（V_m）。

（4）阻力指数（RI）。

（5）脉动指数（PI）。

15. 提高测量血流速度值的方法有哪些？

（1）选择频率低的探头做血流检查。

（2）提高脉冲重复频率 PRF。

（3）减少采样门深度。

（4）移动零位线，扩大流速 1 倍。

（5）零位线移动只能对单一方向血流。

16. 人体血流动力学的基本规律和特点如何？

（1）稳流：流速与血管的横截面积成反比，如小静脉内的血流。

（2）非稳流：流速大小（及方向）均随时间而变化，如动脉血流。

（3）黏滞性：因黏滞性作用，流体各处的速度出现差异，黏滞系数反映了黏滞性大小。

（4）流速剖面：层流状滑流各层之间形成速度梯度，如类三角形、抛物线形、活塞形。

（5）流体阻力：流体阻力 R（流阻）与血管半径 r 的四次方成反比。

17. 彩色多普勒血流成像的主要技术有哪些？

（1）运动目标显示器：提取血流动态信息，消除壁层及瓣膜信息。

（2）滤波器特性：分高通滤波器和低通滤波器，针对不同截止频率进行调节选择。

（3）彩色血流显示：通过红、蓝颜色及其混合色显示血流速度、方向和血流离散度。

（4）彩色血流速度标尺：标识最大血流速度范围，高速标尺用于心脏，低速标尺用于腹部及四肢。

（5）自相关技术：彩色成像的关键部件，对两个以上频移信号进行积分计算，分析相位差，给出平均血流速度。

18. 血流大小及方向与彩色显示关系是如何的？

（1）血流与超声束夹角改变，同一血流在不同位置有不同颜色的表现。

（2）同一方向血流速度不变，但颜色明暗会发生改变。

（3）血流离散度显示出附加的绿色斑点或多彩斑点，称为镶嵌状血流图。

（4）彩色血流显示常用速度-方差显示、速度显示、能量显示、方差显示四种方式。

（5）移动零电位可扩大单一方向（正向或反向）血流显示范围 1 倍。

19. 多普勒组织成像的特点如何？

（1）基本原理：滤除高频低幅度的血流信号，而提取低频高幅度的组织运动信号。

（2）根据组织运动的速度及方向配以彩色，和 CDFI 的显示方式相同，也是平均速度。

（3）多普勒组织成像有速度型、加速度型、能量型等多种显示方式。

（4）多普勒组织成像应用于分析室壁运动、判断阶段性室壁异常、判断心肌功能。

（5）受声束入射角影响，也存在 CDFI 的局限性，测量不能准确定位。

20. 超声成像的临床应用如何?

超声成像的临床应用有:①超声解剖学和病变的形态学研究;②功能性检查;③器官声学造影的研究;④介入性超声的应用;⑤确定占位病变的物理性质;⑥检查脏器的形态、大小及结构;⑦测定心功能;⑧检测血流;⑨器官声学造影的研究;⑩监测胎儿生长发育;⑪检测积液;⑫随访、介入、术中 US;⑬健康体格检查、防癌普查等。

21. 超声观察与分析内容有哪些?

超声观察与分析的内容如下:①外形;②边界和边缘回声;③内部结构特征;④后壁及后方回声;⑤周围回声强度;⑥毗邻关系;⑦脏器活动情况;⑧脏器结构的连续性;⑨血流的定性分析;⑩血流的定量分析;⑪功能监测;⑫量化分析。

22. 超声探头临床应用如何选择?

(1) 腹部、妇产科检查时,使用电子凸阵探头。

(2) 小器官、外周血管使用高频电子线阵探头。

(3) 心脏、大血管检查使用电子扇形探头。

(4) 腔内检查选用单平面或多平面腔内探头。

(5) 血管内检查使用径向扫查探头。

23. 超声仪器安全注意事项有哪些?

(1) 超声仪器设备应经常保养,属于自行维护的范围,包括防尘、防潮、防高温、减少震动。

(2) 超声诊断仪器工作环境:整机不应放置在潮湿的环境中或易燃气体旁;避免高电场、高磁场、高频环境中使用;使用稳压器,要有良好的接地线;监视器应避免阳光直射。

(3) 应经常维护:每天清洁仪器台面,用柔软、不损伤玻璃光洁度的材料擦拭荧光屏上的灰尘,定期检查仪器工作条件设置是否正确;检查地线或电源是否连接可靠;在专业技术员的参与下,可拆开纸板,拔除电路板进行除尘清理。一般不建议自行对电路板除尘。

(4) 定期检测:超声仪器要定期检测,对轴向分辨力、侧向分辨力、几何位置精度、穿透深度、灵敏度、声输出强度等几项技术指标必须检测。

24. 妇产科常用超声检查有哪些检查方法?

(1) 经腹部体表探查:经腹壁直接扫查时,膀胱应适度充盈,以推开肠管,使子宫附件清楚显示。

(2) 经阴道探查:经阴道探头扫查无需特殊准备。

25. 经阴道超声检查的优点有哪些?

(1) 频率及分辨率比腹部探头高,盆腔器官的声像图显示清晰,尤其是对后位子宫、宫腔内病变、后盆腔肿块、位于后盆腔的卵巢卵泡监测、早期异位妊娠、早早孕等观察。

(2) 不需充盈膀胱,盆腔器官处于自然状态。

26. 经阴道超声检查的局限性有哪些?

(1) 远区显示欠清,对中、晚期妊娠及较大盆腔肿块或子宫肌瘤,经阴道超声不能显示全貌,须用经腹部超声检查。所以,妇产科超声检查,经腹部超声和经阴道超声二者配合诊断准确性更高,二者都不能缺少。

(2) 阴道探头因需放入阴道内进行操作,对未婚妇女、月经期、阴道畸形、阴道炎症者不宜使用。

27. 子宫的正常超声图像是怎样的?

子宫需测量三条径线,子宫体纵径、横径及前后径。成年妇女正常子宫超声检测值为长 5.5～7.5 cm,宽 4.5～6.5 cm,厚 3.0～5.0 cm。子宫纵切呈倒梨形,轮廓光滑清晰。肌层均质性中等强度回声。横切面呈椭圆形,宫腔为线状强回声,周围有内膜的弱回声环绕,其厚度、回声强度及子宫大小均随月经周期而呈规律性变化。

28. 妇科超声检查的适应证有哪些?

(1) 生殖道先天性发育异常:如处女膜闭锁、阴道下段闭锁、阴道纵隔、各种子宫畸形、幼稚子宫、先天性无子宫等。

(2) 子宫疾病:如子宫肌瘤、子宫内膜癌、子宫肉瘤、子宫腺肌症、宫腔内积液、子宫内膜增殖症、子宫内膜息肉、宫颈肥大、宫颈囊肿、宫颈息肉、宫颈癌等。

(3) 卵巢疾病:如非赘生性囊肿(卵泡囊肿、黄体囊肿、多囊卵巢综合征)、囊腺瘤及囊腺癌(浆液性、黏液性)、畸胎瘤、转移瘤等。

(4) 输卵管疾病:如输卵管积水、积脓等。

(5) 计划生育:如 IUD 的定位。

(6) 不孕不育:如卵泡生长监测。

(7) 介入性超声:如子宫输卵管声学造影,超声引导下囊肿穿刺硬化治疗,超声监测取卵等。

29. 超声检查在产科领域中的应用如何?

(1) 妊娠期:超声可监测整个孕期胎儿的发育过程,可检测妊娠早期、妊娠中期及妊娠晚期胎儿发育是否正常,有无胎儿畸形,测定胎盘位置、成熟度以及羊水量等。彩色多普勒超声检查可通过测量子宫动脉血流评价子宫胎盘血液循环,通过脐动脉血流波形判断胎儿宫内是否缺氧。

(2) 产褥期:超声在产后检查中也非常重要。通过超声可以观察子宫复旧、剖宫产切口愈合、宫腔胎盘滞留等情况。近年超声造影研究表明,超声可帮助判断胎盘滞留类型,提高胎盘残留与胎盘粘连、胎盘植入的鉴别诊断能力。

(3) 介入性超声:①早孕期多胎妊娠减胎术的超声引导。②中晚孕期胎儿畸形,因某些部位积液过度造成胎体局部增大,可在超声引导下穿刺引流使其顺利娩出。③超声引导下经脐静脉穿刺可获得胎儿血标本,羊水穿刺可获得羊水标本,可以进行产前诊断。④介入性治疗:如羊水过少的胎儿宫内生理盐水的灌输治疗、胎儿溶血性贫血的超声引导下脐静脉穿刺宫内输血治疗等。

30. 产科超声检查在产前诊断中如何分级?

(1) 一般产科超声检查(Ⅰ级):主要目的是观察胎儿生长发育,测量胎儿大小,不以检测胎儿畸形为目的。

(2) 常规产科超声检查(Ⅱ级):在Ⅰ级产科超声检查范围的基础上,筛查六大类致死性胎儿畸形。

(3) 系统胎儿超声检查(Ⅲ级):建议所有孕妇在妊娠 18~24 周时对胎儿各器官进行一次系统胎儿超声检查,包括颅脑、唇、鼻、眼、心脏、肝、胃、肾、膀胱、肠、腹壁、脊柱和四肢。

(4) 针对性超声检查(Ⅳ级):对可疑胎儿特定部位异常,进行专家会诊超声检查,包括胎儿超声心动图检查,NT 超声检查,胎儿唇、鼻、眼、耳、四肢的针对性超声检查。

31. Ⅰ级产科超声检查的适应证有哪些?

(1) 无法开展后面三层次超声检查的基层医院,可只对胎儿进行粗略的生长发育评估,不对胎儿畸形进行筛查。

(2) 已进行过系统超声检查的孕妇,仅了解胎盘、羊水及进行大致的生长发育评估。

32. Ⅱ级产科超声检查的适应证有哪些?

(1) 适应于所有孕妇(包括低危孕妇和高危孕妇)。

(2) 已进行过系统超声检查的孕妇,了解胎盘、羊水及进行胎儿生长发育评估。

(3) 对胎儿畸形进行初筛、疑有异常者,应建议孕妇进行系统胎儿超声检查。

(4) 筛查卫生部规定的六种严重致死性畸形,如无脑儿、严重脑膨出、严重开放性脊柱裂、严重胸、腹壁缺损(内脏外翻)、单腔心、致命性软骨发育不全等,怀疑异常者应建议孕妇去有产前诊断资格的医院确诊。

33. Ⅲ级产科超声检查的时间及适应证如何?

1) 检查时间:适合在妊娠18～24周内检查,超过此时期,胎儿颜面部、四肢、心脏等结构可能观察不完全或不能显示清楚;如果羊水极度过少或无羊水,胎儿的这些结构亦可能显示不清。

2) 适应证:

(1) 适应于所有孕妇,包括低危和高危孕妇,尤其适应于高危孕妇产前超声检查。

(2) 35岁以上的高龄孕妇。

(3) 生育过染色体异常儿的孕妇。

(4) 夫妇一方有染色体平衡易位者。

(5) 生育过无脑儿、脑积水、脊柱裂、唇裂、腭裂、先天性心脏病患儿或其他畸形胎儿者。

(6) 性连锁隐性遗传病基因携带者。

(7) 夫妻双方有先天性代谢疾病或有此类疾病生育史的孕妇。

(8) 在妊娠早期接受较大剂量化学毒剂、辐射或严重病毒感染的孕妇。

(9) 有遗传性家族史或近亲婚配史的孕妇。

(10) 原因不明的流产、死产、畸形和有新生儿死亡史的孕妇。

(11) 本次妊娠羊水过多或过少,疑有畸胎的孕妇。

34. Ⅳ级产科超声检查有何要求?

针对性超声检查主要是在一般超声检查或常规超声和系统超声检查基础上才能进行,所针对的问题和目的可由临床医师提出或在前面三种检查后提出,要明确某一具体类型的畸形,可以针对这一畸形进行针对性检查,也可以针对某些重要器官或畸形高发生率的器官进行针对性检查。例如,针对胎儿心脏的胎儿超声心动图检查、针对胎儿四肢或颜面部的检查、染色体异常(21-三体综合征)的针对性超声检查等。但在妊娠晚期针对性超声检查也可能受到一些客观条件的限制,检查医师应实事求是地告知患者。

35. 产科超声检查各时期检查的主要内容及目的是什么?

选择适宜的超声检查时机、次数、内容及方法至关重要。根据产前超声检查规范,结合我国具体的医疗情况,认为整个孕期进行4～6次超声检查为宜。

(1) 早期妊娠常规超声检查:停经6～8周应进行1次常规超声检查。此期主要确定是否为宫内妊娠、妊娠囊位置及数目,评估孕周,确定是否有原始心管搏动,诊断多胎妊娠,排除妊娠有关异常(异位妊娠、葡萄胎、胚胎停止发育)及其他妇科疾病(盆腔肿块、子宫畸形)等。对多胎妊娠而言,早孕期还是判断其绒毛膜性和羊膜性的关键时期。

(2) 早孕期(11～14孕周)常规超声筛查:此时期可进行胎儿遗传学超声检查,以筛查胎儿染色体异常高危人群。重点测量胎儿颈项透明层(uncial translucency,NT)、鼻骨。胎儿的主要器官在12孕周时已经基本形成,此时超声可显示胎儿主要系统器官结构,从而可检出部分胎儿结构畸形。此期应主要观察胎儿头颅和颅内结构、脊柱的连续性、四腔心、胃、膀胱、腹壁是否完整、四肢活动等。同时还应进一步确定胎儿的数目、多胎妊娠的绒毛膜性。确定孕周,可为做唐氏筛查的孕妇推荐合适的时间。

（3）中孕期（18～24 孕周）系统超声筛查：此期对筛查胎儿结构畸形尤为重要。因胎儿各器官基本发育成熟，羊水量适中，超声图像清晰，是胎儿畸形筛查的最佳时间，大部分胎儿结构异常可在这个阶段检出。除常规评估胎儿生长参数、羊水、胎盘、确定妊娠数目和胎位外，应对胎儿进行一次全面、详细的系统超声筛查。

（4）28～30 孕周常规超声检查：此期已为孕晚期，应重点评估胎儿生长发育、胎盘位置、羊水、胎位等。虽然一般常规产前超声检查的目的主要是观察胎儿的生长发育情况，多用于有过 1 次胎儿系统超声检查的孕妇，但如资源许可，仍建议同时对胎儿重要脏器进行形态学观察，以检出孕中期尚未出现或可能漏检的胎儿畸形。对 18～24 孕周超声筛查中观察不甚满意的胎儿结构也需重点复查。

（5）34～38 孕周常规超声检查：此期宜进行 1～2 次常规产前超声检查，除判断胎儿发育情况、羊水量、胎盘成熟度、脐带血流、有无脐带绕颈、胎位外，此期超声检查对重要内脏器官的检查同样有重要的临床价值，可能发现某些在超声图像上表现较晚的迟发性胎儿异常，如小的脐膨出、肾积水、脑积水等。

36. 以筛查胎儿结构异常为主要目的的产科超声检查时机是什么时候？

以筛查胎儿结构异常为主要目的的产科超声检查时机如下。①妊娠 11～14 周 NT 测量：结合孕妇年龄和实验室检查，评估胎儿染色体风险。②妊娠 18～24 周Ⅱ级、Ⅲ级产科超声检查。③妊娠 30～34 周产科超声检查：针对胎儿主要解剖结构进行生长对比观察，胎儿附属物的动态观察及筛查晚发畸形（肢体短小、脑积水等）。

37. 临床医生如何理解产前胎儿超声检查的局限性？

尽管超声检查是目前筛查胎儿结构畸形最有效的方法，但胎儿畸形种类繁多，有些畸形超声检测不出或不能识别，尤其是对一些无明显形态学改变的出生缺陷，超声诊断仍较为困难，不能替代所有的产前诊断技术。超声检查正常也不能保证胎儿的妊娠结局绝对正常。临床医生应了解孕期超声检查的目的、胎儿畸形检出率和局限性。

38. 早期妊娠超声检查的内容及目的是什么？

1）超声观察指标包括妊娠囊、卵黄囊和胚芽（胚胎）结构。一般在妊娠 5 周时可见妊娠囊图像，为圆形光环，中间是羊水呈无回声暗区，妊娠 5～6 周时妊娠囊内可见卵黄囊，最早在妊娠 5～6 周可见原始心管搏动，妊娠 6～7 周时出现胚芽的早期图像（妊娠囊内的强光点）。妊娠 8 周初具人形，可测量顶臀径（crown-rump length，CRL），妊娠 12 周前，CRL 能较准确地估计孕周，即孕周 ＝ CRL＋6.5，误差在 4 日内。经阴道超声的应用可早期诊断胚胎发育异常，通过观察卵黄囊大小、出现及消失时间可发现早期胚胎停止发育和某些畸形。

2）早期妊娠超声检查的目的：

（1）确定妊娠是否存在、妊娠的部位（宫内还是宫外）。

（2）确定胚胎发育是否正常，停经时间和超声孕周是否一致。

（3）妊娠 11～14 周胎儿 NT 测量可作为孕早期筛查胎儿染色体异常的预测指标。

39. 中期妊娠超声检查的内容及目的是什么？

中期妊娠超声检查的重要任务是判断胎儿发育有无异常。特别是妊娠 18～24 周，可以通过系统超声检查，发现绝大部分的胎儿结构异常。尤其近年来利用三维表面和透明成像技术，有助于显示胎儿唇腭裂、心脏畸形和颅脑畸形等。

（1）中期妊娠常规超声检查（胎儿生长监测）：表示胎儿主要生长发育的径线有双顶径（biparietal diameter，BPD）、头围（head circumference，HC）、腹围（abdominal circumference，

AC)、股骨长(femur length,FL)等。胎儿双顶径(头围)测定可排查无脑畸形、脑膜脑膨出等神经管畸形;腹径(腹围)测定对发现脐膨出、内脏外翻等腹壁畸形有帮助;股骨或肱骨长测量可发现成骨发育不良、致死性软骨发育不全等严重肢体短小畸形。

(2)胎儿系统超声检查(大畸形筛查):妊娠18~24周需行胎儿超声系统性全面检查,胎儿系统超声检查是诊断脏器和组织的大体结构缺失与否的有效手段。

(3)针对性胎儿超声检查:主要针对超声系统检查发现异常需要上级医院或上级医师会诊、需要动态观察的指标(如脑室增宽、肾盂积水等)、胎儿心脏超声检查等。

(4)胎儿附属物的超声观察:包括胎盘位置、成熟度评价和羊水量测定。

40. 晚期妊娠超声检查的内容及目的是什么?

1)胎儿生长监测:通过超声测量生长径线来判断有无胎儿生长受限、巨大胎儿,其中BPD≥8.5 cm提示胎儿成熟。

2)估测胎体重:超声估测胎体重的方法有多种,超声仪器有根据多参数(BPD、AC、FL)推算胎体重的公式,输入相关参数即可获得。

3)胎盘定位、估测其成熟度:根据胎盘绒毛板、胎盘实质和胎盘基底层三部分的结构变化,对胎盘成熟度分级。

(1)0级:为未成熟,多见于中孕期。

(2)Ⅰ级:为开始趋向成熟,多见于妊娠29~36周。

(3)Ⅱ级:为成熟期,多出现在妊娠36~40周。Ⅱ级早期:提示胎盘接近成熟。Ⅱ级晚期:提示胎盘已成熟。

(4)Ⅲ级:为胎盘已成熟并趋向老化,妊娠38周以后多见。Ⅲ级早期:提示胎盘已成熟,胎盘功能尚可。Ⅲ级晚期:多出现在孕37周以后,提示胎盘已趋向老化,胎盘功能已减退。目前国内常用的胎盘钙化分度是:Ⅰ度,胎盘切面见强光点;Ⅱ度,胎盘切面见强光带;Ⅲ度,胎盘切面见强光圈(或光环)。

4)测量羊水量:最大羊水暗区垂直深度(amniotic fluid volume,AFV)达到8 cm为羊水过多,小于2 cm为羊水过少。用羊水指数(amniotic fluid index,AFI)法,测量四个象限最大羊水池的最大垂直径线,它们的和达到25 cm为羊水过多,小于5 cm为羊水过少。

5)判断胎方位:根据胎头、脊柱及双下肢的位置可确定胎产式、胎先露及胎方位。

6)血流动力学参数检测:通过脐动脉、肾动脉、大脑中动脉血流阻力指数(resistance index,RI)、搏动指数(pulse index,PI)、收缩期与舒张期血流比值(systolic phase/diastolic phase,S/D),可进行超声物理评分,判断胎儿宫内安危状态。

7)评价宫颈机能:超声测量宫颈长度、宫颈管宽度等可以对宫颈机能进行评价,预测早产。

41. 产科超声报告中的 S/D 是指什么?

产科超声报告中 S/D 表明脐动脉收缩期最大血流速度(S)与舒张末期血流速度(D)比值,用来反映胎盘血管阻力。正常情况下 S/D 随孕周而降低,通常孕晚期 S/D 低于3.0。胎儿脐动脉 S/D 明显增高,舒张末期血流速度波形消失或倒置提示胎儿缺氧,处于濒危状态。

42. 超声检查可发现哪些异常妊娠?

(1)诊断葡萄胎:完全性葡萄胎典型的声像特点如下。①子宫大于孕周;②宫腔内无胎儿及其附属物;③宫腔内充满弥漫分布的蜂窝状、大小不等的无回声区,合并子宫内出血时,其间可见边缘不整、境界不清的无回声区,或合并宫腔内出血图像;④伴有卵巢黄素囊肿时,在子宫一侧或两侧可见大小不等的单房或多房的无回声区。

(2)鉴别胎儿是否存活:胎停育时妊娠囊变形、缩小,胚芽枯萎,胎心搏动消失。胎死宫内声像图显示胎体萎缩,轮廓不清,可见颅骨重叠,无胎心及胎动,脊柱变形,肋骨排列紊乱,胎儿颅内、腹内结构不清,羊水暗区减少等。

(3) 判定异位妊娠:宫腔内无妊娠囊,附件区可见边界不清、形状不规则包块。若包块内探及圆形妊娠囊,内有胚芽或心管搏动时,可确诊。若已流产或破裂,直肠子宫陷凹或腹腔内可见液性暗区。

(4) 判断前置胎盘、胎盘早剥:胎盘组织声像部分或全部覆盖宫颈内口时提示前置胎盘。胎盘与子宫肌壁间出现形状不规则的强回声或无回声区,结合临床表现考虑胎盘早剥可能。

(5) 探测多胎妊娠:妊早期见两个或多个妊娠囊或胚芽,中晚期显示两个或多个胎头光环、两条或多条脊柱声像或心脏搏动像。

43. 孕早期双胎妊娠有何超声表现?如何判断其绒毛膜性?

(1) 单绒毛囊单羊膜囊(单绒单羊):显示 1 个孕囊内可见 2 个胚芽或胚胎,内无羊膜光带回声。

(2) 单绒毛囊双羊膜囊(单绒双羊):显示 1 个孕囊内见 2 个胚芽或胚胎,之间见强回声带分隔,强回声带分隔结合部分呈"T"形结构。

(3) 双绒毛囊双羊膜囊(双绒双羊):早孕期见到 2 个妊娠囊,囊内可见 2 个胚芽及胚胎,两个孕囊之间见较粗强回声带分隔,强回声带分隔结合部分呈三角形结构,又称"双胎峰"。

44. 什么叫宫颈机能不全?超声诊断的标准是什么?

宫颈机能不全是指子宫颈内口关闭不全,导致反复发生流产和早产。

超声声像特征:正常妊娠宫颈长度在 3 cm 左右,宫颈内口闭合,宫颈管呈线状闭合。宫颈机能不全则表现为宫颈缩短,宫颈内口扩张,形成漏斗样或鸟嘴状,羊膜囊下降。在妊娠 10～14 周,宫颈长度小于 3 cm,宫颈内口扩张宽度 1～2 cm 为诊断宫颈机能不全的标准。需要注意的是,宫颈机能不全的诊断不应仅根据超声测量值来诊断,要结合临床表现和病史。

45. 常见胎儿畸形的超声声像图表现如何?

超声检查对诊断胎儿畸形有重要价值,但病变较小时可能漏诊。

1) 胎儿中枢神经系统畸形:

(1) 无脑儿:①胎儿颈部上未见明显颅骨光环;②胎头轮廓可见半月形弧形光带回声,或可见颜面骨回声;③眼眶部位可见软组织回声,似青蛙眼,呈"蛙眼征";④常伴羊水过多或脊柱裂。

(2) 脑积水:①双顶径与头围明显大于孕周,头体比例失调,HC>AC;②侧脑室率(侧脑室与颅中线的距离/颅骨与颅中线距离)>0.5;③脑中线偏移,颅内大部分为液性暗区。

(3) 脊柱裂:①纵切时两排串珠状回声不对称或形状不规则,不清晰或中断,或成角;②横切时脊柱裂部位呈不规则"八"字形,横切呈"V"字形。

(4) 脑膜脑膨出:①胎儿颅骨中线部位,向外膨出一囊性肿物,脑膜脑膨出时声像图可见不均质低回声;②膨出处骨质有缺损影像;③囊肿外包绕囊壁,有时较厚。

(5) 脊膜膨出:①骶尾部较多见;②脊柱中线任何部位突出一囊性包块,或内见线状回声为脊髓影像(脊髓脊膜膨出);③膨出处骨质有缺损影像;④囊壁很薄,仅为一层膜。

2) 胎儿消化系统畸形:多表现为消化道闭锁或狭窄,消化道梗阻时羊水吞咽受阻而常合并羊水过多。

(1) 十二指肠闭锁:胎儿上腹部或中腹部在横切面上见双泡征,两者似相通,连续观察不消失时诊断可成立。

(2) 胃幽门梗阻:胃幽门梗阻可见胃扩张呈单泡状,长久不消失合并羊水过多。

(3) 空回肠及结肠闭锁:①腹腔膨隆,腹围增大,腹腔内可见许多扩张的肠管回声;②多合并羊水过多;③动态观察可见肠管蠕动非常活跃。

(4) 肛门闭锁:①胎腹膨隆,下腹部可见肠管扩展影像呈双叶征;②"双叶"中隔可位于中央或偏一旁,中隔可为完全性或不完全性;③直肠扩张、增厚;④合并羊水过多。

(5) 脐膨出与内脏外翻的超声图像表现:①胎儿腹壁有缺损;②自缺损处可见腹腔脏器脱出,无包膜,漂浮在羊水中为腹裂(内脏外翻);③从腹壁处突出一囊性包块,内含胎儿内脏,如肠管、肝等,有包膜,为脐膨出;④疝囊内有搏动的心脏者为合并膈疝。

3) 胎儿泌尿系统畸形:

(1) 肾盂积水:表现为肾集合系统的扩张,是泌尿道轻微至中度梗阻的表现及极少的非梗阻性病变;也可能是泌尿生殖系统正常发育过程中的一个短暂表现。在腹部横切面上,正常情况下,肾盂的前后径 32 周前不超过 4 mm 和 33 周以后不应超过 7 mm。中度或重度肾盂积水超声表现:①肾盏扩张且与肾盂相通;②肾形态正常,有正常的肾皮质。

(2) 双肾发育不全或肾缺如:①双侧肾不能显示;②胎儿膀胱不显示;③肾上腺"平卧征",即肾上腺表现两条平行低回声带,中央呈线状高回声,检出此种征象时应特别注意,不要将其误认为是发育不良的肾;④严重羊水过少;⑤彩色多普勒血流显像不能显示双侧肾动脉。

(3) 单侧肾缺如:①超声图像一侧肾不能显示,同侧肾上腺可显示平卧征;②彩色多普勒显像显示该侧肾动脉缺如,健康肾动脉存在。

(4) 多囊肾:多为双侧。超声表现为:①肾体积明显增大,外形不规则呈多囊状;②肾实质内见多个大小不等的蜂窝状无回声区,正常结构常无法显示;③双侧多囊肾常有羊水过少及膀胱不显示等特征;④彩色多普勒显像显示肾内动脉分支紊乱,主肾动脉难显示,动脉频谱为高阻型频谱。

4) 胎儿肢体畸形:

(1) 胎儿致死性软骨发育不全:①严重四肢均匀短小畸形:四肢长骨长度均低于正常孕周平均值的 4 个标准差,股骨长/腹围<0.16。②严重胸部发育不良:心胸比值>60%,胸围/腹围<0.89。③某些特殊征象:如三角形头颅为致死性侏儒Ⅱ型特征表现,多发性骨折为成骨不全Ⅱ型的特征表现。

(2) 致死性侏儒(thanatophoric dysplasia,TD):根据头颅形态可将其分为 2 型。①Ⅰ型长骨短而弯曲,椎骨严重扁平,不伴有三叶草形头颅,约占 85%;②Ⅱ型具有典型三叶草形头颅,长骨短而弯曲及椎骨扁平均较Ⅰ型为轻,约占 15%。

超声表现:①长骨明显缩短;②胸腔狭窄,胸围明显缩小,心胸比值>60%;③腹部明显膨隆;④头颅大,前额向前突出呈三角形,Ⅱ型可见典型三叶草形头颅;⑤其他,如皮肤增厚、水肿、浆膜腔积液、胎儿在宫内姿势和运动异常,羊水过多。

(3) 成骨发育不全:①胎儿头颅正常或颅骨壁很薄,常有塌陷;②胸腔变形,肋骨脆,易折断;③四肢短而宽、弯曲质脆,宫内可成角,易在宫腔内骨折。

46. 前置胎盘超声声像有哪些具体特征?

(1) 低置胎盘:胎盘最低部分附着于子宫下段,接近而未抵达宫颈内口。

(2) 边缘性前置胎盘:胎盘下缘紧靠宫颈内口边缘,但未覆盖宫颈内口。

(3) 部分性前置胎盘:宫颈内口为部分胎盘组织所覆盖。

(4) 中央性前置胎盘:宫颈内口完全被胎盘组织所覆盖。横切面时,宫颈上方全部为胎盘回声,无羊水间隙。

47. 胎盘早剥超声声像有哪些具体特征?

胎盘早剥超声声像特征:①当胎盘与宫壁间形成血肿时,胎盘后方出现较胎盘回声低或强的包块或等回声包块；②急性血肿往往表现为强回声，随着时间推移，回声逐渐变低，甚至呈无回声；③胎盘明显增厚，胎儿面向羊膜腔内突出。

48. 什么是单脐动脉？超声声像特征是什么？

正常的脐带有 3 条血管，即 2 条脐动脉和 1 条脐静脉。当单有 1 条脐动脉时，脐带就只有 2 条血管，即脐动脉、静脉各 1 条。大约 30% 单脐动脉的胎儿有结构上的异常，可见于各个系统，以心血管、胃肠道和中枢神经系统最多。单脐动脉的超声诊断可通过被羊水包绕的脐带横切面图像来确定，也可以通过在胎儿的膀胱两侧检出单一脐动脉来确定。

49. 脐带绕颈的彩色多普勒超声图像特征有哪些？

脐带绕颈的彩色多普勒超声图像特征：①颈部皮肤纵切面可见 U 形、W 形压迹；②颈部横断面出现弧形、半圆形或圆形彩带；③在颈部腹侧能同时出现脐带彩色血流。

50. 什么是帆状胎盘？超声声像特征是什么？

帆状胎盘是指脐带入口在胎盘边缘以外的游离胎膜内，由于膜内脐血管无华通氏胶保护，易并发脐血管破裂和栓塞，此外，帆状脐带入口常易发生血管前置。中孕期超声检查注意扫查脐带入口，一般能显示，但在晚孕期，胎盘脐带入口显示困难。超声可见脐带入口周围无胎盘组织覆盖。

51. 什么是胎盘绒毛血管瘤？超声声像特征是什么？

胎盘绒毛血管瘤是一种良性毛细血管瘤，主要由血管和结缔组织构成。由于内部含血管和结缔组织成分比例不同，超声所见也不尽相同。呈低回声的常有条索状并交错分隔成网状，或有很多小囊腔如蜂窝状。结缔组织成分多者则回声稍强，如实性肿物样回声。彩色多普勒血流显像可显示肿块内丰富血流信号。

52. 什么是胎盘植入？超声声像特征是什么？

胎盘植入最多发生在以往剖宫产术的部位，因为手术造成了该处子宫内膜的瘢痕化。其超声声像学特征如下：

（1）胎盘后间隙消失：胎盘后子宫肌层低回声带明显变薄（2 mm 以下）或消失。

（2）以下几点可能提示胎盘浅层植入或深层植入：①1 次或多次剖宫产史妇女的子宫前壁超声检查可见到前置的胎盘；②胎盘下面的子宫肌层缺失或变薄；③胎盘里可见多发、大而不规则的血管腔隙，胎盘腔隙血流形成（胎盘无回声暗区内伴有湍流或脉冲式灌注）。

53. 什么是三维和四维超声？

三维超声（three-dimensional ultrasonography，3D US）是在二维超声基础上，将多个不同平面的二维图像经过计算机存储、计算、处理后进行三维重建，获得三维立体的显像方式，可以显示二维超声无法显示的 C 平面，同时三维图像比二维图像更加直观，更容易被患者理解。目前，临床上三维超声主要用于胎儿产前检查，同时还用于妇科肿瘤良、恶性鉴别及科研等方面。

四维超声（four-dimensional ultrasonography，4D US）即实时三维超声，也就是动态的三维超声成像，是在三维超声成像速度提高后产生的，也属于三维超声范畴，即在三维超声基础上加上了时间这一"维"，所以称为四维，还能对胎儿行为、表情等进行观察。

54. 三维超声成像的进步体现在哪里？

三维超声成像的进步体现在能够迅速地对容积图像数据进行储存、处理和显示其三维立体图像，并且能够得到多平面的图像，而这一功能以往只有 CTM 和 MRI 技术才具备。

55. 三维、四维超声在产科超声检查中有何优势？

（1）可对胎儿体表结构进行表面重建，可从整体上对胎儿形体结构进行观察，提高胎儿畸形的产前诊断率，确定不同孕龄胎儿的正常及病理形态。

（2）能够准确显示物体的表面结构和精确测量不规则物体的体积，尤其在观察胎儿外形和脏器结构方面较有优势，有助于提高胎儿体表及内脏畸形诊断的准确性。

（3）透明成像模式可对胎儿体内结构进行三维成像，可用于观察胎儿唇裂、腭裂、脑畸形、耳朵畸形、颅骨畸形以及心脏畸形等。

（4）实时三维超声成像获得的是胎儿立体图像，显示胎儿畸形更加直观、明确，从而大大提高了胎儿复杂畸形的诊断率。

56．超声检查在妇科领域的应用范围有哪些？

1）B超检查法：

（1）盆腔肿块：可发现盆腔包块，并定位和（或）定性。

① 子宫肌瘤：声像图特点为子宫体积增大，形态不规则，肌瘤常为低回声、等回声和中强回声。肌壁间肌瘤可挤向宫腔，使子宫内膜移位或变形；黏膜下肌瘤突向宫腔，子宫内膜被肌瘤压迫推移；浆膜下肌瘤突出于浆膜下。

② 子宫腺肌病和腺肌瘤：子宫均匀性增大，子宫断面为低回声、强回声区或小的无回声区。子宫腺肌瘤时子宫为不均匀增大，其内散在小蜂窝状无回声区。

③ 盆腔炎性包块：盆腔炎性包块与周围组织粘连，境界不清。积液或积脓时为无回声或回声不均匀。

④ 卵巢肿瘤：声像图特点为卵巢增大，内为单房或多房的液性无回声区或混合性回声团。肿块边缘不整齐、欠规则，囊壁上有乳头，内部回声强弱不均或无回声区中有强回声团，累及双侧卵巢并伴腹水者，应考虑为卵巢癌，经阴道超声发现盆腔深部小肿块，在显示其内部细微结构方面有明显优势。

（2）探测宫内节育器：可准确地诊断宫内节育器的位置及形状，发现节育器位置下移、嵌顿、穿孔或外游。

（3）监测卵泡发育：一般从月经周期第10日开始监测卵泡大小，正常卵泡每日增长约1.6 mm，排卵前卵泡达18～20 mm。

2）彩色多普勒超声检查：利用彩色多普勒超声检查可以很好地判断盆、腹腔肿瘤的边界以及肿瘤内部血流的分布，尤其是恶性滋养细胞肿瘤及卵巢恶性肿瘤，其内部血流信号明显增强，有助于诊断。

3）介入超声：超声引导下对成熟卵泡进行采卵；对盆腔包块进行穿刺，判断囊肿性质，并可注入药物进行治疗。随着助孕技术不断发展，介入超声还可用于减胎术。

4）三维超声扫描技术：三维超声扫描技术可较清晰地显示组织结构或病变的立体结构，有助于盆腔脏器疾病的诊断，特别是良、恶性肿瘤的诊断和鉴别诊断，此外对生殖器畸形的诊断也有重要价值。

57．超声在生殖医学方面的诊断价值有哪些？

（1）超声检查可以观察正常卵泡的发育、成熟、排卵，子宫内膜增殖情况，胚卵着床、发育、胚胎的形成等一系列胚胎生长全过程。

（2）常用于自然周期或促排卵周期中检测卵泡生长情况，评价子宫内膜状态，指导促排卵药物的合理使用，降低相关并发症如卵巢过度刺激综合征、多胎妊娠的发病率。

（3）卵泡发育障碍可导致不孕，超声检测排卵时卵泡的大小可以帮助诊断小卵泡排卵、卵泡黄素化型、小卵泡黄素化型。

（4）多囊卵巢综合征的无排卵性不孕是引起不孕症的第二大原因，超声检查可以发现其血流量比正常妇女卵巢血流量明显减少，可能导致卵巢内雌激素合成减少，导致内分泌紊乱。

（5）介入性超声检查：①在超声引导下经阴道行未成熟卵泡穿刺术，使优势卵泡的大小进一步增长，以致卵泡发育并排卵；②不孕症治疗过程中发生的并发症，如卵巢过度刺激综合征可在超声引导下行阴道卵泡穿刺术；③多胎妊娠时超声是实施减胎术的唯一引导方法。

第八节　CT及MRI检查

1. CT对卵巢癌的诊断意义？

CT扫描对肿瘤的诊断和分期很有帮助，能给妇科肿瘤科医师指出难以探查的部位，如膈顶部、腹膜后区、小网膜囊等处有无肿瘤，并有助于随诊。但最终的诊断和分期需依靠外科手术和病理。目前，对原发卵巢癌的诊断及分期以及监测复发仍以CT为首选，MRI可作为释疑的补充手段，在卵巢癌的诊断、鉴别诊断方面与CT相似。

2. CT、MRI对宫颈癌诊断的优势有哪些？

MRI对宫颈癌的分期准确性优于CT。MRI可以做多轴面扫描，特别是矢状位扫描可以显示最佳的子宫、宫颈、阴道及其与膀胱、直肠的关系，宫颈间质环中断，肿物向宫颈外伸延时，提示宫旁受侵。MRI不必接受放射线曝射，也可不接受对比剂增强，这是其优点。MRI尚可以显示宫颈管内和（或）阴道病变，对准确分期有帮助。

3. CT、MRI对工作转移淋巴结的诊断如何？

对转移淋巴结的诊断，MRI与CT相同，根据大小作为诊断指标，有相同的局限性，即增大的淋巴结不一定会转移，它可为炎性或反应性淋巴结；正常大小的淋巴结内可能包括微小的转移灶。MRI诊断转移淋巴结的准确率约为86%，与CT相仿。

4. 子宫恶性肿瘤（宫颈癌、宫体恶性肿瘤）诊断及分期如何选择检查方法？

对子宫恶性肿瘤的诊断和分期应首选MRI，其价格效益比高，可"一步到位"，子宫内膜癌与宫颈癌相仿，MRI对子宫内膜癌的分期准确性也很高，优于CT，为目前最准确的影像学诊断方法。

第九节　阴道镜检查

1. 什么是阴道镜检查？

阴道镜检查（colposcopy）是指利用阴道镜在强光源照射下将下生殖道的子宫颈、阴道和外阴部位上皮放大10～40倍直接观察，以观察肉眼看不到的微小病变，在可疑部位进行定位活体组织检查，提高阳性检出率，协助临床及早发现下生殖道部位癌前病变和癌变。

2. 阴道镜检查的适应证是什么？

（1）宫颈刮片细胞学检查巴氏ⅡB级或者以上，或者TBS提示AGS阳性以上和（或）高危HPV DNA阳性者。

（2）有接触性出血，肉眼观察宫颈无明显病变者。

（3）肉眼观察可疑癌变，可疑病灶行定位活体组织检查。

（4）可疑下生殖道尖锐湿疣。

（5）可疑阴道腺病、阴道恶性肿瘤。

（6）宫颈、阴道及外阴病变治疗后复查和评估。

3. 阴道镜检查的操作步骤有哪些？

（1）检查前应排除阴道滴虫、假丝酵母菌、淋病奈瑟菌等感染。检查前24h避免阴道冲洗、双合诊和性生活。

（2）患者取膀胱截石位，用阴道窥器充分暴露宫颈阴道部，用棉球轻轻擦净宫颈分泌物。为避免出血，不可用力涂擦。

（3）打开照明开头，将物镜调至与被检部位同一水平，调整好焦距（一般物镜距被检物约为20 cm），调至物像清晰为止。先在白光下用10倍低倍镜粗略观察被检部位。以宫颈为例，可粗略观察宫颈外形、颜色及血管等。

（4）用3％醋酸棉球涂擦宫颈阴道部，使上皮净化并肿胀，可使病变的境界及其表面形态观察更清楚，需长时间观察时，每3～5 min应重复涂擦3％醋酸一次。精密观察血管时应加绿色滤光镜片，并放大20倍。最后涂以复方碘液（碘30 g，碘化钾0.6 g，加蒸馏水100 mL），在碘试验阴性区或可疑病变部位，取活体组织检查送病理检查。

4. 如何判读阴道镜检查图像？

1）正常宫颈阴道部鳞状上皮：上皮光滑呈粉红色，涂3％醋酸后上皮不变色，碘试验阳性。

2）宫颈阴道部柱状上皮：宫颈管内的柱状上皮下移，取代宫颈阴道部的鳞状上皮，临床上称为转化区外移。肉眼见表面绒毛状，色红，涂3％醋酸后迅速肿胀呈葡萄状，碘试验阴性。

3）转化区：原始鳞状上皮与柱状上皮交接部和生理鳞状上皮与柱状上皮交接部之间的区域。阴道镜下见：①树枝状毛细血管；②由化生上皮环绕柱状上皮形成的葡萄状小岛；③开口于化生上皮之中的腺体开口及被化生上皮遮盖的潴留囊肿（宫颈腺囊肿）。涂3％醋酸后化生上皮与圈内的柱状上皮进行对比，涂碘后，碘着色深浅不一。病理学检查为鳞状上皮化生。

4）异常阴道镜图像：几乎均出现在转化区内，碘试验均为阴性。

（1）白色上皮：涂醋酸后色白，边界清楚，无血管。

（2）白斑：表面粗糙隆起且无血管的白色斑片，不涂醋酸也可见。病理学检查为角化亢进或角化不全，有时为HPV感染。在白斑深层或周围可能有恶性病变，应常规取活体组织检查。

（3）点状血管：血管异常增生的早期变化。涂3％醋酸后发白，边界清楚，表面光滑且有极细的红点（点状毛细血管）。病理学检查可能有不典型增生。

（4）镶嵌：不规则的血管涂3％醋酸后增生的白色上皮分割成边界清楚、形态不规则的小块状，犹如红色细线镶嵌的花纹。若表面呈不规则突出，将血管推向四周，提示细胞增生过速，应注意癌变。病理学检查常为不典型增生。

（5）异型血管：血管口径、大小、形态、分支、走向及排列极不规则，如螺旋形、逗点形、发夹形、树叶形、线球形、杨梅形等。病理学检查多为程度不等的癌前病变。

5）早期宫颈浸润癌：醋酸白上皮增厚，表面结构不清，呈云雾状、脑回状、猪油状，表面稍高或稍凹陷。局部血管异常增生时，管腔扩大，相互之间的距离变宽，走向紊乱，形态特殊，可呈蝌蚪形、棍棒形、发夹形、螺旋形或线球状等改变。涂3％醋酸后表面呈玻璃样水肿或熟肉状，常并有异形上皮。碘试验阴性或着色极浅。

第十节　妇产科常用特殊药物

1. 雌激素类药物主要有哪几种？

1）天然雌激素：体内分泌的天然雌激素为雌二醇、雌酮及雌三醇。目前国内临床常用的雌激素多为其衍生物，它们在机体内的代谢过程与天然雌激素相类似。

（1）雌二醇（estradiol）：主要由卵巢成熟滤泡分泌的一种天然雌激素，是雌激素的主要成分之一。针剂有每支 1 mg(1 mL)或 2 mg(1 mL)两种,缓释片剂,每片 2 mg。商品名为求偶素(happier)。

(2) 17β 雌二醇:天然人 17β-雌二醇。目前临床常用的商品名为诺坤复。口服片剂,每片 1 mg。

(3) 戊酸雌二醇(estradiol valerate):雌二醇的戊酸酯,是长效雌二醇衍生物,目前也有口服片剂,商品名为补佳乐(progynova),每片 1 mg。

(4) 妊马雌酮(conjugated estrogens):通常称结合型雌激素,是从孕马尿中提取的一种水溶性天然结合型雌激素,其中主要成分为雌酮硫酸钠。商品名为倍美力(premarin)。口服片剂有每片 0.25 mg、0.3 mg、0.625 mg 三种。

(5) 苯甲酸雌二醇(estradiol benzoate):雌二醇的苯甲酸酯,商品名为苯甲雌二醇。用药 12~24 h 后开始起作用,作用可维持 2~5 日,为油溶剂,仅供肌内注射。针剂为每支 1 mg(1 mL)或 2 mg(1 mL)。

(6) 环戊丙酸雌二醇(estradiol cypionate):雌二醇的环戊丙酸酯,是长效雌激素制剂,作用比戊酸雌二醇强而持久,可维持 3~4 周及以上。针剂有每支 1 mg(1 mL)、2 mg(1 mL)及 5 mg(1 mL)三种,肌内注射。

(7) 雌三醇(estriol):尿中的一种天然雌激素,活性微弱。商品名为欧维婷。口服片剂有每片 1 mg,5 mg。针剂有每支 10 mg(1 mL)。局部外用鱼肝油制剂含雌三醇 0.01%。

2) 半合成雌激素:

(1) 炔雌醇(ethinyl estradiol):口服强效雌激素,作用约为己烯雌酚的 20 倍。商品名为乙炔雌二醇(estinyl)。口服片剂有每片 5 μg、20 μg、50 μg 及 500 μg 四种。

(2) 尼尔雌醇(nilestriol):系雌三醇衍生物,为口服长效雌激素。可选择性地作用于阴道及宫颈管,对子宫内膜作用很小。商品名为维尼安,戊炔雌三醇。口服片剂有每片 1 mg、2 mg、5 mg 三种。

3) 合成雌激素(非甾体雌激素):己烯雌酚(diethylstilbestrol)曾是常用的雌激素制剂。作用强、价廉。因恶心呕吐近年已少用。商品名为乙底酚,口服片剂有每片 0.1 mg、0.25 mg、0.5 mg、1 mg、2 mg 之分。针剂有每支 0.5 mg(1 mL)、1 mg(1 mL)、2 mg(1 mL)及 3 mg(1 mL),肌内注射。

2. 雌激素类药物的药理作用和适应证是什么?

1) 药理作用:

(1) 促使生殖器及第二性征发育,使子宫内膜增生、乳腺腺管增生和阴道上皮角化。

(2) 增强子宫平滑肌的收缩,提高子宫对缩宫素的敏感性。

(3) 抗雄激素作用。

(4) 对下丘脑和腺垂体有正、负反馈调节,间接影响卵泡发育和排卵。若妇女已患乳腺癌或子宫内膜癌,雌激素可能加速其发展。临床上合理使用通常并无致癌危险。雌、孕激素合用的避孕药,经长期观察未证明有致癌作用。

2) 适应证:卵巢功能低下、闭经、子宫发育不良、功能失调性子宫出血、原发性痛经、绝经综合征、老年性阴道炎、回乳及绝经后妇女的激素替代治疗(一般加用孕激素)等。

3. 孕激素类药物主要有哪几种?

1) 黄体酮(progesterone):即孕酮,为天然孕激素。常用剂型为针剂,肌内注射后作用快,消失亦快,故需每日或隔日注射。针剂有每支 10 mg、20 mg。复方黄体酮注射液每支 1 mL,内含苯甲酸雌二醇 2 mg 及黄体酮 20 mg。

2) 孕酮衍生物：

（1）甲羟孕酮（medroxyprogesterone）：商品名为安宫黄体酮。口服制剂为每片 2 mg、5 mg 及 10 mg，目前已有每片 100 mg、200 mg、500 mg 大剂量的口服片。

（2）甲地孕酮（megestrol）：一种高效孕激素，商品名为妇宁片。口服片剂为每片 1 mg、4 mg 等。

（3）氯地孕酮（chlomadinone）：口服强效孕激素。口服片剂有每片 2 mg、6 mg、12 mg 等。

（4）羟孕酮（hydroxyprogesterone）：长效孕激素，其孕激素活性为黄体酮的 7 倍，缓慢释放，可维持 1～2 周及以上。针剂有每支 125 mg（1 mL）、250 mg（1 mL 及 2 mL），肌内注射。

3) 19-去甲基睾酮衍生物：

（1）炔诺酮（norethindrone）：除孕酮作用外，具有轻度的雄激素和雌激素活性。商品名为妇康片。口服片剂有每片 0.625 mg、2.5 mg、3 mg。

（2）炔诺孕酮（norgestrel）：为强效孕激素，较炔诺酮强 10 倍，是炔诺酮家族中孕激素作用最强者，并有雄激素、雌激素和抗雌激素活性。商品名为 18-甲基炔诺酮，甲炔诺酮。口服片剂有每片 0.3 mg、3 mg 等。

（3）孕三烯酮（gestrinone）：具有较强的抗孕激素、抗雌激素活性，还有很弱的雌激素和雄激素作用。商品名为内美通。口服片剂为每片 2.5 mg。

4) 其他孕激素类药物：

（1）左炔诺孕酮（levonorgestrel）：兼有雄激素和抗雄激素作用，是目前应用较广泛的一种口服避孕药。商品名为毓婷（norplant），每片 0.75 mg。

（2）去氧孕烯（desogestrel）：高效的第三代孕激素，活性比炔诺酮强 18 倍，比炔诺孕酮强 1 倍，无雄激素作用。商品名为妈富隆（Marvelon），含去氧孕烯 0.15 mg、炔雌醇 0.03 mg 或 0.02 mg。去氧孕烯双相片：开始 7 日，每片含去氧孕烯 0.025 mg、炔雌醇 0.04 mg；以后 14 日每片含相应药物 0.125 mg、0.03 mg。

（3）诺孕酯（norgestimate）：左旋 18-甲基炔诺酮的衍生物，属于第三代新型的孕激素避孕药，活性比甲基炔诺酮稍强，无雄激素和雌激素活性，但有抗雌激素作用。商品名为高诺肟酮、炔诺肟酯。复方诺孕酯二相片：每片含诺孕酯 0.25 mg 和炔雌醇 0.035 mg。复方诺孕酯三相片：前 6 日，其后 5 日和 11 日，每片含诺孕酯分别为 0.18 mg、0.125 mg、0.28 mg，炔雌醇均为 0.035 mg。

4. 孕激素类药物的药理作用和适应证是什么？

1) 药理作用：

（1）孕激素有抑制子宫收缩和使子宫内膜由增生期转变为分泌期的作用。

（2）长期使用孕激素可使内膜萎缩，特别是异位的子宫内膜。大剂量孕激素可使分化良好的子宫内膜癌细胞退变。

（3）孕激素通过抑制下丘脑 GnRH 的释放，使 FSH 及 LH 分泌受抑制，从而抑制排卵；孕激素使宫颈黏液减少、黏度增加，子宫内膜增生被抑制，腺体发育不良，不适于受精卵着床。

2) 适应证：主要用于闭经、功能性子宫出血、保胎、子宫内膜异位症及子宫内膜腺癌。与雌激素联合可用于激素替代治疗、避孕。

5. 雄激素类药物主要有哪几种？

1) 雄激素：

（1）丙酸睾酮（sterandryl）：睾酮的丙酸酯，是目前最常用的雄激素制剂。商品名为丙睾、丙酸睾丸酮，油剂，仅供肌内注射，吸收缓慢。针剂有每支 10 mg（1 mL）、25 mg（1 mL）

及 50 mg(1 mL)。

(2) 甲睾酮(hormale):睾酮的 C17 甲基衍生物。片剂供舌下含化,含化后可直接吸收进入血液循环。吞服需经肝代谢灭活,药效仅为舌下含化的 50%。效能约为丙酸睾酮的 1/5。商品名为甲基睾丸素,片剂有每片 5 mg 及 10 mg 两种。

(3) 苯乙酸睾丸素(phenylacetate):长效睾丸素。作用维持时间较甲睾酮长,供肌内注射。商品名为苯乙酸睾酮,有每支 10 mg(1 mL)、20 mg(1 mL)两种针剂。

(4) 十一酸睾酮(testosterone undecanoate):商品名为安雄。口服制剂为每丸 40 mg。

2) 蛋白同化激素:

(1) 苯丙酸诺龙(activin):其雄激素作用仅为丙酸睾酮的 1/2,而蛋白质合成作用为后者的 12 倍。供肌内注射。肌内注射后作用可维持 1~2 周。针剂有每支 10 mg(1 mL)、25 mg(1 mL)两种。

(2) 癸酸南诺龙(nandrolone decanoate):作用同苯丙酸诺龙,肌内注射后作用可维持 3 周以上。商品名为癸酸诺龙。针剂有每支 10 mg、25 mg 或 50 mg 三种。

(3) 去氢甲睾酮(danabol):为甲睾酮的去氢衍生物。其雄激素作用极小,仅为丙酸睾酮的 1/100,蛋白质合成作用较强。商品名为去氢甲基睾丸素、大力补。口服片剂有每片 1 mg、2.5 mg、5 mg 三种。

(4) 达那唑(danazol):为 17α-乙炔睾酮衍生物,具有弱雄激素作用,兼有蛋白同化作用和抗孕激素作用,而无雄、孕激素活性。商品名为丹那唑、炔睾醇,口服胶囊剂有每粒 100 mg 及 200 mg 两种。

6. 雄激素类药物的药理作用和适应证是什么?

1) 药理作用:

(1) 雄激素:雄激素对男性可促进生殖器官及第二性征发育,而对女性则有拮抗雌激素、抑制子宫内膜增生及卵巢与垂体功能的作用。雄激素还可促进蛋白质合成、加速组织修复、逆转分解代谢过程。

(2) 达那唑进入体内后,可作用于下丘脑-垂体-卵巢轴,抑制促性腺激素的分泌与释放,影响卵巢性激素的合成,造成体内低雌、孕激素环境,不利于异位内膜的生长。

2) 雄激素主要适应证:功能失调性子宫出血、绝经过渡期功血的周期调节、子宫肌瘤及子宫内膜异位症。蛋白同化激素主要适应证:慢性消耗性疾病、贫血、低蛋白血症、术后体弱消瘦及晚期癌症等。达那唑的主要适应证为子宫内膜异位症。

7. 子宫收缩药物主要有哪几种?

1) 缩宫素:神经垂体中有两种激素,一是缩宫素,二是加压素,又称抗利尿激素。缩宫素为多肽类物质,临床应用的制剂有三种。①垂体后叶素(hypophysin):动物神经垂体提取的水溶性成分,内含缩宫素和加压素。针剂有每支 5 U(1 mL)及每支 10 U(1 mL)两种。由于含加压素,产科极少使用。②缩宫素(oxytocin):动物神经垂体中提取的较纯的能使子宫收缩的成分,针剂有每支 5 U(1 mL)及 10 U(1 mL)两种。其中可能含少量加压素。③合成缩宫素(synthetic oxytocin):目前最常应用,针剂有每支 5 U(1 mL)及 10 U(1 mL)两种,供肌内注射或静脉给药。

2) 麦角新碱(ergobasine):常用的子宫收缩药物。针剂有每支 0.2 mg(1 mL)、0.5 mg(1 mL)两种,供肌内注射或静脉注射。口服片剂有每片 0.2 mg 及 0.5 mg 两种。

3) 甲麦角新碱(methylergometrine):麦角新碱的半合成衍生物,为一种强有力的子宫收缩剂。对子宫平滑肌有高度选择性,可直接作用于子宫平滑肌,作用强而持久。商品名为美飞占。

片剂为每片 0.2 mg,针剂为每支 0.2 mg(1 mL)。

4) 前列腺素:

(1) PGE$_1$ 类制剂:①吉美前列素(gemeprost):阴道栓剂为每枚 1 mg,其软化和扩张宫颈的作用比 PGF$_2$ 强。②米索前列醇(misoprostol):片剂为每片 0.1 mg 及 0.2 mg 两种,可口服或阴道给药。

(2) PGE$_2$ 类制剂:①地诺前列酮(dinoprostone):商品名为普贝生、普比迪。针剂:每支 2 mg。临床常为阴道用药:阴道内凝胶剂,3 g∶1 mg、3 g∶2 mg;阴道栓剂,每枚 10 mg。②硫前列酮(sulprostone):对子宫收缩作用强而持久。注射制剂每支 0.25 mg 和 0.5 mg 两种。

(3) PGF$_{2\alpha}$ 类制剂:①卡前列甲酯(carboprost methylate):商品名为卡波前列素甲酯,栓剂每枚 1 mg 及 5 mg,阴道用薄膜型每片 2 mg,海绵型 4 mg。②卡前列素(carboprost):国产制剂为消旋卡前列腺素,有膜剂、针剂、栓剂及海绵剂等,膜剂每片 2 mg,针剂每支 1 mg(1 mL)、2 mg(1 mL),栓剂每枚 8 mg,海绵型每片 6 mg。③卡前列素氨丁三醇(tromethamine):商品名为欣母沛,针剂为每支 0.25 mg(1 mL)。

8. 子宫收缩药物的药理作用和适应证是什么?

1) 缩宫素的主要作用为加强子宫收缩。在早、中期妊娠,产生局限性宫缩活动,不能使宫颈扩张。接近足月妊娠时,小剂量缩宫素可引起子宫收缩,用于催产。若缩宫素剂量加大,能引起强直性子宫收缩、血压升高、脉搏加速及水钠潴留。缩宫素可促使乳腺泡周围的平滑肌细胞收缩,有利于乳汁射出。缩宫素的主要适应证:小剂量用于引产、催产,大剂量主要用于产后止血。

2) 麦角新碱的药理作用:麦角新碱能直接作用于子宫平滑肌,作用强而持久。妊娠子宫比未孕子宫对麦角新碱敏感,临产及产后子宫更敏感,大剂量可引起子宫肌强直性收缩,对子宫体及宫颈均有兴奋作用。麦角新碱的适应证:主要用于治疗产后出血、子宫复旧不良及月经过多等。

3) 甲麦角新碱其药理作用及适应证同"麦角新碱"。

4) 前列腺素的药理作用:

(1) 生殖系统:对妊娠晚期子宫的收缩作用较妊娠早期子宫明显。早孕妇女阴道内给药,可引起强烈宫缩而致流产。前列腺素还有使宫颈软化作用。

(2) 心血管系统:PGE$_2$ 使血管舒张,降低外周血管阻力而致血压下降,心、肾及子宫血流量增加。PGE$_{2\alpha}$的作用正好相反。

(3) 呼吸系统:PGE$_2$ 对气管平滑肌有松弛作用,而 PGE$_{2\alpha}$ 则有收缩作用。

(4) 消化系统:PGE$_2$ 及 PGE$_{2\alpha}$对胃肠道平滑肌均可引起收缩,临床上可出现恶心、呕吐、腹痛及腹泻等症状。

(5) 其他:对中枢神经系统也有一定影响,有癫痫史者可引起抽搐,并可能引起持续性瞳孔缩小和眼压升高,故青光眼患者禁用。

前列腺素的主要适应证为用于早孕药物流产、中期妊娠引产及产后出血。

9. 其他妇产科特殊类药物主要有哪几种? 它们的药理作用及适应证主要是什么?

1) 氯米芬(clomiphene):人工合成的非甾体制剂,口服片剂为每片 50 mg。氯米芬具有较强的抗雌激素作用和较弱的雌激素活性。竞争结合下丘脑、垂体的雌激素受体(ER),并长时间保留在靶细胞核内,减少胞质内 ER 的补充,解除雌激素的负反馈抑制,刺激内源性 GnRH 释放,促进脑垂体分泌 FSH 及 LH,刺激卵泡发育。其主要适应证为:体内有一定雌激素水平的功能性闭经、无排卵性功能失调性子宫出血、多囊卵巢综合征。

2) 溴隐亭(bromocriptine):多肽类麦角生物碱,为多巴胺受体激动剂。口服片剂为每片2.5 mg。其药理作用主要作用于下丘脑,增加催乳素抑制因子分泌。其次抑制垂体催乳素的合成及释放,或直接作用于腺垂体抑制催乳素细胞活性,使血中催乳素水平下降而终止泌乳。再次为解除催乳素对促性腺激素分泌的抑制,恢复卵巢功能。溴隐亭的主要适应证有闭经泌乳综合征、高催乳素血症、垂体微腺瘤及产后回乳等。

3) 促性腺激素:

(1) 尿促性素(menotropins):从绝经期妇女尿中提取制成。国外制剂商品名为 Pergonal,每支含 FSH 及 LH 各 75 U,为粉剂,肌内注射。药理作用为替代垂体激素发挥促使卵泡发育和成熟并分泌雌激素的作用。

(2) 绒促性素(human chorionic gonadotropin,HCG):从孕妇尿中提取制成。药理作用类似黄体生成素。制剂为粉剂,每支含 500 U、1000 U 及 5000 U,肌内注射。绒促性素的药理作用为垂体能分泌足量卵泡刺激素,而黄体生成素分泌不足,于接近卵泡成熟时给予本药,可以诱发排卵,持续应用可维持黄体功能。若垂体功能不足,则可先用氯米芬或尿促性素,使卵泡发育成熟,然后用本药以替代黄体生成素,使卵泡最终成熟,达到诱发排卵的目的。

促性腺激素的适应证:无排卵性不孕症、黄体功能不全、辅助生育技术中超排卵等。

4) 促性腺激素释放激素:促性腺激素释放激素(GnRH),又称黄体生成素释放激素(LH-RH),既有 FSH-RH 作用,又有 LH-RH 作用。

(1) 戈那瑞林(gonadorelin):10 肽化合物,其分子结构人工合成的与天然提取的完全相同。制剂为粉剂,每支 500 μg,肌内注射或静脉滴注,临用时溶解于生理盐水内。

(2) 促性腺激素释放激素类似物(GnRH-a):①戈舍瑞林(goserelin):生物活性为天然 GnRH 的 100 倍,作用时间维持约 4 周。每支 3.6 mg,皮下注射,每 4 周 1 次。②曲普瑞林(triptorelin):生物活性为天然 GnRH 的 80 倍,作用时间维持约 4 周。每支 3.75 mg,皮下注射或深部肌内注射,每 4 周 1 次。③亮丙瑞林(leuprolide):生物活性为天然 GnRH 的 80 倍,作用时间维持约 4 周。每支 3.75 mg,皮下注射,每 4 周 1 次。

促性腺激素释放激素的药理作用:GnRH 能兴奋垂体,合成和分泌 LH 及 FSH。大量 GnRH 或 GnRH-a 的应用,可消耗效应器官组织中的受体而产生功能抑制状态,称降调作用。GnRH 主要用于垂体兴奋试验,对下丘脑性闭经患者可用作替代治疗。GnRH-a 可用于治疗子宫内膜异位症、子宫肌瘤、性早熟、乳腺癌、前列腺癌及辅助生育技术超排卵时的辅助用药。

5) 米非司酮(mifepristone):甾体类制剂,化学结构与孕酮相似,但与孕酮受体的结合能力为孕酮的 3～5 倍,是受体水平抗孕激素。口服片剂:每片 25 mg,200 mg。药理作用:米非司酮能与孕酮受体和糖皮质激素受体结合,与子宫内膜孕酮受体的亲和力强,具有终止早孕、抗着床、诱导月经及促进宫颈成熟等作用。主要适用于抗早孕、催经止孕、胎死宫内引产等,与前列腺素类药物合用可提高终止早孕效果及完全流产率。

(于 冰 杨 胙 程 莉 曹 涛)

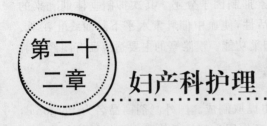

妇产科护理

第一节 妇产科优质护理及围手术期护理

1. 我国与护理管理相关的有法律、法规和政策有哪些？

（1）《医疗机构管理条例》1994年9月1日起施行，中华人民共和国国务院第149号颁布的《医疗机构管理条例》是我国医疗机构管理法律体系的主干，是纲领性法规。它明确规定我国医疗机构管理的基本内容，医疗机构必须遵守的规范，以及违反有关规定的法律责任。

（2）《医疗事故处理条例》2002年9月1日起施行，中华人民共和国国务院第351号颁布医疗事故是指医疗机构及其医务人员在医疗活动中，违反医疗卫生管理法律、行政法规、部门规章和诊疗护理规范、常规，过失造成患者人身损害的事故。

（3）《护士条例》自2008年5月12日起施行，国务院第517号国务院令公布。本条例共6章35条。条例的制定旨在维护护士的合法权益，规范护理行为，促进护理事业发展，保障医疗安全和人体健康。

（4）《中华人民共和国护士管理办法》1994年1月1日起实施，中华人民共和国卫生部部令第31号公布，规定的法律制度包括护士资格考试制度、护士注册制度、护士执业管理制度、护士执业监督处罚制度。

（5）《医院废物处理条例》2003年6月16日起实施，国务院第十次常务会议通过。医疗废物（medical waste）是指医疗卫生机构在医疗、预防、保健以及其他相关活动中产生的直接或者间接感染性、毒性以及其他危害性的废物。

（6）《医院感染管理规范（试行）》2000年11月20日卫生部431号文件颁布，制定目的是加强医院感染管理，有效预防和控制医院感染，保障医疗安全，提高医疗质量。

（7）其他相关的法律法规：《中华人民共和国传染病防治法》《中华人民共和国固体废物污染环境防治法》《医疗器械管理条例》《中华人民共和国环保法》。

2. 妇产科护理学的特殊性在哪里？

学习妇产科护理学除需具有医学基础学科和人文学科知识外，还需具有护理学基础、内科护理学、外科护理学等知识。充分认识妇产科护理学是一门实践性学科，在学习的全过程强调理论联系实际。以妇产科常见疾病的护理为主要内容，体现以家庭为中心的整体护理。

3. 妇产科护理学的进展与模式如何？

妇产科护理学的进展，当前妇产科护理已经从传统的护理扩展到以家庭为中心的整体护理。妇产科护理是一门诊断并处理女性健康问题，为妇女健康提供服务的学科，是现代护理学的重要组成部分。随着社会的发展，现代医学模式及健康观念的转变，人们对生育、健康及医疗保健需求的变化，妇产科护理模式势必随现代护理学发展的趋势作出新的调整。妇产科护理的概念已从单纯的"护理疾病"发展为"保障人类健康"的护理。新的医学模式拓展了护士的职能，护士不仅要帮助和护理患者，还需提供健康教育和指导服务。如提供安全的医疗环境，为女性提供青春期保健、性保健知识，为产妇提供产前检查知识、母乳喂养知识、分娩知识，为妇女提供妇科疾病普查知识，为产妇及妇科患者提供日常生活护理、疾病防治知识等。

4. 妇产科护理学的学习内容、目的及方法是什么？

妇产科护理的对象包括生命各阶段不同健康状况的女性，以及相关的家庭成员和社会成员。学习妇产科护理学的目的在于学好理论和技术，发挥护理特有职能，为患者提供缓解痛苦、促进康复的护理活动，帮助护理对象尽快获得生活自理能力，为健康女性提供自我保健知识、预防疾病并维持健康状态。因此，妇产科护理学内容包括孕产妇的护理、妇科疾病患者的护理、计划生育指导及妇女保健内容。

5. 妇产科护理人员的角色功能是什么？

妇产科护理工作常遇见因社会因素引发的护患之间的矛盾，护士应该为患者提供优质的护理服务，为患者保密，为患者及其家属提供护理知识，听取和反映患者意见，真正提高妇产科工作效率。

6. 妇产科急诊手术患者如何护理？

（1）心理护理。

（2）快速做好术前准备。

（3）术后按一般腹部手术后患者护理。

7. 妇科腹部手术患者的护理要点有哪些？

1）手术前准备：

（1）心理护理。

（2）提供相关信息。

（3）手术前一般准备。

（4）皮肤准备。

（5）肠道准备。

（6）阴道准备。

（7）休息与睡眠。

（8）环境准备。

（9）其他。

2）手术后护理：

（1）全身麻醉术后护理：监测生命体征，如收缩压＜90 mmHg，脉搏＞110 次/分，立即通知医生。清醒前采取去枕平卧位，头偏向一侧；清醒后可根据情况改变体位，如有呕吐，防止误吸。同时注意患者呼吸运动及皮肤、指甲颜色。

（2）腹胀护理：术后护士协助患者床上翻身活动。

（3）导尿管护理：观察导尿管固定情况，记录尿量、颜色、形状。

（4）会阴护理：保持会阴清洁干燥。

（5）饮食护理：麻醉清醒后如无恶心、呕吐可进流食；局部麻醉患者，可进普通饮食。

8. 阴式手术患者的护理是什么？

（1）手术前准备：①心理护理；②皮肤准备；③肠道准备；④阴道准备。

（2）手术后护理：①体位：处女膜闭锁及有子宫无阴道者，取半卧位，有利于经血的排出；外阴根治术、阴道前后壁修补术、盆底修补术后，采取平卧位，有利于切口愈合。②疼痛护理。

③切口护理。④会阴护理。⑤保持大小便通畅。⑥出院指导。

9. 妇科腔镜围手术期如何护理？

1) 术前准备及护理：

(1) 心理护理：腹腔镜手术作为一项新开展的手术类型，大多手术患者在治疗过程中均有不同程度的心理应激，如紧张、恐惧、对手术治疗效果持怀疑态度等。因此，医护人员术前应主动与患者沟通，向患者及家属介绍此术式的优点及医师选用此术式的可靠性，消除患者心中的顾虑，取得合作，主动接受手术治疗。

(2) 阴道准备：手术避开月经期，术前 1 日用甲硝唑片和甲硝唑液阴道上药，早晚各 1 次；全子宫切除患者术前 3 日开始阴道冲洗，每日 1 次。有炎症者遵医嘱阴道上药。

(3) 脐部皮肤准备：进行术野皮肤清洁。手术通常在脐部做一个切口置入腹腔镜，故对脐孔要彻底清洗污垢。可依照润肤油—肥皂水—过氧化氢液—聚维酮碘清洁消毒的操作程序，尽量减轻棉签对脐孔皮肤的刺激，可保证脐孔术野皮肤的无损伤及无菌性，对预防术后切口感染具有重要的临床意义。

(4) 肠道准备：术前 12 h 内禁食、禁饮，术前 1 日睡前用肥皂水灌肠，次日晨再灌肠。对于口服药的给药时间、给药剂量，一般根据患者的具体情况选用相适应的最佳准备方法。

(5) 留置导尿管：一般腹腔手术均应术前 30 min 留置导尿管，并接引流袋持续开放以便麻醉中观察尿量。

2) 术中护理：

(1) 建立静脉通路。

(2) 左手固定在左侧的身旁，用床单包裹避免接触金属。

(3) 注意保暖，加强心理安慰及沟通。

(4) 待麻醉后摆截石位，阴道不做手术时，截石位架子尽量放到最低。

3) 术后注意事项及护理：

(1) 卧位与饮食：全身麻醉未清醒者，去枕平卧 6 h，头偏向一侧，禁食、禁水，持续低流量吸氧 5 h，术后 6 h 可翻身。患者清醒后，鼓励患者深呼吸。如出现痰液不易咳出者，护士应帮助其翻身、拍背，促使痰液排出。无恶心呕吐者，给予半流食(忌糖、奶、蛋)，少量多餐，并鼓励患者尽早下床活动。

(2) 密切观察生命体征变化：术后患者回病房后进行心电监测及血氧饱和度监测，至病情平稳。以便早期发现有无内出血、休克、高碳酸血症等。

(3) 腹部伤口观察：观察腹腔镜手术部位有无渗血、渗液。

(4) 保持各管道通畅：置腹腔引流管者，注意观察引流液的颜色、量及性质。引流不畅时，认真检查引流管有无扭曲、堵塞。置导尿管时，保持导尿管通畅，观察尿液量及颜色，术后未出现血尿等异常情况，一般术后次日均可拔除。如手术复杂，根据具体情况选择拔管时间。

4) 术后常见并发症及其观察和护理：

(1) 内脏损伤：由于输尿管、膀胱与子宫、附件的解剖关系密切，术中有损伤的可能，故对复杂手术术后注意观察有无泌尿系统损伤症状，以便及时处理。术中也有可能使肠道损伤，如术后出现逐渐加重的腹胀或腹膜炎表现，应警惕肠道并发症的发生。

(2) 术后出血：出血是腹腔镜术后较严重的并发症。术后应密切观察伤口及阴道出血情况，及早发现，及时处理。

(3) 有无胸部疼痛、腹胀及肩背酸胀症状：一般胸部疼痛好发于术后第 1 日、第 2 日，疼痛严重时嘱患者采取胸膝卧位，让 CO_2 向腹腔聚集，以减少 CO_2 对肋间神经的刺激，减轻疼痛。

大多数患者术后有不同程度的腹胀,鼓励患者多翻身,取舒适卧位,尽早下床活动。腹胀明显或术后 48 h 未排气者,可遵医嘱肌内注射新斯的明 0.5 mg,注意腹胀后有无腹痛、肠鸣音亢进等。

（4）皮下气肿:此为腹腔镜手术特有并发症,由于腹腔内压力增高,气体从气孔处分散于皮下或致气腹直接灌入皮下所致,压之有捻发音。一旦出现,可给予被动运动,增加血液循环,一般 CO_2 能自动吸收,无需特殊处理。

10. 产后 4～6 h 如何进行排尿的指导?

（1）热敷:用热毛巾或热水袋热敷下腹及尿道口,以刺激膀胱收缩,并同时进行按摩。

（2）引导:在卫生间放开水管,哗哗流水声或其他人的小便声均可刺激患者产生尿意,引起患者自动排尿。产妇在产后每隔 4～5 h 排尿 1 次,定时排尿可刺激膀胱肌肉收缩。

（3）饮食:产后应督促新产妇饮水,并在产后 4 h 内尽快排出第 1 次尿。

11. 如何做到按需哺乳? 其意义有哪些?

（1）婴儿饥饿时即哺乳。

（2）婴儿睡眠过长,应唤醒哺乳。

（3）因夜间泌乳过盛比白天量多,应坚持按需哺乳。

（4）母亲感到奶胀时哺乳。

按需哺乳的意义:按需哺乳是保证乳汁分泌的最重要条件。按需哺乳可以使母亲乳汁分泌更早、更多、更快,并可预防过度的乳胀和乳腺炎的发生。

12. 母乳喂养的好处有哪些?

（1）对孩子的好处　母乳是婴儿的最佳食物,能够满足 6 个月内婴儿的全部营养需要。

（2）对母亲的好处　促进子宫收缩,减少产后出血或贫血;能够帮助妈妈恢复体型;减少乳腺癌和卵巢癌发病的概率。

（3）对家庭的好处　方便,经济,增进家庭和睦。

（4）对社会的好处　有利于提高全民族身体素质,有助于小儿智力、社交能力的发育。

13. 产后乳汁不足如何指导?

（1）采取正确的哺乳姿势及含接姿势,保证有效吸吮,每日哺乳 8～12 次及以上,每次 10～15 min 及以上。

（2）保持产妇良好的情绪,补充营养,均衡饮食,可在喂奶时补充水分,或者多喝鲜鱼汤、鸡汤、鲜奶及开水等汤汁饮品。

（3）遵医嘱中药催乳或乳房按摩。

（4）母婴同室,拒绝奶瓶,拒绝频繁吸吮。

（5）产妇要对哺乳有信心、要坚持。

14. 妊娠期高血压疾病的产前、产后护理有哪些?

1）产前护理:

（1）定期行产前检查,避免声音及光线刺激,操作应尽量集中,如有头晕眼花、视物模糊等自觉症状应及时终止妊娠,积极控制血压。

（2）注意双下肢有无水肿的发生,适当抬高下肢,以卧床休息为主。

（3）指导患者以床上活动为主,避免脑血管意外的发生。

（4）饮食应以高蛋白质、低盐、清淡易消化的食物为主,如鱼类、瘦肉、豆制品等食物。

2）产后护理:

（1）密切观察血压变化情况,给予镇静解痉药物,注意有无先兆子痫及子痫的发生。

（2）注意产后子宫复旧及阴道出血症状,术后 8 h 应指导患者翻身以促进排气及保护皮肤完整性,术后 24 h 指导患者下地活动,但应注意循序渐进。

(3)产后饮食多以清淡为主,从流食逐渐过渡到普食。

(4)保持口腔黏膜及会阴部的清洁,病室应多通风,避免感染的发生。

15. 前置胎盘期待疗法的护理要点有哪些?

(1)心理护理:护士应及时给予孕妇心理支持,主动与孕妇进行交谈,态度亲切地向孕妇解释疾病的有关知识,取得孕妇的信任,解释目前胎儿状况等措施有助于减轻顾虑,同时把病情及处理方案及时通知患者和家属并予以必要解释,可获得理解,取得患者的主动配合。

(2)一般护理:患者绝对卧床休息,禁止下床活动,以免引起出血。卧床期间采取左侧卧位,有利于子宫胎盘血液循环,提高灌注量。定时间断吸氧,每次 30 min,增加胎儿的血氧供应和营养。经常巡视,尽量满足孕妇生活上的需求。给予饮食指导,期待疗法期间加强营养,增强抵抗力,必要时可输注氨基酸与能量合剂,饮食上宜进食高蛋白质、高维生素、富含铁、含粗纤维多的食物,保持大便通畅,以免增加腹压引起宫缩、阴道出血。卧床休息期间训练孕妇在床上大、小便。

(3)阴道出血观察与护理:密切观察阴道出血量,保留会阴垫以估计出血量,定时测血压、脉搏,注意面色有无改变,有无活动性出血,如有异常立即报告医生,建立静脉通道,吸氧。需手术者立即做好术前准备;发生休克者密切观察尿量,警惕失血过多引起肾衰竭;注意胎心变化、观察有无宫缩,如有异常及时报告医生并协助处理。

(4)硫酸镁用药观察与护理:前置胎盘孕妇如有宫缩常用硫酸镁抑制,以 1.5~2 g/h 速度静脉滴注硫酸镁,再次用药前及持续输注期间需检查膝反射必须存在,呼吸不少于 16 次/分,尿量不少于 25 mL/h,以后每隔 2 h 检查 1 次膝反射、呼吸,观察尿量,以免硫酸镁中毒。用药期间应备好葡萄糖酸钙,一旦出现毒性反应,立即静脉注射。

(5)加强胎儿监护:前置胎盘孕妇入院后即教会孕妇自计胎动方法,每日早、中、晚各计数胎动 1 h,必要时行胎心监护。胎儿宫内发育迟缓者给予补充氨基酸及能量合剂以改善胎儿营养,促进胎儿发育。对于孕周小者每日给予地塞米松每 12 小时 6 mg 肌内注射以促进胎儿肺成熟。

16. 妊娠合并糖尿病患者的饮食分配应怎样安排?

(1)食物烹饪中避免油炸、煎、熏等方法。饮食清淡,不宜过咸过油。

(2)汤以素汤为主,少食排骨、骨头汤。

(3)在两餐中间吃水果,切忌餐后食用。最好选在加餐时间吃,可直接作为加餐食用,既预防低血糖,又可保持血糖不发生大的波动。而餐后吃水果,对血糖高的孕妇很不利,更不宜每餐都吃水果。

17. 如何进行母婴床旁护理?

(1)护士讲解母婴同室的好处,早接触、早吸吮及按需哺乳的重要性,母亲正确的哺乳体位及婴儿含接姿势,纯母乳喂养的优越性及如何保证充足的乳汁。

(2)纠正母亲喂奶体位及婴儿含接姿势,指导新生儿沐浴、新生儿抚触、脐带护理、臀部护理的方法,告知产妇及家属新生儿生理性体重下降、新生儿黄疸等基本知识,消除紧张、恐惧心理。

(3)进行产后避孕的指导以及什么是恶露、持续时间、出院后饮食、卫生及相关指导。

18. 产褥期护理要点有哪些?

(1)保持室内的安静、清洁、空气新鲜,每日通风 2 次,每次 15~30 min。

(2)给予高蛋白质、高热量、富含维生素、易消化饮食,增加机体抵抗力。

（3）加强无菌操作，严格消毒隔离，防止院内感染。

（4）严密观察体温、恶露和疼痛。注意观察恶露的颜色、量、气味。保持外阴部清洁。外阴伤口可用红外线照射，每次 15～20 min，每日 2 次。如伤口有脓性分泌物，应提早拆线，并酌情扩创换药。

（5）产后 24 h 内，严密观察子宫收缩，阴道流血及会阴伤口情况，保持大小便通畅，减轻盆腔充血，以利于子宫复旧。

19. 多胎妊娠的妊娠期、分娩期、产后护理要点有哪些？

1）多胎妊娠的妊娠期护理要点：

（1）一般护理措施：①增加产前检查的次数，监测宫高，腹围及体重。②注意休息，妊娠后期 2～3 个月要求卧床休息，最好取左侧卧位。③多胎妊娠比单胎妊娠的负担大。孕妇需要更多的蛋白质、矿物质、维生素和必需的脂肪酸，还要保持体重。

（2）症状及护理措施：①减轻水肿，多休息，取左侧卧位，避免长时间站立。②减轻压迫，指导孕妇穿戴托腹带或侧卧时腹下垫枕头。

（3）心理护理：帮助孕妇接受成为两个或两个以上孩子母亲的事实，多胎妊娠属于高危妊娠，但孕妇不必过于担心母儿安危，保持心情舒畅，减轻思想负担，有利于胎儿宫内发育。

2）多胎妊娠的分娩期护理要点：观察产程和胎心变化，如发现有宫缩乏力或产程延长，应及时处理。

3）多胎妊娠的产后护理要点：

（1）产妇回房后严密观察的生命体征，去枕平卧 6 h，防止患者因麻醉导致误吸呛咳和缺氧。腹部应置沙袋 8 h，以免腹压骤降使大量血液涌向腹腔而引发休克。每日测体温、脉搏、呼吸及血压 4 次，如体温超过 37.5 ℃，应嘱产妇多喝水指导其物理降温，如超过 38.5 ℃ 该应加强观察，查找原因。

（2）产妇回房后应经常按摩子宫促进子宫收缩（尤其是产后 2 h 内），同时记录宫底高度、恶露的性质和量，防止产后大出血的发生。

（3）严密观察腹部切口敷料的情况，如有渗血应及时通知医生。产后 24 h 可用红外线照射切口。

（4）会阴护理每日 2 次，遵医嘱应用抗生素预防感染。

（5）产后 24 h 拔除导尿管后要督促其多喝水尽早排尿，小便后仍要嘱其多喝水勤小便，防止尿潴留的发生。

（6）指导产妇在床上勤翻身多活动下肢，防止下肢静脉血栓的发生。

（7）产妇回房后要指导早接触早吸吮，观察胎便的排出情况，每日给婴儿洗澡及做脐部护理，测量体重、心率，观察有无黄疸并记录，如有异常及时通知医生。

20. 胎膜早破的护理要点有哪些？

（1）绝对卧床休息，取左侧卧位，抬高臀部，防止脐带脱垂。

（2）严密观察孕妇的生命体征、羊水的颜色、量、性状及气味。

（3）保持会阴清洁，勤换卫生垫。

（4）每日开窗通风，保持房间空气清新。

（5）定时胎心监测，必要时做胎儿监测及治疗。

（6）密切观察有无胎盘早剥征象，做好孕妇和新生儿的抢救准备。

（7）做好孕妇的心理护理。

（8）饮食以高蛋白质、高热量、易消化、粗纤维的食物为宜，防止便秘。

第二节　产程监护与导乐分娩

1. 产程需观察哪些方面?

(1) 子宫收缩:可通过触诊法或电子监护仪观察宫缩。

(2) 子宫颈扩张及胎头下降:子宫颈扩张的程度和速度,以及胎头下降的程度和速度,是产程进展的重要标志和指导产程处理的重要依据,一般可用内诊的方法测得。内诊可测得子宫颈的软硬度、厚薄、宫口扩张程度、是否破膜。内诊还可通过骨盆腔大小确定胎方位及胎头下降程度。脐带先露或脐带脱垂,轻度头盆不称者,一般试产 4 h 产程进展缓慢。

(3) 产程图:为了清楚分娩各产程的经过和变化,将子宫颈口扩张程度,胎头下降位置,胎心率及宫缩间隔时间与持续时间绘制成产程图。产程图横坐标为临产时间,纵坐标左侧为子宫颈口扩张程度,右侧为胎头下降程度。子宫颈口扩张曲线将第一产程分为潜伏期和活跃期。

2. 产程中胎儿监护的目的是什么?

产程中胎儿监护的目的是及时发现胎儿缺氧以便进行干预,预防对胎儿造成永久性损伤或导致胎儿死亡。

3. 产程中监护胎儿有哪几项指标?

(1) 胎心率:临产后应特别注意胎心变化,可用多普勒或胎心监护仪。于潜伏期宫缩间歇时,每间隔 1~2 h 听取胎心 1 次,活跃期以后应每 15~30 min 1 次。

(2) 羊水脐带的观察:胎膜多在子宫颈近开全或开全时自然破裂,羊水流出。胎膜破裂时应立即听胎心,观察羊水性状如颜色、流出量等,并记录破膜时间。观察有无脐带先露及脐带脱垂等。

4. 产程中对产妇的监护应包括哪些?

第一产程中还应观察产妇精神状态、血压、体温、脉搏等一般情况。宫缩间隙且未破膜时,产妇可以在室内走动,有助于产程进展。应鼓励产妇少量多餐,以高热量易消化的食物为宜。注意摄入足够的水分,2~4 h 排尿 1 次。防止膀胱充盈影响宫缩及胎先露下降。因胎先露压迫引起排尿困难者,必要时可导尿。保持外阴部清洁。

5. 第二产程应注意观察什么?

第二产程时宫缩更加频繁而强烈,1~2 min 可出现一次宫缩,持续时间可达 60 s 或 60 s 以上。此期要特别注意胎心的变化。一般 5~10 min 应听一次胎心或持续胎心监护。若出现胎心变慢而且在宫缩后不恢复或恢复慢应立即行阴道检查,寻找原因及时处理。

6. 子宫颈口开全应如何指导产妇?

子宫颈口开全后嘱产妇在宫缩开始前深呼吸,宫缩开始时双足蹬在产床,两手紧握产床把手屏住气向下用力,如排便样,每次用力的时间不超过宫缩时间,呼出气流时不应太快,胎头着冠后宫缩时不再令产妇用力,以免胎头娩出过快而使会阴裂伤,此时应指导产妇在宫缩时张口哈气,宫缩间歇时屏气用力,使胎头和胎肩缓慢娩出。

7. 何时应做好接产准备工作?

初产妇子宫颈口开全,经产妇子宫颈口扩张 4 cm 且宫缩规律有力时,应将产妇仰卧于产床上做好准备工作。产妇两腿屈曲分开,露出外阴,用络合碘棉球依次消毒外阴,顺序依次为小阴唇、大阴唇、阴阜、大腿内上三分之一,会阴及肛门周围。铺一消毒巾于臀下。接产者按无菌操作常规洗手,穿手术衣,戴手套,铺巾准备接生。

8. 具体的接产步骤是什么？

接产者站在产妇右侧,当胎头部分露出阴道外口时若胎膜未破行人工破膜。胎头拨露使阴唇后联合紧张时,应开始保护会阴,在宫缩时以手掌内上方托住会阴部,左手轻轻下压胎头协助胎头俯屈。宫缩间歇时放松,以免压迫过久引起会阴水肿。胎头着冠后宫缩间歇气右手不能再放松,以免软产道撕裂。当胎头枕部在耻骨弓下露出时左手协助胎头仰伸。此时若宫缩强,应嘱产妇张嘴哈气以便缓解腹压,可让产妇在宫缩间歇期稍向下屏气,使胎头缓慢娩出。胎头娩出后,右手仍然要注意保护会阴,不要急于娩出前肩,而应以左手自鼻根部向下颌挤压,挤出口鼻内的黏液和羊水。然后再协助胎头复位和外旋转。胎肩娩出时也要注意保护好会阴,接产者向下按压胎儿颈部,使前肩自耻骨联合下方娩出。至此,保护会阴的手方可离开会阴部,最后双手协助胎体及下肢相继以侧位娩出。胎头娩出后如发现脐带绕颈但较松,可将脐带顺胎肩方向,或从胎头方向滑下。如绕颈很紧或绕颈 2 周以上,可先用两把止血钳将脐带夹住,在两钳之间将脐带剪断,并迅速将胎儿娩出。

9. 产后两小时观察内容是什么？

(1) 生命体征及一般情况。

(2) 子宫底高度质度及宫腔内有无出血等,子宫出血情况。

(3) 阴道流血量,外阴、阴道有无血肿。

(4) 膀胱是否充盈。

10. 什么是导乐？

"导乐"一词出自希腊文"Doula"。原意是一个女性照顾另一个女性。人类学家 Dana Raphael 把导乐定义为"一个有生育经验的妇女帮助一个新妈妈进行母乳喂养和新生儿护理"。国际上,在多数情况下,我们所说的导乐,是指在分娩过程中提供服务的导乐,也可称为分娩的陪伴者、分娩陪伴的专业人员或分娩的助手。当然也有提供产前和产后服务的导乐。

11. 为什么导乐陪伴分娩是人性化的分娩模式？

导乐陪伴分娩不仅是产时服务的一项适宜技术,也是一种以产妇为中心的新服务模式,真正在产时体现"人性化"服务,它改变了以往的产时服务模式中以产科医生和助产士为主题,把分娩过程作为一个疾病进行处理,忽视对产妇的全面支持,以及待产,分娩过程中给予产妇过多的没有循证依据的干预,造成产妇精神恐惧、紧张、痛苦,进入产房后,产妇与家属分离,产妇感觉孤立无援、自信心下降、手术产率增高、产后出血率增高、母婴不良结局率增高、分娩费用增加等。新服务模式要求医务人员改变观念,开展导乐陪伴分娩,并鼓励配偶参与,减少产时不必要的干预,开展分娩镇痛,鼓励产妇在产程中使用自由体位。医务人员提高助产技能,减少会阴侧切率等。因此,新的产时服务模式有利于提高产时服务质量,保证母婴安全健康。

12. 导乐应具备的素质有哪些？

凡有生育或接生经验、富有爱心、乐于助人的妇女均可担当导乐。她们可以是助产士和护士,也可以是其他人员,但她们都应具备以下素质。

(1) 身体健康,并具有良好的心理素质。

(2) 有生育经历或有成熟的接生经验和技术。

(3) 热情、勤奋,有爱心、同情心及责任心。

(4) 具有良好的人际交流、沟通技巧及适应能力。

(5) 有支持和帮助产妇度过难以忍受的痛苦的能力和技巧。

(6) 操作时动作轻柔、态度温和、给予产妇和家属以信赖感、安全感。

13. 产时心理保健的必要性有哪些?

现在产妇分娩时的精神状态越来越受到产科医务人员的重视。产妇在产程中的精神心理状态可以明显地影响产力,从而影响产程的进展。尤其是初产妇在分娩过程中更易出现一些复杂的心理变化。比如,对分娩的恐惧、焦虑、宫缩时疼痛的刺激、自己对分娩的承受力、分娩中出血、分娩意外,以及对胎儿性别的期望、胎儿是否安全的担忧、住院分娩造成的环境和人员的陌生感、分娩时和家人的分离、分娩花费等,将形成不良的应激反应,这些都会对分娩产生不良的影响。分娩时产妇过度焦虑紧张,则不利于对环境的适应,导致子宫收缩乏力、宫口扩张缓慢、胎儿先露部下降受阻、产程延长,导致胎儿缺血缺氧,出现胎儿窘迫。医学科学的发展和现代医学模式的转变,不但要重视生理因素对产妇的影响,更应关注社会及心理因素对产妇的影响,提高产妇对分娩应激的应对,提高自然分娩的安全性。

14. 导乐陪伴者应在何时开始陪伴产妇?

导乐应在产妇临产开始时就陪伴产妇。当产妇进入分娩室时,导乐协助待产妇采取合适体位,观察产妇对环境的适应程度。导乐陪伴产妇,观察产妇宫缩时的表现,判断其对临产后的适应状态,给予针对性的帮助。

15. 导乐陪伴者在产程中的护理有哪些?

在整个产程中,导乐陪伴者要了解产房的工作流程和产程进展,以便告诉产妇,还要不断地评估产妇的情况,并将信息传达给产妇及家属,并根据产程的进展情况提供相应的护理。

1)第一产程的护理:

(1)潜伏期的护理:因为在这个时期,产妇对子宫收缩引起的不适尚可忍受,而且导乐陪伴者示教的呼吸技巧和促进舒适的护理措施能够较好地接受。此阶段由于阵痛不太频繁,乐意与他人交谈,是导乐与产妇建立信任关系的关键时期。要注意观察产妇和胎儿对临产的反应,及早发现影响产妇及胎儿健康的早期征象,了解产程进展,发现异常及时通知医生。

(2)活跃期的护理:进入活跃期后,产妇因已经历了数小时或更长时间的阵痛,多数产妇感到疲劳。进入活跃期的产妇将注意力集中到产程进展上,大部分用在应对腹部阵痛,对外界事物表现为漠不关心,对他人的询问只有简单地应答,但此时她害怕独处,希望有人陪在身旁,子宫收缩时她很难自己放松下来,需要不断地有人提醒她放松和持续鼓励,因此导乐陪伴者要始终陪伴产妇,注意给予及时的指导和安慰,使用赞扬的语言激励产妇坚持到底。导乐陪伴者还应注意产程进展缓慢的可能原因及处理措施,每当产程有进展时,应及时告知产妇和家属,让他们信心倍增。

(3)减速期的护理:进入减速期的待产妇,此时已经非常疲惫,常闭着眼睛,很想好好睡一觉,但频繁的子宫收缩让产妇无法有较长的时间休息,此时产妇几乎不愿意回答问话,极度害怕被单独留下。因此,导乐陪伴者应始终陪伴在身旁,提醒和鼓励产妇在宫缩间歇时放松休息,对她所做的努力要多鼓励和赞扬。

2)第二产程的护理:

(1)接产准备。

(2)生活护理:密切观察产程的进展,并耐心指导产妇正确向下屏气用力。每次宫缩用力时给予产妇体位的支持,保证安全。每次宫缩间歇时提醒产妇抓紧时间放松休息,以保持体力。帮产妇擦汗、喂少量的水或食物,另外掌握接产时机。

3)第三产程的护理:胎盘娩出后,检查胎盘胎膜是否完整,如有缺失,助产士给予相应的处理。其次仔细检查产道有无裂伤,若发生裂伤按解剖结构缝合,并给产妇以安慰。

4)第四产程的护理:每15 min观察一次宫底高度、子宫收缩情况、阴道出血、膀胱充盈程度、脉搏、血压等。导乐陪伴者还应协助产妇取舒适体位休息,为产妇保暖。分娩后产妇容易产生口渴和饥饿,应提供清淡易消化、富有营养的饮料和食物,以恢复体力。

16. 导乐陪伴分娩对孕产妇心理状态有何影响?

导乐陪伴分娩使产妇在心理上得到了极大的支持,缓解了其紧张、焦虑的心理状态,从而可促进产程的进展,提高自然分娩的质量,并在一定程度上减少了产后抑郁的发生。

17. 导乐陪伴分娩对产妇分娩质量有何影响?

导乐陪伴分娩能显著加强产妇自然分娩的信心,使其有效缩短产程,降低并发症发生率及剖宫产率。

18. 导乐陪伴分娩对分娩效果有何影响?

导乐陪伴分娩能有效提高自然分娩率,明显降低剖宫产率,降低产程中母婴并发症的发生率,并有利于产妇与新生儿的身心健康,是孕妇产时服务的一项适宜技术。

第三节 正常新生儿、高危儿护理

1. 正常新生儿的护理常规有哪些?

新生儿的护理需要特别细致周到,护理新生儿要注意以下要点。

(1)清理口腔:胎儿娩出时应迅速清除口咽部的黏液和羊水,以免误吸,引起吸入性肺炎,但不要擦洗口腔,因新生儿口腔黏膜薄嫩,易受损伤。如果出现"鹅口疮"——口腔黏膜出现点片状的白膜,可轻轻涂擦制霉菌素药水。

(2)保温:新生儿出生后应立即将其全身轻轻擦干,用洁净温暖的棉毯包裹。室温不能低于 23 ℃。新生儿体温应保持在 36～37 ℃。生后第一日每 4 h 测体温一次,体温稳定在 36.5 ℃左右时,可改为每 6～12 h 测体温一次,体温低于 36 ℃或高于 38 ℃时,应查找原因,进行处理。

(3)滴眼:初生后即用 0.5%新霉素或 0.25%氯霉素滴眼,以防新生儿眼炎。眼睛分泌物多时,可用生理盐水或 2%硼酸棉球拭净后再滴眼药。

(4)体位:新生儿每日睡眠在 20 h 以上。最好采取侧卧位,尤其喂奶后应采取侧卧位。

(5)大小便:新生儿出生 24 h 内排出大小便,若 12 h 未排尿应通知医生;胎粪呈褐色黏稠状,多数在出生后数小时至 24 h 内排出;若 24 h 无胎便,应仔细检查有无高位肛门闭锁。

(6)注意冷热护理:因为新生儿体温调节机能差,因此冬季要保暖,夏季要防暑降温,平时要根据气温的变化及时增减衣服。

(7)注意皮肤护理:新生儿皮肤娇嫩,容易损伤,因而接触动作要轻柔,衣着要宽松,质地要柔软,不宜钉扣子或用别针。要用温水擦洗皮肤皱折处,每次大小便后清洗,并用毛巾擦干。

(8)注意脐带护理:保持脐部干燥清洁,一般在出生后 3～7 日脱落,发现脐部有红肿或脓性分泌物时,则应进行消毒处理。

(9)测体重:新生儿出生后应测体重,以后每日测体重一次,便于了解新生儿的健康状况。

(10)新生儿特殊生理现象:如新生儿"马牙"、女婴假月经(出生后数日内阴道有黏液或血性分泌物)、红尿、乳房肿大、红斑、色素斑以及生理性黄疸(出生后 2～3 日出现)等,这些症状会自然消失,不需要做特殊处理。如果时间较长或有其他不良反应,则应去医院检查。

2. 怎样进行新生儿脐部护理?

新生儿脐带结扎到脱落的时间为 3～7 日。护理方法为:用 75%的医用乙醇消毒脐带根部,每日 1～2 次,直到脐带脱落。如果发现脐带红肿,有脓性分泌物或渗血时应及时就诊。

3. 新生儿毒性红斑如何护理?

1) 保持室温 22~24 ℃,湿度 55%~60%,室内空气新鲜,阳光充足,每日通风 2 次,注意避免对流风。病房每日紫外线消毒 2 次,每次 30 min,患儿出院后做好终末消毒。

2) 严格执行无菌技术操作,医务人员接触每位新生儿时均要认真地进行手部消毒。

3) 限制探视陪护人员,加强手卫生管理。新生儿物品应专物专用,养成良好卫生习惯。

4) 做好孕产妇的乳房护理,防止乳头皲裂及乳腺炎的发生,避免通过乳汁传染新生儿。

5) 新生儿衣物要柔软、清洁、舒适和刺激性小。包被不可过多,经常更换体位。

(1) 避免母亲及新生儿使用抗生素,室内禁止摆放鲜花以减少过敏源。

(2) 在医生指导下涂抹百多邦软膏每日 3 次。

4. 新生儿呛奶如何预防?

(1) 喂奶时机适当:不在婴儿啼哭时喂奶;哺乳间隔时间不可过长,以免引起新生儿低血糖。

(2) 控制速度:妈妈泌乳过快奶水量多时,用手指轻压乳晕,减缓奶水的流出。奶瓶喂养的奶嘴孔不可太大,倒过来时奶水应成滴而不是成线流出。

(3) 姿势体位正确:母乳喂养宝宝时应斜躺在妈妈怀里(上半身成 30°~45°),奶瓶喂养宝宝时更不能平躺,应取斜坡位,奶瓶底高于奶嘴,防止吸入空气。

(4) 注意观察:警惕妈妈的乳房堵住宝宝鼻孔,密切观察宝宝面色表情,若嘴角溢出奶水或口鼻周围变色发青,应立即停止喂奶。

(5) 排出胃内气体:哺乳完毕后,将婴儿直立抱在肩头,轻拍婴儿的背部帮助其排出胃内气体,听到打嗝声,再将婴儿放回床上,可以有效地防止吐奶呛奶。床头宜抬高 15°,右侧卧 30 min,再转为平卧位,哺乳后禁止俯卧位,避免婴儿猝死。

5. 如何为新生儿沐浴及抚触?

1) 沐浴:

(1) 用物准备:澡盆、大浴巾、小毛巾、75%乙醇、衣服、尿布。

(2) 夏天水温为 37.5~38.5 ℃,冬天则以 38~40 ℃为宜。

(3) 洗澡时间:喂奶 1 h 后。

(4) 室温:26 ℃。

(5) 步骤:先脱去新生儿衣服,左手掌托住新生儿头颈部,拇指和中指压住耳朵,以免进水,右手托住新生儿臀部,将新生儿放入澡盆内,清洗顺序从上到下依次清洗干净。洗完后,迅速将新生儿放在大浴巾上,彻底擦干,用 75%乙醇清洁脐部。

2) 抚触:抚触没有固定的模式,操作者可以不断调整,以适应婴儿需要,一般 15 min 左右即可。

(1) 头部:用双手拇指从前额中央向两侧滑动,用双手拇指从下颌发际向上、后滑动,到后下发际,并停止于两耳后乳突处。

(2) 胸部:两手分别从胸部的外下侧向对侧的外上侧滑动,可用中指指腹按摩,注意避开婴儿乳房。

(3) 腹部:分别用两手指腹自右上腹、左上腹滑向左下腹。注意避开脐部。

(4) 手足:两手拇指指腹从手掌跟侧依次推向指侧。

(5) 背部:婴儿呈俯卧位,两手掌或两拇指指腹自脊柱两侧箱外侧滑动,从上往下依次抚触。

6. 高危新生儿一般护理常规有哪些？

（1）病室环境：保持室内温度为 22～25 ℃，湿度 55％～65％，通风良好，防止交叉感染。

（2）生命体征：为患儿系好手标（床号、姓名、性别），测量体温、心率、呼吸、血压、体重。

（3）测体温：入院后前 3 日，每 4 h 一次，体温稳定后，每 6 h 一次，禁用药物降温，慎用物理降温，降温后半小时测体温 1 次。

（4）测体重：足月儿每周测体重 1 次，早产儿每周测体重 3 次。

（5）喂养：母乳喂养不能吸奶者，用鼻饲或口饲，哺乳前换尿布，喂奶时防止呛咳，喂完轻拍背部，置侧卧位。

（6）皮肤清洁：注意耳后、颈部、腋下、腹股沟及会阴皱褶处的清洁、干燥，每次大便后用温水洗净臀部，涂以鞣酸软膏，并记录大小便情况。

（7）护理观察要点：注意全身有无异常，如黄疸、脐炎、脐出血、皮下出血等，脐带未脱落禁沐浴，注意保持脐部干燥，同时观察脐周皮肤有无红肿等炎症表现。病情观察：经常巡视，发现有气急、发绀、高热、呕吐、面色苍白等立即通知医生。

（8）糖尿病患儿室内应保持 32～36 ℃。

（9）糖尿病患儿按时做好血糖测定并做好记录。

（10）糖尿病患儿出生后 6 h 内观察呼吸情况，每 15 min 测呼吸一次。

（11）专人护理，观察其面色、呼吸、心率和一般情况并做好记录。

第四节　智护教育及疫苗接种

1. 为什么会产生婴儿智护教育？

随着社会经济水平的提高，人们对健康的要求越来越高，越来越迫切，不仅要求不生病，而且要求有很高的生活质量，时代在不断地进步，健康的概念也在不断地发展，只有生理、心理、社会适应均健康才是真正的健康，因而对医疗保健工作提出了新的要求。婴儿智护教育正是在这种社会文化背景下而产生的一项从产后即刻开始的全新的保健活动，基于对胎儿、新生儿、婴儿的生理、心理的研究而总结出的一种活动、服务和保健措施。

2. 广义的婴儿智护教育意义是什么？

（1）促进孩子身心的健康和智力情感的发展而使孩子受益一生。为了让孩子获得更为成功的未来，应在新生儿期就进行智护教育。这不仅能促进宝宝的健康生长，更能增加家人与宝宝间的情感交流，可以说智护教育具有积极的意义和非常的价值。在临床实践中，如何促进早产儿、低出生体重儿生长发育及其社会效益是一项重要的研究内容。应为早产儿、低出生体重儿尽早做智护教育，应有效地促进宝宝的视觉、听觉、触觉、消化、呼吸、循环、骨骼等系统的发育。丰富、适宜的刺激可加速神经系统，尤其是脑神经细胞的发育。

（2）"婴幼儿智护教育"是由中国优生优育协会、儿童发育专业委员会共同编制的一套简单易学的智护训练，抚触操、游泳操具体内容包括智能训练、肢体被动训练、潜能引发训练、情感交流互动训练等。旨在指导家长掌握一定的促进婴儿智力发育、强健身体的方法，通过一些符合婴幼儿各阶段生理特点的感知刺激、语言熏陶、情感交流和触觉活动及运动能力训练，促进婴幼儿生理、心理和智力发育。

3. 新生儿智护教育适用于哪些分娩儿？

（1）足月正常分娩的剖宫产儿、顺产儿阿普卡最后评分 10 分，于 24 h 后。

（2）妊娠 32～36 周分娩的早产儿体重在 1800～2500 g，且住院期间无特殊处理者，48 h 后无新生儿疾病者。

4．新生儿智护教育的基本原则是什么？

不失时机,早期开发,促进成长发育,提高出生人口的素质。安全彻底地为婴儿生存质量与身心健康服务。

5．怎样加强新生儿智护教育者的道德规范？

(1) 医务人员要像父母一样以新生儿的身心健康和幸福为出发点。

(2) 要尊重家属的人格与尊严,处处维护其知情权。

(3) 要坚持在操作面前人人平等的原则,一视同仁地按操作常规,按步骤操作到位。

(4) 要带着感情和亲情关心体贴新生儿,做到母亲式的情感操作。

6．新生儿智护教育操作前的准备是什么？

(1) 温度:室温达 24～28 ℃、水温达 37～38 ℃。

(2) 备好大小毛巾、尿片、衣服、润肤油、棉签、75％的医用乙醇。

(3) 操作者摘去戒指、手表,剪好指甲,以防磨伤新生儿皮肤。

(4) 最好在两次喂奶之间并且播放柔和的音乐。

(5) 如为婴儿游泳备好双气道无破损充气达 90％左右的游泳圈,在医院操作准备一人一水一薄膜,必须专人看护。

7．新生儿智护教育的内容是什么？

1) 视觉训练:出生后的视觉发育很快,早期刺激有重要作用,但新生儿有其特点,持续时间较短,视觉能力不成熟,仅能看到距离眼睛 20 cm 活动的物体,喜欢看人脸或红球或黑白条状物体,红球的位置距眼睛 20 cm,从中线开始在宝宝开始注视以后慢慢向两侧移动。注意观察宝宝的反应,当宝宝出现打喷嚏、打哈欠甚至呕吐等疲劳症状时要立即停止。每次时间不宜过长,逐渐加至 1～2 min(图 22-1)。

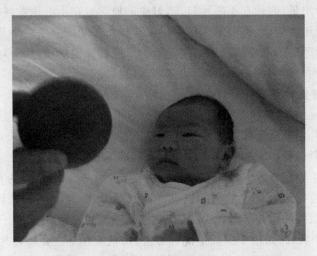

图 22-1 视觉训练

2) 听觉训练:给宝宝听轻柔舒缓的音乐,新生儿有听的反射,听觉发育好,特别是听力比成人高 20 分贝,喜高频声音,用小沙锤距离宝宝耳旁 20 cm 处轻轻摇动,引诱其转头。沙锤摇动的声音不宜过响,一侧时间不超过 30 s,因为时间长了,宝宝易形成习惯化,即不再反应,距离宝宝耳旁 20 cm 处轻轻摇动,两耳交替进行,每次 1～2 min,也可由家长在宝宝耳旁轻轻呼唤,以引起他转头(图 22-2)。

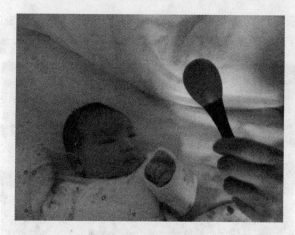

图 22-2　听觉训练

3）视听训练：视听通道的结合，是促进感官发育的有效方法，早期感知刺激，对大脑发育有重要作用。引起宝宝追视时，要求声音亲切温柔，面部表情丰富，体现出真切的爱，从中线开始两侧各达 90°。注意宝宝的状态，每次时间不宜过长（图 22-3）。

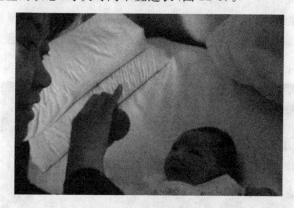

图 22-3　视听训练

4）抚触操：

（1）头部：舒缓脸部因吸吮，啼哭及长牙所造成的紧绷。取适量婴儿油或婴儿润肤液，从前额中心处用双手拇指往外推压；下巴用双手拇指往外推压，划出一个微笑状从前发际到后发际至耳突部（图 22-4）。

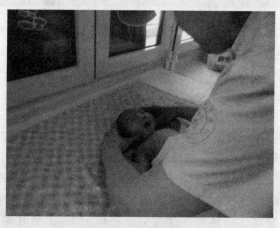

图 22-4　抚触头部

（2）胸部：顺畅呼吸循环。交叉循环按摩。双手放在两侧肋缘，右手向上滑向宝宝右肩，复原，左手以同样方法进行，同时操作时避开两侧乳房（图22-5）。

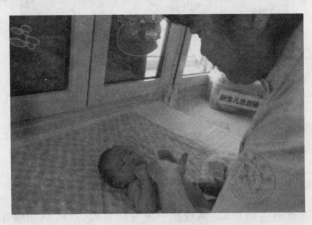

图22-5　抚触胸部

（3）腹部：加强婴儿的排泄功能。操作时应从婴儿的右侧下腹开始，在婴儿的左侧下腹结束。目的是把排泄物推向结肠顺时针方向按摩，即按顺时针方向按摩腹部（在脐痂未脱落前不要按摩该区域）。用指腹在婴儿腹部从操作者的左方朝右按摩，你可感觉气泡在指下移动（图22-6）。

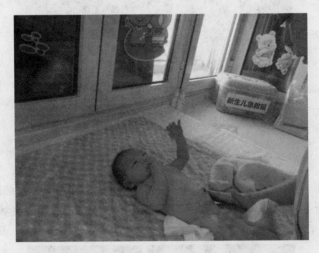

图22-6　抚触腹部

（4）手部：增强灵活反应，增加运动协调功能。反复捏挤扭转，即将婴儿双手下垂，用一只手握住其胳膊，另一只手从上臂到手腕部轻轻挤捏，然后用手按摩手腕。用同样方法按摩另一只手。搓滚前臂，即用双手夹住前臂，上下搓滚，并轻拈手腕和小手。在确保手部不受伤害的前提下，用拇指从掌心按摩至手指（图22-7）。

（5）腿部：增强灵活反应，增加运动协调功能。反复捏挤扭转，即按摩婴儿的大腿、膝部、小腿，从大腿到踝部轻轻挤捏，然后用手按摩脚踝及足部。搓滚下肢，即用双手夹住下肢，上下搓滚，并轻拈脚踝及脚掌。在确保脚踝不受伤害的前提下，用拇指从脚后跟按摩至脚趾（图22-8）。

（6）背部：舒缓背部肌肉。双手平放婴儿背部从颈部向下按摩，然后用指尖轻轻按摩脊柱两边的肌肉，从颈部向底部迂回运动。这时宝宝可以抬头，注意时间要短，5～10 s即可（图22-9）。

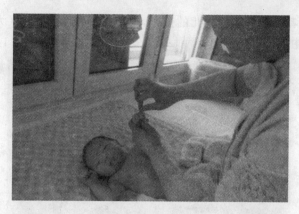

图 22-7　抚触手部

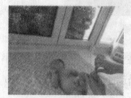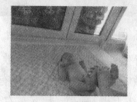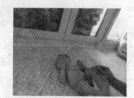

图 22-8　抚触腿部

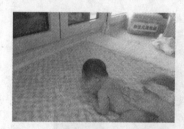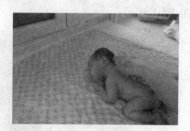

图 22-9　抚触背部

5）游泳操：操作者用双手对新生儿的各部位及皮肤进行有次序、有部位、有力度、有方向、有手法、有爱心、有技巧的游泳式操作称为游泳操。

（1）肩关节：操作者双手握住新生儿的上臂，按节拍前后摆动上臂，小角度地做圆周和外展、内收运动（约 30°角，注意不要牵拉）（图 22-10）。

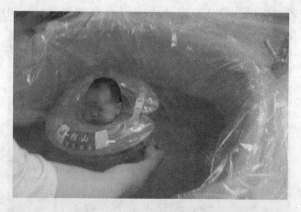

图 22-10　游泳操肩关节

（2）肘关节：操作者双手握着新生儿的前臂，按节拍使肘关节屈伸（大于90°角），操作者双手拇指放于肘关节窝中部，其余四指包绕肘关节，进行轻柔按摩（图22-11）。

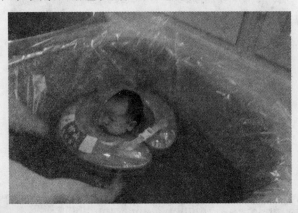

图22-11　游泳操肘关节

（3）腕关节：操作者双手握住新生儿的腕关节，拇指放在婴儿手掌根部（大、小鱼际肌处），示指及中指放在婴儿足跟部，拇指放在对侧，使其腕关节有节拍地屈、伸（50°～60°角）。之后，操作者双手拇指与其余四指前后握住上臂、前臂、上下左右进行轻柔按摩。

（4）髋关节：操作者双手握住婴儿大腿，按节拍上下摆动大腿约40°角，之后做外展、内收运动，约40°角（图22-12）。

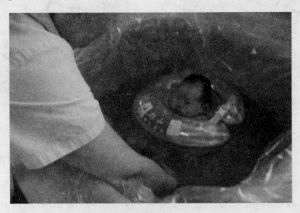

图22-12　游泳操髋关节

（5）膝关节：操作者双手握住婴儿小腿，按节拍地使膝关节屈、伸（70°～90°角）（图22-13）。

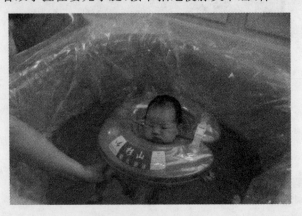

图22-13　游泳操膝关节

（6）距小腿关节：操作者示指及中指放在婴儿足跟部前后，拇指放在对侧，使其距小腿关节有节拍地屈、伸（40°角），之后操作者双手拇指与其他四指前后握住大腿、小腿，上下左右进行轻柔按摩（图22-14）。

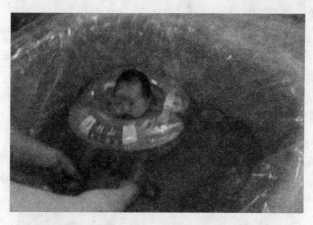

图22-14 游泳操踝关节

（7）放松运动：操作者双手在水里摆动，让水产生波浪，新生儿自由活动，自主活动（图22-15）。

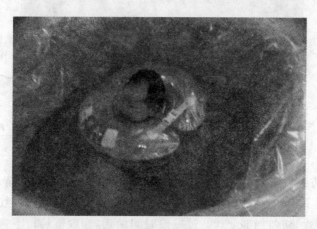

图22-15 游泳操放松运动

8. 开展新生儿智护教育的重要作用有哪些？

（1）促进婴儿的生长发育：肠蠕动，消除婴儿腹部胀气、便秘等症状，促进小儿正常睡眠节律的建立，减少不良睡眠习惯的形成，减少哭闹。

（2）减轻机体对刺激的应激反应，增强免疫应答：调节体内应激能力，增强免疫力，提高小儿抗病能力。增加新生儿安静时间，使其哭泣少，入睡快。

（3）对婴儿心理和行为的积极影响：对生理功能失调，视觉和听觉障碍的孩子，也有一定的帮助。

（4）出生当天即可对新生儿在宫内长时间的被动姿势，给予纠正辅助活动。可以使新生儿的胎便排得早，促进食物的消化吸收，促进生理性体重下降的迅速恢复。

（5）促进亲情交流，促进孩子今后对环境的适应力。

（6）有利于智力的发育，促进新生儿脑神经的发育和成熟，尤其是情商的发育和提高，促进心理平衡的发育，自身素质的提高。

9. 如何做好新生儿智护教育？

研究开发有关婴儿潜能，不断更新早期教育的概念，突破以往人们看待婴儿的习惯。妇产科倡导科学的婴幼儿早期教育，普及优育知识，提高出生人口素质，并用丰富的临床经验，生动形象的事例、通俗易懂的语言将婴儿的视听觉、感知觉、认知以及大运动等几方面的运动融入到每一个小节的操作中，并传授给年轻的爸爸妈妈，指导他们将这些简单易学的操作动作融入到每日的生活护理的理论知识中，抓住宝宝大脑发育的关键期，全面促进宝宝的身心发育。

10. 何为新生儿的两苗接种？

正常新生儿出生后 24 h 接种：

（1）乙肝疫苗：预防乙型肝炎。按照国家标准正常新生儿接种乙肝疫苗，出生后 24 h、1 个月、6 个月各注射重组乙型肝炎疫苗 10 μg 三次才有效。即出生 24 h 内注射第一针，其他两针均在出院后，到所在地就近的社区或医院办预防接种证进行接种（图 22-16）。禁忌证：①体温高于 37.5 ℃；②早产儿；③产伤或其他疾病新生儿转儿科。

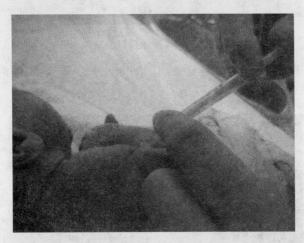

图 22-16　乙肝疫苗接种

（2）卡介苗：预防结核病。正常新生儿出生后 24 h 应预防接种卡介苗。将卡介苗 0.1 mL 注射在左上臂三角肌下偏外侧皮内，接种后 1～2 个月接种部位可能出现红肿小硬块或小脓包需要局部保持清洁干燥，切勿局部处理。过一段时间结痂，痂脱落后留下瘢痕，这是正常现象。接种卡介苗后注意婴儿的卫生保健，不要与结核病患者接触（图 22-17）。

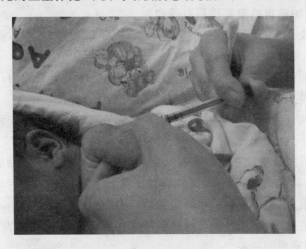

图 22-17　卡介苗接种

禁忌证:①体温高于 37.5 ℃;②早产儿,孕周<37 周;③低体重儿,体重<2500 g;④产伤或其他疾病者。

11. 新生儿洗澡前的准备物品有哪些?

浴盆、大毛巾、换洗衣服、尿布、裹单、新生儿洗浴液,如脐痂未脱准备好 75% 的乙醇和消毒棉签。

12. 新生儿洗澡的注意事项有哪些?

(1) 新生儿应在室温 24~28 ℃、水温 37~38 ℃ 的条件下洗澡(以家长的手背或腕部感到不烫为宜)。

(2) 给新生儿洗澡时要先查看新生儿的全身有无损伤、红肿、发炎等现象,如皮肤有异常禁止洗澡。

(3) 洗澡时要先洗头部、脸部,禁止让宝宝的耳鼻口进水,托住宝宝的头部,用中指和拇指分别按住宝宝的两耳孔洗头,用潮湿的毛巾擦脸部。

(4) 如果新生儿的脐部还没脱落,洗澡后用 75% 的乙醇和消毒棉签消毒脐部,以免引起脐炎。

(5) 洗澡时间不要过长,以 10 min 为宜。

13. 如何给新生儿洗澡?

1) 在医院,护士给新生儿洗淋浴(图 22-18 至图 22-21)。

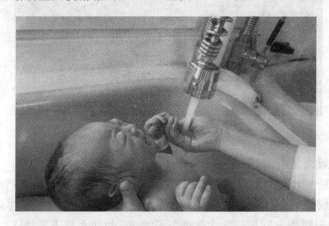

图 22-18 试水温

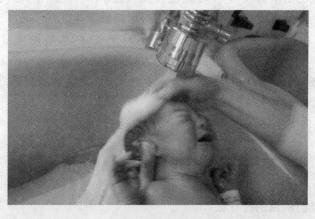

图 22-19 洗头部

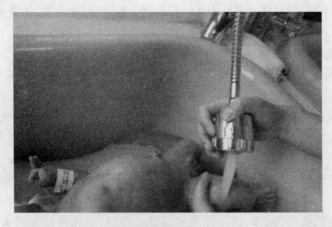

图 22-20　洗身体

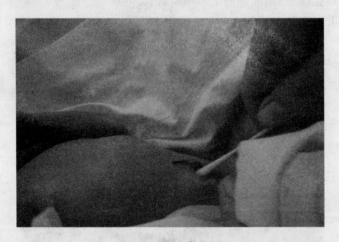

图 22-21　消毒脐部

2）在家庭里一般洗盆浴，新生儿盆浴顺序：

（1）观察：脱下新生儿的衣服，仔细观察后无异常，将衣服包裹于胸腹，暂时保暖。

（2）手法：用左肘部和腰部夹住新生儿的屁股，左手掌和左臂托住新生儿的头，开始洗脸、洗头及颈部，用中指和拇指分别按住宝宝的两耳孔洗头，勿使水流入耳内。

（3）洗脸：用潮湿的毛巾擦脸部，顺序擦洗额、眼、面、耳，由上至下，由内至外。

（4）洗头：用右手掌及指腹轻轻揉洗，禁止用指甲接触新生儿的头皮。若头皮上有污垢，在洗澡前将婴儿油涂抹在新生儿的头上，使头垢软化易于去除，然后用少量新生儿洗发水洗尽头发。

（5）洗躯干、四肢：放入浴盆由上至下洗身体躯干，尤其是皱褶处腋下、腹股沟及臀部洗干净。

注意出水时用大的裹单迅速包裹新生儿全身，以免着凉。

第五节　妇产科常用护理技术

1. 会阴擦洗（冲洗）的目的是什么？

会阴擦洗（冲洗）可以保持患者会阴及肛门部清洁，促进患者的舒适和会阴伤口的愈合，防止生殖系统、泌尿系统发生逆行感染。

2. 什么情况下患者要进行会阴擦洗(冲洗)?

(1) 妇科腹部手术留置导尿管的患者。

(2) 会阴、阴道手术后的患者。

(3) 正常分娩后1周内的产妇。

(4) 产后会阴有伤口者。

(5) 急性外阴炎者。

(6) 卧床、生活不能自理者。

3. 会阴擦洗(冲洗)应准备哪些用物?

(1) 药液:1:5000的高锰酸钾溶液、0.02%聚维酮碘溶液或0.1%苯扎溴铵。

(2)物品:无菌罐内盛棉球数个、无菌镊子2把、干纱布2块、弯盘1个、一次性臀垫、一次性手套、会阴冲洗时备冲洗壶和便盆、橡胶单。

4. 如何进行会阴擦洗(冲洗)?

备齐并检查物品,携带用物至床旁。

(1) 核对患者:告知患者会阴擦洗(冲洗)的目的,并指导患者,以取得配合。请病房内多余人员暂时回避,以减轻患者的心理压力,用屏风遮挡,嘱患者排尿。

(2) 协助患者脱去对侧裤腿,盖在近侧并做好对侧肢体的保暖,取仰卧屈膝位,双膝屈曲向外分开,暴露外阴。

(3) 护士戴一次性手套,给患者臀下铺垫一次性臀垫。

(4) 将放有药液棉球的治疗碗置于患者两腿之间,用一把镊子夹持无菌的浸有消毒溶液的棉球,另一把夹住棉球进行擦洗,一般擦洗3遍,第1遍顺序为自上而下,由外向内。首先擦去外阴的血迹、分泌物、其他污垢,第2遍擦洗改为由内向外,以伤口或阴道口为中心,逐渐向外,其目的是防止伤口、尿道口、阴道口被污染,擦洗时均应注意最后擦洗肛门;第3遍顺序同第2遍,必要时可多擦几遍,直至擦净,最后用干纱布擦干。

(5) 撤去用物,为患者更换消毒会阴垫,协助患者穿好裤子,整理好床铺。

如进行会阴部冲洗,先将便盆放于橡胶单上,镊子夹住消毒棉球,一边冲洗一边擦洗,冲洗的顺序同会阴部擦洗。

5. 会阴擦洗(冲洗)时应注意什么?

擦洗时两把镊子不可接触和混用。

(1) 擦洗时,应注意观察会阴部及会阴伤口周围组织有无红肿、分泌物及其性质、伤口愈合情况。

(2) 留置导尿管者,应注意导尿管是否通畅,有无脱落、扭曲等。

(3) 进行会阴擦洗时,应注意用无菌棉球堵住阴道口,防止污水进入阴道而导致上行感染。

(4) 每次擦洗前后,护理人员应注意手卫生,避免交叉感染。

6. 阴道灌洗(冲洗)的目的是什么?

阴道灌洗可促进血液循环,减少阴道分泌物,缓解局部充血,达到控制和治疗炎症的目的。

7. 阴道灌洗(冲洗)适用于哪些患者?

(1) 各种阴道炎、宫颈炎的治疗。

(2) 妇科术前常规的阴道准备。

8. 常用的阴道灌洗溶液有哪些?

(1) 0.02%聚维酮碘溶液。

（2）0.1％苯扎溴铵。

（3）0.9％的氯化钠溶液（生理盐水）。

（4）1∶5000 高锰酸钾溶液。

（5）4％硼酸溶液。

（6）1％乳酸溶液。

（7）2％～4％碳酸氢钠溶液。

滴虫性阴道炎患者，应用酸性溶液灌洗；假丝酵母菌病患者，用碱性溶液灌洗；非特异性阴道炎患者，用一般消毒液或生理盐水灌洗。

9. 阴道灌洗应准备哪些物品？

消毒灌洗桶 1 个、橡皮管 1 根（带调节开关）、灌洗头 1 个、输液架 1 个、水温计、弯盘 1 个、橡胶单 1 块、一次性臀垫 1 块、便盆、一次性手套、窥阴器、无菌干纱布 1 块、镊子 1 把、灌洗液。

10. 如何进行阴道灌洗（冲洗）？

（1）向患者解释操作的目的、方法以取得患者的配合。

（2）嘱患者排空膀胱后，取截石位或仰卧床上，双腿屈曲，臀下垫橡胶单和一次性臀垫，放好便盆。

（3）根据病情配制灌洗液 500～1000 mL，配制温度为 41～43 ℃，将灌洗筒挂在床旁输液架上，其高度距床缘 60～70 cm 处。

（4）操作时，护士戴一次性手套，右手持冲洗头先排去管内空气，冲洗外阴部，然后用左手将小阴唇分开，将灌洗头沿阴道纵侧壁方向缓缓插入阴道后穹隆部，将灌洗头围绕子宫颈轻轻地上下左右移动，也可使患者卧于妇科诊查床上，用窥阴器暴露宫颈后再冲洗，冲洗时不停地转动窥阴器，使整个阴道穹隆及阴道壁冲洗干净后，再将窥阴器按下，使阴道内的残留液体完全流出。

（5）当灌洗液剩 100 mL 时，夹住皮管，拔出灌洗头，再次冲洗外阴部，然后扶患者坐于便盆上，使阴道内残留的液体流出。

（6）撤去便盆、橡胶单、一次性臀垫，用干纱布擦干外阴，并整理好床铺。

11. 阴道灌洗（冲洗）时应注意什么？

灌洗筒与床缘的距离不超过 70 cm，以免压力、水流过快而使液体或污物进入子宫腔，或避免灌洗液与局部作用的时间不足。

（1）灌洗温度以 41～43 ℃为宜，温度过低可使患者不舒服，温度过高则可能烫伤患者的阴道黏膜。

（2）灌洗头插入不宜过深，避免刺激后穹隆引起不适，灌洗时动作要轻柔，勿损伤阴道壁和宫颈组织。

（3）宫颈癌患者有活动性出血者，为防止大出血，禁止灌洗；月经期、产后或人工流产术后宫口未闭、阴道出血者一般不做阴道灌洗，只做外阴擦洗，以防引起上行感染；未婚女性可用导尿管进行阴道灌洗，不能使用窥阴器。

（4）产后 10 日或妇产科手术 2 周后的患者，若合并阴道分泌物浑浊，有臭味，阴道伤口愈合不良，黏膜感染坏死等，可行低位阴道灌洗，灌洗筒的高度一般不超过距床缘 30 cm，以避免污物进入宫腔或损伤阴道残端伤口。

12. 会阴湿热敷的目的是什么？

会阴湿热敷是应用热原理和药物化学反应，作用于局部皮肤，促进局部血液循环，增强局部白细胞的吞噬作用和组织活动，从而使血肿局限，达到消炎止痛的目的，有利于外阴伤口的愈合。

13. 哪些患者需进行会阴湿热敷？

会阴湿热敷常用于会阴部水肿、会阴血肿、会阴伤口硬结及早期感染的患者。

14. 会阴湿热敷应准备哪些物品？

应准备消毒弯盘 2 个，镊子 2 把，无菌纱布数块，医用凡士林，煮沸的 50％硫酸镁或 95％乙醇或沸水，橡胶单，一次性臀垫，热水袋或红外线灯。

15. 如何进行会阴湿热敷？

（1）向患者介绍会阴湿热敷的目的、方法，鼓励患者积极配合。

（2）嘱患者排空膀胱后仰卧，双腿屈膝外展，暴露会阴，臀下垫橡皮单、一次性臀垫。

（3）行会阴擦洗，清洁外阴局部污垢。

（4）把所需的热溶液倒入消毒盘，将纱布浸透，热敷部位先涂一层凡士林，盖上无菌纱布，然后用镊子将浸透的湿纱布拧至不滴水，放在水肿部位，再盖上棉布垫保温。

（5）一般每 3～5 min 更换热敷垫 1 次，也可把热水袋放在棉垫外或用红外线照射，以延长更换敷料的时间，一次热敷 15～30 min。

（6）热敷完毕，更换清洁会阴垫，整理好床单。

16. 会阴湿热敷时应注意什么？

湿热敷的温度一般为 41～48 ℃，注意防止烫伤，对休克、虚脱、昏迷及术后感觉不灵敏者应警惕，定期检查热水袋的完好性。

（1）湿热敷的面积应是病损范围的两倍。

（2）在热敷过程中，护理人员应随时评价热敷的效果，并为患者提供一切生活帮助。

17. 阴道或宫颈上药的目的是什么？

阴道或宫颈上药是妇产科护理操作技术中应用十分广泛而又简单易行的方法，既可在门诊由护士操作，也可指导患者在家自己局部上药，常用于阴道炎、宫颈炎或手术后阴道残端炎症的治疗。

18. 阴道或宫颈上药应准备哪些物品？

阴道灌洗用品、窥阴器、消毒干棉球、长镊子、药品、一次性手套、消毒长棉棒。

19. 根据病情和药物的不同性状常采用哪些方法在阴道或宫颈上药？如何操作？

1）阴道后穹隆塞药：常用于滴虫性阴道炎、阴道假丝酵母菌病、老年性阴道炎的治疗，常用药物有甲硝唑、制霉菌素药片、丸剂、栓剂，此方法可教会患者自行放置。指导患者临睡前洗净双手或戴无菌手套，用一手示指将药片或栓剂向阴道后壁推进至示指完全伸入为止。

2）涂擦法：局部涂擦所用药物包括非腐蚀性和腐蚀性药物，常用于治疗宫颈炎和阴道炎的患者。

（1）非腐蚀性药物：用长棉棒蘸取药液，均匀地涂在子宫颈或阴道病变处，常用于治疗阴道假丝酵母菌患者，急性或亚急性宫颈炎或阴道炎患者。

（2）腐蚀性药物：①用 20％～50％硝酸银溶液，用于治疗慢性宫颈炎颗粒增生型患者，将长棉棒蘸少许药液涂于宫颈的糜烂面，并插入宫颈管内约 0.5 cm，稍后用生理盐水棉球擦去表面残留的药液，最后用干棉球吸干，每周 1 次，2～4 次为 1 个疗程；②20％或 100％铬酸溶液：用棉棒蘸铬酸涂于宫颈糜烂面，如糜烂面乳头较大的可反复涂擦数次，使局部呈黄褐色，再用长棉棒蘸药液擦入宫颈管内约 0.5 cm，并保留 1 min，每 20～30 日上药 1 次，直至糜烂面完全光滑为止。

3）宫颈棉球上药：适用于宫颈亚急性或急性炎症伴有出血者，常用药液有止血药、消炎止血粉和抗生素。操作时,用窥阴器充分暴露宫颈,用长镊子夹持带有尾丝的宫颈棉球浸蘸药液后塞压至子宫颈处,将窥阴器轻轻退出阴道,然后取出镊子,将线尾用胶布固定于阴阜侧上方,嘱患者放药 12～24 h 后牵引尾丝自行取出。

4)喷洒法:适用于非特异性阴道炎及老年性阴道炎患者,药粉可用喷粉器喷射,使药液粉末均匀散布于炎性组织表面。

20. 阴道或宫颈上药的注意事项是什么?

(1)凡月经期或阴道出血时停止上药。

(2)上药期间禁止性生活。

(3)未婚患者可用棉签涂擦,棉花务必捻紧,以防脱落遗留于阴道内。

(4)阴道后穹隆放置的栓剂、片剂等应在晚间睡前上药,可延长药物作用时间,提高疗效。

(5)上非腐蚀性药物时,应转动窥阴器,使阴道四壁均能涂上药液。

(6)应用腐蚀性药物时,要注意保护好阴道壁及正常的组织,上药前将纱布或干棉球垫于阴道后壁及阴道后穹隆,以免药液下流灼伤正常组织,子宫颈如有腺囊肿,应先刺破,并挤出黏液后再上药。

21. 坐浴的目的是什么?

坐浴是借助水温和药液的作用,促进局部组织的血液循环,减轻会阴部的充血、炎症、水肿和疼痛,使局部清洁,患者舒适,有利于组织的恢复。

(1)治疗作用:当患者患有外阴炎、阴道非特异性炎症或特异性炎症,子宫脱垂、会阴切口愈合不良时,根据不同的病因配制不同的溶液,让患者坐浴辅助治疗以提高治疗效果。

(2)清洁作用:行外阴、阴道手术,经阴道行子宫全切术前进行坐浴,以达到局部清洁的目的。

22. 坐浴时应准备哪些物品?

坐浴盆 1 个、41～43 ℃的温热溶液 2000 mL、30 cm 高的坐浴架 1 个、无菌纱布 1 块。

23. 坐浴时的溶液如何配制?

(1)滴虫性阴道炎:常用 0.5% 醋酸溶液、1% 乳酸溶液、1:5000 高锰酸钾溶液。

(2)阴道假丝酵母菌病:一般用 2%～4% 碳酸氢钠溶液。

(3)老年性阴道炎:常用 0.5%～1% 乳酸溶液。

(4)外阴炎、其他非特异性阴道炎、外阴阴道手术前准备:可用 1:5000 高锰酸钾溶液、1:1000 苯扎溴铵溶液、0.02% 聚维酮碘溶液。

24. 如何进行坐浴?

根据病情配制好溶液 2000 mL,将坐浴盆置于坐浴架上,嘱患者排空膀胱后全臀和外阴浸泡于溶液中,一般约 20 min,结束后用无菌纱布擦干外阴部。

25. 根据水温不同坐浴分为哪几种? 分别适用于哪些患者?

根据水温不同坐浴分为三种。

(1)热浴:水温在 41～43 ℃,适用于渗出性病变及急性炎性浸润,持续 20 min 左右。

(2)温浴:水温在 35～37 ℃,适用于慢性盆腔炎、手术前准备。

(3)冷浴:水温在 14～15 ℃刺激肌肉神经,使其张力增加,改善血液循环,适用于膀胱阴道松弛、性无能及功能性无月经,持续 2～5 min 即可。

26. 坐浴时的注意事项有哪些?

(1)冬季坐浴时应该注意保暖,夏季时要避风。

(2)药液温度要适宜,保持在 41～43 ℃之间,持续温热坐浴才能收到良好的效果,坐浴时不可太热,以防烫伤皮肤或黏膜,也不可太凉,以免产生不良刺激。

(3) 坐浴溶液浓度应严格按比例配制,浓度过高易造成黏膜损伤,浓度太低,影响治疗效果。

(4) 月经期女性、阴道流血者、孕妇及产后 7 日的产妇禁止坐浴。

(5) 坐浴前应先洗净外阴和肛门周围。

(6) 坐浴时应将臀部及全部外阴浸入药液。

27. 人工流产后应给患者做好哪些宣教内容?

(1) 人工流产术后应卧床休息 2~3 日,逐渐增加活动时间,减少宫腔积血的发生率,人工流产术后不要从事重体力劳动,避免受寒,多吃高蛋白质、高维生素饮食,以促进受损内膜的早日康复。

(2) 保持外阴清洁,1 个月内严禁性生活和盆浴,卫生巾和内裤要勤洗勤换,预防感染。

(3) 观察阴道出血情况,人工流产术后阴道流血超过一周以上,并伴有下腹痛、发热、分泌物有臭味等情况,应及时到医院就诊。

(4) 做好避孕措施,人工流产术后卵巢和子宫功能逐渐恢复,卵巢按时排卵,如果未避孕,很快又会怀孕,因此人工流产术后应及早选择可靠的避孕措施,降低重复流产率。

28. 药物流产服用药物后应观察什么?

(1) 服用米非司酮后要注意阴道出血时间、出血量,如出血量多或有组织排出,应及时就医。

(2) 使用米索前列醇后要留院观察血压、脉搏、腹痛、腹泻、出血和有无胎囊排出,以及用药后的不良反应,反应较明显时可及时对症处理,做好记录。

(3) 胎囊排出后,医护人员认真检查排出物,观察 1 h 后离院,离院前测量血压、脉搏,并告知随访日期及注意事项。

(4) 胎囊未排出者,可行人工流产负压吸引术。

(崔献梅 史 蓉 李 丽 张冬梅 李晋红)

参考文献

[1]　乐杰.妇产科学[M].7版.北京:人民卫生出版社,2008.

[2]　谢辛,苟文丽.妇产科学[M].8版.北京:人民卫生出版社,2013.

[3]　曹泽毅.临床技术操作规范(妇产科分册)[M].北京:人民军医出版社,2011.

[4]　曹泽毅.中华妇产科学(临床版)[M].北京:人民卫生出版社,2010.

[5]　王泽华.妇产科学[M].6版.北京:人民卫生出版社,2009.

[6]　廖秦平.妇产科学[M].3版.北京:北京大学医学出版社,2010.

[7]　吴素慧.妇产科学[M].北京:中国协和医科大学出版社,2011.

[8]　丰有吉,沈铿.妇产科学[M].2版.北京:人民卫生出版社,2010.

[9]　丰有吉.妇产科学[M].北京:人民卫生出版社,2012.

[10]　沈铿.妇科肿瘤临床决策[M].北京:人民卫生出版社,2011.

[11]　刘新民.妇产科手术难点与技巧图解[M].北京:人民卫生出版社,2010.

[12]　边旭明.北京协和医院医疗诊疗常规(产科诊疗常规)[M].北京:人民卫生出版社,2012.

[13]　周希亚,彭澎.北京协和医院妇产科住院医师手册[M].北京:人民卫生出版社,2012.

[14]　罗丽兰.不孕不育[M].2版.北京:人民卫生出版社,2011.

[15]　刘兴会,王晓东,邢爱耘.产科临床诊疗流程[M].北京:人民军医出版社,2010.

[16]　邓学东.产前超声诊断与鉴别诊断[M].北京:人民军医出版社,2013.

[17]　庞汝彦.导乐分娩培训教材[M].北京:中国社会出版社,2012.

[18]　郑修霞.妇产科护理学[M].5版.北京:人民卫生出版社,2013.

[19]　郝敏.妇科速查手册[M].南京:江苏科学技术出版社,2009.

[20]　廖秦平.妇产科学[M].3版.北京:北京大学医学出版社,2008.

[21]　Scott A Farrell.子宫托临床应用指南[M].朱兰,译.北京:人民卫生出版社,2009.

[22]　约翰·克罗和迪,埃里克·艾肯伍德,安·斯塔克.新生儿诊疗手册[M].郑军,李月琴,王晓鹏,译.天津:天津科技翻译出版社,2011.

[23]　Robert E.癌症早期诊断与治疗系列-卵巢癌[M].吴玉梅,张为远,译.北京:人民卫生出版社,2011.

[24]　中华医学会.临床技术操作规范-辅助生殖技术和精子库分册[M].北京:人民卫生出版社,2010.

[25]　(美)瑞查得.女性生殖道感染性疾病[M].5版.廖秦平,译.北京:人民卫生出版社,2010.

[26]　中华医学会妇科肿瘤学分会.2014妇科恶性肿瘤保留生育功能临床诊治指南[J].中华妇产科杂志,2014,49(4):243-248.

[27]　林仲秋.《2014年版NCCN子宫颈癌临床实践指南》解读[J].实用妇产科杂志,2014,6:

422-424.

[28] 林仲秋.2009 年版 NCCN 宫颈癌临床实践指南解读[J].国际妇产科学杂志,2009,36(2):167-168.

[29] 中华医学会妇产科学分会产科学组.妊娠期肝内胆汁淤积症诊疗指南[J].中华妇产科学杂志,2011,46:391-395.

[30] 魏宏.妊娠期急性脂肪肝 20 例临床分[J].中华临床医师杂志,2011,5(13):3966-3967.

[31] 章沙沙,万小云.葡萄胎恶变预测的研究进展[J].国际妇产科学杂志,2011,38(5):424-427.

[32] 中国抗癌协会癌症康复与姑息治疗专业委员会.肿瘤治疗相关呕吐防治指南(2014 版)[J].临床肿瘤学杂志,2014,19(3):163-273.

[33] 中华医学会妇产科学分会产科学组.妊娠期肝内胆汁淤积症诊疗指南[J].中华妇产科学杂志,2011,46:391-395.

[34] 钱敏,尤志学.ACS-ASCCP-ASCP 宫颈癌预防及早期诊断筛查指南解读[J].现代妇产科进展,2013,22(7):521-522.

[35] 杨帆,罗晓菊,江帆,等.导乐陪伴对孕产妇心理状态的影响与研究[J].中国美容医学,2012,16(11):92-93.

[36] 敖祥裕.导乐陪伴分娩对产妇分娩质量的影响[J].中国医药指南,2012,30:241-242.

[37] 王美艳,房妮.导乐陪伴对分娩效果的影响[J].基层医学论坛,2010,14(27):800-802.

[38] 徐润华,吴霞,岳新霞.导乐陪伴在自然分娩中应用的临床效果观察[J].现代生物医学进展,2010,18:3527-3529.

[39] 徐泳.妇科恶性肿瘤放射治疗并发症的防治[J].实用妇产科杂志,2013,29(12):894-896.

[40] 常才.超声检查在产科中的合理应用[J].实用妇产科杂志,2012,28(9):715-718.

[41] 孙彤.孕期超声检查的时机以及超声检查的安全性[J].实用妇产科杂志,2010,26(7):481-483.

[42] 中华医学会妇产科学分会感染性疾病协作组.妇产科抗生素使用指南[J].中华妇产科杂志,2011,46(3):230-231.

[43] 中华医学会妇产科学分会绝经学组.绝经过渡期和绝经后期激素补充治疗临床应用指南(2009 版)[J].中华妇产科杂志,2010,45(8):635-638.

[44] 袁华,解左平.超声心动图对胎儿三尖瓣下移畸形的诊断价值[J].中国优生与遗传杂志,2011,19(3):78-79.

[45] 潘玉萍,蔡爱露,王冰.胎儿膈疝的产前超声诊断[J].中国医学影像学杂志,2011,3:181-184.

[46] 林仲秋,饶丛仙.2009 年版 NCCN 卵巢癌包括输卵管癌和原发腹膜癌临床实践指南解读[J].国际妇产科学杂志,2009,36(4):338-340.

[47] Rowan,J A,et al. Metformin in gestational diabetes:the offspring follow-up(MiG TOFU):body composition at 2 years of age[J]. Diabetes Care, 2011, 34(10):2279-2284.

[48] Rowan,J A,et al. Metformin versus insulin for the treatment of gestational diabetes[J]. N Engl J Med,2008,358(19):2003-2015.

[49] Workowski K A,Berman S,Centers for Disease Control and Prevention(CDC).

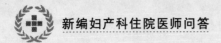
Sexually Transmitted Diseases Treatment Guidelines, 2010[J]. MMWR Recomm Rep, 2010,59(12):1-110.

[50] Nagy B Jr1, Krasznai Z T, Balla H, et al. Elevated human epididymis protein 4 concentrations in chronic kidney disease[J]. Ann Clin Biochem,2012,49(4):377-380.

[51] Rowan, J A, et al., Glycemia and its relationship to outcomes in the metformin in gestational diabetes trial[J]. Diabetes Care,2010,33(1):9-16.

[52] ACOG 临床指南学术委员会.选择性和预防性附件切除术[S].2010.

[53] 中华妇产科杂志编委会,中华医学会妇产科分会妇科肿瘤学组.复发性卵巢恶性肿瘤的诊治规范[J].中华妇产科杂志,2003,38(11):717-719.

[54] 李白,于月新,孙静莉,等.保留卵巢的附件扭转手术及相关问题探讨[J].中国实用妇科与产科,2006,22:474-475.